主编·陈 熠

中国药酒大全

（第三版）

ZHONGGUO YAOJIU DAQUAN

上海科学技术出版社

中国
药酒大全

图书在版编目(CIP)数据

中国药酒大全/陈熠主编. —3版. —上海:上海科学技术出版社,2011.8(2025.6重印)
ISBN 978－7－5478－0857－3

Ⅰ.①中... Ⅱ.①陈... Ⅲ.①药酒－中国 Ⅳ.①R944.6

中国版本图书馆CIP数据核字(2011)第097473号

中国药酒大全(第三版)
主编/陈 熠

上海世纪出版(集团)有限公司
上海科学技术出版社 出版、发行
(上海市闵行区号景路159弄A座9F-10F)
邮政编码201101 www.sstp.cn
山东韵杰文化科技有限公司印刷
开本 889×1194 1/32 印张 21.125 插页 4
字数:550千字
1991年5月第1版
2011年8月第3版 2025年6月第26次印刷
ISBN 978－7－5478－0857－3/R・271
定价:60.00元

中国药酒
历史悠久
祛病延年
誉满五洲

为中国药酒大全一书题

崔月犁

一九八九年十月

编•委•会

主　编

陈　熠

副主编

丛　众

编写人员

陈　熠　丛　众　王瑞春　招萼华

臧朝平　郑雪君　丛日利　毕界平

王忠艳

第·二·次·修·订·说·明

光阴如箭，瞬眼《中国药酒大全》的修订又过了10年。

《中国药酒大全》自2003年第二版发行以来，共经16次印刷，印数达8万之多，成为中医专著中一本畅销书。

现在上海科学技术出版社提议下作第二次修订，本次修订，除了在概论部分对药酒的生产工艺、质量控制等作了新的补充外，还做了以下工作：

1. 新增药酒166种，使药酒总数达1 521方。

2. 随着药酒品种增加，病种也作了相应增加和调整。

3. 对原有药酒方，在同一病种中按年份由远到近，作了重新排序，以便读者了解其中的演变。

4. 应读者要求，对药酒中常用的52种中药，作了简要介绍，收在附录中。

不当之处，还望读者进一步帮助指正。

一次偶然的机会，听到原上海中医药大学严世芸校长谈“酒经”，不但觉得其深知其道，而且有耳目一新的感觉，联想到《中国药酒大全》一书，正在作第二次修订，情不自禁提出为这次修订再作一序的请求，严校长欣然应允，想来定能为此书开拓新的思路，增异添新，在此深表感谢。

陈　熠

2011年4月于上海

序

前不久，陈熠先生把他的鸿篇大作《中国药酒大全》的第二次修订稿交给我，嘱我作序。我之所以欣然接受约请，是因为看好药酒的发展前景。

我饶有兴趣地读了这本书稿，全书分概论、保健、治疗、附篇等四篇，裒辑自殷商迨近代的内、外、妇、儿、皮肤、骨伤、五官等七大类疾病领域，98 个病种，1 521 种药酒，蔚为大观，真可谓是集中国药酒之大成了。其工作量之大，面之广可以想见。更可贵的是主编、副主编、全体编写人员的那种如韩愈在《进学解》中所说的"爬罗剔抉"的精神，旁搜远绍，循名责实，一丝不苟的学者风貌，给人们留下深刻难忘的印象。他们的卓绝的工作为继承、弘扬药酒这一中医学中不可或缺的特色奇葩作出了重要贡献。我深信中医学界会为诸子的卓越奉献而骄傲。

"酒"与人类文明史一起走过了五千年。它是人类生活中的一个组成部分，是人们社会活动中的一种重要媒体，并以一种文化形态，随着历史的长河不断丰富和发展。而且，"酒"还作为疾病治疗中的一种药物和介质而被广泛应用。而酒与其他诸多药物结合而制成的药酒其历史不下五千年，并随着中医药学的发展而同步发展，是中医药学中颇具特色的药物剂型和治疗方法。因其简便、有效，药食两栖，治疗保健皆宜，有利于保存而深受病家和医家的青睐，家藏一些药酒已是中华民族的一种风俗。此外，药酒的发明也是我国古代人民智慧的体现，他们在鉴证了药物在水和酒中的不同溶解状况之后而创造的一种有效制型，无庸讳言，它开创了现代制药中酒精提取法的先河。

可是在近代，因受一些貌似权威，实是浅薄片面的宣教的影响，社会上出现了“谈酒色变”，忌讳莫深的现象。理由是饮酒过多有诸多副作用，因此反对饮酒。那么世上有什么东西食之过多而没有副作用的呢？更不用说西药了。那么是否全部不用呢？重要的是在适量！现在，越来越多的研究表明，酒精具有保护心脑血管内膜的作用，适量饮酒可降低缺血性脑卒中的发病率及冠心病、心血管事件的发病率；世界卫生组织也把主张“禁酒”改变为“限酒”。所谓“限酒”就是适量饮酒，这与中医药学的一贯主张不谋而合。既然适量喝酒有利健康，那么药酒更是一种值得推广的治疗保健的药物剂型了。

承蒙陈熠厚爱，示以书稿，读后有感，权且作序，未知当否，祈同道指教。

严世芸

2011年4月30日

修订说明

中国药酒是中医药学宝库中,有待进一步开发的瑰丽明珠。悠久的历史,反复的实践,使其蕴涵了丰富的科学内容。

近代,有些重大科技成果的取得,如黄连素治疗痢疾,青蒿素治疗疟疾的发明,都与药酒有关。早在晋代《肘后备急方》中就有黄连酒治赤白带下、青蒿酒治疟的记载。实验还表明,有些药物制成酒剂以后,具有其他剂型所没有,或者远远不能相比的功效,如冬虫夏草的乙醇浸出液,对结核杆菌有明显的抑制作用,而水煎剂却无抑制作用;侧柏叶醇浸剂在试管中对结核杆菌的抑制作用较水煎剂强 1 800 倍。近年来还有药酒对增强人体免疫功能,以及降低血脂(胆固醇、β-脂蛋白、三酰甘油)有明显疗效的报道等。

《中国药酒大全》自 1991 年出版发行以来共 9 次印刷,印数达 5 万册,并在台湾出版发行,成为当代中医专著中难得的一部畅销书。

学术的发展与事业的发展从来是相辅相成的。药酒事业在大总结的基础上又有了新的飞跃。近 10 年在各种杂志上所发表的药酒文献总量,超过了以前 40 年文献总和的 3 倍之多,不但在临床,而且在药理、毒理、工艺、质控等各方面,均有前所未有的发展和升华。

为此,我们在上海科学技术出版社的支持下,对本书进行了修订。

本次修订，新增药酒238方，其中有些内容体现了中西两种医学的相互渗透和中医学的发展及延伸。如这次修订中新增了治疗心脑血管病、软组织损伤、骨质增生、半月板损伤等，均是以现代医学病症名称为主的。并且根据实际情况，在概论中增加了“药酒的药理与毒理”方面的内容；在工艺与质量控制方面，也根据《中华人民共和国药典》2000年版的要求，充实了有关规定和内容，以方便读者，避免重复查考。

全书可分概论、保健、治疗及附四大篇，根据去芜存精、从简从要的原则收1 355方。“概论篇”介绍药酒的起源，发展，功效特点，服用方法，命名与分类，药理与毒理以及生产工艺，质量控制等内容。“保健篇”分补益调养、美容、防病辟疫三部分，供保健延年，美容强身有兴趣者应用和研究。“治疗篇”按内、外、妇、儿、皮肤、骨伤、五官七大科分类，列百余病症，读者可按病索方。

为了阅读方便，对药酒方中的某些内容均作了注释和按语。并附有“解酒方”和“古今度量衡对照表”以作古今剂量对照。

由于手中掌握文献的局限，时间仓促，所收内容未能臻尽，难免有挂漏粗糙之弊，祈读者不吝指正。

陈 熠

壬午夏于上海

原·序

我国民间用药物酿制成酒或以酒泡浸药物，既可作酒饮，又可防治疾病，历史悠久，深受国内外群众欢迎。早在出土商朝甲骨文中就有“鬯其酒”的记载，据汉代学者班固解释，即是古人酿制的一种药酒。数千年来，随着中医药学和酿造业的发展，前辈们创立数以千计的药酒有效良方，积累丰富的临床使用经验和酿制方法，已成为中医药学的重要组成部分。近十几年来我国医药工作者应用现代科学方法对某些药酒作了实验研究和临床观察，进一步证实药酒的治疗作用对风湿性关节炎、类风湿关节炎、动脉粥样硬化以及增强人体免疫功能、降低血脂、延缓衰老等方面确有较好疗效。

中国传统药酒重新焕发青春，为海内外人们所瞩目。

药酒自古以来一直是中医方剂的一部分，多散见于各种医学著作中，然而至今尚未见有一部系统的专著。为此，怎样使历代医家和民间创制的药酒方剂和防治疾病经验能够后继有术，实为当代中医药界一大重任。

陈熠、丛众等同志，从浩如烟海的古今文献中，选集药酒方一千余首，编著成《中国药酒大全》一书，可谓集药酒之大成。这不仅对药酒文献的保存具有重要意义，填补了这方面的空白，而且对中国药酒在新的历史条件下进一步扩大应用和开发也将产生深远的影响。

本书内容翔实，取材严谨，文字精炼，方便实用，比较详细地阐述了正确使用药酒的方法。书后附有解酒方和古今度量衡比较表，为读者安全有效地选用药酒提供方便。本书不仅适用于医疗、科研和生产单位，而且可供广大读者防治疾病，保健强身作参考。

蒙编著者示以本书书稿，爰之为序。

王翘楚

上海市中医文献馆

1989年9月

编·写·说·明

一、本书收藏药酒方 1 521 首(较第二次修订增加 166 方)。另附解酒方 42 首。

二、每药酒方按药物组成、功能主治、用法用量、制备方法、注意事项、资料来源、附、按等项阐述。如原资料中缺项的,本书不作增补。

三、收载药酒之名称尽量保持原貌,为避免同名不同实之药酒名称的重复,予以重新取名(附上原名)。对文献中无名称者,则根据其药物组成或功能予以增补。

四、对某些目前已成珍稀保护动物的药酒原料,为了保存其历史原貌,暂与保留,包括传统的药酒方名,作为读者参考。

五、本书内药物的剂量,在清代以前的药酒方均按原文献中的剂量收载,应用时需进行折算,折算时必须弄清文献所处的朝代。本书后附“古今度量衡对照”供折算参考。

六、药酒的功能主治、用法用量、制备方法,力求保持文献原貌,除个别稍作文字整理,一般不作增补。

七、注意事项:服用药酒的宜忌及副反应,基本保留原文献内容。

八、资料来源：为本书收载药酒之文献。凡古文献均注明所处朝代。每病种所载药酒，按年代先远后近排列。

九、【附】为原文献中与所收药酒有关的资料，及疗效观察、辅助药物等。

十、为方便读者，后附增加药酒常用52种药物的简介。

十一、书后附药酒方笔画索引。

目录

概论篇

保健篇

治疗篇

中国药酒大全

腰腿疼痛/272

风湿、麻木、拘挛/310

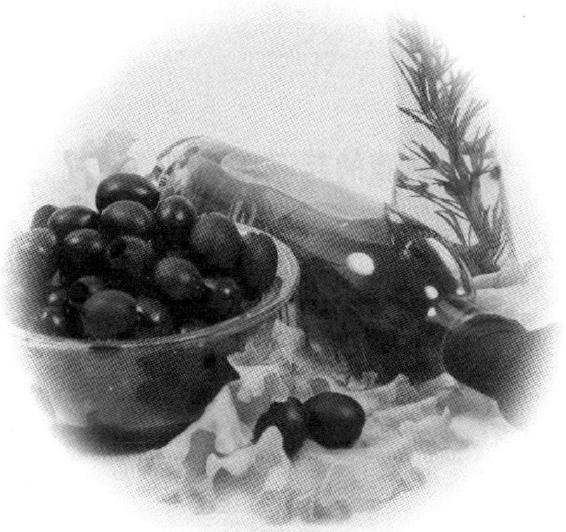

概　论　篇

一、药酒的起源和发展

药酒应用于防治疾病，在我国医药史上已处于重要的地位，成为历史悠久的传统剂型之一，至今在国内外医疗保健事业中享有较高的声誉。

药酒是选配适当中药，经过必要的加工，用度数适宜的白酒或黄酒为溶媒，浸出其有效成分，而制成的澄明液体。在传统中，也有在酿酒过程里，加入适宜的中药，酿制而成的。药酒即是一种加入中药的酒。

药酒的起源与酒是分不开的，中国是人工酿酒最早的国家，早在新石器时代晚期的龙山文化遗址中，就曾发现过很多陶制酒器。关于造酒，最早的文字记载见于《战国策·魏策二》："昔者帝女令仪狄作酒而美，进之禹，禹饮而甘之。"此外，《世本》亦讲到："少康作秫酒。"少康即杜康，是夏朝第五代国君。这些记载说明，在四千多年前的夏代，酿酒业已发展到一定水平，所以后世有"仪狄造酒"及"何以解忧？唯有杜康"（曹操《短歌行》）之说。这里杜康已成了酒的代名词。

商殷时代，酿酒业更加普遍。当时已掌握了曲蘖酿酒的技术，如《尚书·说命篇》中有商王武丁所说"若作酒醴，尔维曲蘖"的论述。在殷墟河南安阳小屯村出土了商朝武丁时期（公元前 1200 多年前）的墓葬，在近二百件青铜礼器中，各种酒器约占 70%。出土文物中就有大量的饮酒用具和盛酒容器，可见当时饮酒之风相当盛行。从甲骨文的记载可以看出，商朝对酒极为珍重，把酒作为重要的祭祀品。值得注意的是在罗振玉考证的《殷墟书契前论》甲骨文中有"鬯其酒"的记载，对照汉代班固《白虎通义·考黜》曾释"鬯者，以百草之香，郁金合而酿之成为鬯"，表明在商代已有药酒出现。

周代，饮酒越来越普遍，已设有专门管理酿酒的官员，称"酒正"，酿酒的技术已日臻完善。《周礼》记载着酿酒的六要诀：秫稻必齐（原料要精选)，曲蘖必时(发酵要限时)，湛炽必洁(淘洗蒸者要洁净)，水泉必香(水质要甘醇)，陶器必良(用以发酵的窖地、瓷缸要精良)，火齐必得(酿酒时蒸烤的火候要得当)，把酿酒应注意之点都说到了。西周时期，已有较好的医学分科和医事制度，设"食医中士二人，掌和王之六食、六饮、六馐……之齐(剂)"。其中食医，即掌管饮食营养的医生。六饮，即水、浆、醴(酒)、凉、酱、酏。由此可见，周朝已把酒列入医疗保健之中进行管理。汉代许慎在《说文解字》中，更明确提出：酒，所以治病也，《周礼》有"医酒"。说明药酒在周代的运用确也相当普遍。

我国最古的药酒酿制方，是在1973年马王堆出土的帛书《养生方》和《杂疗方》中。从《养生方》的现存文字中，可以辨识的药酒方共有6个。①用麦冬(即颠棘)配合秫米等酿制的药酒(原题："以颠棘为浆方"治"老不起")。②用黍米、稻米等制成的药酒("为醴方"治"老不起")。③用美酒和麦×(不详何药)等制成的药酒。④用石膏、藁本、牛膝等药酿制的药酒。⑤用漆和乌喙(乌头)等药物酿制的药酒。⑥用漆、节(玉竹)、黍、稻、乌喙等酿制的药酒。《杂疗方》中酿制的药酒只有一方，即用智(不详何物)和薜荔根等药放入甗(古代一种炊事用蒸器)内制成醴酒。其中大多数资料已不齐，比较完整的是《养生方》"醪利中"的第二方。该方包括了整个药酒制作过程，服用方法，功能主治等内容，是酿制药酒工艺的最早的完整记载，也是我国药学史上重要史料。

先秦时期，中医的发展已达到了可观的程度，这一时期的医学代表著作《黄帝内经》，对酒在医学上的作用，做过专题论述。在《素问·汤液醪醴论》中，首先讲述醪醴的制作"必以稻米、炊之稻薪、稻米者完、稻薪者坚"，即用完整的稻米作原料，坚劲的稻秆做燃料酿造而成，醪是浊酒，醴是甜酒。"自古圣人之作汤液醪醴者，以为备耳……中古之世，道德稍衰，邪气时至，服之万全"，说明古人对用酒类治病是非常重视的。《史记·扁鹊仓公列传》中"其在肠胃，酒醪之所及也"，记载了扁鹊认为可用酒醪治疗肠胃疾病的看法。

汉代，随着中药方剂的发展，药酒便渐渐成为其中的一个部分，其表现是临床应用的针对性大大加强，所以其疗效也进一步得到提高，如《史记·扁鹊仓公列传》收载了西汉名医淳于意的25个医案，这是我国目前所见最早的医案记载，其中列举了两例以药酒治病的医案，一个是济北王患“风蹶胸满”病，服了淳于意配的三石药酒，得到治愈。另一个是菑川有个王美人患难产，淳于意用莨菪酒治愈，并产下一婴孩。东汉·张仲景《伤寒杂病论》中，则载有“妇人六十二种风，腹中血气刺痛，红蓝花酒主之”。红蓝花功能行血活血，用酒煎更加强药效，使气血通畅，则腹痛自止。此外，瓜蒌薤白白酒汤等，也是药酒的一种剂型，借酒气轻扬，能引药上行，达到通阳散结、豁痰逐饮的目的，以治疗胸痹。至于他在书中记载以酒煎药或服药的方例，则更为普遍。

隋唐时期，是药酒使用较为广泛的时期，记载最丰富的数孙思邈的《千金方》，共有药酒方80余首，涉及补益强身，内、外、妇科等几个方面。《千金要方·风毒脚气》中专有“酒醴”一节，共载酒方16首，《千金翼方·诸酒》载酒方20首，是我国现存医著中，最早对药酒的专题综述。

此外，《千金方》对酒及酒剂的毒副作用，已有一定认识，认为“酒性酷热，物无以加，积久饮酒，酣兴不解，遂使三焦猛热，五脏干燥”，“未有不成消渴”。因此，针对当时一些嗜酒纵欲所致的种种病状，研制了不少相应的解酒方剂，如治饮酒头痛方，治饮酒中毒方，治酒醉不醒方等等。

宋元时期，由于科学技术的发展，制酒事业也有所发展，朱翼中在政和年间撰著了《酒经》，又名《北山酒经》，它是继北魏《齐民要术》后一部关于制曲和酿酒的专著。该书上卷是论酒，中卷论曲，下卷论酿酒之法，可见当时对制曲原料的处理和操作技术都有了新的进步。“煮酒”一节谈加热杀菌以存酒液的方法，比欧洲要早数百年，为我国首创。

此时，由于雕版印刷的发明，加上政府对医学事业的重视，使当时中医临床和理论得到了发展。因此，对药酒的功效，也渐渐从临床上升到理论。如《太平圣惠方·药酒序》认为“夫酒者，谷蘖之精，和养神气，性惟慓悍，功甚变通，能宣利胃肠，善导引药势”。《圣济总录·治法·汤醴》认为“邪之伤人有浅深，药之攻邪有轻重，病之始起，当以汤液治其微。病既日久，乃以醪醴攻其甚。又有形数惊恐，经络不通，病生于不仁者，酒以醪药，以此见受邪既深，经脉闭滞，非醪药散发邪气，宣通血脉，安能必愈……酒性酷热，立行药势，所以病人素有血虚气滞，陈寒痼冷，偏枯不随，拘挛痹厥之类，悉宜常服，皆取其渐渍之力也。又古法服药，多以酒者，非特宣通血气而已，亦以养阳也”。药酒的治病范围也相对集中，朝保健养身方面发展，如“治一切风通用浸酒药二十二道”，“治风腰脚疼痛通用浸酒药十四道”。另在药酒专门方中，出现了较多的养身延年、美容保健方剂。当时，以药材制曲的风气已开始盛行，单在《北山酒经》中就记载了 13 种药曲。如香桂曲，配用了木香、官桂、防风、杏仁等药品。瑶泉曲，配用了防风、白附子、槟榔、胡椒、桂花、丁香、人参、天南星、茯苓、香白芷、川芎、肉豆蔻等药物。并认为做药酒以东阳酒最佳，“用制诸药良”，其酒自古擅名，清香远达，色复金色，饮之至醉，不头痛，不口干，不作泻，其水称之重于他水，邻邑所造俱不然，皆水土之美也。李时珍解说：东阳酒即金华酒，古兰陵也，李太白诗所谓“兰陵美酒郁金香”。即此，常饮入药俱良。

随着酿酒工艺的不断发展和提高，有些药酒不但具有强身保健、治疗疾病的优点，而且口味醇正，成为风行一时的名酒，并成为宫廷御酒。元代建都于北京，是当时世界各国最繁华的都城。国内各地和欧亚各国的商客川流不息，国内外名酒荟萃，更成为元代宫廷的特色。羌族的枸杞酒、地黄酒；大漠南北各地的鹿角酒、羊羔酒；东北各族的松节酒、松根酒、虎骨酒；南方的五加皮酒、茯苓酒；西南的乌鸡酒、腽肭脐酒等等均为当时流行之名酒。

明代宫廷则建有御酒房，专造各种名酒，尚有“御制药酒五味汤、真珠红、长春酒”。如当时名噪金殿的“满殿香”就有白术、白檀香、缩砂仁、藿香、甘草、木香、丁香等各种药物，合白面、糯米粉等酿制而成。当时，民间作坊也有不少药酒制作出售，如薏苡酒、羊羔酒。另有一些人们自酿自饮的酒，如正月的椒柏酒，端午的菖蒲酒，中秋桂花酒，重阳的菊花酒，都成为人们常酿的传统节令酒类，其中有不少就是药酒。

清代乾隆初年，就以“酒品之多，京师为最”了，当时出现了一些药酒店用“烧酒以蒸成”的各色药酒，因由花果所酿，故此类酒多以“露”名之，如玫瑰露、茵陈露、山楂露、五加皮、莲花白等等，其中不少药酒具有“保元固本、益寿延龄”之功，故多为士子所嗜饮。清《燕京杂咏》中赞其“长连遥接短连墙，紫禁沧州列两厢，催取四时花酿酒，七层吹过竹风香”。烧酒在元代，也许更早一点，由波斯、阿拉伯传入我国的。当时名阿剌吉酒，明代又名火酒，后逐步用来制作药酒。当时“烧酒以蒸成”的药酒大量出现，表明清代用白酒作溶媒的工艺已逐渐普及。当时在清宫佳酿中，也有一定数量的药酒，如夜合枝酒，即为清宫御制之一大药酒。夜合枝即合欢树枝，酒之药物组成除了合欢枝外，还有柏枝、槐枝、桑枝、石榴枝、糯米、黑豆和细曲等，可治中风挛缩之症。

民国时期，由于战乱频繁，药酒研制工作和其他行业一样，也受到一定影响，进展不大。

中华人民共和国成立以后，政府对中医中药事业的发展十分重视，建立了不少中医医院、中医药院校，开办药厂，发展中药事业，使药酒的研制工作呈现出新的局面。药酒酿制，不仅继承了传统制作经验，还吸取了现代科学技术，使药酒生产趋向于标准化。为了加强质量管理，还把药酒规范列为国家药典的重要内容。由于药酒生产单位与医疗、科研部门进行科研协作，保证了临床疗效的可靠性。

尤其是近十多年来，随着中医药工作者和药酒研究生产人员的共同努力，对中国药酒的发展历史，中国药酒的特点和应用、工艺及质量等方面作了较为全面的归纳和总结，出版发行了不少专著，例如本书《中国药酒大全》自 1991 年出版发行以来，共 16 次印刷 2 次修订，成为中医药专著中的一本畅销书。这些著作的出版发行，反过来又推动了药酒事业的深层次发展。不但出现一批质量可靠、疗效显著、深受患者和群众欢迎的药酒产品，而且在药酒的毒理研究、药理研究及质量监测、制作工艺等方面均有迅速发展。

药酒的发展，不仅逐渐满足了人民群众的需要，并且打入了国际市场，博得了国际友人的欢迎。我们相信，在不久的将来，具有中华民族特色和历史悠久的，又符合现代科学水平的中国药酒，必然和整个中医中药的发展一样，为人类的健康长寿，作出新的贡献。

二、药酒的特点和服用

药酒的特点

中国药酒的应用延绵数千年，有不少宝贵的经验和方剂已失传，但人们对药酒的应用至今不衰，这是与药酒特殊功效分不开的。

1. 药酒本身就是一种可口的饮料。一杯口味醇正、香气浓郁的药酒，既没有古人所讲“良药苦口”的烦恼，也没有现代打针补液的痛苦，给人们带来的是一种佳酿美酒的享受，所以人们乐意接受。

2. 药酒是一种加入中药的酒，而酒本身就有一定的保健作用，它能促进人体胃肠分泌，帮助消化吸收，增强血液循环，促进组织代谢，增加细胞活力。所以，中医认为其性热，走而不守，既有调和气血、贯通络脉之功，又有振阳除寒、祛湿散风之效，故《汉书 · 食货志》赞之为“百药之长”。

《本草纲目》引《博物志》记载，有王肃、张衡、马均三人冒雾晨行，一人饮酒，一人饮食，一人空腹。由于受寒和长途的疲劳，结果空腹者死，饮食者病，饮酒者健。此例也说明了酒的功效。

一些美国科研人员经实验认为，适量摄入乙醇(酒精)，可增加血液中高密度脂蛋白，减少低密度脂蛋白。低密度脂蛋白是动脉粥样硬化斑块中胆固醇的主要供给者，高密度脂蛋白能与低密度脂蛋白竞争血管壁中平滑肌细胞浆膜上的受体，从而抑制血管壁平滑肌细胞摄取和蓄积低密度脂蛋白，进而预防动脉粥样硬化斑块的形成。美国科研人员还对 1 300 名有饮酒习惯的人做了调查：每日饮酒不超过相当白酒 30 g 的量，大约可使 70％的冠心病患者减少死亡。

波兰的科研人员，通过对照尸检，动物实验，临床观察等方法探索研究，认为酒中的乙醇，对老年或中、老年人的脑动脉粥样硬化，显示了某种抑制作用。

以上这些资料都说明，适量地饮酒对人体有保健作用。

3. 酒又是一种良好的有机溶媒，其主要成分乙醇，有良好的穿透性，易于进入药材组织细胞中，可以把中药里的大部分水溶性物质，以及水不能溶解，需用非极性溶媒溶解的有机物质溶解出来，起到更好地发挥生药原有的作用，服用后又可借酒的宣行药势之力，促进药物疗效最大程度地迅速发挥。并可按不同的中药配方，制成各种药酒来治疗各种不同的病证。

近年来，运用科研方法对某些药酒作了实验研究和临床观察，证实药酒确有其独特的功效。

青海省中医院用虫草酒对健康成人血流变与微循环作了实验研究。虫草酒是以冬虫夏草为主要原料，辅以肉苁蓉、人参、枸杞子、何首乌等名贵药材，采用青稞酒精制而成，具有益气生精、滋阴壮阳、调养血脉、振奋精神、延年益寿之功效。

血液流变学是研究血液及其组成成分的流动性、黏滞性、变形性及凝固性的学科。血液黏度（*V*）和还原血液黏度（*OV*）是研究血液流变学的基本指标，总周阻力（*TR*）是反映血管状况的指标，此指标包含总外周血管阻力和血液黏度两个因素，并受平均动脉压（*MAP*）和每分心输出量的影响。血流量与血液黏度呈反比关系。影响血液黏度的任何一种因素发生变化，均可引起血液流动性及血流量的改变，使全身或局部血液循环发生障碍。实验表明，虫草酒能明显升高 *MAP*，明显降低 *TR*、*V* 和 *OV*，改善微循环（ALK），显著缩短半更新时间（*ALT*）和平均滞留时间（*TM*），提示饮用虫草酒能改善人体的血液流变性，即对血液流速可有显著的加快作用，从而改善血液循环，改善组织灌注，有利于向组织输送更多的氧和营养物质，亦有利于清除和输送组织中的有害物质。内外调和、气血和畅是延年益寿的一个重要条件。严重威胁中老年人的心、脑、肾血管病，多源于“血不活，有瘀滞。”虫草酒具有畅通血流、消散瘀滞的功效，也为中老年的保健，提供了理论依据。

又如山东狗骨胶药酒，具有散寒镇痛、活血祛风、强筋壮骨作用，对风湿性关节炎及类风湿关节炎有较好疗效，临床验证 222 例，总有效率达到 97.7%。在 126 例血沉观察中，有血沉增快者 93 例（占 77.5%），治疗后有 61 例（占 65%）恢复正常，其余 32 例中有 31 例均有所下降。在 107 例抗“O”治疗前后对比观察中，治疗前抗“O”增高者有 46 例，治疗后 24 例恢复正常，21 例有不同程度下降。

有人在研究龟龄集酒对小鼠免疫功能影响的同时，对比观察了龟龄集原始粉、龟龄集升炼药粉的影响，发现 3 种药剂，都能显著提高小鼠巨噬细胞吞噬功能，并对小鼠溶血抗体的产生有显著促进作用，但以药酒的作用为最佳。

目前，国内外都在探索安全而有效的降血脂药，我国医务工作者选用人参、丹参、五加参（即刺五加）、三七等药，制成三参酒，用于治疗 37 名高脂血症患者，结果表明，对胆固醇、β脂蛋白、三酰甘油 3 项指标，均有明显的下降作用，1 个月疗程组降脂有效率为 77.5%，2 个月疗程组，降脂有效率为 97.4%。

以上这些现代科研方法，同样证实中国药酒具有良好的治疗保健作用。

4. 中国药酒适应范围较广。由于药酒具有以上所讲这些优点，所以其治疗范围几乎涉及临床所有科目。如内科的风湿病、偏瘫（中风后遗症）、阳痿不用（性功能减退或障碍）、咳喘（呼吸道感染）；妇科的闭经、痛经、不孕、干血痨、产后腹泻、产后眩晕、乳腺炎；儿科的佝偻病、风痫；外科的闭塞性脉管炎；皮肤科的湿疹、鹅掌风、过敏性皮炎、麻风病、银屑病、白癜风；伤骨科的跌打损伤、骨折；口齿科的牙痛、龋齿；五官科的耳鸣、耳聋、失音、目视昏暗等，总计百余种病证。当然，其中有些可能是古代某一医家个人的经验，是否能普遍应用，还须进一步验证，但历时千百年，流传至今，服用的人积累起来也不会少，所以总体来看，当以可取者多。

随着中医和西医的相互结合和相互渗透，目前还出现不少新的，以现代病名为治疗内容的药酒。如预防人工流产综合征的扩宫药酒，避孕和抗着床用的避孕药酒，防治心脑血管疾病的银杏叶酒，治疗囊虫病的囊虫灵，抗骨刺药酒等等，反映了中国药酒在近期新的发展。

5. 由于酒有防腐、消毒作用，当药酒含乙醇40％以上时，可延缓许多药物的水解，增强药剂的稳定性。所以药酒久渍不易腐坏，长期保存不易变质，并可随时服用，十分方便。此外，药酒还能起到矫臭的作用，如乌梢蛇、蕲蛇等经制成药酒后，可减弱腥气。

药酒的服用

1. 限量服用　由于药酒中含有一定量乙醇，摄入过量，会损害人体健康。所以必须正确使用，才能充分发挥药酒的功效，避免其危害人体。

长期过量饮酒会损害健康，甚至带来严重后果，这在古代早有认识。《内经·素问》中批判了“以酒为浆”的生活方式，后世又提出了不少预防措施，如唐代孙思邈的《千金要方》中，就有不少醒酒、解酒方。明代李时珍更明确指出：“少饮则和血行气，壮神御寒，消愁遣兴；痛饮则伤神耗血，损胃失精，生痰动火。俗夫沉酒无度，醉以为常者，轻则致疾败行，甚则丧邦亡家而殒身亡命，其害不胜言哉！”因此，在《普济方》中还专列了解酒、恶酒等专门章节。

乙醇（即酒精）是一种水溶性小分子化合物，在消化道中，以简单扩散的方式被迅速吸收，高浓度酒吸收速度比低浓度酒要快，空腹状态会加快吸收。吸收后，绝大部分在肝脏被氧化分解，在乙醇脱氢酶的作用下，氧化成乙醛，又经醛脱氢酶的作用氧化为乙酸，乙酸进入血液，加入乙酸代谢过程中，最后生成水和二氧化碳排出体外。乙醇在体内氧化可产生一定的热量被人利用(1 g 乙醇可产生 29.3 kJ 热量)，有些人饮少量酒也容易醉，主要是体内缺少醇脱氢酶的缘故。有些人虽然酒量较大，但长期过量服用，也会使脂类代谢发生障碍，造成肝内脂肪堆积，导致酒精性肝硬化。长期过量饮酒，在消化系统还会损害胃黏膜和小肠的超微结构及吸收功能，使硫胺素、维生素 B_{12}、叶酸等吸收减少，导致营养不良和贫血。

乙醇还是一种致畸因素，它可以通过胎盘屏障从母体进入胎儿体内，影响胎儿脑细胞分裂及组织器官的细胞发育，造成胎儿发育迟缓、畸形及智力发育障碍。

乙醇对神经系统来说，又是一种麻醉剂，小剂量可使大脑抑制功能减弱，大剂量可麻痹延脑的“生命中枢”，从而产生危险。慢性酒精中毒，还会造成精神错乱，记忆力、学习能力的减退等。从古到今，因为酗酒误事造成各种危害的事情，层出不穷。

长期过量饮酒，易损害心脏，引起以左心室肥大为主的心脏增大，及多种心功能异常。

可见，过量地摄入乙醇是有害的，为了寻找一个对肝脏安全的饮酒量，有人根据大量的病理资料研究了乙醇消耗量与肝损害的关系，每日饮酒量，以相当于每 1 kg 体重饮服 1 g 乙醇量为预防肝损害的安全量上限。若饮酒量超过每 1 kg 体重 2.5 g 乙醇量，肝损害率就会显著升高。根据这个上限，相当于 60 kg 体重的人，每日饮 60%的白酒 100 g。为了安全起见，乙醇的每日摄入量须限制在 45 g 以下。

因此在饮用药酒时，可以参照以上内容，根据药酒度数，限制每日的摄入量。

2. *辨证服用*　中医治病经常会遇到这种情况，两个患者同患一种病，譬如感冒，医生分别处以辛温、辛凉两种药性相反的解表药，各自服后都达到同样治愈的效果，这就是辨证用药的特点。

药酒的使用，也应根据中医的理论，进行辨证服用，尤其是保健性药酒，更应根据自己的年龄、体质强弱、嗜好等选择服用。因为，一般治病的药酒，大都功效主治比较明确，而且患者也总是在经过医生明确诊断后再选择服用。保健性药酒，由于多以补益强身为主，因而对选择不够重视，若使用不当，易产生不良后果。所以服补益酒前，必须先弄清自己的体质状况。

一般中医将身体虚弱者分为气虚、血虚、阴虚、阳虚四大类。通常气虚主要表现为倦怠乏力，呼吸短促，动则气喘，面色㿠白，食欲不振，大便溏薄，脉弱或虚大等。血虚主要表现为头眩目花，耳鸣耳聋，心悸失眠，唇舌爪甲色淡无华，脉细数或细涩等。阴虚主要表现为口渴、咽燥、虚烦不眠、便秘，甚则骨蒸潮热、盗汗、舌红少苔、脉细数等。阳虚主要表现为畏寒肢冷、冷汗虚喘、腰膝酸软、泄泻水肿、舌胖而淡、脉沉而迟等。

当然，进一步还可按脏腑辨证的原理，分成脾气虚、心阳虚、肾阳不足等。此外，辨证时还需注意分清真假虚实。所以，虚证同样也应当根据医生诊断，确诊性质，随后选方服用合适的药酒。

补益药酒的配方制备要遵循中医辨证论治的原则，体虚服用者也必须根据这一原则，针对自己的体质状况，选择服用。

3. *因人而异，注意禁忌*　前面已讲了根据自己的体征进行辨证服用，这是最基本的原则，其实中医辨证论治所讲的范畴更广，它还包括人的性别、年龄、生活习惯等个体差异和时令节气等。因此，服用药酒时还须因人而异，注意每个人的酒量大小。

若平时惯于饮酒者，服用药酒量可以比一般人略增一些，但也要掌握分寸，不能过分。不习惯饮酒的人，在服用药酒时，可以先从小剂量开始，逐步增加到需要服用的量，也可以冷开水稀释后服用。

(1) 性别方面：妇女有经带胎产等生理特点，所以在妊娠期、哺乳期就不宜使用药酒。在行经期，如果月经正常，也不宜服用活血功效较强的药酒。

(2) 年龄方面：年老体虚者，因新陈代谢较缓慢，在服用药酒时可适当减量。相反，青壮年由于新陈代谢相对旺盛，用量相对多一些。对儿童，古代有用药酒治疗佝偻病等。但儿童生长发育尚未成熟，脏器功能尚未齐全，所以一般不宜服用，如病情确有需要，也应注意适量。

此外，有肝脏病、高血压、心脏病及酒精过敏者，都应当禁用或慎用药酒。

（1）饮酒时忌服某些药物：由于有些药物会增强乙醇的毒性，或产生副作用，或影响药效，所以还应当注意饮酒后12小时内不宜服某些药物，或者服了药物12小时内不宜再饮酒。归纳起来有以下几种情况，①能增强乙醇毒性的药物，有降压药肼苯达嗪，利尿药利尿酸，抗抑郁药闷可乐等；②饮酒会影响药效的药物，有抗惊厥药苯妥英钠，降血糖药甲苯磺丁脲和胰岛素等；③饮酒能增大产生副作用药物，有降压药胍乙啶，利尿药氢氯噻嗪、氯噻酮以及甲硝唑、阿司匹林、巴比妥、地西泮、盐酸氯丙嗪、盐酸异丙嗪、奋乃静、盐酸苯海拉明等；④能造成乙醛中毒的药物，有呋喃唑酮、硝酸甘油、甲硝唑等。

（2）酒后忌洗澡：据病理学家观察和检测，人在饮酒后，体内储备的葡萄糖在洗澡时会因体力活动和血液循环加快而大量地消耗掉，造成血糖含量大幅度下降，从而导致体温也较快地降低。同时，乙醇抑制了肝脏的正常生理活动能力，妨碍了体内葡萄糖储存的恢复，于是，造成机体休克，严重危及生命。因此酒后忌洗澡。

此外，由于药酒的配方组成不同，功能性味有异，所以往往附有服用的注意事项，如外用还是内服、忌口、禁房事等，服用时应当遵守，不能疏忽。

只有根据上述的要求，合理地使用药酒，才能避免药酒的副作用，发挥其优点和特长，达到应有疗效。

三、药酒的命名和分类

最古的药酒方与其他中药方剂一样是没有名称的，在马王堆出土的帛书中，所记载的药酒方，就没有具体的方名。这种情况在唐代方书中仍保留不少，如《千金要方·脾脏下》“治下痢绞痛肠滑不可差方。”《外台秘要》卷十五的“疗风痹瘾疹方”等。

最早的药酒命名，现见于先秦及汉代，如《内经》中的“鸡矢醴”及《金匮要略》中的“红蓝花酒”等，多以单味药或一方中主药的药名作为药酒名称，这方法成为后世药酒命名的重要方法。汉代以后，药酒命名的方法逐渐增多，传统命名方法，归纳有以下几种：①单味药配制的药酒，以药名作为酒名，如羌活酒。②二味药制成的药酒，大都二药联名，如五倍子白矾酒。③多味药制成药酒用一个或二个主药，作为命名，如羌独活酒，或用概要易记的方法命名，如五蛇酒、五精酒、五枝酒、二藤酒等。④以人名为药酒名称，如仓公酒、史国公酒、北地太守酒等，以示纪念。为了区别，有时也用人名与药名或功效联名的，如崔氏地黄酒、周公百岁酒等等。⑤以功能主治命名，如安胎当归酒、愈风酒、红颜酒、腰痛酒等。这一命名方法，在传统命名方法中，也占相当比重。⑥以中药方剂和名称，直接作为药酒名称，如八珍酒、十全大补酒等。

此外，还有一些从其他各种角度来命名的药酒，如白药酒、玉液酒、紫酒、戊戌酒、仙酒、青囊酒等，数量不多，不一一列举。

由于命名的方法多以主药或功效为主，再加药酒的历代专著均已亡佚，有些专题论述亦无分类，大都药酒方剂是穿插在其他方书中，所以在命名和分类上都存在一些问题。如就本书原来收集到，以虎骨酒命名者，就有33方，其中单味8方、复方25方。复方中药味数最多者达40余味，最少者仅2味，它们的组成相差很大，功效显然也有所区别。但是，都用同一个名称即虎骨酒，因此不易区别，给应用和分类带来困难。为此，我们对药酒的命名作了必要的改动。改动的原则如下。

(1) 为尽量保持原貌，对有些名称不十分确切，或彼此十分相似的药酒，尤其是古方，只要不与其他药酒名称重复，则不作更改。如虎胫骨浸酒、虎胫骨酒、虎骨浸酒、浸虎骨酒，这些都是复方药酒，名称上不同于虎骨酒，彼此药物组成及名称上也稍有区别，所以就不作改动。当然，现在的虎已成珍稀保护动物，是不能再用来做药酒了。

(2) 根据药酒功能主治的特点进行更改。

(3) 根据组方特点归纳命名。即除了主药,另再选一药搭配命名。搭配方法:仅二味药者,就将另一味药的名称配上。

(4) 个别药酒方剂增"复方"二字,以示区别。

(5) 对于近代编著中,重复命名的复方药酒,则用号码加以区别,并在"资料来源"一项注明出处。

此外,对内容相同或相近的同名药酒,进行归并。因为后世医书中有不少内容是整理收录前人的,如明代的《普济方》中就有不少药酒方剂是辑自宋代《圣济总录》、《太平圣惠方》的,在组成上完全相同,对此我们作了归并。对少数处方,其制法、服用方法及功能主治的内容基本相同,或在处方组成几十味药中仅差少数几味药作用不明显者,这可能是古人抄写整理中的脱漏、衍讹,我们则删去短少药味的处方,以避免内容庞杂重复,同时对内容相同的单味药酒进行归并,尽可能使《中国药酒大全》的内容"丰富实用,简而不漏"。

中国药酒经历了几千年的发展过程,药酒的功能主治,既包括了中国古代二千年前的一些病名和病证,也包括了现代医学中的一些病名和病证,此分属二个理论体系,目前还很难统一。中国药酒是中医的一部分,因此首先要保持它的传统性,但也不忽视它发展的一面。为此,我们采用目前两种理论体系均能接受的大科分类法,列保健、内、外、妇、儿、骨伤、皮肤、五官、口齿等科。

对有些目前还不太确凿的古代病名、病证,以及功能罗列一大堆,对主治不明确的药酒,则不与勉强分类,归并"其他",有待今后进一步研究和探讨。

四、药酒的药理和毒理

(一) 药酒的药理

1. 乙醇的药理研究　由于药酒是选配适当中药,经过必要加工,用度数适宜的白酒或黄酒为溶媒,制作而成的。因此,所有药酒中均含有一定浓度的酒精(乙醇),要研究药酒的药理,首先要搞清乙醇的药理作用,比较明确的有以下几个方面。

(1) 对中枢神经系统的作用:一般认为饮酒具有兴奋作用,因此常有"饮酒壮胆"的描述,但药理表明乙醇主要是一个中枢神经系统抑制剂。低浓度乙醇可加强某些兴奋性神经突触的功能,其表现的兴奋现象主要是由于脑的抑制性控制作用被解除所致。最早受影响的是由训练和经验而来的精神活动。记忆力、集中力和洞察力变得迟钝甚至丧失。自信加强,性格变得开朗活泼。乙醇也可引起镇静,解除焦虑,进而语言含糊,共济失调,判断能力受损,进入酩酊状态。

作用机制:多年来认为乙醇、挥发性麻醉药和巴比妥类对中枢神经系统的抑制作用是由于这些药物能溶于脂质细胞膜,使嵌在膜内的离子通道以及其他蛋白质功能紊乱所致。近年来注意到乙醇对兴奋性氨基酸(谷氨酸盐)和抑制性氨基酸(γ氨基丁酸即GABA)激活离子通道功能的作用。乙醇和麻醉性巴比妥类均能加强GABA介导的突触抑制和氯的流出。乙醇的这种作用还有镇静、共济失调作用均可被GABA能受体特异性拮抗剂荷包牡丹碱(bicuculline)所抑制。虽然乙醇和巴比妥类均能抑制谷氨酸盐激活的离子流,但两者对谷氨酸盐受体的亚型仍有不同的作用。乙醇在轻度中毒浓度时,主要影响NMDA谷氨酸盐受体(NMDA为N-甲基-D-天冬氨酸盐),而巴比妥类则主要影响AMPA谷氨酸盐受体(AMPA为α-氨基-3-羟-5-甲基-4-异噁唑丙酸)。最近发现5-HT_3(5-羟色胺$_3$)受体系一种兴奋性、阳离子选择性离子通道,低浓度乙醇可协同5-HT对该受体的作用。这种5-HT_3受体主要分布于抑制性中间神经元,乙醇协同5-HT对该受体通道的作用,这就加强了这些中间神经元的抑制性冲动。大鼠腹腔注射乙醇3 g/kg,可使伏隔核和纹状体抗坏血酸释放分别增加约140%和120%,纹状体抗坏血酸释放是所有间接多巴胺受体激动剂的共同特性。

(2) 对心血管系统的作用:中等量乙醇可扩张皮肤血管,故常致皮肤发红而有温暖感。但如用作御寒药,实属不当。因寒冷时皮肤血管收缩为一种保护性反射。饮酒后抑制了血管运动中枢，皮肤血管扩张，使大量热量损失，更增加冻死的危险性。乙醇有直接扩张血管的作用。乙醇对人冠状血管并无有益作用，对稳定性心绞痛患者，乙醇可使引起心绞痛所需的运动时间缩短，也使冠心病患者产生心电图心肌缺血性变化所需要的运动时间缩短。乙醇在足以产生面部血管扩张和轻度醉酒的剂量时，并不引起脑血流或脑血管阻力的改变；但在严重酒精中毒血浓度（300 mg/dl）时，则可明显增加平均脑血流并降低脑血管阻力，但脑对氧摄取则减少。对大鼠基底动脉痉挛模型，静注 0.5%乙醇 20 ml/kg 有明显减少基底动脉痉挛的作用。乙醇对血循环的及时效应比较小，摄入中等量乙醇，血压、心输出量和心肌收缩力均无大的变化。但在急性、重症酒精中毒时，由于血管运动中枢和呼吸抑制，可引发心血管功能抑制。长期过量应用乙醇对心脏可引起不可逆损，是心肌病最重要原因之一。

有证据表明，适度饮酒可减少冠心病发病率。其机制系通过对血浆脂蛋白的影响和抑制血小板聚集。流行病学调查和对志愿者的实验研究证明，乙醇在每日剂量不足以产生明显中枢作用时，在几星期期间，即可升高血浆高密度脂蛋白（HDL）浓度，从而可拮抗动脉粥样化的形成而产生保护作用。人群调查显示，饮酒组血清高密度脂蛋白胆固醇（HDL－Ch）水平显著高于不饮酒组。家兔灌服乙醇后，HDL－Ch 很快明显上升，停药后 HDL－Ch 下降。酒精中毒患者血清胆固醇水平明显低于正常人，急性酒精中毒者又较慢性酒精中毒者显著低下。人在正常饮酒时达到的浓度（10～20 mmol/L）即有抑制血小板聚集的作用，可能是由于抑制花生四烯酸生成所致。在体外，白酒（含乙醇 56%）2.5、5.0、7.5、10 μl 加入到从同一个体分离出来的富含血小板的血浆 200 μl，以 ADP 为诱导聚集剂，4 个剂量组对血小板聚集功能均有抑制作用，且与乙醇剂量呈正相关。

（3）对胃肠道的作用：乙醇可刺激胃液分泌，主要增加胃酸而胃蛋白酶含量正常，乙醇可通过精神刺激使胃液分泌增加，特别是爱好饮酒者。乙醇也可兴奋口腔和胃黏膜感觉神经末梢而反射性刺激胃液分泌,也可直接作用于胃,使胃泌素或组胺释放而使胃液分泌增加。由于主要是刺激胃酸分泌,因而含乙醇饮料不适用于消化性溃疡患者。胃内乙醇浓度10%左右使胃酸增加而胃蛋白酶减少,浓度超过20%,胃液分泌趋于抑制,40%及以上浓度则刺激黏膜使之充血、发炎,产生糜烂性胃炎。阿司匹林产生的胃损害可因乙醇而明显加重。大鼠灌服10%、20%乙醇1 ml/鼠,使胃黏膜血流量(GMBF)增加,不引起胃黏膜损伤,如灌服40%乙醇或无水乙醇则使GMBF减少,并产生明显的胃黏膜损伤。胃黏膜表面凝胶样黏液层的疏水性可防止 H^+ 和水溶性物质对胃黏膜的侵害。用大鼠在体胃灌流模型,以40%乙醇灌流5分钟则可破坏胃黏膜表面黏液凝胶层的疏水性,在除去乙醇后1小时,尚不能恢复正常。喜饮烈性酒者多患慢性胃炎。

(4) 对肝脏的作用:长期过量饮酒最严重的后果就是肝损害。可依次发生脂肪肝(肝内脂肪蓄积)、肝炎,最后发生不可逆性肝坏死和肝纤维化。可导致食管静脉曲张和突然大出血。一次大剂量乙醇即可在大鼠或人引起肝内脂肪增多。其机制比较复杂,主要因大量乙醇引起的应激反应导致交感兴奋,使脂肪组织释放的脂肪酸增加,以及由于乙醇增加了机体代谢负荷,使脂肪酸氧化受损。

长期饮酒引起肝损害还有一些其他因子,主要是营养不良。酒本身可供给热量,200 g乙醇约可提供5 857.6 kJ热量,但与其他食物不同,它不能供应维生素、氨基酸或脂肪酸。嗜酒者多表现为长期营养不良,主要是由于酒对细胞的毒性而致肝损害。大鼠每日灌服乙醇790 mg/kg,1个月后,肝细胞膜脂质过氧化物(LPO)仍正常;2个月后,则LPO明显高于对照组,Na^+-K^+-ATP 酶活性减低,3个月后肝细胞膜超氧化物歧化酶(SOD)和过氧化氢酶均明显低于对照组。表明乙醇可引起肝细胞膜脂质过氧化损伤。上述灌服乙醇大鼠1、2、3个月,肝组织胞浆谷胱甘肽(GST)水平有逐月增加趋势,但统计学无显著性,谷胱甘肽转移酶(GST)在2个月时较对照组明显升高,而1和3个月时则与对照组无明显差别。在体外,小剂量乙醇对大鼠肝脏 GST 有一定激活作用，GSH 和 GST 增加对机体的解毒功能是有利的。

(5) 对生殖系统的影响：古人早在二千多年前的《黄帝内经》中就批评了“醉以入房”生活方式。《素问·上古天真论》说“以酒为浆，以妄为常，醉以入房，以欲竭其精，以耗其真……故半百而衰也。”侵犯性性行为常于饮酒后发生，这是由于抑制和约束被解除的结果。实际上，醉酒可妨碍性行为，乙醇可降低男性和女性的性反应。男性嗜酒者可导致阳痿、不育、睾丸萎缩和男子乳房发育，这是由于乙醇引起的肝损害导致雌激素生成过多，睾酮产生减少，而且由于肝内质网酶活性增加，使睾酮代谢性失活加快所致。

(6) 其他作用：小剂量乙醇可减少疲劳感并增加肌肉作功，大剂量则抑制中枢神经系统，减少肌肉作功，引起肌肉可逆性损害，血浆肌酸磷酸激酶活性增加，大多嗜酒者可有肌电图变化，不少人证明有类似于酒精性心肌病的骨骼肌病(skeletal myopathy)。乙醇使皮肤和胃血流增加并增加出汗，使热散失加快，体温降低。大剂量乙醇抑制中枢性体温调节机制，体温降低显著，乙醇的这种降低体温作用如环境温度很低则更危险。

乙醇有利尿作用，这是其抑制抗利尿激素(ADH)分泌，减少肾小管对水再吸收所致。但是，反复应用乙醇则为抗利尿作用。

乙醇是一种免疫抑制剂，可明显干扰机体对细菌、病毒等防御能力，抑制细胞免疫和体液免疫。

(7) 药动学：乙醇在胃肠道吸收迅速而完全，乙醇蒸气也易从肺吸收，饥饿状态饮酒，40 分钟内血浓度达峰值，食后饮酒则可推迟吸收。乙醇在体内分布迅速，组织内浓度可迅速接近血浓度，分布容积为 0.7 L/kg。90%以上饮用的乙醇在肝内氧化，其余经肺和肾排泄。一般临床剂量乙醇，其氧化速率按零级动力学进行，与血药浓度无关。每单位时间氧化乙醇的量约与体重或肝重呈比例。肝切除或肝损害时，乙醇从体内消除就明显降低或完全停止。

正常人每小时能代谢 7～10 g 乙醇。乙醇可经两条途径代谢为乙醛:①乙醇脱氢酶途径:该酶主要在肝内,其他器官如脑、睾丸和胃也有发现。在该酶作用下乙醇脱氢后转化为乙醛,辅酶Ⅰ(NAD)为氢接受体,女性胃内的乙醇脱氢酶活性较男子低得多,因此口服乙醇后血内浓度较男性高。②微粒体乙醇氧化系统即混合功能氧化酶系统(MEOS):在该酶系统作用下,乙醇氧化为乙醛和水,还原型辅酶Ⅱ(NADPH)为供氢体。由于乙醇脱氢酶的米氏常数(*km*)为0.26~2 mmol/L 而 MEOS 的 *km* 为 8~10 mmol/L,因此认为低浓度乙醇时乙醇脱氢酶是主要的氧化系统,而高浓度乙醇时,MEOS 可发挥更为明显的作用。

乙醛代谢:乙醇经上述两途径产生的乙醛,90%以上也在肝内氧化,线粒体 NAD-依赖性醛脱氢酶系乙醛氧化代谢途径的主要酶,氧化产物为乙酸盐,再进一步代谢为二氧化碳和水。[1]

2. 药酒的药理研究　药酒的药理研究,虽然没有对乙醇药理研究那样深入,但由于药酒的品种较多,内容也较丰富,随着人们对药酒研究的不断深入,在这方面的发展也必将日新月异。因此,我们只能从方法作一粗线分类,加以论述。

(1) 通过动物实验,对药酒的功效作药理研究。如安徽医科大学药理教研室张艳等,对如意酒的抗应激作用及对细胞免疫功能、白细胞的影响作动物实验观察。如意酒内含丹参、白术、淫羊藿、白芍、冬虫夏草、鹿茸、人参等多味中药,经低度孔府家酒泡制而成。临床上老中医将如意酒推荐用于体质虚弱、免疫功能低下的患者,反应较好。实验方法:抗应激作用的观察采用缺氧、寒冷和疲劳等方法;对细胞免疫功能及白细胞的影响,先采用环磷酰胺(Cy, 100 mg/kg 腹腔注射,每日 1 次,共用 3 日)造成免疫功能低下的动物模型。然后观察如意酒对二硝基氟苯(DNFB)诱导小鼠迟发型超敏反应(DTH)及小鼠外周血细胞的影响。结果:如意酒(0.4、0.8 g/kg)可延长 $NaNO_2$ 中毒小鼠的存活时间及延长小鼠在寒冷环境中(零下摄氏 25 度)的存活时间;如意酒(0.8 g/kg)可延长常压缺氧条件下小鼠存活时间及小鼠负重游泳时间。如意酒(0.4、0.8 g/kg)可使小鼠降低的耳片肿胀度、胸腺及肝指数升高；同时，如意酒(0.8 g/kg)可使降低的白细胞数升高。结论：如意酒有一定的耐缺氧、耐低温及抗疲劳等抗应激作用，还能够提高小鼠细胞免疫功能，同时可升高白细胞。为其临床用药提供了一定的理论依据。[2]

山东中医药大学李震等采用温平和中、补虚顺气一类，既是食物又是中药，研制成益寿酒。为观察其抗衰老机制，进行了动物药理实验。实验结果表明，益寿酒不仅对鹌鹑实验性高脂血症有显著的降脂作用，对四氧嘧啶糖尿病小鼠有明显的降血糖作用，而且可以减少老年小鼠红细胞膜的流动性，改善其功能，可以明显增加老年小鼠胸腺重量和肾虚小鼠的胸腺重量，脾脏重量增加虽无统计学意义，但也呈增加趋势，说明益寿酒对免疫功能有增强作用。人到老年往往出现生理性肾虚，应激能力明显下降。益寿酒可以明显延长小鼠的游泳时间，增强其应激能力；也可以明显提高小鼠抗缺氧功能，提高机体血氧利用率。皮肤是机体衰老过程中呈现衰老最为明显的器官之一。随着年龄的增长，皮肤会发生退行性变，变薄，含水量减少，弹性消退，皱纹萎缩等改变。皮肤变薄除表皮细胞层细胞数量减少之外，真皮中胶原纤维含量减少是一个重要的环节。羟脯氨酸是胶原纤维与胶原蛋白中的一种主要而又相对恒定的氨基酸，一般常用羟脯氨酸含量或它的7.46倍代表胶原量。实验表明，益寿酒可以增加老年小鼠皮肤重量及皮肤中羟脯氨酸含量，显示益寿酒可以延缓皮肤之衰老。自由基学说认为，衰老是自由基对机体损伤的结果。SOD是机体清除超氧阴离子自由基的一种重要酶，其活力高低与衰老密切相关。服用益寿酒后，血液SOD含量与造型组比有显著提高，其活力提高自然有益于机体的抗氧化能力，起到延缓衰老的作用。[3]

再如湖南中医药研究院中药研究所戴汉云等对宫廷葆春酒的药理研究。宫廷葆春酒处方原系清宫内一太医的保健秘方。由六味丸、三才汤、集灵膏、五子衍宗丸、生脉饮等加减化裁而来，含人参、鹿茸、枸杞等26味中药。具有补肾壮阳、滋阴养血、益气安神等功能。该太医第五代后裔何志宇先生将该方精心酿制成保健药酒，临床应用于前列腺增生89例，有效率达59.5%；男子性功能障碍370例，有效率达60%。

动物实验表明宫廷葆春酒25 g/kg可提高氢化可的松所致阳虚小鼠抗疲劳、耐高温和耐寒冷的能力，明显增加阳虚小鼠肾上腺、睾丸和前列腺的重量；对正常小鼠肝糖原代谢亦有明显的增强作用；能明显提高环磷酰胺所致免疫功能低下，小鼠的淋转率和血清溶血素形成，具有免疫增强作用。此外，还能提高正常小鼠体内SOD的活性。通过这些实验结果，表明葆春酒能明显提高机体的内分泌系统、免疫系统、能量代谢、抗氧化等多方面的作用。适用于因性激素水平较低，内分泌失调引起的阳虚倦怠，体力下降，加之免疫功能下降，抵抗力降低引起的诸多病症的中老年人。[4]

(2) 在动物实验研究中注意多项对照：如中国人民解放军第二炮兵西安中医多学科研究所曹永孝等对以黄酒为基酒，加入仙灵脾、肉苁蓉、雄蚕蛾、麦饭石、山楂、熟地等酿制而成，具有补肾益精、添髓兴阳、活血化瘀、滋补强身作用的仙灵雄风酒作了动物实验研究，在研究过程中，设置了常水、黄酒、男宝、仙灵雄风酒多项对照。仙灵雄风酒可按服用的不同剂量分成3组。实验结果表明：仙灵雄风酒能升高阳虚模型的体温，增加其自立活动，延长低温游泳时间，能对抗肾阳虚证，能明显缩短雄性大白鼠扑捉雌鼠的潜伏期，增加扑捉次数，提高扑捉率；缩短射精潜伏期，提高射精率，表明该药能提高大白鼠的交配能力，但剂量依赖关系不是很明显，可能剂量过大、过小都不利于作用的发挥。与对照组相对比，有的虽然扑捉次数有增加或射精次数有增加，但无统计学意义；有的如与常水组对照 $P<0.05$ 或 $P<0.01$。多项对照组的设置和合理地应用，将会加强科研设计的严密性和科学性。[5]

另一种是对成分相近的药酒进行功能对比的药理研究。如山东医科大学药学系尚雪原等用自行研制的一种含枸杞和蛇胆的枸杞蛇胆酒与市售的蛇胆酒作了抗炎、镇咳和免疫功能的对比研究。结果表明：连续灌服能抑制角叉菜胶所致的小鼠足肿胀；延长氨水所致小鼠咳嗽的潜伏期，减少咳嗽次数；能增强小鼠单核－巨噬细胞的吞噬功能，提高小鼠胸腺指数，并能增强免疫功能低下小鼠的迟发性超敏反应，从而增强机体的免疫功能。实验证明枸杞酒的抗炎和增强免疫功能作用都优于蛇胆酒。

现代医学研究证明，蛇胆的主要成分为蛇胆酸和去氧蛇胆酸，对多种革兰阳性菌和阴性菌有抑制作用，能抑制毛细血管通透性增加；抑制炎症渗出，有抗炎作用。枸杞子的免疫增强作用与所含的枸杞多糖有关。研究证明，枸杞多糖无论对正常动物，还是免疫功能低下动物均能增加血清溶菌酶的活性，增加抗体形成细胞的数量，增加抗体的产生，并能促进老年小鼠T细胞的增殖，从而提高机体的体液免疫、细胞免疫和非特异性免疫功能。枸杞多糖的这种免疫增强作用与其影响白细胞介素－2的活性有关。[6]

对功效类似、配伍相近的药酒，进行对比性药理研究，有利于提高药酒疗效，尤其对新产品的研制与开发，有较大的现实意义。

(3) 通过服用药酒后在人体的反应来研究药酒的药理：这类研究不多，主要有两种。一种是对其功效肯定、无毒性反应、大家公认的传统药酒，如河南中医学院刘茂林对红蓝花酒用于痛经患者血浆中前列腺素影响的实验研究。红蓝花酒出自东汉·张仲景的《金匮要略》，原文为“妇人六十二种风，及腹中血气刺痛，红蓝花酒主之”。临床用之，对痛经效果显著。刘氏等根据卫生部药政局《中药治疗痛经的临床研究指导原则》中的客观指标，对15例痛经患者作了服药酒前和服药酒后，血浆中PGF_{20}(前列腺素)的含量测定。痛经患者血浆中的PGF_{20}含量与痛经关系密切，其含量升高，则痛经加重；降低则痛经减轻，PGF_{20}正常则痛经消失。经统计学处理，服药酒后与服药酒前血浆中前列腺素的含量有极显著差异，$P<0.001$。可见红蓝花酒对降低前列腺素的含量效果显著，从而使痛经减轻。[7]

另一种是对健康人服用某种保健性药酒后的微观指标进行研究。如虫草酒是以冬虫夏草为主要原料，辅以肉苁蓉、人参、枸杞子、何首乌等药材组成，具有益气生精、滋阴壮阳功能的保健性药酒。青海省中医院王常琦等观察发现，健康成人饮用虫草酒后，能明显升高 *MAP*（平均动脉压），明显降低 *TR*（总周阻力）、*V*（血黏度）和 *OV*（还原血液黏度），改善微循环 *ALK*（微循环半更新率），显著缩短 *ALT*（半更新时间）和 *TM*（平均滞留时间）。提示该药酒具有畅通血流、消散瘀滞的功效。[8]

(4) 另一种通过对药酒成分的分析来确定其药理作用：如北海市黄炳权等对复方海马药酒的研制及保健价值的研究。复方海马药酒是依据东园家酒祖传秘方研究而成的，由海马、海龙、蛇鞭、鹿鞭、鹿筋、鳖甲等中药组成，用低度酒作载体。经化验测试结果表明其不含甲醇，含微量元素锌（Zn）、硒（Se）、锗（Ge）、锰（Mn）和多种氨基酸等，并参与体内 ATP 合成和促进机体内源性雄激素的分泌，产生独特的生物学作用和高生化效应。研究表明，该药酒有提高免疫、兴奋和抗疲劳等作用，具有补肾壮阳、舒筋活络和益气补神等功效，并可增强运动强度和耐力。[9]

湖南省攸县麒麟玉液厂吕炳等与白求恩医科大学张天斌等对墨龙系列中氨基酸成分进行测试分析。墨龙醇、麒麟玉液、猕猴桃乳酒是上述麒麟玉液厂以粳米、糯米或猕猴桃汁为主要原料，添加首乌、鹿茸、枸杞等名特药材，精心研制的养生保健系列药酒。测试结果：18 种氨基酸总量分别为 508.2 mg/100 ml、491.7 mg/100 ml、247.4 mg/100 ml，其含量由高到低顺序有所不同：墨龙醇为组＞色＞谷＞丙＞甘＞赖＞天冬＞缬＞脯＞丝＞甲硫＞苏＞酪＞苯丙＞精≥异亮＞胱＞亮氨酸；麒麟玉液为色＞谷＞赖＞组＞丙＞天冬＞异亮＞胱＞苏≥缬＞脯＞丝＞精＞亮＞甘＞酪＞苯丙＞甲硫氨酸；猕猴桃乳酒为色＞组＞赖＞丙＞苯丙＞精＞异亮＞亮＞缬＞苏＞甲硫＞谷＞脯＞甘＞天冬＞丝＞酪＞胱氨酸；含量最低的氨基酸虽各异，但占总含量一半的前列 4～6 种氨基酸却基本相同。其中 12 种人体必需，半必需氨基酸与 10 种药效氨基酸的含量和分别占总含量的 59.7%、65.5%、76.2%和 43.8%、48.1%、47.5%。苯丙、色氨酸是人体必需氨基酸，酪氨酸由苯丙酸转换而提供于人体。苯丙、色、酪氨基酸在医药上主要用作氨基酸输液。谷氨酸具有健脑作用，能促使细胞进行呼吸，利于脑组织里氨的排除。墨龙系列酒中色、谷氨酸含量都较高，名列前 1、2 位或 3 位。由表可见，药效、增香、鲜甜味氨基酸配比分别是：麒麟玉液＞猕猴桃乳酒＞墨龙醇、猕猴桃乳酒＞麒麟玉液＞墨龙醇、墨龙醇＞麒麟玉液＞猕猴桃乳酒。[10]

又如第四军医大学吉林军医学院王典瑞等对玉津酒中 12 种金属元素进行检测分析。玉津酒是在《中华人民共和国药典》(1995 年版)舒筋活络酒的基础上，加入不同比例的玉津液配制成不同型号的药酒。玉津酒具有祛风除湿、舒筋活络、消炎止痛的作用。用于治疗风寒湿痹，筋骨疼痛，四肢麻木。经临床应用观察，对治疗类风湿关节炎有效率为96.7%。为探讨其治疗作用，王氏等对玉津酒中金属元素进行了测定和相关分析。测定结果表明，玉津酒中有 11 种金属元素，其中 Zn、Cu、Fe、Mn、Cr、Ni 为人体必需微量元素，与类风湿密切相关。类风湿关节炎是以慢性对称性多关节为主的周身性疾病，其发病机制尚不清楚。最新研究表明，机体免疫调节功能紊乱在其发病，病理改变中起着主导作用。经临床应用观察及大鼠佐剂性关节炎的实验研究，玉津酒具有调节机体免疫功能的作用，在改善类风湿关节炎的症状体征上具有良好的效果。提示这可能与玉津酒中含有多种微量元素有关。

Zn、Cu、Fe、Mn 对机体免疫具有特异性的调节作用，其作用机制是多方面的。Zn 是多种酶的组分或激活因子，参与核酸等多种生命物质的合成，局部缺少可引起关节炎等疾病，适量有促进机体免疫的作用，过高会诱发原发性骨症。类风湿患者常伴有明显的微量元素代谢异常，主要表现为血中 Cu 升高，Zn 相对降低，Cu/Zn 比值失调。类风湿关节炎病因虽尚无定论，但感染和免疫异常与类风湿关节炎关系比较密切，血 Cu 升高，Zn 降低，有可能是机体的一种应答反应。在机体免疫反应中，Cu 可使 CD_8 细胞升高，从而抑制免疫细胞及细胞因子对关节炎软骨的损伤作用。通过实验动物模型锌对实验性关节炎影响的研究，单纯用葡萄糖酸锌治疗组的关节肿胀发病率明显低于对照组，说明 Zn 对类风湿关节炎具有良好的治疗效果。玉津酒中 Zn 含量高于 Cu 含量，服用后可改变 Cu/Zn 比值。同时，舒筋活络酒中含有多种有机成分，可能以铜配合物的形式在治疗中发挥作用。Mn 是多种糖聚合酶和半乳糖转移酶等的必需辅助因子，其缺乏时致使这些酶活性下降，影响软骨细胞外液基质的主要成分，硫酸软骨素合成不足，导致软骨骨化异常，促进关节炎症发展。据资料报道及临床应用观察，Mn 不仅对类风湿关节炎有直接作用，而且对由于椎间盘变形引起的背痛以及软骨损伤引起的膝背酸痛都有效。Fe 具有维护机体免疫功能及增强中性粒细胞杀菌吞噬功能，是骨髓造血系统的主要原料。类风湿患者铁盐代谢异常，铁的吸收率降低，血清中铁含量低于正常，服用玉津酒后，其中的铁可防止类风湿关节炎引起的缺铁性贫血。Cr 易与蛋白质、血红蛋白结合，促进血液循环，促进新陈代谢。Ni 是体内重要酶类成分，可激活组织精氨酸酶，参与内分泌和全身代谢，缺 Ni 机体发育迟缓、贫血。玉津酒中亦含有对机体有害微量元素 Pb、Cd(见表 1)，含量极微，影响不大，Zn 对 Pb 的毒性亦有拮抗作用。

表 1　玉津酒中金属元素含量($\bar{x} \pm s$/mg·L^{-1}，$n=5$)

元素	1号	2号	3号	4号
Zn	1.009±0.026	0.903±0.022	0.667±0.011	1.003±0.011
Cu	0.146±0.002	0.071±0.001	0.052±0.001	0.074±0.005
Mn	0.065±0.015	0.030±0.016	0.017±0.001	0.013±0.004
Fe	1.038±0.211	0.593±0.046	0.417±0.021	0.714±0.060
Cr	0.137±0.009	0.168±0.025	0.151±0.013	0.180±0.034
Ni	0.196±0.012	0.187±0.012	0.167±0.016	0.217±0.022
Cd	0.011±0.006	0.008±0.003	0.002±0.002	0.017±0.002
Pb	0.169±0.015	0.161±0.025	0.165±0.033	0.213±0.039
Ca	32.25±7.000	27.10±0.160	28.65±0.345	27.30±0.250
Mg	—	—	—	—
Na	423.75±4.65	258.50±4.80	169.35±1.30	380.60±4.40
K	765.16±6.00	804.54±2.75	622.11±1.33	1 130.39±3.19

—表示未测出。

玉津酒中含有丰富的微量元素 K、Na、Ca。Ca 是维持骨骼组织的主要元素，类风湿关节炎患者常因机体中 Ca、Mg 元素缺少，导致软骨结构异常，促进关节炎软骨退行性改变，服用玉津酒可补充机体 Ca 的流失。

综上所述，舒筋活络酒中 Zn、Cu、Fe、Mn、Ca 对类风湿性关节炎控制与治病有一定作用。[11]

(二) 药酒的毒理

对药酒的毒理研究主要表现在几个方面。

1. 重视服用药酒后引起中毒反应的报道　关于服用药酒后中毒反应的报道不多，见于过量饮服自制含有毒性药物的药酒引起中毒。如遵义地区医院李中平报道：

陈某某，男，62 岁，1991 年 5 月 4 日入院。患者因轻信他人惑言，饮雪上一枝蒿药酒 15 ml 治风湿病（药酒由白酒 0.5 L、雪上一枝蒿 60 ml 泡制），当即出现头昏胸闷，口舌发麻，返家休息，继则呕吐恶心，全身麻木，头痛，心悸气促，大汗淋漓。4 小时后家人送至该院急诊科抢救。见呼吸急促（32 次/分），躁动不安，四肢冰凉，口唇发绀，瞳孔缩小，对光反射消失，听诊心音较弱，心率 62 次/分，心律不齐。心电图：混乱心律（以室性期前收缩为主）；频发多源性室早；频发交界性早搏。立即给予纠正心律不齐之利多卡因静注，每 20 分钟肌注阿托品一次，以拮抗乌头碱样中毒，持续输氧。经 2 小时抢救治疗（其间曾出现短暂房颤 3 次，抽搐及呼吸停止 2 次，持续叹息样呼吸），血压回升 4.0/6.7 kPa，烦躁减轻转入病房抢救，并加强心肌营养药能量合剂治疗，经 10 余小时抢救脱离危险，留观 2 日痊愈出院。

雪上一枝蒿，又名铁棒锤、铁棒七、三转半等，属毛茛科乌头属的一种。据清代赵学敏所著《本草纲目拾遗》及《中国医学大辞典》中均提及本药功效为活血解毒、去积滞、驱风理气等作用。主要外用于跌打损伤，风湿骨痛；内服不当极易中毒，据报道一般极量<3 mg/日。本例患者大大超过内服极量 10 余倍，出现严重心脏毒性反应，呈乌头碱样作用，即兴奋迷走神经和直接兴奋心肌，对中枢神经亦有刺激

作用。在心脏则引起心动过缓、传导阻滞，出现严重室性心律失常，不及时抢救，易致房颤，进而心跳骤停危及生命。各系统亦有损害：神经系统见口舌、四肢麻木、头昏头痛、烦躁抽搐、瞳孔缩小、对光反射消失；消化系统见呕吐胸闷；循环系统见心悸、心律不齐、血压下降为0。临床抢救时，阿托品与利多卡因合用，可以解除一枝蒿对迷走神经的兴奋作用，又可以纠正室性心律失常，达到满意疗效。[12]

个别情况若没有能及时抢救，即会引起死亡。如平江县公安法检所刘雄伟报道一王姓农妇，26岁，因精神病突发，其夫奉迷信，以治“蛇精”为由，将6 g雄黄锤碎，用谷酒调匀，强行灌入患者腹中，当即大汗淋漓，呼吸困难，烦躁不安，口吐白沫。3小时后，经当地乡卫生院检查，见昏迷，面色苍白，嘴唇发绀，脉细弱，四肢抽搐，血压为0。患者在转送县人民医院途中死亡。后在病尸的肝胃组织中检验出砷，肝组织中砷含量为0.8 mg%，远远高于正常人肝组织砷含量0.003～0.018 mg%的范围，且未检出砒霜等其他有毒毒物。充分证明，本例实为雄黄酒中毒无疑。雄黄为溶解度小、毒性低的砷化物，常为外用药，也可微量内服，本例服雄黄酒急性中毒死亡，除与剂量过大有直接关系外，结合本例情况，还与下列因素有关：①个体差异对雄黄酒的高敏感性。与习惯性相反，高敏感性是指对一般人不引起毒作用的剂量，对某人却发生极为严重的毒性反应。②个体差异的不同免疫状态及健康状况。本例自患精神病以来，常服用氯丙嗪及泼尼松类药物，已出现满月脸和向心性肥胖体征。长时期的药物治疗，对免疫系统会造成损害，使人体抵抗力低下，抗毒能力减弱，这也是本例急性砷中毒死亡的重要原因。[13]

也有一些不是自制药酒，但由于过量服用也会出现中毒反应。如云南省中医医院急诊中心林亚明等于2000年报道，一少年过量误服含有马钱子的虎骨酒引起中毒反应，经抢救后脱离危险。[14]

由此可见药酒的中毒反应大多由盲目自制、过量、误服等原因引起。因此药酒的应用必须遵循产品说明的服用方法，自制药酒的制备、服用也必须在医生的指导下进行。

2. 药酒毒理学一般研究　目前实验研究已成为药酒毒理分析的主要手段。如昆明医学院药学系药理毒理教研室张晓冬等对无敌药酒毒理学进行了研究报道。无敌药酒系王子荣老中医应用多年的民间经验方，该方由黄芪、人参、菟丝子、熟地、杜仲、续断、血竭、炙乳香、炙没药、桂枝等用白酒浸泡而得。具有补气养血、强筋健骨、祛风除湿、消肿止痛之功。临床主要用于急、慢性扭挫伤，风湿性关节炎，骨质增生等。为考查其用药安全性，作毒理学实验如下：在急性毒性试验中，无敌药酒对小白鼠口服的最大耐受量是 32 g(生药)/(kg・日)，为成人临床用量的 200 倍。长期毒性试验中，在给无敌药酒药液 8 g(生药)/(kg・日)的高剂量下，连用 30 日后对大白鼠均未产生任何毒副反应，也未观察到药物对大白鼠重要脏器及肝肾功能的明显影响，因此认为无敌药酒毒性很低，所推荐的临床用药剂量是安全的。[15]

又如河南中医学院马裕袖等对避孕药酒的毒理研究。避孕药酒由神曲、山楂、麦芽等中药，经大曲酒浸泡而成。临床使用避孕有效率 100%。毒理研究分水剂的急性毒性实验与酒剂的急性毒性实验。结果表明在急性毒性实验中，水剂的毒性甚微，小白鼠对药酒和乙醇的毒性症状相似；推测药酒毒性与小白鼠对乙醇的特殊敏感性有关。[16]

类似研究较多，如国家经贸机关门诊部、中国中医研究院西苑医院姜成田等对阿胶老酒液(由阿胶与即墨老酒配制成)进行急性毒性与亚急性毒性实验，表明无明显不良反应，而且耐寒抗疲劳实验结果也证明有优良的药用功效。[17]

3. 药酒的遗传毒理与长期毒性研究　如哈慈双鸭山制酒厂与黑龙江中医药大学郑明权等对蝎精酒的遗传毒理学研究。蝎精酒原名“蝎精神功酒”含有全蝎、鹿茸和灵芝等提高人体免疫功能的药品。实验证明，该产品对机体的细胞和体液具有免疫调节作用，可以用于免疫功能低下引起的疾病和辅助治疗。为了保证该产品的安全性，对其遗传毒性进行了较为系统的检测。

通过对蝎精酒的 Ames 试验、微核试验、精子畸形试验、染色体畸变试验和传统致畸试验5项指标的研究结果证实，本品遗传毒性的检测结果为阴性。综合蝎精酒的急性毒性和慢性毒性实验的结果，说明其服用安全，是具有细胞和体液免疫调节作用而无毒副作用的保健佳品。[18]

内蒙古自治区卫生防疫站钱毅春等对草原牌牛鞭酒的毒性研究与蝎精酒研究相类似，通过小鼠急性毒性实验、微核试验、精子畸形试验、Ames实验:30日喂养实验及致畸实验，对草原牌牛鞭酒进行了毒理学研究。结果表明，该酒为无毒类物质，并无致突变及致畸胎作用。从而为该产品的使用提供了安全的毒理学依据。因此，可以认为，草原牌牛鞭酒其安全性是可靠的。[19]

除了对急性毒性和遗传毒性之外，有的还对药酒的长期毒性作了研究。如遵义医学院药理教研室谢笑龙等对透骨香药酒的长期毒性作了研究。透骨香系杜鹃花科白株树属植物滇白株[*Ganltheia yunnauensis* (Franch) Rehd]，又名钻骨风、满山香、白株树、火炭子等。主产云南、贵州。具有祛风除湿、活血通络的功效，临床上常用于治疗风湿性关节炎、跌打损伤、牙痛等症。药理表明具有较强的抗炎、镇痛作用。透骨香药酒由贵州省仁怀县福利保健酒厂采用天然植物药透骨香为药材，白酒为基酒制成。对喂饲透骨香药酒3个月后的大鼠，进行了心、肝、脑、肾形态与功能的观察。结果表明，该药酒对肝、脑、肾组织形态及Ⅱ导心电图、血红蛋白含量、肝、肾功能等均无明显影响。从剂量选择来看，小剂量组每1 kg体重服用相当原药酒3.5 ml已属不少，如果按一个成人的体重为50～60 kg折算，该剂量组的用药量已相当一个人每日服药酒175～210 ml。在另一实验组中，将剂量加大了3倍，但各项观察指标与对照组比较仍无明显异常，说明该药酒具有较大的安全性。为保证不影响动物的进食量在实验中把原药酒中的大部分乙醇去除，尽管给大鼠连续用药长达3个月也未见毒性反应。但鉴于长期大剂量饮酒可能对人体带来影响，建议在实际服用该药酒时，应将剂量控制在每日150 ml以内(成人)，分次服用(作者按:120 kg的成人每日对乙醇的摄入安全计量为

45 g,最好不超过 60 g)。疗程以本研究观察时间的1/10为宜,实际上民间应用该药 1 周左右即可获得较好疗效。[20]

4. 对药酒中可能有的毒性物质进行测定　这种测定常常作为检测药酒质量的一种手段。如陕西省药品检验所用 GC 法测定药酒中甲醇量。黑龙江进出口边境检验检疫局用原子吸收分光光度计,用原子吸收法测定了出口药酒中的微量元素铅的含量。[21]也有为临床应用而作的实验测试,如吉林市空军医高专胥执安等对英平诸痹灵药酒中铅镉含量的测定。利用火焰原子吸收法直接测定了治疗风湿、类风湿的英平诸痹灵药酒中有毒元素铅、镉的含量。该类药酒中铅、镉含量均甚微,但 5 种药酒中铅含量都稍高于镉。这为该类药酒的临床可用性提供了依据。[22]

五、药酒的制作工艺和质量控制

湖南长沙马王堆 3 号墓出土的《养生方》中,发现一个比较完整的药酒方,其记载了浸取药汁,置麹和米饭,使之发酵,再加药和药汁,沃以美酒,放置一定时间的酿制过程及服饮方法、主治功效。这是最早有关药酒制作工艺的介绍。古代也曾出现过少数药酒专著,如《食图四时药酒要方》(《七录》、一卷),《杂药酒方》(《隋志》、十五卷)等,可惜均已失传。

从目前流传的文献看,我国第一部药物著作——《神农本草经》中,只记载药物宜酒渍及不可入酒者,未提及药酒制作。直到公元 500 年左右,梁·陶弘景的《本草经集注》才有“凡渍药酒,随寒暑日数,视其浓烈,便可漉出,不必待至酒尽也。滓可曝燥,微捣更渍饮之”的记载。唐·孙思邈《备急千金要方·酒醴第四》也有专门论述:“凡合药酒皆薄切药,以绢袋盛药,内酒中,密封头。春夏四五日,秋冬七八日,皆以味足为度,去滓服,酒尽后,其滓捣,酒服方寸匕,日三;大法:冬宜服酒,至立春宜停。”

以后,各家著作对药酒的制作也有类似论述,归纳起来大致可分

3 类：

（1）药物加工，切细成料后直接用酒浸渍而成。

（2）药物用水煮汁加曲酿制而成。

（3）药物用水煮汁酿酒，再浸渍其他药料而成。

如《千金翼方》中的杜仲酒、麻子酒就是分别用第一、第二种方法制作而成的。《千金要方》中的术膏酒就是用的第三种方法。大致涉及酒的选择，药料的取材及加工，制备的方法，过滤澄清等几个方面。

1. 酒的选择　早在唐代，我国第一部药典《新修本草》就有明确规定："凡作酒醴须曲"，"诸酒醇醨不同，唯米酒入药"。由此可知，当时的药用酒是采用以曲酿造的米酒。宋至明代，仍是以曲酿造的米酒为药用酒。至清代渐渐普及用白酒（烧酒）作药用酒。1970 年、1985 年版的《中华人民共和国药典》（简称《药典》）规定，酒剂系指药材用白酒浸提制成的澄清液体制剂。并明确指出，生产酒剂所用的白酒，应符合卫生部关于白酒的质量标准的规定。1982 年由国家标准管理局发布的白酒标准中（由卫生部提出），既包括用谷类原料制成的白酒，也包括用薯干为原料制得的白酒。两种白酒在检测"标准"上允许有一定的差异。以 60 度白酒为例（高于或低于 60 度者，按 60 度折算），在甲醇限量上，以谷类制得的白酒应≤0. 04 g/100 ml，而薯类制得白酒，则允许≤0. 12 g/100 ml。在氰化物方面，谷类白酒应≤2 mg/L，薯干白酒允许≤5 mg/L。在杂醇酒项上，谷类白酒应≤0. 20 g/100 ml；包括薯类在内的其他白酒则是≤0. 15 g/100 ml。其余在铅、锰的限量上，两种白酒的标准是相同的，均为≤1 mg/L。

此后，国家出版新药典对酒剂的规定有不断的修订。1990 年版《药典》规定："酒剂系指药材用蒸馏酒浸提制成的澄清液体制剂，其生产酒剂所用的蒸馏酒，应符合卫生部关于蒸馏酒质量标准的规定。内服酒剂应以谷类酒为原料。"1995 年版《药典》仅一句话"生产内服酒剂应以谷类酒为原料"。

酒的选择除了要严格遵守国家规定的标准外，还须注意传统的质量标准，如高粱等谷类酿制的酒类，具有无色透明、不混浊、无沉淀物、气香、口味纯正等特点，使制成的药酒香气浓郁悠久，此外，还应当正确把握好原料酒的浓度和用量，一般来说，滋补类药酒所用的原料酒浓度低一些，祛风湿类药酒因祛风活血的需要，所用原料酒浓度可以高一些。根据各种药酒的性能，把握好酒的浓度，十分重要。如酒的浓度过低，一些苦味质及杂质等易溶出，影响到药酒的气味。而且药料吸水多时，体积膨胀，难于去滓，损失较大；如酒的浓度过高，则药料中的少量水分被水吸收，质变坚实，有效成分反难溶出，刺激性亦强，故宜掌握适度。酒都有各自的特色和风味，在此不作一一细述。

2. 药材的选用和加工　药酒所用的药材要求品种纯正地道，并要注意同一药名不同品种的功能差异。如牛膝有怀牛膝、川牛膝之分。怀牛膝产于河南，含多量钾盐及皂苷等，临床以补肝肾、强筋骨见长；川牛膝产于四川，不含皂苷，临床有活血祛瘀功能。药酒制作时须按药酒的主治功能，进行适当药材选择，这类问题较为常见，当密切注意。

药材的加工炮制也要十分讲究，早在《千金要方》中，就提出：凡合药酒皆薄切药。薄切就是加工的一项要求。有的则应轧成粗末，有些矿物及介类等药需轧成细粉，应煮的药材需切成短咀或薄片。适当地粉碎药材，可扩大药材与酒液的接触面，有利增加有效成分扩散、溶解。但不宜过细，过细使大量细胞破坏，使细胞内的不溶物、黏液质进入酒液中，不但不利于扩散、溶解，还会使药酒混浊。此外，对有些药物，还应根据需要，进行适当的炮制。既可减少某些药物的毒副作用，保证药用安全，又可增强或改变其药用效果。如附子生用有毒，经用辅料甘草和黑豆煎煮加工后，可祛除其毒性。生首乌有生津润燥、滑肠通便等作用，但经黑豆汁蒸煮后，却有补肝肾、益精血、乌须发的功能。

各种不同药酒所取的药材不同又有各自不同的加工要求。如冯了性药酒，在制作过程中，有些药厂用加热蒸制的方法，这不仅有利于药汁和有效成分的摄取，而且对丁公藤还有去除毒性的作用。因丁公藤在初蒸时有一股腥臭气散发出来，这就是毒性的外泄，经蒸一小时后，逐渐转变为芳香，示毒性除尽，对冯了性药酒的使用，更为安全有效。

至于《神农本草经》中说到："药性有宜酒渍者，亦有不可入汤酒者，并随药性，不得违越。"说明有些药物不宜入酒，此观点后世很少提及，还当作进一步研究。如中国医学科学院肿瘤研究所对16种药酒中致突变物质作了初步检测，其中12种药酒不含有致突变物质，但有4种药酒含有致突变物质，虽然这些致突变物质不是二甲基亚硝胺以及二乙基亚硝胺，但也应引起重视。致突变物质大多可能来自药材贮存中受到的污染，或制备工艺流程中混进了致突变物质（包括原料酒中的致突变物质），但也不排斥对某些药材本身是否适应作为药酒成分进行研究。

3. 制备工艺　传统以浸渍法和渗漉法为主，也包括其他方法。浸渍法包括冷浸法、热浸法及恒温法，使用时应当根据药料性能分别处理。有些有效成分容易浸出的单味，或味数不多的药物，或挥发性较强的药料，可用冷浸法。如果药料众多，酒量有限，用冷浸法的有效成分又不易浸出，就应当选用温浸法。

（1）冷浸法：将药材切制后，置于容器内，按规定加酒，密封浸泡，一般每日搅拌1次，7日后，改为每周搅拌1次，通常浸泡15日以上，然后取上清液，药渣压榨，压榨液与上清液合并，静置过滤即得。

（2）热浸法：即《本草纲目》中的煮酒法将药物切制后，置于适宜的容器内，按配方加入适量的酒，密闭容器，隔水加热至沸后立即取下，换注到另一个容器内，继续浸泡至规定时间（一般需1个月以上），然后取上清液，药渣压榨后取压榨液，与前取的上清液合并，静置沉淀，过滤即得。

（3）渗漉法：将药材切制后事先浸泡，待适度膨胀后，装入渗漉筒中。渗漉筒是一种上面敞口，下有渗出口的筒状装置。酒自上流入，缓缓渗过药粉，从下端渗出口流出。该法因酒液的流动，可造成良好的浓度差，有利于扩散的进行，所以浸出的效果优于浸渍法，成分提取也较完全。但是，遇酒即易软化结团的药物，会阻塞溶媒所通过的缝隙，则不宜采用该法，但大多数药材可采用。

使用渗漉法时应注意：药材切制加工不可过细；装药粉时，填装压力应均匀，不能过紧或过松；渗漉筒中药粉以装至容积的 2/3 为宜，不可装满；注入酒液前，要先打开渗出口的阀栓，以排出气体；还要掌握适当的渗漉速度。一般漉液达到所需量的 3/4 时，便可停止渗漉，取药渣进行压榨，然后将压榨液与渗漉液合并静置，滤取上清液即得。

目前有些人认为，浸渍法、渗漉法都存在药渣吸液问题，若用压榨法索取效果较差。渗漉法的药渣吸液与浸渍法基本相同，但药物有效成分，在药渣中的停留量随着渗漉操作条件和时间（速度）的不同而不同。由于渗漉时间长，带来乙醇和芳香味的散失，对药酒质量有影响，所以主张用浸渍—渗漉—洗涤—甩干的方法制备药酒，可以减少有效成分的损失，稳定药酒的质量。具体方法是：取药材粗末，用较高含醇量的白酒（比成品规定含醇量高 10%左右，用量为处方用药量的 50%～60%）浸泡 2～3 星期，浸液另器保存。药渣用与成品规定含醇量相同的白酒或糖酒液渗漉（用量为处方用酒量 40%～50%），漉液与前液合并。药渣以一定量的蒸馏水洗涤，洗液与前液合并。药渣置离心机内甩干，甩下来的药液与前液合并，过滤。滤液静置、澄清得成品。

(4) 加药酿制法：是古代常用方法，近代较少应用。这种方法以米、曲加药，直接发酵成酒。根据处方备好适量的糯米或黄黏米、曲和药材，米以水浸泡，令吸水膨胀，然后再蒸煮成干粥状，再冷却至 30℃或略高一些，然后再加入事先已加工好的药材、曲米拌匀后置缸内糖化发酵。发酵过程中，必须保持适当温度，如温度升高搅拌，使温度降下来，并可排出二氧化碳，供给酵母氧气，促进发酵。7～14 日发酵即可完成，然后经压榨，过滤取澄清酒液，酒液盛入存贮容器后，应隔水加热至 75～80℃，以杀灭酵母及杂菌，保证质量和便于贮存。

古人采用此法时，有的先用水煎药取液，候冷渍曲，待发后再加入蒸好的饭发酵成酒。

加药酿制法，可制备低度药酒，在其制法、使用效果等方面有研究的价值。

无论用哪种方法制备药酒，其容器必须确保其不与药材和酒起化学反应，一般以陶瓷、玻璃等制品为宜，不宜使用含铅较多的锡合金器具，以免过多的铅溶进酒中危害健康。容器应有盖，既可防止酒的挥发，又可保持酒的清洁。

药酒在制备过程中，还可根据各品种的不同特点，加一定量的矫味着色剂，以方便患者服用，缓和药性，提高制剂质量。目前使用主要是食用糖(包括红糖、白糖、冰糖)和蜂蜜。湖北蕲春地区用真菌竹黄(别名:竹花、竹三七)作药酒天然着色剂，色泽鲜艳而无任何不良反应及毒副作用，可作为进一步探索。

4. 澄清　药酒是药材经白酒浸渍，渗漉或回流所得的含醇液体，药材被白酒浸取时，不但药材本身的细微碎屑及一些黏附于药材表面的泥屑杂质会混入浸出酒液内，而且药材细胞破裂后，黏液质、树胶、淀粉、蛋白质等一些大分子物质也混入浸出酒液内，使成混悬液。其中一部分粒子，经一定时间便沉淀于容器底部。所以药酒在作为成品装灌之前，都必须作澄清过滤处理，去除悬浮和沉淀物。过去药酒澄清是将酒和药材密封于大缸中，静置一两个月，使其自然沉淀，然后取其上面的清液过滤后灌瓶出售。现在有的单位使用蛋白质沉淀法，采用新鲜蛋清为沉淀剂，利用蛋白质与鞣质在酒中充分反应，形成鞣酸蛋白沉淀的原理，除去沉淀。这种方法的优点是药酒澄明度较高，成品稳定性好，味醇厚而爽口。但是，影响药酒中蛋白澄清效果的因素较多，所以操作要求十分严格，特别是蛋白用量一定要根据先小量预试，确定后再批量进行。对一些有效成分可以与蛋白质反应产生沉淀的药酒则不宜采用此法。

随着健康事业的发展，对药酒生产的卫生要求也越来越高。因此，在整个药酒生产过程中的灭菌工艺也日益受到重视。常用的方法有:①原药材灭菌:先用红外快速测水仪测得原料粗粉的含水量，再根据含水量分别加入高浓度的白酒，使其浓度达到75%，达到灭菌目的。然后再按药酒工艺进行生产。②红外线灭菌法：将成品药酒置于装有红外线灯的灭菌装置中，按要求温度保持一定时间进行灭菌。③迴流灭菌：将灌装前的酒置于迴流装置中，按要求的时间(15～30分钟)和温度(80～85℃)回流灭菌。④保温灭菌：将成品药酒放入灭菌锅内，加热并保温灭菌。⑤除菌板过滤灭菌法：将灌装前药酒，应用除菌板，进行过滤灭菌。

其他还有一些方法，如药酒中加入苯甲酸及尼泊金乙酯等抑菌剂。经试验，无灭菌效果，并且药酒变味，故不宜采用。

有单位将各种灭菌方法作了实验比较，表明红外线灭菌和保温灭菌法灭菌，效果较好，但是否影响药酒的疗效应进一步探讨。原料药灭菌如果能避免各种工艺流程中的再污染问题，是能达到卫生标准的，此法可避免加温等因素引起的问题。除菌过滤板应用于药酒灭菌生产的酒剂批批都达到卫生标准，杂菌、真菌总数一般能控制在10～30个/ml之间，不仅除菌彻底，而且色、香、味都没有改变，同时也提高了药酒的澄清度。此方法设备简单、效果稳定、方法简单，不影响疗效，是药酒除菌中一个较可靠的方法。

5. *质量检查* 为了保证药酒质量，除了作色泽和澄清度的检查外，1985年版《药典》规定用气相层析法测定多种药酒制剂的含醇量，并对若干药酒作了制法和鉴别上的规定。在生产操作过程中各个药厂为了保证质量，还采用了各种方法对药酒中的药物含量作了具体的研究测定。如宁波市中药厂用薄层色谱法对人参百岁酒中的红参作含量测定，专一性强，而且不受其他多种成分干扰。有些单位对含糖药酒用无水乙醇除糖法，对药酒总固体量的测定，进行了探索，这对控制含糖药酒的质量也有一定的意义。用气相色谱法检查药酒中的有毒醇类杂质(特别是甲醇，对人的眼睛极为有害)，其方法较为简便、灵敏、正确，已为广泛采用。

随着卫生健康事业的发展，国家对药酒质量控制日益加强。1995年版《药典》要求除了“酒剂一般应制定乙醇量项目检查”外，还提出了“酒剂一般应作总固体项目检查”。2005年版《药典》作了更多的修订和具体的规定，明确如下：

酒剂系指药材用蒸馏酒提取制成的澄清液体制剂。酒剂在生产与贮藏期间均应符合下列有关规定。

一、生产酒剂所用的药材，一般应适当加工成片、段、块、丝或粗粉。

二、生产内服酒剂应以谷类酒为原料。

三、可用浸渍法、渗漉法或其他适宜方法制备。蒸馏酒的浓度及用量、浸渍温度和时间、渗漉速度，均应符合各品种制法项下的要求。

四、可加入适量的糖或蜂蜜调味。

五、配制后的酒剂须静置澄清，滤过后分装于洁净的容器中。在贮存期间允许有少量摇之易散的沉淀。

六、酒剂应检查乙醇量。

七、除另有规定外，酒剂应密封、置阴凉处贮存。

酒剂应进行以下相应检查。

【总固体】 酒剂一般应做总固体检查。含糖、蜂蜜的酒剂照第一法检查，不含糖、蜂蜜的酒剂照第二法检查。

第一法 精密量取供试品上清液50 ml，置蒸发皿中，水浴上蒸至稠膏状，除另有规定外，加无水乙醇搅拌提取4次，每次10 ml，滤过，合并滤液，置已干燥至恒重的蒸发皿中，蒸至近干，精密加入硅藻土1 g（经105℃干燥3小时、移置干燥器中冷却30分钟），搅匀，在105℃干燥3小时，移置干燥器中，冷却30分钟，迅速精密称定重量，扣除加入的硅藻土量，遗留残渣应符合各品种项下的有关规定。

第二法 精密量取供试品上清液50 ml，置已干燥至恒重的蒸发皿中，水浴上蒸干，在105℃干燥3小时，移置干燥器中，冷却30分钟，迅速精密称定重量，遗留残渣应符合各品种项下的有关规定。

【甲醇量检查】 照甲醇量检查法（附录Ⅸ T）检查，应符合规定。

【装量】 照最低装量检查法(附录Ⅻ C)检查,应符合规定。

【微生物限度】 照微生物限度检查法(附录Ⅻ C)检查,细菌数每 1 ml 不得过 500 个,霉菌和酵母菌数每 1 ml 不得过 100 个,大肠埃希菌每 1 ml 不得检出。

附录Ⅸ T 甲醇量检查法

本法系用气相色谱法(附录Ⅵ E)测定酒剂中甲醇的含量。除另有规定外,按下列方法测定。

色谱条件与系统适用性试验 用直径为 0.18～0.25 mm 的二乙烯苯-乙基乙烯苯型高分子多孔小球作为载体,柱温 125℃。理论板数按甲醇峰计算应不低于 1 500;甲醇、乙醇和内标物质各相邻色谱峰之间的分离度应符合规定。

校正因子测定 精密量取正丙醇 1 ml,置 100 ml 量瓶中,加水溶解并稀释至刻度,摇匀,作为内标溶液。另精密量取甲醇 1 ml,置 100 ml 量瓶中,加水稀释至刻度,摇匀,精密量取 10 ml,置 100 ml 量瓶中,精密加入内标溶液 10 ml,用水稀释至刻度,摇匀,取 1 μl 注入气相色谱仪,连续进样 3～5 次,测定峰面积,计算校正因子。

测定法 精密量取内标溶液 1 ml,置 10 ml 量瓶中,加供试液至刻度,摇匀,作为供试品溶液,取 1 μl 注入气相色谱仪,测定,即得。

除另有规定外,供试液含甲醇量不得过 0.05%(ml/ml)。

【附注】 (1) 在不含内标物质的供试品溶液的色谱图中,与内标物质峰相应的位置处应不出现杂质峰。

(2) 内标物质峰相应的位置若出现杂质峰,应另行选择内标物质试验或选用外标法。

(3) 选用其他载体时,系统适用性试验必须符合本法规定。

附录Ⅻ C 最低装量检查法

本法适用于固体、半固体和液体制剂。除制剂通则中规定检查重(装)量差异与装量的剂型外,标示装量不大于 500 g(ml)者,按下述方法检查,应符合规定(见表 2)。

重量法 适用于标示装量以重量计者。除另有规定外，取供试品5个(50 g以上者3个)，除去外盖和标签，容器外壁用适宜的方法清洁并干燥，分别称定重量，除去内容物，容器用适宜的溶剂洗净并干燥，再分别称定空容器的重量，求出每个容器内容物的装量与平均装量，按表中的规定，均应符合规定。如有1个容器装量不符合规定，则另取5个(50 g以上者3个)复试，均应符合规定。

容量法 适用于标示装量以容量计者。除另有规定外，取供试品5个(50 ml以上者3个)，开启时注意避免损失，将内容物分别倾入经校正的干燥量筒中，黏稠液体倾出后，将容器倒置15分钟以上，倾净。读出每个容器内容物的装量，并求出平均装量，按表中的规定，均应符合规定。如有1个容器装量不符合规定，则另取5个(50 g以上者3个)复试，均应符合规定。

表2 最低装量检查法

标示装量	固体、半固体、液体		黏稠液体(容量法)	
	平均装量	每个容器装量	平均装量	每个容器装量
20 g(ml)及20 g(ml)以下	不少于标示装量	不少于标示装量的93%	不少于标示装量的90%	不少于标示装量的85%
20 g(ml)以上至50 g(ml)	不少于标示装量	不少于标示装量的95%	不少于标示装量的95%	不少于标示装量的90%
50 g(ml)以上至500 g(ml)	不少于标示装量	不少于标示装量的97%	不少于标示装量的95%	不少于标示装量的93%

附录ⅩⅢ C 微生物限度检查法

微生物限度检查法系检查非规定灭菌制剂及其原料、辅料受微生物污染程度的方法。检查项目包括细菌数、霉菌数、酵母菌数及控制菌检查。

微生物限度检查应在环境洁净度10 000级下的局部洁净度100级的单向流空气区域内进行。检验全过程必须严格遵守无菌操作，防止再污染。单向流空气区域、工作台面及环境应定期按《医药工业洁净室(区)悬浮粒子、浮游菌和沉降菌的测试方法》的现行国家标准进行洁净度验证。

供试品检查时，如果使用了表面活性剂、中和剂或灭活剂，应证明其有效性及对微生物的生长和存活无影响。

除另有规定外，本检查法中细菌培养温度为30～35℃；霉菌、酵母菌培养温度为23～28℃；控制菌培养温度为35～37℃。

检验结果以1 g、1 ml、10 g、10 ml或10 cm^2 为单位报告。

《中华人民共和国药典》中关于酒剂内容的不断充实，反映了我国药酒工艺和质量的不断提高，随着中国药酒事业的发展，又有一些新的见解和方法产生。如海口椰岛股份有限公司魏晓明等提出，为了防止药酒中的矫味剂糖类对检测总固体结果的干扰，常采用无水乙醇处理，但这种方法存在以下缺陷：

(1) 药物成分全为醇溶性成分，大部分稀醇溶性药物成分除掉了，特别对蛋白质、氨基酸、多糖类、树胶和黏液类等成分含量高的药酒，通过处理后差异性较大。

(2) 无水乙醇对蔗糖和一些还原糖等均仍有一定的溶解性，并不能彻底地将糖类除掉。以鹿龟酒3批为例，测定用无水乙醇处理后的药酒总固体，其中仍含有约15%的蔗糖(见表3)。

表3　无水乙醇处理后总固体含糖情况

批号	鹿龟酒中糖的含量(g/100 ml)			无水乙醇处理后总固体中糖的含量(g/100 ml)			处于后蔗糖残留所占百分比(%)
	还原糖	总糖	蔗糖	还原糖	总糖	蔗糖	
941022	0.4280	6.221	5.503	0.1920	1.20	0.9576	17.4
941101	0.3802	5.128	4.510	0.1429	0.8889	0.7087	15.7
941107	0.4259	5.175	4.512	0.1380	0.897	0.721	16.0

(3) 操作比较麻烦，特别对一些黏液质和胶类成分含量大的药酒，存在操作误差较大。而且如果分析样品较多或长期测定，采用无水乙醇做溶剂，成本较高。

对此提出改进方法：首先直接测定药酒的总固体，并称粗总固体的量，用铁氰化钾法(或其他化学方法)测定药酒中的还原糖和总糖的含量，即得蔗糖的含量，用粗总固体的量减去蔗糖的含量即为含糖药酒的实际总固体。具体操作如下：

粗总固体的测定：精密吸取样品 25 ml 于磁蒸发皿中，蒸去乙醇和水分后，放入干燥箱中于 105℃干燥至恒重，用总重量减去蒸发皿的重量即为粗总固体的量。

蔗糖的测定：精密吸取样品 50 ml，挥去乙醇，于 250 ml 量瓶中，加入少量水，加 20％醋酸铅溶液 10～15 ml 至沉淀完全，再加入 10～15 ml10％的磷酸氢二钠溶液，至不再产生沉淀为止（此步主要除去蛋白质、色素、胶体等成分对结果的干扰）。然后加水至刻度，摇匀，过滤，取滤液 2 份，一份取 50 ml 于 100 ml 量瓶，加 5 ml 盐酸于 65～70℃水浴上加温 15 分钟，迅速冷却，用 30％的氢氧化钠中和后加水至刻度用化学测糖法测定总糖；另一份取余下滤液同法直接测定还原糖。用总糖量减去还原糖的量乘以换算系数 0. 95 即为蔗糖含量。

下面采用 4 种药酒：鹿龟酒（海口椰岛公司鹿龟酒厂生产）、鹿骨酒（海南省鹿场）、蛤蚧药酒（广东顺德药酒厂）、国公酒（北京同仁堂药酒厂），用改进前后两种方法测定含糖药酒中总固体对比（见表 4）。

表 4　4 种药酒总固体状况对比

样品	批号	粗总固体	还原糖	总糖	蔗糖	去糖总固体量（粗总固体—蔗糖）	无水乙醇处理后测总固体量
鹿龟酒	941013	6. 850 0	0. 447 5	5. 275 5	4. 586 6	2. 263 4	0. 985 6
鹿骨酒	940918	4. 747 2	2. 12	4. 058	1. 841 1	2. 930 9	1. 267 0
蛤蚧药酒	940812	6. 295 4	0. 369 6	5. 648 8	5. 016 2	1. 279 2	0. 897 8
国公酒	9409306	9. 978 0	3. 856	7. 812 6	3. 758 8	6. 219 2	1. 637 8

注：表中所用计量单位均为 g/100 ml。

由表 4 测定结果可知，改进前后总固体的含量相差很大，用化学方法测定药酒的糖，基本上可以反映其含量，同时加入蔗糖通过回收试验，回收率也在 98％以上（见表 5）。

表 5　鹿龟酒中加入蔗糖回收率测定结果

编号	样品中蔗糖含量(g/100 ml)	100 ml 样品加入蔗糖(g)	测得总蔗糖(g)	回收量(g)	回收率(%)	平均回收率(%)	*RSD*(%)
1	4.678	5	9.610	4.932	98.6		
2	4.678	5	9.634	4.956	99.1		
3	4.678	5	9.580	4.902	98.0	98.92	0.63
4	4.678	5	9.654	4.976	99.5		
5	4.678	5	9.646	4.968	99.4		

使用改进后的方法，具有以下优点：

在测定药酒总固体的同时，也可以准确知道含糖药酒中各种糖的实际含量，甜度来源如蔗糖、蜂蜜、糖精类等，即一种方法，多种用途。

由于药酒中很多药物如党参、枸杞、熟地等都含有还原糖，很多药物中的糖均具有生理活性，同时药物中的有些成分也具还原性，因此在表 3 或表 4 所指的还原糖应包括具有还原性的糖和药物成分两部分，而采用化学方法测定是利用其还原性，因此用总糖减去还原糖即可消除这方面引起的误差，使测定结果尤为真实。

对于有些药酒使用的糖为部分或全部为蜂蜜，由于蜂蜜中的糖绝大部分为还原糖，用化学方法测定，可能与药物中的还原糖和还原性成分混淆，对于这类药酒可以用以下公式计算：

含糖药酒总固体 = 粗总固体 − (蔗糖 + 还原糖) + 10%总糖。

其中的还原糖包括蜂蜜中的还原糖，药物中的还原糖和还原性药物成分。10%的总糖是指相当于药物中的还原糖和还原性药物成分。在表 4 中的鹿骨酒和国公酒经证实均是加入部分蜂蜜，因此按上述公式计算，去糖总固体分别为 1.192 g/100 ml 和 3.144 g/100 ml，基本上可反映含蜜糖药酒中的总固体的量。

改进后的方法可以消除许多误差，特别是对加入的糖全部为蔗糖时，结果准确，对部分或全部加入蜂蜜药酒使用上述改进公式仍具有很强的指导意义。

不少药酒生产与科研单位也根据自己的产品，提出一些新的工艺和方法，以不断提高和改善各自产品的质量。

如浙江处州制药厂黄龙森等，对提高三两半药酒澄清度工艺进行了新的探索。三两半药酒是以低醇度黄、白酒混合溶媒的特殊药酒，澄清度问题一直较为突出，按常规工艺生产，一般均有较多混浊或沉淀，即使有些新灌装时无沉淀，经贮存后也会出现沉淀，严重影响了该药酒的质量。

他们分析了影响澄清度的因素，总结了一套新的工艺：

取药材切成薄片（厚度 1～2 mm）或粉碎成粗粉（直径 1～2 mm）。另取黄酒、白酒均匀混合，静置 24 小时，滤取上清液作溶剂。照渗漉法，浸渍 48 小时后缓缓渗漉（视气候控制流速），合并渗漉液，加入蔗糖搅拌溶解后，充分搅拌酒液，静置（15℃以下置 10 日以上，15～30℃静置 15 日以上，30℃以上静置 20 日以上），上清液用除菌板或澄清板滤过，灌装。

经采用上述工艺生产以来，各项质量指标均符合规定，产品的澄清明显改观。经留样观察及稳定性试验，成品酒贮存二年以仍保持良好的澄清度。

另外，如中国科技大学科学史研究室方晓阳等，在五步蛇药酒制造过程中，改变了传统的浸泡加工法，克服了生产周期长、原材料利用率低、酒体澄清度较低、入口有蛇腥味等缺点，采用了酶技术生产五步蛇的新工艺。结果表明，该工艺可以缩短生产周期，提高原材料五步蛇的利用率，改进产品质量，从而提高了五步蛇的商品价值。

近年来高效液相色谱测定方法（HPLC）被用于对药酒成分进行测定。

如贵阳中医学院建立了同时测定芪参虫草酒中人参的有效成分人参皂苷 Rg_1 和人参皂苷 Re 的高效液相色谱测定方法。**方法：**采用 C_{18} 柱，乙腈－0. 05％磷酸溶液（21 ∶ 79）为流动相，检测波长为 203 nm，柱温 35℃。**结果：**人参皂苷 Rg_1 在进样量 0. 537 2～5. 372 μg、人参皂苷 Re 在进样量 1.193 6～11.936 μg 范围内具有良好的线性关系；样品精密度试验、稳定性试验、重复性试验中 *RSD* 均小于 2.0%；人参皂苷 Rg_1 和人参皂苷 Re 的平均回收率分别为 97.4% 和 100.2%，且 *RSD* 均小于 2.0%（$n = 6$）。**结论**：HPLC 法同时测定芪参虫草酒中的人参皂苷 Rg_1 和人参皂苷 Re，方法简便，重现性好，适用于芪参虫草酒的质量控制及质量评价。[23]

如鞍山市康复医院采用 HPLC 法对蚁参药酒中大黄素含量的测定进行研究，建立制剂的质量控制标准。方法：采用 HPLC 法测定制剂中大黄素的含量。结果：大黄素在 3.46～155 μg/ml 范围内线性关系良好（$r = 9\,999$），平均回收率为 98.93%，$RSD = 0.26\%$（$n = 5$）。结论：该法简便、灵敏准确、重现性好、结果可靠，可作为蚁参药酒的质量控制标准。[24]

总之，为了提高药酒的质量，各种新的工艺和科学检测方法正在逐步充实，完善，它将成为药酒制备中的重要研究课题。

参考文献

[1]《中华本草》编委会. 中华本草. 上海：上海科学技术出版社，1999.
[2] 张艳. 基层中药杂志，1998，(1)：32～33.
[3] 李震. 山东中医药大学学报，1997，21(3)：223～226.
[4] 戴汉元. 中药药理与临床，1995，11(2)：38～40.
[5] 曹永孝. 中医杂志，1995，36(6)：359～360.
[6] 尚雪源. 中草药，1996，27(1)：32～33.
[7] 刘茂林. 河南中医，1993，13(4)：158～160.
[8] 王常琦. 辽宁中医杂志，1996，23(2)：85～86.
[9] 黄炳泉. 中国海洋药物杂志，1997，(4)：44～48.
[10] 张天斌. 氨基酸和生物资源，1996，18(1)：20～22.
[11] 王典瑞. 广东微量元素科学，2000，7(4)：62～64.
[12] 李中平. 贵阳中医学院学报，1992，14(2)：53.
[13] 刘伟雄. 湖南中医杂志，1991，7(3)：49.
[14] 林亚明. 中国民族民间医学杂志，2000，6，1(3)：184～185.
[15] 张晓冬. 中国民族民间医学杂志，1998，(2)：34～37.

[16] 马裕袖.河南中医,1994,4(2):85～86.
[17] 姜成田.山东中医杂志,2000,19(7):425～426.
[18] 郑明权.黑龙江医学,2000,13(3):151～153.
[19] 钱毅春.内蒙古预防医学,2000,25(3):104～105.
[20] 谢笑龙.贵阳中医学院学报,1998,20(2):59～60.
[21] 陕西省药品检验所.黑龙江医药,2000,1,15,13(1):12.
[22] 胥执安.解放军医学高等专科学校学报,1998,9,15,26(3):38～39.
[23] 孙济平.中成药,2005,27(8):906～908.
[24] 王德涡.亚太传统医药,2009,5(5):17～18.

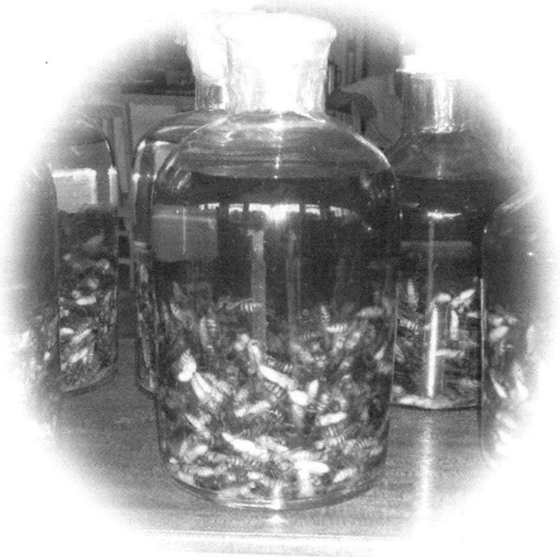

保 健 篇

一、补益调养类

延寿酒

【药物组成】 黄精30 g　苍术30 g　天门冬20 g　松叶40 g　枸杞子30 g

【功能主治】 补虚延年，主疗体倦乏力，饮食减少，头晕目眩，腰膝不利。

【用法用量】 每日早、晚空腹温饮一二杯。

【制备方法】 上五味药，均捣碎，置瓶中，醇酒1.5 kg，浸七日后开取，去渣备用。也可以水三硕，共药煮一日，酿酒。

【资料来源】 汉·《华氏中藏经》；《药酒验方选》

五加杞皮酒——原名“五加皮酒”

【药物组成】 五加皮　枸杞白皮各一斗

【功能主治】 治虚劳不足。

【用法用量】 任性饮服。

【制备方法】 上二药切细，用水一石五斗煮七斗，分取四斗，浸曲一斗，其余三斗用以拌饭，下米多少如常酿法，候熟，压取汁即可。

【注意事项】 禁房事。

【资料来源】 唐·《千金要方》

枸杞桂心酒——原名“枸杞酒”

【药物组成】 枸杞根(切)一百二十斤　干地黄末二斤半　桂心　干姜　泽泻　蜀椒末各一升　商陆末二升

【功能主治】 强身祛病。

【用法用量】 早晨空腹服半升。

【制备方法】 枸杞根加水四石，煮一日一夜，取清汁一石，浸曲，如家常酿酒法，酒熟取清汁，用绢袋盛地黄、桂心、干姜、泽泻、蜀椒末、商陆末，放入酒底，塞紧口，埋入地里三尺，压紧土二十一日开取。

【资料来源】 唐·《千金要方》

钟乳石斛酒——原名“钟乳酒”

【药物组成】 钟乳(碎，绵裹) 石斛 苁蓉各五两 附子 甘菊花各三两

【功能主治】 通顺血脉，极补下元，治虚损。

【用法用量】 每日二次，每次服二合，渐增至一升。

【制备方法】 上药切细，以清酒三斗，浸。

【资料来源】 唐·《千金要方》

常山太守马灌酒

【药物组成】 天雄(生用)二两 蜀椒 商陆根各一两 乌头(大者)一枚 桂心 白蔹 茵芋 干姜各一两 附子五枚 踯躅一两

【功能主治】 除风气，通血脉，益精华，定六腑，明耳目，悦泽颜色，头白更黑，齿落更生。服药二十日，力势倍，六十日，志气充盈，八十日能夜书，百日致神明，房中强壮如三十时，力能引弩，年八十八服之，亦当有子，病在腰膝悉主之。

【用法用量】 初次服半合，渐加至二三合，一日三次，以知为度。

【制备方法】 上十味切细，以绢袋盛，酒三斗渍，春夏五日，秋冬七日，去滓。

【资料来源】 唐·《千金要方》

按：本方与壮元酒(同马灌酒)相比，多桂心、商陆根二药，商陆根专行利水，但有毒，服用不当，也会中毒，所以本方现已不用。收入书内供今后参考研究。

磁石石斛酒——原名“磁石酒”

【药物组成】 磁石 石斛 泽泻 防风各五两 杜仲 桂心各四两 天雄 桑寄生 天门冬 黄芪各二(三)两 石楠二两 狗脊八两

【功能主治】 治体虚骨节冷痛，阴下疥①。

【用法用量】 每服三合，渐加至五合，每日二服。

---

① 疥：一作“痛”。

【制备方法】 上药切细，用酒四斗，浸渍。

【资料来源】 唐·《千金要方》

生石斛酒

【药物组成】 生石斛(捣碎)三斤 牛膝一斤 杜仲八两 丹参八两 生地黄(切，曝令干)三升

【功能主治】 利关节，坚筋骨，强健悦泽。适用于风痹脚弱，腰胯疼冷。

【用法用量】 饭前温服三合，日服三次夜服一次，加至六七合，至一升。

【制备方法】 以上五味切，用绢袋盛，加清酒二斗入器中渍七日。

【注意事项】 忌芜荑。

【资料来源】 唐·《外台秘要》

按：生石斛酒适合老年性风湿性关节炎和产后关节炎，因体弱而引起的肢体乏力或疼痛亦有一定的疗效。

钟乳酒

【药物组成】 钟乳粉五两

【功能主治】 安五脏，通关节，利九窍，补下焦，益精明目，并主治风虚。

【用法用量】 每日饮三合。

【制备方法】 钟乳炼成粉五两，以夹练袋盛之，清酒六升，瓶封，汤内煮减三之二，取出添满，封七日。

【注意事项】 忌房事，葱、豉、生食、硬食。

【资料来源】 唐·《外台秘要》

按：钟乳是碳酸盐类矿物钟乳石的矿石，主要成分是碳酸钙及少量镁，性味甘温，能温肺气，壮元阳，故阴虚火旺，肺热咳嗽者忌服。

乌麻地黄酒

【药物组成】 曲四斤 王斯油麻(出虢州赤色者是，如无，别用巨胜替之，

以脱去皮，曝干，脱乌麻法，以冷水浸经一宿出之，置筲箕中，漉水令尽，舂之，即皮自脱去）六斗五升　生地黄（冷热汤洗，待水气尽收，即切之，更取生地黄一石，以水一石和煮，粗布绞去滓，即取汁六升，又以腊月麻子涂瓮内，熬之令干，前三味并用大斗大升适寒温得所，总入瓮中浸之）四斗　丹参　生石斛　牛膝　杜仲　萆薢　生姜各二斤　人参八两

【功能主治】　治风虚补不足，除百病。

【用法用量】　随性饮之，不限时候，常微微觉身润，夜中稍加少许。

【制备方法】　以上七味切碎，用生绢袋盛，放入熟地黄汁瓮中浸七日以上，再取乌豆四大斗，摩洗光净，分作四遍微熬令香，取无灰重酝酒二斗八升，淋豆三遍，豆一熬三淋，淋讫去豆，总计淋豆十二遍，取淋酒别的器中盛，然后再放曲汁等物及诸药于大瓮中，以物封口，再将此酒先重蒸瓮，根据冷热再放曲汁及药等，安在瓮中，其日即用八斗精糯米炊作饭，如常酿酒法酘酒，把豆淋酒放入瓮中，封闭一二宿，看米消尽，又炊四斗糯米饭酘之，再封闭，经七日酒即熟。

【注意事项】　忌房事，特忌毛桃、芥、生冷菜、热面、酢蒜、牛肉等物，汗出避风。

【资料来源】　唐·《外台秘要》

枸杞香豉酒——原名“枸杞酒”

【药物组成】　糯米一石　曲一斗五升　枸杞根（刮去赤皮半寸，剉之，以水一石渍，经三日，煮取汁五斗）二十斤　生地黄（洗去土，细切，和米炊之）二十斤　香豉（以枸杞汤煮取汁）二斗　秋麻子（微蒸）三斗

【功能主治】　消除五脏邪气，及消渴风湿，下降胸胁逆气，通利大小肠，填骨髓，长肌肉，治五劳七伤，消积瘀，及伤寒、瘴气、虚劳、呼吸短气等。

【用法用量】　一日三杯。

【制备方法】　上四味药，地黄和米蒸，三物药汁总合得五斗，地黄湿[1]即四斗，分半渍米及曲和酿饭，即总和一酘密盖瓮口，经二七日

① 湿：疑作“汁”。

压取，封泥，复经七日。

【注意事项】 忌生冷、酢滑、鸡、鱼、面、蒜、油腻、白酒、房室等。

【资料来源】 唐·《外台秘要》

补酒方

【药物组成】 石韦(去毛)十两　石楠(炙)三两　仙灵脾十四两　细辛五两　杏仁一升　五加皮汁适量　麻子一升

【功能主治】 补益。

【用法用量】 量力服之，以知为度。

【制备方法】 上药，先将石韦、石楠、仙灵脾、细辛切细，用水一斗，煎取二升，去药滓，经宿，澄清。杏仁去皮、尖及双仁，用水八升捣，研取汁，煎取二升半，经一宿，以二汁混合，共四升半，以干曲一斗五升，先用五加皮汁浸曲，停一宿，其次下石苇等汁，一时合和，以上黍米七升，分为七酘①，三日下酘，凡三十九日即熟，取麻子一升，净择炒令香熟，捣作末，以绢袋盛，内酒中，经三日即成。

【资料来源】 唐·《千金翼方》

乌麻酒

【药物组成】 乌麻一斗　无灰酒②五斗

【功能主治】 除风气，令人充悦强壮。

【用法用量】 随性饮之，不令至醉。

【制备方法】 乌麻投水中，掠去浮者，取一斗，九蒸九曝令香，以木杵臼捣碎，用疏生绢袋盛之，令极宽转，即结袋头，又以细绳子接系袋处，悬于瓮中，下无灰酒五斗，以新盆盖覆瓮，其盆底上，钻一小窍，引出系袋绳头，又系于小横木子上，用泥固封，莫使气泄，每日六七次引挽其绳，令药汁于酒中，满七日药成，乃开瓮举袋，沥汁令尽，冬温夏冷。

---

① 酘(dòu 豆)：再酿的酒。

② 无灰酒：不放石灰的酒。古代酒内常放入石灰，以防变酸，但这种酒有副作用，所以用无灰酒。

【资料来源】 宋·《太平圣惠方》

【附】 若以此酒浸石斛、丹参、牛膝、杜仲、石英、磁石等，补腰脚尤善，未尽一剂，充悦倍常，亦无所忌。患风者，宜用大麻子蒸熟炒香，捣入袋中，按乌麻法作，大良矣。

枸杞鹿骨酒——原名“枸杞根酿酒”

【药物组成】 枸杞根(切)一硕　鹿骨(打碎)一具

【功能主治】 强身祛病。治风冷虚劳。

【用法用量】 日饮三杯。

【制备方法】 上药以水三硕，煎取汁一硕，去渣澄清，入糯米一硕，淘净，炊熟，细曲十斤，捣碎，都和一处，入瓮密封三七日开，冬温夏冷。

【资料来源】 宋·《太平圣惠方》

神仙枸杞子酒

【药物组成】 枸杞子(干者捣碎)五升　生地黄(切)三升　大麻子(捣碎)五升

【功能主治】 虚羸黄瘦，不能饮食。

【用法用量】 适量饮服。

【制备方法】 先蒸熟麻子，摊去热气，加入地黄、枸杞子相和，放入生绢袋中，以无灰清酒五斗浸药，密封，春夏浸七日，秋冬浸二七日，取服。

【资料来源】 宋·《太平圣惠方》

钟乳黄芪酒——原名“钟乳酒浸方”

【药物组成】 钟乳粉三两　黄芪(剉)　牛膝(去苗)　石斛(去根节)　防风(去芦头)各二两　熟干地黄五两

【功能主治】 补养五脏，坚固筋骨，补益精髓。治疗虚劳不足。

【用法用量】 每日于饭前温饮一小盏。

【制备方法】 上药细剉，都用生绢袋盛，以酒三斗，浸三日。

【资料来源】 宋·《太平圣惠方》

菊花酒

【药物组成】 菊花八两　五加皮八两　甘草四两　生地黄(切)一斤　秦艽(去苗)四两　枸杞根八两　白术八两

【功能主治】 补虚损不足,治八风十二痹。

【用法用量】 任性饮服。

【制备方法】 上药捣碎,用水三硕,煮至一硕,用槽床压取汁,用糯米一石炊熟,细曲一斤捣碎,拌匀,放入瓮中,密封七日即可。

【资料来源】 宋·《太平圣惠方》

菊花延年酒——原名"菊花酒"

【药物组成】 菊花五斤　生地黄五斤　枸杞子三斤

【功能主治】 强壮筋骨,补益精髓,延年益寿。

【用法用量】 每次温饮一盏,每日共三杯。

【制备方法】 上三味,捣碎,用水一硕,煮取汁五斗,炊糯米五斗,细曲碎,拌匀,入瓮密封,候熟澄清。

【资料来源】 宋·《太平圣惠方》

黄精门冬酒——原名"黄精酒"

【药物组成】 黄精四斤　天门冬(去心)三斤　术四斤　松叶六斤　枸杞根三斤

【功能主治】 强壮筋骨,补益精髓,延年补养。使发白再黑,齿落更生。主万病。

【用法用量】 适量饮服。

【制备方法】 上药切碎,以水三石,煮取汁一石,浸曲十斤,炊米一石,如常法酿酒,候熟压取酒汁。

【注意事项】 忌桃、李、雀肉。

【资料来源】 宋·《太平圣惠方》

菖蒲酒

【药物组成】 菖蒲一斗

【功能主治】 通血脉、调荣卫、延年益寿。治骨痿,久服则颜色丰足，气力倍常，耳目聪明，行及奔马，发白更黑，齿落更生，昼夜有光。

【用法用量】 每次温饮一盏，每日三次。

【制备方法】 上药薄切，曝干，以生绢袋盛之，用好酒一硕，入不津瓮中，密封口，百日而视之。

【资料来源】 宋·《太平圣惠方》

按：《本经》言菖蒲有"开心孔，补五脏，通九窍，明耳目，出音声"的作用。后世认为主要是取菖蒲理气通窍的功效。

天门冬酒

【药物组成】 天门冬三十斤 糯米一斗 细曲七斤

【功能主治】 补五脏，调六腑，和血脉，令人无病，延年轻身，齿落更生，发白更黑。

【用法用量】 每日饮三杯，常令酒气相接，勿令大醉。

【制备方法】 天门冬去心，捣碎，以水二石，煮汁一石；糯米炊熟，细曲十斤，三味相拌，入瓮，密封三七日，候熟压取汁。

【注意事项】 慎生冷，酢[①]滑、鸡、猪、鱼、蒜，特忌鲤鱼，亦忌油腻。

【资料来源】 宋·《太平圣惠方》

按：《神农本草经》把天门冬归入上品，认为久服可以"轻身，益气，延年"，《千金要方》更称其能"齿落更生，发白更黑。"

仙灵橘皮酒——原名"仙灵脾酒"

【药物组成】 仙灵脾（剉，鹅脂一两炒）六两 陈橘皮（汤浸，去白，焙）半两 连皮大腹（剉） 槟榔（剉）各三枚 黑豆皮一合 桂（去粗皮）一分 豉一合 生姜半分 葱白（切）三茎

【功能主治】 补精益气。

【用法用量】 早、晚各空腹服一盏。

【制备方法】 上九味药，剉碎，用生绢袋盛，好酒一斗二升浸，挂

① 酢：同"醋"。

保健篇

药不使其到底，煻灰火外煨一服时，取出候冷即可。

【注意事项】 服此酒后，紫霄花散煎汤淋浴。

【资料来源】 宋·《圣济总录》

虎骨健身养心酒——原名“虎骨酒”

【药物组成】 虎胫骨(酥炙)一两　黄耆(剉)　桔梗(炒)　酸枣仁(炒)　茯神(去木)　羌活(去芦)　石菖蒲　远志(去心)　芎䓖　牛膝(酒浸一宿，切，焙)　熟地黄(焙)　萆薢　苁蓉(酒浸一宿，切，焙)　附子(生去皮、脐，以新汲水浸半日，又破作二片，换水浸一日，焙干)　石斛(去根)各一两　防风(去叉)　羚羊角(镑)各半两

【功能主治】 补养肝肾，调顺血气，补虚排邪，理腰膝风痹，皮肤麻木或重着，步履艰难，久服去健忘，益心气，清头目，定神魂。

【用法用量】 每次温饮一盏，每日二次，服尽，再添酒五升浸。

【制备方法】 上药剉细，以生绢袋盛，入醇酒一斗浸之，密封瓶口，春夏三日，秋冬七日。

【资料来源】 宋·《圣济总录》

牛膝人参酒——原名“牛膝酒”

【药物组成】 牛膝　山芋　芎䓖各三两　附子(炮裂，去皮、脐)　巴戟天(去心)　五味子　黄芪　山茱萸　人参各二两　五加皮　肉苁蓉(酒洗)　生姜　防风(去叉)各二两半　桂(去粗皮)　茵芋　生地黄各一两　蜀椒(去目并闭口，炒出汗)半两　磁石(醋煅，碎)一两

【功能主治】 治疗虚劳腰脚疼痛，下元冷惫，阳气衰弱。

【用法用量】 每服半盏，不拘时频频温服，常令有酒气。

【制备方法】 上十八味，切碎，用生绢袋盛，浸入无灰酒三斗中，秋冬浸七日，春夏浸三日。

【资料来源】 宋·《圣济总录》

壮元酒

【药物组成】 天雄(生，去皮、脐)　白蔹各三两　茵芋(去粗茎)一两　蜀椒(去目并闭口者，炒出汗)　羊踯躅各半升　乌头(生，去皮、脐)　附子(生，

去皮、脐）　干姜各二两

【功能主治】　益精气，通血脉，除风湿，明耳目，悦颜色，年高者服用后，五十日力倍气充，百日致神明，如三十岁时，力能引弩，疾在腰膝者此酒悉治。

【用法用量】　一日三次，每服方寸匕，以知为度。

【制备方法】　上八味药，细剉，用酒三斗浸，春夏浸五日，秋冬浸七日，去滓。

【注意事项】　本方乌头、附子、天雄、茵芋①、羊踯躅②等均属辛温有毒药，故只能在医生指导下服用，并不宜多服、久服。

【资料来源】　宋·《圣济总录》

按：本方名为壮元酒，其主要是用于下焦命门阳虚兼有风寒湿痹、历节疼痛患者，但辛热有毒之品太多，不宜随便服用。因古人对本方功能称赞颇详，且临床验证，附子、乌头等虽有毒性，但经炮制，使用得当，确有较好疗效，故收录在内以借参考研究，有待今后在确保安全的情况下，炮制特效的新型药酒。本书中类似组成的方剂还有，均与此同。

虎骨苡仁酒——原名“虎骨酒”

【药物组成】　虎胫骨（真者）三两　萆薢　牛膝（洗净，剉、烙、焙、酒浸一宿，再焙）　仙灵脾　薏苡仁　熟干地黄（酒洒，九蒸九曝，焙干）各二两

【功能主治】　祛风补血益气，壮筋骨，强脚力。

【用法用量】　适量饮服。

【制备方法】　上药细剉，绢袋盛，浸酒二斗。

【资料来源】　宋·《普济本事方》

茯苓酒

【药物组成】　茯苓

【功能主治】　强壮筋骨，延年益寿。治疗虚劳，头风虚眩。

---

① 茵芋：为芸香科植物茵芋的茎叶，治风湿有良效，但因有毒，故近代较少使用。

② 羊踯躅：为杜鹃花科植物羊踯躅的花序，又名闹羊花，有驱风、除湿、定痛的功用，不宜多服、久服。体虚者忌服。

【用法用量】 适量饮服。

【制备方法】 茯苓依法酿酒。或茯苓研粉,同曲、米酿酒。

【资料来源】 明·《本草纲目》;元·《饮膳正要》

人参酒

【药物组成】 白人参50 g

【功能主治】 补中益气,通治诸虚。对低血压、神经衰弱、失眠、疲倦、心悸、短气、阳痿等症均可适用。

【用法用量】 每日晚餐时饮用10～30 ml。

【制备方法】 上药装入细口瓶中,加60度白酒至500 ml,封紧瓶口,每日振摇一次,半月后开始饮用,随饮随添加白酒约500 ml。或以人参末同曲、米酿酒。

【资料来源】 明·《本草纲目》;《药膳食谱集锦》

羊羔酒

【药物组成】 嫩肥羊肉七斤　杏仁一斤　木香一两

【功能主治】 大补元气,健脾胃,益腰肾。

【用法用量】 适量饮服。

【制备方法】 用米一石,如常浸蒸,羊肉、杏仁加入曲十四两,同煮烂,连汁拌米,放入木香同酿,勿犯水,十日熟。

【资料来源】 明·《本草纲目》

按:《本草纲目》“羊羔酒”有二,另一配方是:羊肉五斤,消梨七个,其制法是羊肉煮烂,酒浸一宿,入消梨,同捣取汁,和曲、米酿酒。

戌戌酒①

【药物组成】 黄狗肉一只

【功能主治】 大补元阳。

【用法用量】 清晨空腹饮服。

---

① 戌戌:是古代按天干(甲、乙、丙、丁、戊、己、庚、辛、壬、癸)与地支(子、丑、寅、卯、辰、巳、午、未、申、酉、戌、亥)交叉排列的年份,十二生肖属狗,因此酒以狗肉制成,所以称戌戌酒。

【制备方法】 黄狗肉煮糜，连汁和曲、米酿酒。

【注意事项】 其性大热，阴虚人及[①]无冷[②]病人不宜饮之。

【资料来源】 明·《本草纲目》

通草酒

【药物组成】 通草子[③]

【功能主治】 续五脏气，通十二经脉，利三焦。

【用法用量】 适量饮服。

【制备方法】 上药煎汁，同曲、米酿酒。

【资料来源】 明·《本草纲目》

鹿头酒

【药物组成】 鹿头

【功能主治】 补益精气。治虚劳不足，消渴，夜梦鬼物。

【用法用量】 适量饮服。

【制备方法】 鹿头煮烂捣泥，连汁和曲，米酿酒，候熟，压取汁。

【资料来源】 明·《本草纲目》

女贞子酒

【药物组成】 女贞子 250 g

【功能主治】 适用于阴虚内热，腰膝酸软，头晕目眩，须发早白。

【用法用量】 每日早、晚各一次，每次空腹饮一二小杯。

【制备方法】 上药切碎，置于净瓶中，用醇酒 0.75 L 浸之，封口，经五日后开口，滤渣备用。

【资料来源】 明·《本草纲目》

薯蓣酒

【药物组成】 薯蓣(山药)250 g　黄酒 1 500 g　蜂蜜适量

---

① 及：原脱，据《食物本草》卷四补。

② 冷：原作"令"，今据《食物本草》卷四改。

③ 通草子即木通实，甘寒无毒。功用止渴，厚肠胃，令人能食，语声气足，通十二经脉。

【功能主治】 益精髓，健脾胃，祛风除湿。适用于因脾肾不足，肌肉失荣，又因风邪而引起的风眩、口动、眼挛（口眼搐动），脚膝顽痹无力，小便频数等症。

【用法用量】 每日两次，早、晚服食，每次 30～50 g。

【制备方法】 将山药去皮，洗净，黄酒放入锅内，用中火煮沸后，放山药，并继续不断加黄酒，至黄酒添尽，山药熟，将山药取出，再加蜂蜜拌匀即成。或以山药粉同曲、米酿酒也可。

【资料来源】 明·《本草纲目》

按：山药既可佐餐，又可入药，价廉而物美，中医学作为健脾、补肺、益肾的良药，主要含有糖蛋白、氨基酸、维生素 C、淀粉、胆碱等成分，久服益气力，长肌肉，使人耳目聪明。

腽肭脐酒

【药物组成】 腽肭脐

【功能主治】 助阳气，益精髓，破癥结冷气，大补益人。

【用法用量】 徐徐饮之。

【制备方法】 上酒浸擂烂，同曲、米如常酿酒。

【资料来源】 明·《本草纲目》

八珍酒

【药物组成】 当归（全用，酒洗）三两 南芎一两 白芍（煨）二两 生地黄（酒洗）四两 人参（去芦）一两 白术（去芦，炒）三两 白茯苓（去皮）二两 粉草（炙）一两半 五加皮（酒洗、晒干）八两 小肥红枣（去核）四两 核桃肉四两

【功能主治】 和气血，养脏腑，调脾胃，解宿酲[①]，强精神，悦颜色，助劳倦，补诸虚。

【用法用量】 温饮，每日三次，每次一二小盏。

【制备方法】 上药切片，共装入绢袋内，用好糯米酒四十斤煮二

① 酲（chēng 程）：喝醉了酒，神志不清。

炷香，埋净土中五日夜，取出过三七日①即可服用。

【资料来源】 明·《万病回春》

按：本方虽名八珍酒，但不同于八珍汤，而在八珍汤中加入五加皮、红枣、核桃肉。五加皮善祛风湿、壮筋骨。红枣健脾和胃，核桃肉温补肺肾，使本酒不但气血双补，并能祛风湿，助劳倦，强精神，悦颜色。

扶衰仙凤酒

【药物组成】 肥线②鸡一只 生姜四两 胶枣半斤

【功能主治】 治男女小儿诸虚百损，五劳七伤，瘦怯无力及妇人赤白带下。

【用法用量】 将鸡、酒连姜、枣空腹随意饮服。

【制备方法】 将鸡用绳吊死，退去毛、屎不用，切成四大块，再入姜、枣，用好酒五六壶，共三味装入一大坛内，将泥封固坛口，重汤煮一日，凉水拔去火毒。

【资料来源】 明·《万病回春》

固本遐龄酒

【药物组成】 当归(酒洗) 巴戟(酒浸，去心) 肉苁蓉(酒洗) 杜仲(酒炒，去丝) 人参(去芦) 沉香 小茴香(酒炒) 破故纸(酒炒) 石菖蒲(去毛) 青盐 木通 山茱萸(酒蒸，去核) 石斛 天门冬(去心) 熟地黄 陈皮 狗脊 菟丝子(酒浸，蒸) 牛膝(去芦) 酸枣仁(炒) 覆盆子(炒)各一两 枸杞子二两 川椒(去子)七钱 神曲(炒)二两 白豆蔻 木香各二钱 砂仁 大茴 益智(去壳) 乳香各五钱 虎胫骨(酥炙)二两 淫羊藿(要新者)四两 糯米一升 大枣一升 生姜(捣汁)二两 远志 甘草(水泡去心)一两 新山药(捣汁)四两 小黄米明流烧酒七十斤

【功能主治】 和气血，养脏腑，调脾胃，解宿酲，强精神，悦面色，助劳倦，补诸虚，久服除百病。

【用法用量】 早、晚各温饮一二盏，数日见效。

---

① 三七日：为二十一日。
② 线，拟作“阉”。

保健篇

【制备方法】 上药依法炮制为末，糯米、枣肉、黏饭同姜汁、山药汁、炼蜜四两和成块，分为四块，四绢袋盛之，入酒坛内浸二十一日。

【资料来源】 明·《万病回春》

神仙延寿酒

【药物组成】 生地黄二两 熟地黄二两 天门冬(去心)二两 麦门冬(去心)二两 当归二两 牛膝(去芦，酒洗)二两 杜仲(去皮，酒和姜汁炒)二两 小茴香(盐酒炒)二两 巴戟(水泡，去心)二两 枸杞子二两 肉苁蓉二两 破故纸(炒)二两 木香五钱 砂仁一两 南芎二两 白芍(煨)三两 知母(去毛，酒炒)二两 石菖蒲五钱 柏子仁五钱 远志(甘草水泡，去心)一两

【功能主治】 和气血，养脏腑，调脾胃，解宿酲，强精神，润容颜，助劳倦，补诸虚。

【用法用量】 适量饮服。

【制备方法】 绢袋盛药放入坛内，用酒六十斤煮三炷香为度，取出埋土中三日夜，去火毒。

【资料来源】 明·《万病回春》

回春仙酒——原名“仙酒方”

【药物组成】 小麦(一半炒熟，入新布口袋内悬井中浸七日，取出晒干，再入生麦一半，磨面)六十四斤 黄精(九蒸九晒，为末)八两 怀庆熟地黄八两 生地黄八两 枸杞子八两 淡秋石八两 红铅①(为末)六钱四分 精壮女子乳汁(同面药末添长流水调合成块，或五月五日，六月六日用纸包裹紧密，另放在冷静空房阴干七日)十六碗 白花蕊(即蜂蜜)十六斤 河、井水(即阴阳水)十六斤

【功能主治】 补益。

【用法用量】 适量饮服。

【制备方法】 上药同入银锅内煎熟，好净铁锅亦可，待冷听用，亦用酒酿三斤，即新酒糟末入水同面二斤打烂，同入瓷缸内，用香椿

---

① 红铅：月经之别名，现已不作药用。

枝搅二三遍，以纸封口，三四日开口，用椿枝每日搅二三遍，前后十日，酒熟细袋滤过澄清。

【资料来源】 明·《万病回春》

山芋酒

【药物组成】 山药一斤　酥油三两　莲肉三两　冰片半分

【功能主治】 养生保健。

【用法用量】 每次以酒一壶，投药一丸，加热服。

【制备方法】 上药同研，制成丸。

【资料来源】 明·《饮馔服食笺》

五香烧酒

【药物组成】 檀香　木香　乳香　川芎　没药各一两五钱　丁香五钱　人参四两　白糖霜十五斤　胡桃肉二百个　红枣(去核)三升

【功能主治】 养生延年。

【用法用量】 每服一二杯，以腌物压之，有春风和煦之妙。

【制备方法】 上药，前七味各为末，每料糯米五斗，细曲十五斤，白烧酒三大坛，先将米蒸熟，晾冷，照常下酒法，置瓮口缸内，好封口，待发、微温，入糖及烧酒、香料、桃、枣等物在内，将缸口原封，不使出气，每七日打开一次，仍封，至七七日，榨取汁。

【资料来源】 明·《饮馔服食笺》

按：本方用人参益气，诸香行气，川芎辛温亦为血中气药，所以适用于气虚不足、血行不畅的患者，有咽干舌燥、阴虚火旺症状者忌用。

冬青子酒

【药物组成】 女贞子一斗五升　糯米三斗

【功能主治】 滋补肝肾，明目乌须，延年益寿。适用于肝肾阴虚，腰酸，头晕耳鸣，须发早白，视物不明等症。

【用法用量】 适量饮服。

【制备方法】 上药拌匀蒸熟，以酒曲造成酒。或改为冷浸法，即以适量女贞子加酒浸泡七日后使用。

【资料来源】 明·《医便》

按:在中药里,有两种冬青子,名同而实异。一种是木樨科植物女贞的果实,该药常称做女贞子;另一种是冬青科植物冬青的果实。前者甘苦性凉,为清补之品,可滋阴补肾,养阴明目;后者也是甘苦性凉之药,但以祛风补虚为其功效。两药都可用来制备药酒。本方所载冬青子酒,使用的是木樨科女贞的果实,即女贞子。据现代药理研究,女贞子所含的柳得洛苷,具有消除疲劳的作用,女贞子的醇制剂能明显对抗化疗时的白细胞下降,具有升高白细胞的作用,女贞子还可增加心脏冠脉血流量,并具有一定的抗癌作用。《医便》冬青子酒的补益延年作用,与女贞子上述药理作用有一定关系。

延寿瓮头春

【药物组成】 天门冬 30 g 破故纸 30 g 肉苁蓉 30 g 粉甘草 30 g 牛膝 30 g 杜仲 30 g 制附子 15 g 川椒 30 g 以上 8 味,制为末,待用

淫羊藿(以羯羊脂 500 g 拌炒)500 g 头红花 500 g 白芍 30 g 生地黄 60 g 苍术 120 g 熟地黄 60 g 白茯苓 120 g 甘菊花 30 g 五加皮 120 g 地骨皮 120 g 当归 120 g 以上 12 味,切开,用绢袋装好备用

缩砂仁 15 g 白豆蔻 15 g 木香 15 g 丁香 15 g 以上 4 味,制为末,待用

【功能主治】 温肾壮阳,滋阴养血,理气健脾,强筋壮骨。适用于肾阳虚损、气血不足引起的腰膝冷痛、痿弱无力、阳痿遗精、精液清冷、婚后无嗣、小便频数、妇女经血不调、带下清稀、周身疲乏、精神不振、食少腹胀、胃脘冷痛等症。

【用法用量】 每日视个人情况,酌饮一二杯。

【制备方法】 取糯米二斗淘净,浸 24 小时,再用水淘一次后,上锅蒸为糜,取出晾冷,用细曲末 2 kg 及上述天门冬等 8 味药加入糯米糜中,调匀。

将上述装有淫羊藿等 12 味药的绢袋,置于缸底,再将已调好曲、药的糯米糜置于缸内,压住绢袋,拍实。

投入好酒 20 L,封固酒缸 7 日,榨出澄清酒精液,注于酒坛中。加入砂仁等 4 味药物,再封固酒坛,隔水加热 1.5 小时,取出,埋于土

中3日后，即可使用。

【注意事项】 阴虚有热、素体阳盛者忌服。另外应该注意附子含有乌头碱，有剧毒，应用制过的熟附子，并应掌握好用量，以保证用药安全。

【资料来源】 明·《寿世保元》；《治疗与保健药酒》

按：本方是温补性药酒，对肾阳虚损、气血不足而致诸症有较好的治疗作用，对素体虚寒、气祛血弱者可作为一种保健酒适量服用。由于该酒的温补作用，饮用该酒可有浑身觉热、脐部发痒的感觉。

羊不吃草酒[1]

【药物组成】 羊不吃草

【功能主治】 补益。治一切风血。治诸疾。

【用法用量】 适量饮服。

【制备方法】 上药浸酒。

【资料来源】 明·《普济方》

鸡苏酒[2]

【药物组成】 鸡苏

【功能主治】 补益。

【用法用量】 适量常服。

【制备方法】 用鸡苏酿酒。

【资料来源】 明·《普济方》

鹿茸山药酒——原名"鹿茸酒"

【药物组成】 好鹿茸(多用一两去皮切片)五钱　干山药(为末)一两

【功能主治】 补益保健，壮阳填精。治虚弱阳事不举，面色不华，小便频数，饮食不思。

---

① 原无方名，今增。

② 鸡苏：即水苏，为唇形科植物水苏的全草。性微温，味辛，无毒。《本草纲目》："鸡苏之功，专于理血、下气、清肺、辟恶、消食。"古人用于治疗吐血、咳血、下血、血淋、口臭、口苦、口甜等，本药酒用于补益，原理还需进一步探讨。

【用法用量】 饮酒,每日三盏为度。酒尽再用酒一瓶浸。

【制备方法】 上药用生薄绢裹,好酒一瓶,浸七日后开瓶饮酒。

【资料来源】 明·《普济方》

石燕酒

【药物组成】 石燕20枚

【功能主治】 益精气、强意志。随性能增进饮食,令人力健。

【用法用量】 夜卧时饮一二盏。

【制备方法】 上和五味炒令熟,以酒一斗浸三日。

【资料来源】 明·《普济方》

神仙乌麻酒

【药物组成】 乌麻子三升

【功能主治】 治虚劳,补五脏,久服延年不老。

【用法用量】 随性饮服。

【制备方法】 上药微炒捣碎,以酒二斗渍经宿。

【资料来源】 明·《普济方》

按:黑芝麻有补虚羸、润五脏、益气血的功效,古人认为久服使人轻身不老。

益肾酒

【药物组成】 牛膝　苁蓉

【功能主治】 补肾。

【用法用量】 适量饮服。

【制备方法】 上药酒浸。

【资料来源】 明·《普济方》

益智酒

【药物组成】 益智仁

【功能主治】 补肾。

【用法用量】 适量饮服。

【制备方法】 上药为末,用好酒浸两宿,去药渣。

【注意事项】 舌红口渴,阴虚火旺或因热而患遗滑崩带者忌服。

【资料来源】 明·《普济方》

女贞皮酒

【药物组成】 女贞皮

【功能主治】 补虚健腰膝。

【用法用量】 适量煮服。

【制备方法】 上药切片,浸酒。

【资料来源】 明·《普济方》

黄精酒

【药物组成】 黄精(细切)五斤 糯米(淘净,与黄精同炊为饭)五斗 曲末七斤半

【功能主治】 补益延年。

【用法用量】 每日温饮一二盏。

【制备方法】 上药取曲末,候饭冷相和,入瓮中,如常造酒法,待熟压取酒汁。

【资料来源】 明·《普济方》

苍耳延龄酒——原名“苍耳酒”

【药物组成】 苍耳一大斛 生地黄五大升 牛膝根(剉)三大升 丹参二大升 天门冬二大升 杏仁(去皮、尖)一大升 荆根若子二大升 松叶五大升 枸杞根五大升 大麻子一大斗 甘菊花一升

【功能主治】 预防疾病,延龄轻身。

【用法用量】 每次服五合,每日二三次。常年酿酒,每年三月服。

【制备方法】 苍耳六月以后收取,晒干,至九月剉一大斛,水三斛,煮取四斗,渍二大斗曲三度,总以米一大斛,渍三日,如常酿酒法,将息酘之,酒熟服之。若虚弱羸瘦人,无问男女,用水三大石,别煮牛膝根、丹参、松叶子,取六大斗,并苍耳汁总一石,渍五斗曲,用米二石五斗,分四次酘;杏仁末,入第一酘饭中;生地黄捣如泥,入第二酘饭中;天门冬蒸熟剥去皮,捣如泥,入第三酘饭中;大麻子捣碎,入第四酘中;头风者,加甘菊花浸第五酘糟中,搅之,酒熟即得。

【注意事项】 忌毒鱼肉、鲤鱼、芫荑。

【资料来源】 明·《普济方》

羊桃酒[①]

【药物组成】 羊桃[②]

【功能主治】 治风热羸老。

【用法用量】 适量饮服。

【制备方法】 上药浸酒。

【资料来源】 明·《普济方》

鹿药酒[③]

【药物组成】 鹿药

【功能主治】 壮阳,益老,去诸冷,治风血。

【用法用量】 适量内服。

【制备方法】 用鹿药浸酒。

【资料来源】 明·《普济方》

按:鹿药为百合科植物鹿药的根茎及根,味甘苦,性温。《本草经疏》认为:鹿药甘能益血,甘能入脾,甘温益阳气,故能主风血去诸冷而益志起阳也。当与黄精、萎蕤、枸杞之类同科。气味和平,性本无毒,补益之外,别无治疗。

春寿酒

【药物组成】 天门冬 麦门冬 熟地 生地 山药 莲肉 红枣各等份

【功能主治】 养阴,固肾,健脾。适用于阴虚精少并兼有脾弱所致的腰酸、须发早白、神志不宁、食少等症。

【用法用量】 适量饮服。

【制备方法】 将上药混匀,每210 g混匀的药剂加酒2.5 L,使用热浸法制取。

【资料来源】 明·《万氏家传养生四要》;《治疗与保健药酒》

---

① 原无方名,今增。

② 羊桃:《医心方》作猕猴桃。

③ 原无方名,今增。

按:春酒,是指冬季酿制,经春而成的酒。《诗经》中有“为此春酒,以介眉寿”。所谓眉寿,即长寿,因为人到老年,眉上会长出长眉毛,叫秀眉,故称长寿为眉寿。春寿酒这个名字,即有延年祛老之功。

神仙酒

【药物组成】 川乌(烧存性) 草乌(烧存性) 当归 薄荷叶 淡竹叶 生甘草 良姜 陈皮各一钱二分

【功能主治】 补益强身。

【用法用量】 随量饮服。

【制备方法】 用干烧酒十斤,甜酒五斤,红砂糖二十两,先以水醋将红糖调匀,去渣,放入酒内,再用绢袋盛药浸酒内,五日后即成。

【资料来源】 明·《奇效良方》

保命延寿烧酒

【药物组成】 人参 当归 白茯苓 乌药 杏仁 砂仁 川乌 草乌 何首乌 五加皮 枸杞子 牛膝 杜仲 肉桂 苍术各五钱 肉苁蓉 破故纸 甘草各一两 木香 枳壳 干姜 虎骨(酥炙) 香附 白芷 厚朴 陈皮 白术 川芎 麻黄 独活 羌活 川椒(去合口、目) 白芍 生地 熟地 天冬(去心) 麦冬(去心) 防风 荆芥 五味子 小茴香 细辛 沉香 白蔻各三钱 枣肉二两 真蜜一斤 核桃仁四两 真酥油半斤 天麻三钱 生姜四两

【功能主治】 和脾胃,养丹田,强壮筋骨,益精补髓,聪耳明目,定五脏,安魂魄,润肌肤,和容颜,强阴壮阳,能除万病。

【用法用量】 常饮一二杯。

【制备方法】 上药除酥蜜二味,各精制,称足装入绢袋中,入无水高烧酒四十斤,同酥蜜入坛中,将坛口密封严固,桑柴文武火烧三炷香,待大锅中水冷取出,埋阴地,三日出火毒。

【资料来源】 明·《仁术便览》

浸黄酒方

【药物组成】 人参(拣肥大者,去芦)五钱 白术(去梗,泔浸,土炒)一两

二钱　茯苓(坚白者,去皮,为末,水澄,去浮,晒干)八钱　大甘草(炙)五钱　当归(全用,酒浸,姜制)六钱　生熟地黄(拣,酒浸)各五钱　白芍(酒炒)五钱　牛膝(去苗,酒浸;焙)八钱　杜仲(姜汁炒,净)六钱　生姜(洗,切)五钱　黄柏(厚者,酒洗,炒)一两　知母(南者,去皮、毛,酒炒)八钱　破故纸(盐、酒炒)三钱　甘州枸杞(去蕚)一两　茅山苍术(浸,炒)六钱　山药(大者,焙)五钱　锁阳(酥炙;如无,苁蓉代)七钱　山茱萸(去核)七钱　石菖蒲(去毛,焙)五钱　远志(甘草水煮,去心)五钱　陈皮(去白,盐水浸,焙)七钱　莲肉(去心,焙)八钱　鹿角霜(如无,加菟丝子)五钱　天门冬(去心)五钱　麦门冬(去心)五钱

【功能主治】 补气血虚损,理脾胃,滋肾水,强腰脚,益精神,开心,明目。

【用法用量】 每日饮服数杯。

【制备方法】 上药制净,秤足,冬用黄酒,夏用烧酒五十壶,坛内用生绢袋药系口,入坛中,春浸十四日,夏浸七日,秋浸十四日,冬浸二十一日,取出备用。

【资料来源】 明·《仁术便览》

种子延龄酒

【药物组成】 生地黄60 g　熟地黄60 g　天门冬60 g　麦门冬60 g　当归60 g　南芎30 g　白芍药45 g　人参15 g　白术60 g　白茯苓60 g　制何首乌60 g　牛膝60 g　杜仲60 g　枸杞子60 g　巴戟肉60 g　肉苁蓉60 g　远志肉60 g　石菖蒲15 g　破故纸30 g　山茱萸30 g　石斛30 g　甘菊花30 g　砂仁15 g　木香15 g　虎胫骨60 g　龟板60 g　陈皮30 g　柏子仁30 g　酸枣仁30 g　小茴香30 g　大枣肉60 g　龙眼肉30 g　青盐30 g　胡桃肉30 g　生姜30 g　灯心30 g

【功能主治】 补阴阳,益气血,养心神,理脾胃。适用于腰膝酸软、须发早白、头晕耳鸣、面色不华、动则劳倦、心神不宁、婚后无子等症。对老年人有补虚损、除劳倦、乌须发、清耳目、固齿牙之功。

【用法用量】 每日早、晚适量饮服。

【制备方法】 将上药切制后,置于适合的酒坛内,加入无灰酒20 L,以文火加热1.5 小时后取出酒坛。再将酒坛置于装有冷水的

水缸内，并注意随时换用新的冷水，经3日后过滤取酒液。滤出的药渣，再加酒10 L，按照前述先加热，后冷浸的方法滤取酒液，将两滤液合并，埋土中3日，去火毒即成。

也可采用冷浸法，浸泡21日制备。

【注意事项】 如有虚热，可于上方中加入黄柏、知母各60 g。

【资料来源】 明·《妙一斋医学正印种子篇》；《治疗与保健药酒》

秘传三意酒

【药物组成】 枸杞子500 g 生地黄500 g 大麻子300 g

【功能主治】 滋阴补血，清热生津，润肠活血。适用于阴虚血少，头晕口干，大便偏干燥等。

【用法用量】 适量饮服。

【制备方法】 将上述药物制为饮片，以绢袋盛，白酒3.5 L浸泡7日以上，过滤。

【资料来源】 明·《松崖医经》

聚宝酒

【药物组成】 赤白何首乌各120 g 生地黄240 g 熟地黄120 g 白茯苓60 g 莲心30 g 甘菊花60 g 槐角子30 g 五加皮120 g 天门冬30 g 麦门冬60 g 茅山苍术45 g 石菖蒲60 g 苍耳子30 g 沉香15 g 肉苁蓉30 g 甘枸杞60 g 人参30 g 白术60 g 当归60 g 天麻30 g 防风15 g 牛膝30 g 杜仲60 g 沙苑蒺藜30 g

【功能主治】 益精血，健脾气，强筋骨，祛风湿。适用于肝肾精血不足、气虚脾弱、筋骨不健出现的腰酸腿软、遗精早泄、头晕耳鸣、须发早白、四肢无力、骨节疼痛、饮食乏味、面色无华等症。平素体质偏于气阴不足者亦可服用。用之得宜，有利于延年益寿。

【用法用量】 药酒每日分早、中、晚3次饭前服。每次服三小盅。早服宜在五更时，服后当再卧片刻。药渣制成蜜丸，称“聚宝丹”，可以同时服用。

【制备方法】 上药洗净，剉片装入绢袋中，在瓷坛中注无灰酒

90 L,将药浸入,春季浸10日,夏季7日,秋冬浸14日。

【注意事项】 酒后忌生冷、葱、蒜、萝卜和鱼。同时要注意精神生活的调摄,做到豁达乐观。

【资料来源】 明·《济世良方》;《治疗与保健药酒》

按:《扶寿精方》中载有延龄聚宝丹(酒),其方较《济世良方》聚宝丹(酒)增加了黄精、桑葚子、粉甘草3味药,无沉香,各药用量也略有改变,作用近似。据该书记载,古时有位叫林以和的人,因体弱多病,自39岁起便开始服用延龄聚宝酒,到64岁时,竟然旧疾皆愈,身体强壮,黑发满头,耳聪目明,牙齿坚固,虽年逾花甲,仍精力充沛。由此看来,该酒的延年作用,值得重视。

雪花酒

【药物组成】 羊精膂肉500 g

【功能主治】 精亏血少诸证。

【用法用量】 每用时取出切作薄片,入酒杯中,以温酒浸饮之。

【制备方法】 上去筋膜,温水浸洗,批作薄片,用极好酒一升,煮令肉烂,细切研成膏,另用羊筒髓三两,肾窠脂一两,于银锅内熔作油,去滓,却入先研肉膏内,并研令匀,又入龙脑少许拌和,倾入瓷瓶内,候冷。龙脑候极温方入,如无龙脑入木香少许拌和亦佳,二味各入少许尤佳。

【资料来源】 明·《永乐大典》

定风酒

【药物组成】 天冬　麦冬　生地　熟地　川芎　五加皮　牛膝　秦艽各五钱　川桂枝三钱

【功能主治】 补血熄风,强健筋骨。治患虚风病者。

【用法用量】 适量饮服。

【制备方法】 上九味,绢袋盛,以滴花烧酒二十斤,净白蜜,赤砂糖,陈米醋各一斤,搅匀,浸入瓷坛,豆腐皮封口,用巨砖压上,安水锅内,蒸三炷香。坛须宽大,则蒸时酒沸溢出也。取起埋土中七日。

【资料来源】 清·《随息居饮食谱》

健步酒

【药物组成】 生羊肠（洗净，晾燥）一具　龙眼肉　沙苑蒺藜（隔纸微焙）　生薏苡仁（淘净，晒燥）　仙灵脾（以铜刀去边毛）　真仙茅各四两

【功能主治】 健步温阳。下部虚寒者宜服。

【用法用量】 适量饮服。

【制备方法】 上共六味，用滴花烧酒二十斤，浸三七日①。

【资料来源】 清·《随息居饮食谱》

地黄枸杞酒——原名“地黄醴”

【药物组成】 大熟地（晒干）八两　枸杞（用肥极者，烘燥以去润气）四两　沉香（或用白檀三钱亦可）一钱

【功能主治】 治男女精血不足，营卫不充。

【用法用量】 适量饮服。

【制备方法】 上药一料，可用高度烧酒十倍浸之，不必煮，仅浸十日后，服完又用酒六七斤，浸半月再用。

【资料来源】 清·《成方切用》

按：李杲曰：“沉香，能养诸气，用为使，最相宜。”沉香在本方中，补肾调中，引药入经，并使全方补而不滞，滋而不腻，由此可见古人用药动静相合的涵义。

归圆酒

【药物组成】 甘菊花八两　杞子一斤　当归八两　龙眼肉三斤

【功能主治】 补益。

【用法用量】 适量饮服。

【制备方法】 火酒②三斤，酒酿十斤，泡二十一日用。

【资料来源】 清·《种福堂公选良方》

仙灵固精酒——原名“仙灵酒”

【药物组成】 淫羊藿（去毛边，羯羊油炒黑）四两　金樱子（去子）一斤

---

① 三七日：为二十一日。

② 火酒：即今之白酒。

牛膝一两　归身　川芎一两　巴戟一两　菟丝子二两　小茴香(炒)一两　故纸(炒)二两　官桂一两　杜仲(姜炒)一两　沉香五钱

【功能主治】　壮阳固精，健筋骨，补精髓，广嗣延年，中年以后血气不足者宜服；并治下元痼冷，腰膝无力，阳道不举，梦泄遗精。

【用法用量】　随性饮服。

【制备方法】　用好火酒二十斤，绢袋盛药，悬胆煮三炷香，放土内埋三日，八十小瓶以泥封口。

【注意事项】　阴虚火旺者慎用。

【资料来源】　清·《奇方类编》

按：本方淫羊藿补肾壮阳为君，其他小茴香、破故纸、官桂等也均为温补药，故适宜于下元虚冷、肾阳不足的体质，如平时咽干口燥，舌红脉数者为肾阴不足，则不宜用本方进补。

万寿药酒

【药物组成】　红枣二斤　石菖蒲一两　川郁金一两　全当归二两　五加皮　陈皮　茯神　牛膝　麦冬各一两　红花五钱

【功能主治】　延年益寿。

【用法用量】　适量饮服。

【制备方法】　用烧酒二十四斤，绢袋盛药入坛内，煮一炷香，入土数日，退火取饮。

【资料来源】　清·《奇方类编》

按：本方菖蒲、郁金、当归、五加皮、红花、陈皮等均为理气活血药，体现了中医气血流畅、百病不生的学术思想。

三仙延寿酒

【药物组成】　上好堆花烧酒一坛　龙眼肉一斤　桂花四两　白糖八两

【功能主治】　滋补，延寿。

【用法用量】　适量饮服。

【制备方法】　将龙眼肉、桂花、白糖加入烧酒中，封固经年，愈久愈好。

【资料来源】 清·《奇方类编》

延龄酒

【药物组成】 枸杞子八两　龙眼肉四两　当归二两　白术(炒)一两　大黑豆半升

【功能主治】 延年益寿。

【用法用量】 适量饮服。

【制备方法】 上药用绢袋盛,浸无灰酒十五斤中,七日后饮。

【资料来源】 清·《奇方类编》

按:枸杞子滋肝肾,龙眼肉益心脾,当归补血,白术益气,大黑豆中含有丰富的蛋白质、脂肪、碳水化合物、维生素 B_1 及 B_2、烟酸等营养物质,故合方能滋补五脏气血而延年益寿。

怡神酒

【药物组成】 烧酒一坛　糯米糖 1 kg　绿豆 1 kg　木香(为末)6 g

【功能主治】 愉悦精神。

【用法用量】 适量饮服。

【制备方法】 上三味药,浸于烧酒中,久浸为佳。

【资料来源】 清·《奇方类编》

按:木香,现代报道有解痉降压作用,古人为治气之总药。强志者,芳香之气足以振刷精神也(见《本草正义》)。绿豆清热解毒,久服无枯人之忌,加糖可和中。烧酒壮神,使之显有愉悦精神的功效。本方配伍的深入研究,对加深中医的理解有一定的帮助。

补心酒

【药物组成】 麦冬(去心)二两　柏子仁(去油)一两　白茯神一两　当归身一两　龙眼肉一两　生地一两五钱

【功能主治】 补益。

【用法用量】 适量饮服。

【制备方法】 上药绢袋盛,入无灰酒十斤,坛内浸七日。连坛煮亦可。

【资料来源】 清·《奇方类编》

回春酒

【药物组成】 人参30 g 荔枝肉1 000 g

【功能主治】 补元气、益精神，凡体质虚弱、精神不振者，尤其是老年人可服用。

【用法用量】 每日早晚各饮一二盅。

【制备方法】 将人参切成薄片，荔枝去核，装入绢袋内，用好白酒2.5 L浸泡，封固，三日后可使用。

【注意事项】 因该酒性质偏温，有虚火者不宜使用。

【资料来源】 清·《同寿录》;《治疗与保健药酒》

按:据文献记载，该酒尚有改善老年人性功能作用。方中荔枝是一种美味水果，具有益血、生津、益智宁心的作用，并略有助阳之功。

宜男酒

【药物组成】 全当归60 g 茯神60 g 枸杞子60 g 川牛膝60 g 杜仲60 g 桂圆肉60 g 核桃肉60 g 葡萄干60 g

【功能主治】 益精血，补肝肾，强筋骨，安心神。适用于肝肾亏虚，精血不足所致的月经不调、婚后不孕之症。

【用法用量】 早、晚各服二盅。

【制备方法】 上药制成粗末，装入绢袋，悬于瓷坛内，以无灰酒5 L浸泡，封固，隔水加热半小时后，取出瓷坛埋土中，七日后取起使用。

【注意事项】 饮酒期间忌房事或避孕。

【资料来源】 清·《同寿录》;《治疗与保健药酒》

按:配方中枸杞子平补肝肾，益精养血；全当归、川牛膝养血活血；杜仲、核桃肉补肾强腰膝；桂圆肉、茯神益气血而安神；葡萄干有补气血、强筋骨的作用。全方用药平和，适于作保健酒服用，可使精血充盛、精神饱满、筋骨强健；并有改善生殖功能，调经种子的作用，名谓宜男酒，乃因此酒能协调生殖器官功能而得贵子之功。

虎鹿二仙酒

【药物组成】 虎骨500 g　鹿筋1 000 g　枸杞500 g　龙眼肉500 g　怀牛膝250 g　当归250 g

【功能主治】 补肝肾，益气血，祛风寒，强筋骨。适用于肝肾不足，风寒入侵，腰膝痿软，举步无力，筋骨关节疼痛等症。

【用法用量】 适量饮服。

【制备方法】 先将虎骨、鹿筋分别用开水煮一片刻，洗净，煎熬成膏。再将枸杞子等药物熬成膏，诸膏合在一起，加入白蜜500 g，再略熬成膏。以每15 g膏用1 000 ml酒的比例，用好烧酒浸泡。

【注意事项】 该酒性温，湿热浸淫，肺热伤津所致的痿证不可使用。

【资料来源】 清·《同寿录》;《治疗与保健药酒》

按:方中虎骨、鹿筋为祛风寒强筋骨良药;枸杞子、牛膝补肝肾，益精血;当归、龙眼肉养血益气安神;酒可温通经脉。故本酒是一种有良好的健步强筋作用的药酒。

健阳酒

【药物组成】 当归9 g　枸杞子9 g　破故纸9 g

【功能主治】 补肾助阳，温益精血。适用于肾阳虚及精血不足，腰痛、遗精、头晕、视力下降等症。

【用法用量】 适量饮服。

【制备方法】 上药切片，用净布袋装好，用1 L好烧酒浸泡，容器封固，隔水加热半小时，取出容器静置24小时，次日即可饮用。

【资料来源】 清·《同寿录》;《治疗与保健药酒》

按:破故纸补肾助阳，温中止泻，纳气平喘。当归补血活血;枸杞子补肝肾、益精明目;酒可温通血脉。所以健阳酒是一种较为平和的温补药酒。

期颐酒

【药物组成】 当归　陈皮各四两　黑豆半斤　红枣一斤　肉苁蓉　菟丝子各六两　金钗　石斛　牛膝　枸杞子各四两　淫羊藿六两　仙茅半斤　无灰好黄酒三十斤　好烧酒七十斤

【功能主治】 年老肾阳不振，精血不足，腰酸无力，小便频数，耳鸣，视物昏花等症。偏于阳虚者，也可饮用。

【用法用量】 适量饮用。

【制备方法】 将上药制为粗末，装入绢袋，浸于上述两种酒中，封固容器，隔水加热 1.5 小时，然后取出，埋于土中 7 日，取出后便可饮用。

【资料来源】 清·《同寿录》

杞圆药酒

【药物组成】 牛膝 90 g 杜仲 90 g 五加皮 90 g 枸杞子 120 g 桂圆肉 120 g 大枣 500 g 大生地 120 g 归身 120 g 红花 30 g 白糖 1 kg 蜂蜜 1 kg 甘草 30 g 银花 90 g

【功能主治】 滋补肝肾，强壮筋骨，活血养神。适用于肝肾精血不足、腰膝少力，或筋骨不利、头晕、目暗、心悸、失眠等症。

【用法用量】 每日饮一盅，不可过量饮用。

【制备方法】 以水煎药取浓汁，再兑入酒 7.5 L，也可按一般热浸法制取。

【资料来源】 清·《元汇医镜》;《治疗与保健药酒》

按：该方因药平和，体质偏于肝肾虚弱者，无明显症状，也可使用。

百药长酒

【药物组成】 当归 30 g 川芎 15 g 白芍 30 g 怀地黄 120 g 白术 30 g 白茯苓 30 g 天冬 60 g 麦冬 60 g 牛膝 30 g 杜仲 30 g 破故纸 30 g 茴香 30 g 五味子 30 g 枸杞子 120 g 陈皮 30 g 半夏 30 g 苍术 30 g 厚朴 30 g 枳壳 30 g 香附 30 g 砂仁 1.5 g 官桂 30 g 羌活 30 g 独活 30 g 白芷 30 g 防风 30 g 乌药 30 g 秦艽 30 g 何首乌 60 g 川萆薢 30 g 干茄根 120 g 晚蚕砂 30 g 干姜 30 g 红枣 500 g 烧酒 30 kg

【功能主治】 益精血，补肝肾，理脾胃，祛风湿。适用于肝肾不足，脾胃不和，风湿痹阻经络等所致的身体虚弱、腰膝无力、食少腹满、胸闷恶心、筋骨疼痛等症。

【用法用量】 适量饮服。

【制备方法】 上药制为粗末，盛入绢袋，悬于酒坛中，再将烧酒倾入封固，半月后开启饮用。

【资料来源】 清·《摄生秘剖》;《治疗与保健药酒》

延寿获嗣酒

【药物组成】 生地十二两 覆盆子 山药 芡实 茯神 柏子仁 沙苑 萸肉 肉苁蓉 麦冬 牛膝各四两 鹿茸一对 龙眼肉半斤 核桃肉半斤

【功能主治】 添精益髓，乌须明目，聪耳延年，补真阴。凡男女或素性弱不耐风寒劳役，或思虑太过，致耗气血，或半身不遂，手足痿痹，或精元虚冷，久而不孕，及孕而多女，或频堕胎均可服用。

【用法用量】 每晚男女各饮四五杯，勿令醉。

【制备方法】 上药用烧酒五十斤，无灰酒二十斤，白酒十斤，同入缸内，重汤煮七炷香，埋土七日取起，勿令泄气。

【注意事项】 忌房事月余。

【资料来源】 清·《惠直堂经验方》

还童酒

【药物组成】 熟地 90 g 生地 120 g 全当归 120 g 川萆薢 60 g 羌活 30 g 独活 30 g 怀牛膝 60 g 秦艽 90 g 苍术 60 g 广皮 60 g 川断 60 g 麦冬 90 g 枸杞 60 g 川桂皮 15 g 小茴香 30 g 乌药 30 g 丹皮 60 g 宣木瓜 60 g 五加皮 120 g

【功能主治】 补肝肾，强筋骨，养阴血，祛风湿。适用于老年人因肝肾不足，气血虚弱，感受风寒湿邪，使经络闭阻，气血运行不畅，以致关节疼痛，筋骨无力，步履不便者。

【用法用量】 每日早、晚各饮二小盅。

【制备方法】 上药装入绢袋，浸于 25 L 陈酒中，酒坛封固，隔水加热 1.5 小时，然后晾凉，将酒坛埋于地下 7 日后，即可饮用。

【资料来源】 清·《回生集》;《治疗与保健药酒》

按:该药酒在配伍上,较注意补阴养血药的运用,因而适用于风湿筋骨不利,兼有面色不华等阴血不足现象者;由于能使老人恢复运动功能,故称为还童酒。

滋阴百补药酒

【药物组成】 熟地 90 g 生地 90 g 制首乌 90 g 枸杞子 90 g 沙苑子 90 g 鹿角胶 90 g 当归 75 g 胡桃肉 75 g 桂圆肉 75 g 肉苁蓉 60 g 白芍药 60 g 人参 60 g 牛膝 60 g 白术 60 g 玉竹 60 g 龟板胶 60 g 白菊花 60 g 五加皮 60 g 黄芪 45 g 锁阳 45 g 杜仲 45 g 地骨皮 45 g 丹皮 45 g 知母 45 g 黄柏 30 g 肉桂 30 g

【功能主治】 调补阴阳,益精健骨,养血补气。适用于阴虚阳弱、气血不足、筋骨痿弱引起的劳热(自觉午后发热)、形瘦、食少、腰酸腿软等症状。体质偏于阴阳两弱者适宜饮用,有健身作用。

【用法用量】 每日早、晚随量热饮。

【制备方法】 上药剉碎,以绢袋装好,用适量热酒冲入,坛口密封,浸十五日后可用。

【资料来源】 清·《林氏活人录汇编》;《治疗与保健药酒》

按:本方中取用了鹿角胶、龟板胶两味血肉有情之品,一滋阴,一助阳,有补虚损之阳、耗伤之阴之功,名为滋阴,实有阴阳双补的作用。

鹤龄延寿丹浸酒方

【药物组成】 鹿茸(要嫩而长大者,补心血,以小沙锅醋煮昼夜,取出晒干,为末)一两 熟地黄(真怀庆出大而直者,酒九蒸九晒,能生精,新瓦上焙干,为末)六钱 生地黄(同前,用人乳浸一宿,新瓦焙干,为末)五钱 人参(拣长大明者,大补元气,为末)一两 穿山甲(圆而大者,滋脾上,火酒浸软,酥油炙黄色,为末)一两 北细辛(细而新者,能透心窍,醋浸一宿晒干,研为末)一钱 地骨皮(白而轻者,补虚损,除烦热。久服轻身,不老。蜜水浸一宿,晒干,为末)四钱 肉苁蓉(极大肥壮者,强筋骨,益精髓,滋阴水,补肾虚而种子。酒洗浸一宿,熔干,为末)九钱 当归身(坚大而陈者,能养血。酒浸一宿,焙干,为末)五钱 杜仲(厚而实者,能壮筋力,长精髓。面炒断丝,童便浸一宿,焙干,为末)一钱五分 大附子(重一两五钱,直而正者，能暖丹田，助元阳，宽铜刀切片，蜜水、白水各煮三炷香，晒干为末）三钱　朱砂（明亮鲜净者，能安神定魄，面裹蒸热，为细末）二钱五分　石燕子（去毛肠，酒浸，煮熟，姜汁炒，焙干为末。此燕生山洞，窝在石岩，食石乳，与紫燕无二，颔下俱黑，眼如铁鼠无光）一对　天门冬（白而肥者，能养心血。去心，浸酒内半日，晒干，为末）四钱　雄雀脑（头尖尾薄及左翅掩右翅是雄，能助元阳，每个脑加制过硫黄末半分，竹刀剖摊净布上，晒干，为末，如无亦可）三钱　甘草（蜜炙，为末。长流水蘸湿蜜涂炙，竹刀刮去赤皮）六分　甘枸杞（新大者，能壮阳道，延年。浸酒，焙干，为末）三钱　红蜻蜓（五月内取，江南芦洲最多，能起襄阳，去翅足如无亦可）十双　海马（雌雄全大者，扶助元阳，添补肾水，酥油炙黄色，为末）一对　仙灵脾（即淫羊藿，厚者方真，能补阳事。去毛刺乳浸，炒为末）二钱　补骨脂（黑而实者，能助元阳，添精髓，黑发，乌须。用白酒浸一宿，焙干，为末。）四钱　锁阳（肥大者，炒能壮元阳，益元气，火酒浸七次，焙干为末）九钱　川牛膝（粗而长者，黄色为佳。能生精，助肾，添髓，黑发。酒浸一宿，焙干，为末，去头芦）四钱　甘菊花（黄而小者，能生精明目。童便浸一宿，晒干，为末）一钱五分　砂仁（能通沸结而多食，开气海而多饮，姜汁炒，为末）四钱　紫梢花（要真者，暖丹田，补精髓，益气血，通心窍。酒浸一宿，新瓦隔纸焙干，为末）四钱　青盐（大块洁净者佳，益精气，坚肌腠、固齿，明目。河水洗干，醋炒、为末）四钱　凤仙子（要白花者，能助元阳，透骨髓，益气血，通心窍。水浸一宿，新瓦隔纸焙干，为末）二钱五分　白茯苓（乳拌，晒干。如此七次，为末）五钱五分　莲肉（去皮心，为末）六钱　旱莲草（酒洗，晒干，为末）五钱五分　槐角子（酒炙透，焙干，为末）五钱五分　芝麻（人乳烧熟，为末）五钱五分

【功能主治】　此方得自异人秘传，乃养生至宝，至贵之物，凡欲多寿，多子，必须久服，妙难尽述，切勿忘示匪人。

【用法用量】　每随量饮数杯。

【制备方法】　上用烧酒五十斤，封固其口，泥头，埋净地上，露其顶，以求日精，日华。如是四十九日，取起，分入小瓶，密收。其药须依法炮制，共为细末，和匀，装入绢袋，悬吊酒坛，不须煮炼。

【资料来源】　清·《卫生编》

人参姜蜜酒——原名“人参酒”

【药物组成】　人参　新鲜老姜各 80 g　蜂蜜 100 g　米酒 1 800 ml

【功能主治】 大补养身。

【用法用量】 适量饮服。

【制备方法】 将整支人参和生姜片浸入酒中，并倒入蜂蜜3周后即可饮用，2个月后味减，原料不必取出可连续泡制。

【资料来源】《浙江中医杂志》1981，(11)：511

吴棹仙精神药酒

【药物组成】 东北人参150 g　干地黄150 g　甘枸杞150 g　淫羊藿90 g　沙苑蒺藜90 g　母丁香90 g　沉香3 g　远志肉3 g　荔枝核7枚

【功能主治】 补益虚损，对年过半百，肝肾不足，气血虚弱，不能长久坚持工作者，能使精神倍增。

【用法用量】 每日1次，每次10 ml，徐徐呷服。

【制备方法】 将上药9味，去掉杂质和灰尘，以60度高粱白酒1 L，泡浸45日，即可饮用。

【注意事项】 青壮年及阴虚肝旺者禁服。

【资料来源】 《四川中医》1985，3(5)：1

按：本方以阴寒辛温之品配伍，凉而不腻，温而不燥，互相制约，阴阳协调，服之能使精神焕发，延年益寿。

保元酒

【药物组成】 人参、生地、茯苓等药适量

【功能主治】 健脾补气、滋阴降火，适用于中老年体虚。

【用法用量】 口服，每次服30 ml，每日2次，连续15日，饭前饭后不拘。

【制备方法】 上药加低度(20度)白酒而成，每毫升含生药0.15 g。

【资料来源】 《时珍国药研究》1995，6(3)：8

三味抗衰酒

【药物组成】 甘杞子700 g　北山楂300 g　苁蓉500 g

【功能主治】 养阴添精，健脾补肾，益气和血，抗衰强身。主治中老年体虚证。

【用法用量】 口服,每次 50～100 g,可以常饮。

【制备方法】 用粮食白酒 7.5 L 浸之,约 1 个月后过滤取净汁,入瓶密贮备用。

【资料来源】 《时珍国药研究》1995,6(2):31

五龙二补酒

【药物组成】 金环蛇 银环蛇 眼镜蛇 过树溶蛇 三索锦蛇 党参 黄芪 锁阳 枸杞子 杜仲 巴戟天等

【功能主治】 补气补血,温肾壮阳,舒筋活络,祛风除湿,行气止痛。主治:头晕耳鸣、心悸失眠,阳痿遗精,夜尿过多,风湿骨痛等。

【用法用量】 口服,每次 10～15 ml,每日 2 次。

【制备方法】 常规法制成药酒。

【资料来源】 《中成药》1995,17(7):26

按:共治疗各种虚证 108 例,总有效率达 94.4%。

百年春补酒

【药物组成】 海马 石燕子 韭菜子 巴戟天 枸杞子 葱涕等

【功能主治】 补肾壮阳,益气和血。适用中老年之肾虚体弱,阴阳虚衰而引起的腰膝酸软、倦怠乏力、头晕目眩、健忘失眠、小便频数、白带增多、性功能减退或障碍。

【用法用量】 每次饮百年春补酒 30 ml 左右,早晚各 1 次,酒量大者,可酌情加至 50 ml 左右,连续观察治疗 2 个疗程,每疗程 15 日。

【制备方法】 上药用优质高粱曲酒浸泡及科学工艺加工而成。

【资料来源】 《山东中医杂志》1995,14(8):348

复方海马药酒

【药物组成】 海马 海龙 海蛇 蛇鞭 鹿鞭等

【功能主治】 补肾壮阳,舒筋活络,补益神气,并可增强运动强度和耐力。

【用法用量】 适量饮服。

【制备方法】 上药制成酒剂。

【资料来源】 《中国海洋药物》1997,(4):44

长寿药酒

【药物组成】 生羊肾一具 沙苑蒺藜 桂圆肉 淫羊藿 仙茅 薏苡仁各50 g

【功能主治】 温肾壮阳,祛风除湿。适用于中老年人肾阳虚衰之阳痿不举,精冷滑泄,腰膝疼痛,痿弱无力等症。

【用法用量】 每次服20 ml,每日服2次。

【制备方法】 上药用50%白酒5 000 ml,浸泡21日后饮服。

【资料来源】 《家庭中医药》1997,(6):40

疗疾延寿酒

【药物组成】 黄精 苍术各100 g 天门冬74 g 松针150 g 枸杞子150 g

【功能主治】 滋精养血,益气生津。凡中老年精气亏虚,未老先衰,须发早白者均宜饮服。

【用法用量】 每次服20 ml,每日2次。

【制备方法】 用50%白酒2 500 ml浸泡上药,半月后饮服。

【资料来源】 《家庭中医药》1997,(6):40

如意酒 (安徽方)

【药物组成】 丹参 白术 淫羊藿 虫草 鹿茸 人参 白芍

【功能主治】 益气温阳,养血滋阴。用于体质虚弱、免疫功能低下的病人。

【用法用量】 适量饮服。

【制备方法】 上药经低度孔府家酒泡制而成。

【资料来源】 《基层中药杂志》1998,(1):32

按:有学者以本酒作缺氧、寒冷和疲劳试验,结果表明如意酒有一定的耐缺氧、耐低温及抗疲劳等抗应激作用。

乌杞蝎精酒

【药物组成】 何首乌　枸杞子　全蝎　山药　大枣等

【功能主治】 补气健脾，养血和营，活血化瘀。治疗面色苍白，头目眩晕，心悸怔忡，失眠健忘，四肢麻木等症。

【用法用量】 适量饮用。

【制备方法】 上药加35度曲酒制成药酒。

【资料来源】 《中草药》1998，(12)：817

敬父葆春酒

【药物组成】 红参　熟地　沙苑子

【功能主治】 扶正固本，补肾益气，养血固精。

【用法用量】 适量饮服。

【制备方法】 上药制成酒剂。

【资料来源】 《基层中药杂志》2000，(1)：13

复方红宝酒

【药物组成】 枸杞果　绞股蓝　生姜等

【功能主治】 抗衰老，延年益寿。

【用法用量】 每日服50 ml，分3次于饭后30分钟服。服30日。

【制备方法】 上药由38度白酒制成药酒。

【资料来源】 《中国中医药科技》2000，7(5)：294

按：经过动物实验研究，与对48名志愿者所作研究观察，表明本酒能明显提高大鼠血清羟脯氨酸含量，及健康人尿中羟脯氨酸含量，由此说明本酒有抗衰老延年益寿作用。

强身羊肾酒

【药物组成】 生羊肾　沙苑蒺藜　桂圆肉　淫羊藿　薏仁　仙茅　滴花烧酒

【功能主治】 强身羊肾酒能强筋骨壮气血，添新补髓，乌须乌发，益寿延年。

【用法用量】 每次服50～100 ml，每日服1次，连服3个月。

【制备方法】 上药在烧酒中浸泡21日后过滤即可。

【资料来源】 《中国民间疗法》2000,8(8):38

按:本酒据清代鲍相敖所编《验方新编》中羊肾酒炮制而成。临床用于90例患者,实践表明本酒对腰酸膝软、疲乏无力、性功能减退、阳痿、肢麻肢颤、步态异常,有较明显的改善。

阿胶老酒液

【药物组成】 山东平阴阿胶　即墨老酒

【功能主治】 活血补血,益气滋阴。

【用法用量】 每次服50～100 ml,早晚佐餐服。服60日。

【制备方法】 将阿胶与老酒配制而成。

【资料来源】 《山东中医杂志》2000,19(6):338

按:阿胶、老酒是我国传统冬令进补物品,具有活血补血、益气滋阴、祛风散寒之功效。适用于阳气不足,血脉瘀阻及阴虚血虚之体衰患者以及风寒痹痛、月经不调者。有医院以本酒治疗100例具有慢性虚弱证候受试者。结果表明,患者所具有的疲倦乏力、胸痛胸闷、气短懒言、大便秘结、腰腿酸软、失眠健忘、贫血等情况均有明显好转。

人参枸杞酒

【药物组成】 人参200 g　枸杞子3 500 g　熟地1 000 g　冰糖4 000 g　白酒100 L

【功能主治】 大补元气,安神固脱,滋肝明目。适用于劳伤虚损、少食倦怠、惊悸健忘、头痛眩晕、阳痿、腰膝酸痛等症。

【用法用量】 适量饮服。

【制备方法】 人参去芦头,用湿布润软后切片;枸杞除去杂质,装入纱布袋内,扎紧袋口;冰糖放入锅内,加适量清水,用文火烧至冰糖溶化,呈黄色时,趁热用纱布过滤,去渣留汁,将冰糖汁、纱布药袋放入酒内,加盖封口,浸泡10～15日,每日翻动搅拌一次,泡至人参、枸杞颜色变淡,再用纱布滤去渣,静置澄清即成。

【资料来源】 《中国药膳》

按:方中人参补气固脱,安神益智。现代药理表明,其能提高体力、脑力劳动效率，有明显抗疲劳作用，所含某种皂苷对小鼠有镇静镇痛作用。熟地滋阴养血；枸杞子补肾益精，滋肝明目；冰糖补中益气，调和口味，所以本酒有益气安神、滋肝明目作用。

首乌酒

【药物组成】 制首乌 150 g　生地黄 150 g　白酒 5 L

【功能主治】 补益肝肾，调和气血。适用于肝肾阴虚，神经衰弱，腰膝酸软。

【用法用量】 适量温服。

【制备方法】 将首乌择净杂质，洗净，用温水闷软，切成约三分见方的丁，生地黄淘洗后切成薄片，晾干水气，首乌、生地黄放入酒坛内，再将白酒缓缓倒入酒坛内，搅匀后，封严坛口。每隔 3 日开坛搅拌一次，10～15 日后即可开坛，滤去药渣。

【资料来源】《中国药膳》

按：中医学认为何首乌补肝肾，益精血，悦颜色，服之延年益寿。生地黄滋阴养血，有降血糖、降血压、强心等作用，两药同用，起到补益保健作用。

菊花明目酒——原名“菊花酒”

【药物组成】 甘菊 30 g　干地黄 10 g　当归 10 g　枸杞子 20 g　白酒 500 ml

【功能主治】 滋阴血，补肝肾，聪耳明目，延缓衰老。适用于阴血不足，肝脉失荣而引起的头晕头痛、耳鸣目眩、夜寐不酣、多梦易倦，手足震颤等。

【用法用量】 中午、晚上、睡前饮用 1 盅。

【制备方法】 将菊花去蒂，洗净，地黄、当归、枸杞子洗净，一起装入纱布袋内，扎紧袋口。将白酒、纱布药袋放入酒瓶内，盖好盖，封口，浸泡 7 日即成。

【资料来源】《中国药膳》

按：本方杞、菊滋肝明目；地黄、当归益阴养血，所以对阴血不足的患者尤适宜。

人参茯苓酒

【药物组成】 人参30 g 生地30 g 茯苓30 g 白术30 g 白芍30 g 当归30 g 红曲面30 g 川芎15 g 桂圆肉120 g

【功能主治】 气血亏损，脾胃虚弱，形体消瘦，面色萎黄等均可适用。

【用法用量】 每日适量徐徐饮服。

【制备方法】 以上9味药，共碎为粗末，白布袋贮置于净器中，用高粱酒2 L浸4～5日，去渣加冰糖250 g即可。

【资料来源】《药酒验方选》

参椒酒

【药物组成】 丹砂(细研后用水飞过，另包)20 g 白茯苓(去黑皮)30 g 人参30 g 蜀椒(去目并闭口，炒出汗)120 g

【功能主治】 脾肾阳虚，下元虚冷，耳目昏花，面容苍白。

【用法用量】 每日饭前，空腹温饮1盅，勿间断。

【制备方法】 上4味，除丹砂，其余共捣为粗末，同丹砂置于净器中，用醇酒1 L浸之，春夏5日，秋冬7日后开取，去渣备用。

【资料来源】《药酒验方选》

菊杞调元酒

【药物组成】 甘菊花(去茎)90 g 枸杞子(去蒂)90 g 巴戟天(去心)90 g 肉苁蓉90 g

【功能主治】 治疗筋骨酸痛，下元虚冷。

【用法用量】 每日早、晚各1次，空腹温饮。

【制备方法】 上4味，捣为粗末，夏布袋盛，置于净器中，用酒2 L浸之，封口，经7日后，再添冷开水1.5 L。

【资料来源】《药酒验方选》

苁蓉强壮酒

【药物组成】 肉苁蓉50 g 川牛膝40 g 菟丝子20 g 制附子20 g 椒仁30 g 肉豆蔻仁20 g 补骨脂(炒香)25 g 楮实25 g 巴戟天(炒黄)

30 g　木香 15 g　鹿茸(去毛,酥炙) 10 g　肉桂 20 g　蛇床子 15 g　炮姜 20 g

【功能主治】 肝肾虚损,腹部、胸胁疼痛,下元虚冷。

【用法用量】 每日早、晚各 1 次,每次空腹温饮 1～2 杯。

【制备方法】 上14 味药,共碎细,用夏白布包贮置于净器中,用醇酒 1.5 L 浸泡,封口,春夏 5 日,秋冬 7 日后开取。

【资料来源】《药酒验方选》

补气养血酒

【药物组成】 破故纸 30 g　熟地 30 g　生地 30 g　天冬 30 g　麦冬 30 g　人参 30 g　当归 30 g　川芎 30 g　白芍 30 g　云茯苓 30 g　柏子仁 30 g　砂仁 30 g　石菖蒲 30 g　远志 30 g　木香 15 g

【功能主治】 补气血,养心肾,健脾胃,益老人。适用于气血不足,心脾虚弱,怔忡健忘,头目昏花。

【用法用量】 每日不拘时温饮 10～20 ml。

【制备方法】 上15 味药,捣碎,用白布袋贮,置于瓦器中,浸入好酒 2 L,放火上煮熟,去渣,候冷,收贮备用。

【资料来源】《药酒验方选》

补益酒

【药物组成】 肉苁蓉 90 g　肉豆蔻 15 g　山萸肉 45 g　丹砂(细研为末,另包) 10 g

【功能主治】 肝肾虚损,腰腿软弱,头昏目眩,神志恍惚。

【用法用量】 早、晚空腹温饮 1～2 盅。

【制备方法】 前 3 味药,捣碎,合丹砂,置于瓶中,用好酒 1 L 浸之,封口,经 7 日后开取。

【资料来源】《药酒验方选》

鸡血藤酒

【药物组成】 鸡血藤胶 250 g　鸡血藤片 400 g

【功能主治】 补血活血,舒筋通络。

【用法用量】 每日早、晚各 1 次,每次空腹温饮 1～2 杯。

【制备方法】 上药置于净瓶中，用醇酒1 L浸之，封口，经7日后开取。

【资料来源】《药酒验方选》

参杞酒

【药物组成】 枸杞子汁100 g　地黄汁100 g　麦门冬汁60 g　杏仁(去皮、壳)30 g　人参20 g　白茯苓30 g

【功能主治】 益精固髓，滋阴明目，润五脏，久服延年。

【用法用量】 每日早、晚各1次，饭前温饮10 ml。

【制备方法】 上6味，将后3味捣碎，同前3味贮于瓶中，用酒1.5 L浸之，封口，经7日后开取，去渣备用。

【资料来源】《药酒验方选》

益肾明目酒

【药物组成】 覆盆子(去梗)50 g　巴戟天(穿心，紫者去心)35 g　肉苁蓉(酒浸，去皱皮)35 g　远志(去心)35 g　川牛膝35 g　五味子35 g　续断35 g　山萸肉(去核)30 g

【功能主治】 肝肾虚损，耳聋目昏，腰酸腿困，神疲乏力。

【用法用量】 每日早、晚各1次，每次空心温服10～15 ml，久服更好。

【制备方法】 上八味，捣碎为粗末，用夏白布袋盛，置于净器中，用醇酒1 L浸之，密封口，春夏浸5日，秋冬浸7日，然后添冷开水1 L，合而备用。

【资料来源】《药酒验方选》

养荣酒

【药物组成】 白茯苓50 g　甘菊花50 g　石菖蒲50 g　天门冬50 g　白术50 g　生黄精50 g　生地黄50 g　人参30 g　肉桂30 g　牛膝30 g

【功能主治】 适用于体质衰弱，身倦乏力，形容憔悴。

【用法用量】 每日早、晚各1次，每次空心温饮一盅。

【制备方法】 上10味，共捣细，用夏白布包贮，置净器中，用醇酒

1.5 L 浸之，春夏浸 5 日，秋冬浸 7 日，开取，去渣备用。

【资料来源】《药酒验方选》

党参酒

【药物组成】 老条党参(粗大者连须)1 只

【功能主治】 补中益气，生津养血。适用于脾虚泄泻，肢冷，四肢无力，食欲不佳，肺虚气喘息短，声音低微，懒言短气，血虚萎黄，头晕心悸，热性病津液耗伤，口渴等症。

【用法用量】 适量饮服，佐膳更佳。

【制备方法】 将党参拍出裂缝，置于净瓶中，用酒 0.5 L 浸之，封口，经 7 日后开取。

【注意事项】 表证未解，中满邪实者勿用。

【资料来源】《药酒验方选》

康壮酒

【药物组成】 枸杞子 45 g 炒陈曲 45 g 甘菊花 45 g 熟地黄 45 g 肉桂 45 g 肉苁蓉 30 g

【功能主治】 治疗肝肾不足，须发早白，身疲乏力，腰膝软弱。

【用法用量】 不拘时，适量饮服。

【制备方法】 上6 味，捣碎为粗末，用夏白布袋盛，置于净瓶中，用醇酒 1.5 L 浸之，春夏浸 5 日，秋冬浸 7 日后开口，再加冷开水1 L，令均匀，备用。

【资料来源】《药酒验方选》

巴戟熟地酒

【药物组成】 巴戟天(去心)60 g 熟地黄 45 g 枸杞子 30 g 制附子 20 g 甘菊花 60 g 蜀椒(去目并闭口，炒出汗)30 g

【功能主治】 补肾壮阳，长肌肉，悦容颜。治肾阳久虚，阳痿早泄，腰膝酸软。

【用法用量】 每日早、晚各 1 次，每次空心温饮 1～2 盅。

【制备方法】 上6 味，共捣碎，盛于净瓶中，用醇酒 1.5 L 浸之，封口5日后开取，去滓。

【资料来源】《药酒验方选》

桑葚柠檬酒——原名“桑葚酒”

【药物组成】 桑葚1 000 g 柠檬5个 白糖100 g 米酒1 800 ml

【功能主治】 补血养阴。

【用法用量】 适量饮服。

【制备方法】 将桑葚洗净，晒干，柠檬去皮切开，一同浸入酒中，10日后即可饮用。2月后即成，此时将酒过滤，取出桑葚。

【资料来源】《中国古代养生长寿秘法》

五加地黄酒——原名“五加皮酒”

【药物组成】 五加皮 熟地黄 丹参 杜仲（去粗皮，炙微黄） 蛇麻子 干姜各90 g 天冬30 g 钟乳120 g 枸杞子60 g

【功能主治】 调和营卫，大补心神。适用于男子肾水虚寒，小便余沥，妇人阴气不足，腰膝常痛，瘫痪拘挛等症，皆因五劳七伤所致者。

【用法用量】 早、晚2次，每次空腹温饮一大杯，量小者减之。

【制备方法】 以上药物细剉，用生绢袋盛，浸高粱酒7.5 L，浸两宿后滤清加冰糖0.75 kg，和匀即可。

【资料来源】《成药全书》

杞圆酒

【药物组成】 枸杞子375 g 蔗糖2 500 g 龙眼肉500 g 白酒2 500 ml

【功能主治】 滋养补血，明目安神。用于血虚体弱，精神委靡。

【用法用量】 口服，每次15～30 ml，每日2次。

【制备方法】 常规浸渍法。

【资料来源】《成药全书》

百益长春酒

【药物组成】 党参90 g 于术60 g 茯苓90 g 生地90 g 白芍

60 g 当归60 g 川芎30 g 木樨花[①] 250 g 桂圆肉250 g 福红曲60 g

【功能主治】 凡人虚损劳伤，筋骨疼痛或半身不遂或左瘫右痪皆由气血两亏、营卫失常所致者，久服此酒则气血充足，百体受益，长春可保。

【用法用量】 适量久服。

【制备方法】 上药共为粗末，用绢袋盛，用高粱酒 15 L，浸数日，4～5 日时，滤清加冰糖 1.5 kg。

【资料来源】《成药全书》

西洋参酒

【药物组成】 西洋参

【功能主治】 补肺阴，清虚火，生精液，除烦倦，养血益气。

【用法用量】 适量饮服。

【资料来源】《成药全书》

周公百岁酒

【药物组成】 黄芪60 g 肉桂18 g 全当归36 g 生地36 g 白茯神60 g 熟地36 g 西党参30 g 白术30 g 麦冬30 g 茯苓30 g 五味子24 g 陈皮30 g 净萸肉30 g 杞子30 g 川芎30 g 防风30 g 龟板胶30 g 羌活18 g

【功能主治】 善治气弱阳衰、亡血失精并诸风瘫痪不能屈伸及一切五劳七伤、诸虚百损等症。

【用法用量】 适量饮服。

【制备方法】 上药共为粗末，装入夏布袋，浸高粱酒 10 L。

【资料来源】《成药全书》

杞蓉药酒

【药物组成】 枸杞子403 g 肉苁蓉72 g 首乌197 g 牛膝72 g 茯苓72 g 当归72 g 补骨脂72 g 红花45 g 麦冬10 g 栀子10 g 红

---

① 木樨花：辛温无毒，能润发，生津，辟臭，化痰，美颜色。

保健篇

曲 9 g　白酒 8 966 ml

【功能主治】 补益肝肾，养血明目。用于肝肾两虚，头晕目花，腰膝酸痛。

【用法用量】 口服，一次 10～16 ml，一日 2 次。

【制备方法】 将肉苁蓉、首乌分别加水煎煮 3 次（依次为 2 小时、1 小时、1 小时）。合并煎液，滤过，浓缩至比重 1：15～1：20 的清膏，加入白酒 966 ml，搅匀，静置，滤过，备用。

余药除红花、枸杞、红曲外，均研成粗粉，再与红花等 3 味混匀，用白酒 8 000 g 渗漉。将煎液与渗漉液混合，静置，滤过，分装。

【注意事项】 高血压患者忌服。

【资料来源】《新编中成药》

参茸酒 （江苏方）

【药物组成】 人参 60 g　补骨脂(盐制) 30 g　鹿茸 60 g　佛手片 30 g　淫羊藿 360 g　红花 30 g　薏苡仁 360 g　砂仁 30 g　萆薢 360 g　苍术(炒) 30 g　熟地黄 360 g　乌药 30 g　陈皮 360 g　紫草 30 g　牛膝 360 g　防风 30 g　玉竹 360 g　乌梢蛇 30 g　红曲 60 g　枸杞子 30 g　木瓜 60 g　羌活 30 g　续断 60 g　川芎(酒制) 15 g　五加皮 30 g　草乌(制) 15 g　肉桂 30 g　檀香 15 g　白芍(炒) 30 g　豆蔻 15 g　当归 30 g　川乌(制) 15 g　青皮(醋制) 30 g　丁香 15 g　白芷 30 g　杜仲(盐制) 30 g　木香 30 g　白酒 107.5 L　白糖 7.5 kg

【功能主治】 滋补强壮，舒筋活血，健脾和胃。用于身体虚弱，脾胃不振，精神委靡等症。

【用法用量】 口服，每次 10～15 ml，每日 2 次。

【注意事项】 孕妇忌服。高血压者慎用。

【资料来源】《新编中成药》

参茸酒Ⅱ

【药物组成】 白酒 8 L　白糖 800 g　菟丝子 60 g　牛膝 40 g　熟地黄 40 g　肉苁蓉 40 g　鹿茸 20 g　人参 20 g　附子(制) 20 g　黄芪 20 g

五味子 20 g　茯苓 20 g　山药 20 g　当归 20 g　龙骨 20 g　远志(制) 20 g　红曲 10 g　制成 9 190 g

【功能主治】 滋补强壮，助气固精。用于气血亏损，腰酸腿痛，手足寒冷，梦遗滑精，妇女血亏，血寒，带下淋漓，四肢无力，行步艰难。

【用法用量】 口服，每次 10～15 ml，每日 2 次。

【注意事项】 孕妇忌服。

【资料来源】 《新编中成药》

按：方中菟丝子、肉苁蓉、鹿茸、牛膝、附子温补肝肾，人参、黄芪、茯苓、山药益气健脾，熟地、当归养血，五味子、龙骨、远志宁心安神，全方补五脏，益气血，适用于年迈体虚者。

参茸补血酒

【药物组成】 党参 240 g　人参 16 g　鹿茸 16 g　三七(熟) 8 g　熟地黄 240 g　白术(麸炒) 160 g　茯苓 160 g　当归 160 g　白芍(炒) 160 g　川芎 80 g　肉桂 80 g　黄芪(蜜制) 240 g　甘草(蜜制) 80 g　白酒 16 L

【功能主治】 壮肾阳，益精血，强筋骨。用于心肾阳虚，气血两亏，腰脊酸软，精神疲乏，头昏耳鸣，盗汗遗精，子宫虚寒，崩漏带下。

【用法用量】 口服，每次 10 ml，每日 2 次。

【注意事项】 伤风感冒忌用。

【资料来源】 《新编中成药》

参桂养荣酒

【药物组成】 党参 320 g　蔗糖 1 600 g　肉桂 50 g　白酒 16 L　红曲 50 g

【功能主治】 补中益气，散寒止痛。用于气血虚亏，腰膝冷痛。

【用法用量】 口服，每次 15～30 ml，每日 2 次。

【资料来源】 《新编中成药》

大补药酒

【药物组成】 党参 100 g　黄芪(蜜制) 100 g　山药 100 g　白术(炒)

100 g 白芍(炒)80 g 甘草(蜜制)40 g 当归 100 g 茯苓 100 g 杜仲(盐制)100 g 川芎 40 g 黄精(制)280 g 蔗糖 3.2 kg 玉竹(制)280 g 白酒 32 L

【功能主治】 益气补血。用于气血两亏，倦怠乏力。

【用法用量】 口服，每次 10～15 ml，每日 2～3 次，温服。

【注意事项】 孕妇忌服。

【资料来源】 《新编中成药》

强身药酒

【药物组成】 党参(炒)1 000 g 五加皮 500 g 首乌(制)750 g 牛膝 500 g 地黄 500 g 桑寄生 500 g 熟地黄 500 g 女贞子(酒制)500 g 鸡血藤 500 g 白术(炒)500 g 木瓜 500 g 香附(醋制)250 g 丹参 500 g 陈皮 250 g 山药 500 g 半夏(姜制)250 g 泽泻 500 g 桔梗 250 g 六神曲(焦)500 g 大枣 250 g 山楂(焦)500 g 红花 125 g 麦芽(炒)500 g 白酒 86 L

【功能主治】 强身活血，健胃。用于身体衰弱，神疲乏力，脾胃不和，食欲不振。

【用法用量】 口服，每次 15～25 ml，每日 2 次。

【资料来源】 《新编中成药》

参茸貂鞭药酒

【药物组成】 貂肾 10 具 驴肾 2 具 狗肾 2 具 海马 75 g 鹿茸(去毛)250 g 红参(去芦)500 g 熟地黄 1 500 g 肉苁蓉 1 500 g 菟丝子饼 1 500 g 淫羊藿 1 500 g 韭菜子(炒)1 500 g 肉桂 1 500 g 锁阳 1 500 g 黄芪 1 500 g 杜仲炭 500 g 大海米 500 g 补骨脂(盐制)1 500 g 牡蛎(煅)1 500 g 狗脊(烫)1 500 g 枸杞子 1 500 g 白糖 400 kg 60 度白酒 600 L

【功能主治】 滋补腰肾，壮阳祛寒。用于肾虚精冷，腰腿酸痛，阳痿不举，阴囊潮湿，头晕耳鸣。

【用法用量】 口服，每次 20 ml，每日 2～3 次，温服。

【资料来源】 《新编中成药》

参茸三七酒

【药物组成】 人参15 g 鹿茸15 g 三七(熟)150 g 白术(麸炒)90 g 茯苓(蒸)60 g 五味子(蒸)90 g 枸杞子60 g 肉苁蓉90 g 补骨脂(盐制)90 g 麦冬90 g 巴戟天(盐制)60 g 怀牛膝(酒制)30 g 白酒10 L 蔗糖45 g

【功能主治】 益气补血,养心安神。用于气血不足,病后虚弱,阳痿遗精,失眠健忘。

【用法用量】 口服,每次10 ml,每日2～3次。

【注意事项】 高血压及感冒热证忌用;孕妇慎用。

【资料来源】《新编中成药》

参茸酒Ⅰ

【药物组成】 人参60 g 鹿茸30 g 防风3 g 鳖甲3 g 萆薢3 g 羌活3 g 川牛膝3 g 独活3 g 杜仲3 g 白术3 g 玉竹3 g 当归6 g 秦艽6 g 红花6 g 枸杞子6 g 丁香2 g

【功能主治】 温阳益气,育阴和血,祛风除湿。

【用法用量】 每次一小盅,每日1～2次。

【制备方法】 用多年贮存的陈烧酒10 L,将药料入酒内封固,存数年,将药料滤出,加入冰糖120 g,烧酒1 L,兑后使用。

【资料来源】《清太医院配方》;《治疗与保健药酒》

参茸药酒

【药物组成】 生黄芪620 g 熟地300 g 木通60 g 广木香90 g 菟丝子120 g 淫羊藿120 g 紫梢花60 g 灯芯12 g 巴戟肉120 g 马蔺子30 g 澄茄30 g 韭菜子60 g 煅干漆90 g 故纸90 g 桑螵蛸60 g 沙参60 g 枸杞子560 g 大茴香120 g 煅牡蛎60 g 全蝎60 g 山萸肉(酒制)120 g 海马15 g 当归240 g 萆薢90 g 海龙30 g 茯苓120 g 核桃仁150 g 青风藤120 g 海风藤120 g 川芎120 g 木瓜120 g 灵仙120 g 白术130 g 白芷180 g 怀牛膝240 g 红花240 g 菊花240 g 五加皮500 g 广皮500 g 色姜黄740 g 人参1 500 g 独活

60 g　制川乌60 g　制草乌60 g　肉豆蔻90 g　马蔺花30 g　远志肉80 g　玉竹2 kg　党参2 240 g

又：鹿茸面500 g　沉香面36 g　母丁香面90 g　檀香面120 g　蔻仁面90 g　公丁香面60 g　砂仁面60 g　肉桂面60 g

【功能主治】 壮肾阳，益气血，祛风湿，理脾胃。适用于因阳虚寒盛，气血不足，脾胃气滞，风湿痹阻而出现的身体衰弱、筋骨痿软、腰膝疼痛、胸腹胀满、腹泻痞积、男子遗精、阳痿、妇女月经不调等症。

【用法用量】 温服，每次15 g，每日3次。

【制备方法】 先将200 L白酒倾于缸内，用栀子1.5 kg浸泡，视色适合后去渣，前组药用水熬汁去渣过滤取药液，进一步将其熬成稀膏状，另化白蜜10 kg、阿胶6 kg，一起兑入酒中，再用水溶化冰糖20 kg，兑入酒中。另兑入后组药研得的粉末，按冷浸法制取。

【注意事项】 方中多数药物性属温热，青壮年气盛血燥或阴虚火旺者不宜用，用之非但无益，反会如火浇油，使其邪热内炽益甚，消灼阴液，甚则动血，损害健康。

【资料来源】 《清太医院配方》；《治疗与保健药酒》

何首乌酒

【药物组成】 何首乌

【功能主治】 补肝肾，益精血。常用于阴虚血枯，须发早白，筋骨不健及失眠。

【用法用量】 每日1～2次。

【制备方法】 上药制成碎块，用酒浸泡3日。

【资料来源】 《中国古代养生长寿秘法》

灵芝酒

【药物组成】 灵芝

【功能主治】 滋补强壮，助消化。治疗冠心病、心绞痛、神经衰弱、老年慢性支气管炎、肝炎等，对体弱老人可久服。

【用法用量】 每日1～2次，每次半小杯(约5 ml)。

【制备方法】 取灵芝切碎，用酒浸泡15日以上。

【资料来源】《中国古代养生长寿秘法》

鹿茸酒

【药物组成】 鹿茸片

【功能主治】 壮元阳，补气血，益精髓，强筋骨。适用于虚劳体瘦、精神倦乏无力，肝肾虚而致眩晕耳聋、目眩、腰膝酸痛等。

【用法用量】 每日2次，每次半小杯。

【制备方法】 取适量鹿茸片，用酒浸泡10日以上。

【资料来源】《中国古代养生长寿秘法》

按：鹿茸具有强心、降压作用，是一味良好的全身强壮剂，可以提高机体的工作能力，改善睡眠和食欲等。

长春酒

【药物组成】 黄芪 人参 白术 白茯苓 当归 川芎 白芍 熟地黄 官桂 橘红 南星 半夏 苍术 厚朴 砂仁 草果仁 青皮 槟榔 丁香 木香 沉香 五味子 藿香 木瓜 石斛 杜仲 薏苡仁 枇杷叶 桑白皮 神曲 麦芽 甘草各9 g

【功能主治】 大补元气，壮筋骨，和脾胃，宽胸膈行滞气。

【用法用量】 每日清晨服1杯。

【制备方法】 上药拌，均分为20包，每用1包，将生绢袋盛，浸酒1斤。

【资料来源】《中国古代养生长寿秘法》

桂圆醴

【药物组成】 桂圆肉200 g

【功能主治】 温补心脾，助精神。适用于体质虚弱、失眠、健忘、惊悸等症。

【用法用量】 每日2次，每次10～20 ml。

【制备方法】 上药放在细口瓶内，加入60度白酒约400 ml，密封瓶口，每日振摇1次，半月后可饮。

【资料来源】《药膳食谱集锦》

按：桂圆肉又名龙眼肉，是传统的补益良药，且味道甜美，能健脾胃，安心神，补气血，其中含有葡萄糖、蔗糖、蛋白质、脂肪等物质，久服使人气血充盈，精神大振，并能益智安神，但性温，内有痰火及湿滞停饮者忌服。

桑葚酒

【药物组成】 桑葚5 kg　大米3 kg　酒曲适量

【功能主治】 补肝肾，明耳目，抗衰老。适用于肝肾不足之耳鸣耳聋，视物昏花等衰老征象。

【用法用量】 每次4汤匙，用开水冲服，或置锅加水适量煮食。

【制备方法】 将桑葚捣汁煮过，米煮半熟沥干，与桑葚汁液拌合，蒸煮后下酒曲适量搅拌合匀，装入瓦坛内，将瓦坛放在周围盛有棉花或稻草的箱子里发酵，根据季节气温不同，直到味甜可口取出食用。

【资料来源】《大众药膳》

按：中医认为耳目失聪往往是肝肾亏损而致。桑葚补肝肾以明耳目，现代研究发现，桑葚中含有糖，鞣酸，苹果酸，维生素B_1、B_2、C，胡萝卜素，亚油酸等人体必需的营养物质，久服可延缓衰老，延年益寿。

崔氏地黄酒

【药物组成】 生地黄（肥大者，捣，以生布绞取汁四斗四升）一石二斗　杏仁（去皮、尖、双仁、捣末）一斗　大麻子（熬，捣末）一斗　糯米（曝干）一石　上曲（曝干，细剉）一斗五升

【功能主治】 益气力，轻身明目，令人充沛，能食，疗虚羸，久饮之，去万病，妇人服之更佳，无子者，令人有子。

【用法用量】 每次温服一升，渐加至二升，一日二次。

【制备方法】 上五味，先以地黄汁四斗四升，浸曲候发，炊米二斗作饭，冷暖如人肌，酘曲汁中，候饭消，更炊米一斗作饭，酘如前法，又取杏仁、麻子末各一升二合半，和饭搅之酘曲汁中，待饭消，依前炊米饭一斗，以杏仁、麻子末各一升二合半，一如前法酘之，凡如此可八

酘讫，待酒发定封泥之，二七日压取清。

【注意事项】 忌芜荑。

【资料来源】《历代名医良方注释》

按：《历代名医良方注释》：唐代以前，药酒的生产分为浸出法和发酵法两大类，近代发酵法制备药酒已经失传，只存浸出法工艺。我国西藏尚有少量药酒是按唐代发酵法制备的，所谓“礼失而求诸野”，此之谓也。药物经过发酵处理，可能有些成分会发生变化，这是浸出法办不到的，崔氏地黄酒对发酵工艺有详尽记载，可供药剂工作者参考。

康宝补酒

【药物组成】 何首乌　刺五加　淫羊藿　黄精　枸杞　黄芪　山楂等

【功能主治】 补肾壮腰，强心健脾，宁神益智，补气益精，聪耳明目。适用于精神委靡、心悸胸闷、阳痿遗精、腰膝发软、食少梦多、视减听衰、神经衰弱、用脑过度及未老先衰、产后及病后失调，并有预防冠状血管及脑血管栓塞的作用。

【用法用量】 适量饮服。

【资料来源】 山东烟台中药厂

长松酒

【药物组成】 长松一两五钱　熟地黄八钱　生地黄　黄芪(蜜炙)　陈皮各七钱　当归　厚朴　黄柏各五钱　白芍药(煨)　人参　枳壳各四钱　苍术(米泔制，半夏制)　天门冬　麦门冬　砂仁　黄连各三钱　木香　蜀椒　胡桃仁各二钱　小红枣肉八个　老米一撮　灯心五寸长一百二十根

【功能主治】 滋补一切风虚。

【用法用量】 适量饮服。

【制备方法】 上药一料分十剂，绢袋盛之，凡米五升，造酒一尊，煮一袋，窨①久乃饮。

---

① 窨(yìn 印)：地窨子，地下室。此作放入地窨子讲。

【资料来源】《本草纲目附方分类选编》

琼浆药酒

【药物组成】 人参60 g　鹿茸30 g　桂圆肉30 g　熟附片120 g　陈皮90 g　狗脊120 g　枸杞子120 g　补骨脂120 g　黄精60 g　金樱子肉40 g　韭菜子120 g　淫羊藿120 g　冬虫草60 g　怀牛膝120 g　灵芝120 g　当归60 g　佛手60 g　驴肾60 g　雀脑50 g　红糖3 000 g　红曲240 g　白蜜500 g

【功能主治】 益肾壮阳，滋补气血。适用于肾阳虚损、精血耗伤、气血虚弱出现的腰酸腿软、四肢乏力、手足不温、精神不振、阳痿不举、阴囊湿冷、遗精早泄、腰酸寒冷、妇女白带清稀等症。

【用法用量】 每日9～15 g，一日2～3次。

【制备方法】 将药材放置洁净容器内，装入回流罐，另取45度白酒50 L，分别放入白酒25、15、10 L，加入红曲240 g兑色，每次均加热至酒沸半小时后，放去药液，将残渣压榨，压榨出的酒液与3次浸出液合并，置罐内混匀，储存一个月，静置过滤即得。

【注意事项】 该酒温而热，青年气盛及阴虚火旺者禁用。

【资料来源】《北京市中成药规范》

按："华酌既陈，有琼浆些。"这是《楚辞·招魂》中的词句，所谓琼浆意为美酒。药酒称为琼浆是言其酒之珍美。本配方鹿茸、狗脊、补骨脂、淫羊藿、冬虫草、驴肾、雀脑温肾、助阳；熟附子温阳散寒；人参、黄精健脾益气；金樱子、韭菜子固涩精气；龙眼肉、当归、枸杞子益精养血；陈皮、佛手理气开胃；灵芝补虚安神。使该酒成为一个助肾壮阳、滋补气血的配方。

魏国公红颜酒

【药物组成】 莲子(去心)　松子仁　胡桃肉　白果肉　龙眼肉各等份

【功能主治】 滋阴壮阳，男服种子。

【用法用量】 随用一二杯。

【制备方法】 上药浸烧酒。

【资料来源】《珍本医书集成》

安神酒

【药物组成】 黄精250 g　肉苁蓉250 g　白酒(50度)适量

【功能主治】 壮阳。治神经衰弱。

【用法用量】 口服，每次5～10 ml，每日3次。

【制备方法】 取药材饮片，打碎，以50%乙醇(即50度白酒)为溶媒，按冷浸法制成酒剂1 000 ml。

【资料来源】《中药制剂汇编》

长生药酒

【药物组成】 生羊肾一具　沙苑蒺藜(筒纸微炒)四两　桂圆肉四两　淫羊藿(用铜刀去边毛，羊油拌炒)四两　仙茅(真者，用糯米汁泡去赤汁)四两　薏苡仁四两

【功能主治】 延龄安神，兼乌须发。

【用法用量】 随量时时饮服。

【制备方法】 上药用滴花烧酒10 L浸三七日。

【注意事项】 阴虚内热或阳热素盛者忌服。

【资料来源】《古今延年益寿方汇粹》

按：此方原名"药酒秘方"，为了标明其功效，特在原方名前加"长生"二字。沙苑蒺藜补肾固精，缩尿明目；淫羊藿、仙茅温肾壮阳，祛风胜湿；薏苡仁利湿除痹，健脾止泻；本方重在温肾壮阳，兼有祛风除湿，适宜于中老年肾阳虚衰者服用。

九仙酒

【药物组成】 枸杞子24 g　当归身　川芎　白芍药　熟地黄　人参　白术　白茯苓各30 g　大枣10枚　生姜60 g　炙甘草30 g　好酒25 L

【功能主治】 凡气血不足引起的诸虚损病证。体质素属气怯血弱，而无明显症状者，亦可服之，保健强身。

【用法用量】 适量饮用。

【制备方法】 将上药纳入酒内，浸泡14日即可。冬季制备时，可采用热浸法，将浸酒容器封固，隔水加热半小时，取出静置数日后使用。

【资料来源】《百病中医药酒疗法》

精神药酒

【药物组成】 东北人参　干地黄　甘枸杞各15 g　淫羊藿　沙苑子　母丁香各9 g　沉香　远志肉各3 g　荔枝核7枚　高粱白酒1 L（60度）

【功能主治】 用于延年益寿。

【用法用量】 每次饮10 ml，每日1次。饮用时应徐徐呷服。

【制备方法】 将上药先除去杂质灰尘，浸于酒中，45日后即可饮用。

【资料来源】《百病中医药酒疗法》选自《四川中医》

御龙酒

【药物组成】 人参30 g　鹿茸20 g　龙滨酒500 ml

【功能主治】 疲乏神倦，气短懒言，食欲不振，畏言怕冷，腰酸腿软，健忘，失眠等虚损之症。

【用法用量】 每服20 ml，日服2～3次，亦可作佐餐饮用。

【制备方法】 将参、茸浸泡于龙滨酒内，10日后饮用。

【资料来源】《百病中医药酒疗法》

十全大补酒

【药物组成】 当归　白芍　熟地　党参　白术　川芎　茯苓　黄芪各60 g　甘草　肉桂各30 g　白酒1 500 ml

【功能主治】 培补气血，适用于气血两虚，偏于阳虚有寒的多种病证。如气血虚弱所致的食少乏力，头晕，心悸，妇女崩漏，疮疡溃而不敛，脓少清稀等症。

【用法用量】 每次饮用10 ml，早、晚各1次。

【制备方法】 将上药浸于酒中，7日后可过滤使用。

【资料来源】《张八卦外科新编》

猕猴桃根酒

【药物组成】 猕猴桃根250 g　白酒适量

【功能主治】 消化道癌瘤。

【用法用量】 每日3次，每次15～30 ml，常服见效。

【制备方法】 将猕猴桃树根切成小段，洗净浸入酒中，1周后可饮用。

【资料来源】《偏方大全》

归芪白芍酒 （《药酒汇编》）

【药物组成】 当归24 g 黄芪 白芍各12 g 白术8 g 冰糖20 g 白酒

【功能主治】 补血养气。适用于内伤劳倦，脾虚泄泻，食欲不振，面色少华，精神委靡，血虚羸弱，眩晕头痛。

【用法用量】 口服，每次20 ml，每日2次，空腹温服。

【制备方法】 将前4味药捣碎，入布袋，置容器中，加入白酒，密封。每天摇晃1次，浸泡21日后，去布袋，加入冰糖，溶化后，滤过即成。

【资料来源】《养生药酒—东方药膳》

地术酒(《药酒汇编》)

【药物组成】 生地黄40 g 白术30 g 枸杞子24 g 五加皮20 g 甘草12 g 细曲50 g 糯米600 g

【功能主治】 补肝肾，和脾胃，乌发明目。适用于腰膝酸软，视物模糊，须发早白，小便淋漓，脾虚泄泻，食欲不振，胸腹胀满等症。

【用法用量】 口服，每次15～30 ml，每日3次。

或不拘时候，随量饮之。

【制备方法】 将前5味研碎，细曲研末，备用。将药置沙锅中，加水煮至1 600 ml，去渣，倒入容器中，待冷；糯米洗净，蒸饭，待冷，入细曲，拌匀，置容器中，密封，置保温处，如常法酿酒。21日后药酒即熟，去渣即成。

【资料来源】《养身药酒—东方药膳》

健身药酒(《临床验方集》)

【药物组成】 巴戟天 肉苁蓉各15 g 黄精 金樱子 淫羊藿 熟地黄 女贞子 吐丝子各15 g 远志 当归 雄蚕蛾(抄去翅)

制附子各 10 g　黄芪 20 g　白酒 2 000 ml

【功能主治】 强腰固肾，补气壮阳。适用于身体虚弱，阳痿不举，腰膝酸软，身体乏力，虚喘咳嗽等。凡中老年人肾阳虚者均可服用。常年服用，有健身作用。

【用法用量】 口服，每次 10～20 ml，每日 1～2 次。饭前服用。

【注意事项】 阴虚火旺及高血压者忌服。

【制备方法】 将上药共研为粗末，纱布袋装，扎口，置容器中，加入白酒，密封浸泡。14 日后取出药袋，压榨取液，两液合并，静置，过滤后即可服用。

【资料来源】《养身药酒—东方药膳》

百岁酒（《药方杂录》）

【药物组成】 箭芪（蜜炙）　茯神各 60 g　当归　熟地黄各 36 g　党参　麦门冬　茯苓　白术　枣皮　川芎　龟板　龟胶　防风　枸杞子　陈皮各 30 g　肉桂 18 g　五味子　羌活各 24 g　红枣 1 000 g　冰糖 1 000 g　高粱酒 10 000 ml

【功能主治】 益气血，补肝肾，健脾胃，宁神志。适用于须发早白。

【用法用量】 口服，每次 15～30 ml，每日 3 次。或适量饮用，勿醉。

【制备方法】 将前 18 味捣碎，置容器中，加入高粱酒和冰糖，密封，隔水煮一炷香时，取出，埋入土中 7 日以去火毒，过滤去渣，即成。

【资料来源】《养身药酒—东方药膳》

复方虫草补酒　（《民间百病良方》）

【药物组成】 冬虫夏草 5 g　人参 10 g　淫羊藿 15 g　熟地黄 25 g　白酒 1 000 ml

【功能主治】 补精髓，益气血。适用于体质虚弱，用脑过度，记忆力减退，性功能减退，或肾虚咳喘，或肾虚久痹，肢麻筋骨萎软。

【用法用量】 口服，每次 20 ml，每日 1～2 次。

【制备方法】 将上药共研为粗末，纱布袋装，扎口，置容器中，加入白酒浸泡，14日后取出药袋，压榨取液，两液混合，静置，过滤后即可服用。

【资料来源】《养身药酒—东方药膳》

合和酒

【药物组成】 甜杏仁　地黄汁各50 g　蜂蜜60 g　大枣30 g　生姜汁　花生油各40 g　白酒1 500 ml

【功能主治】 补脾益气，养阴生津，润肺滑肠，养身益寿。适用于年老体弱，病后体虚，肠燥便秘。

【用法用量】 口服，每日3次，随量饮服，以不醉为度。

【制备方法】 取鲜生地按用量榨取汁，备用；将大枣洗净去核，同甜杏仁捣烂成泥，备用；再取生姜榨取汁，倒入瓷坛，加入白酒和花生油搅匀，置文火上煮沸离火，待冷后倒入生地黄汁、蜂蜜，最后加盖密封，置阴凉干燥处。每日摇晃几次，经7日后开封，过滤饮服。

【资料来源】《营养饮食》

复方薯蓣酒

【药物组成】 薯蓣100 g　山萸肉30 g　五味子　人参各10 g　白酒1 250 ml

【功能主治】 补精髓，健脾胃。适用于体质虚弱所致的头昏目眩、心悸怔忡、失眠多梦、遗精、盗汗等症。

【用法用量】 口服，每次15～30 ml，每日2次。

【制备方法】 将以上药物加工粗碎，与白酒同置入容器中，密封浸泡，15天后过滤即成。

【注意事项】 外感发热者勿服。

【资料来源】《营养饮食》

莲子酒

【药物组成】 莲子50 g　白酒500 ml

【功能主治】 养心安神，益肾固涩，健脾止泻。

【用法用量】 口服，每次15～20 ml，每日2次。

【制备方法】 将莲子去皮、芯，洗干净，装入酒坛内，再将白酒倒入，加盖封严，浸泡。每日振摇1～2次，15日后开封即可饮服。

【资料来源】《营养饮食》

虫草杞圆补益酒

【药物组成】 冬虫夏草15 g　桂圆肉　枸杞子各150 g　米酒1 500 ml

【功能主治】 滋补肝肾，强精益血，宁心安神，明目润肺。适用于身体虚弱，头晕目眩，目昏多泪，腰酸肢倦，健忘失眠，神志不宁，心悸不安等。

【用法用量】 口服，每次1杯，每日2次。

【制备方法】 将以上3味药拣洗干净，晾干；再以米酒适量将药润透，隔水蒸30分钟，待凉后，装酒器内，倒入米酒，密封浸泡2周，即可服用。

【资料来源】《营养饮食》

枸杞地骨皮蜜酒

【药物组成】 地骨皮30 g　枸杞子　蜂蜜各150 g　白酒1 500 ml

【功能主治】 滋补肝肾，清热明目。适用于中老年视力模糊，腰膝酸软等症。

【用法用量】 口服，每次10～15 ml，每日2次。

【制备方法】 将枸杞子拣去杂质，与地骨皮、蜂蜜同放入60度白酒中，密封浸泡30日，过滤去渣，即可饮用。

【资料来源】《营养饮食》

枸杞人参酒

【药物组成】 枸杞汁　地黄汁各100 g　麦门汁60 g　人参20 g　茯苓　甜杏仁30 g　白酒1 500 ml

【功能主治】 补肾填精，益气健脾，润燥。适用于气阴不足的腰酸体倦，头晕耳鸣，食欲不振，面容憔悴，肌肤粗糙，大便秘结等。

【用法用量】 口服，每次15 ml，每日2次，空腹饮服。

【制备方法】 将人参、茯苓、杏仁3味加工捣碎，放入酒坛中，倒入3汁，再加白酒，密封浸泡10日，每天摇动数下。开封后，过滤去药渣，装瓶备用。

【资料来源】《营养饮食》

黑芝麻核桃酒

【药物组成】 黑芝麻25 g 核桃仁25 g 白酒500 ml

【功能主治】 润肺止咳，补肾固精，润肠通便，强壮身体，延缓衰老。适用于肺燥咳喘、肺阴虚的干咳少痰；肾虚咳喘、腰膝酸软、遗精阳痿、小便频数、大便干燥；肝肾不足的眩晕健忘、头发早白、产后少乳等症。

【用法用量】 每次10 ml左右，每日2次，最好饭前服用。

酒量小者，可将药酒按1∶1或1∶10的比例兑上葡萄酒、黄酒或适量的温开水搅拌后服用。

【注意事项】 (1) 饮此酒期间不宜饮茶、吃萝卜、葱、大蒜等。

(2) 感冒、发热、妊娠、经期应当停服。

(3) 儿童、精神病患者以及患有肝肾疾病、高血压、心脏病、过敏性疾病、皮肤病、严重溃疡病患者也应忌服或慎服。

【制备方法】 将黑芝麻、核桃仁洗干净，同放入瓶中，倒入白酒，密封浸泡半月左右即可。

【资料来源】《养草本经》

参杞酒

【药物组成】 人参10 g 枸杞子20 g 白酒500 ml

【功能主治】 大补元气，养肝明目。适用于一切气虚之症，如肺气虚之呼吸短促；脾气虚之食欲不振；肾气虚之小便频数、不禁；心气虚之心悸、失眠；中气不足之脱肛，胃下垂；肝肾不足之夜盲、视物不清等。

【用法用量】 每次10 ml左右，每日2次，最好饭前服用。

酒量小者，可将药酒按1∶1或1∶10的比例兑上葡萄酒、黄酒或适量的温开水搅拌后服用。

【注意事项】（1）饮此酒期间不宜饮茶、吃萝卜、葱、大蒜等。

（2）感冒、发热、妊娠、经期应当停服。

（3）儿童、精神病患者以及患有肝肾疾病、高血压、心脏病、过敏性疾病、皮肤病、严重溃疡病患者也应忌服或慎服。

【制备方法】 将人参切片，枸杞子洗净，放入盛有白酒的瓶中，浸泡半月左右即可。

【资料来源】《养草本经》

灵芝人参酒

【药物组成】 灵芝 50 g　人参 25 g　冰糖 500 g　白酒 2 000 ml

【功能主治】 大补元气，益肺健脾，防病保健，延年益寿。适用于脾肺气虚之食欲不振、倦怠无力、脘腹胀满、反胃及呼吸短促、久咳喘促、肺痨等疾。

【用法用量】 每次 10 ml 左右，每日 2 次，最好饭前服用。

酒量小者，可将药酒按 1∶1 或 1∶10 的比例兑上葡萄酒、黄酒或适量的温开水搅拌后服用。

【注意事项】（1）饮此酒期间不宜饮茶、吃萝卜、葱、大蒜等。

（2）感冒、发热、妊娠、经期应当停服。

（3）儿童、精神病患者以及患有肝肾疾病、高血压、心脏病、过敏性疾病、皮肤病、严重溃疡病患者也应忌服或慎服。

【制备方法】 将灵芝洗净，切成薄片，人参切成薄片，放入盛有白酒的瓶或罐内，加入冰糖，浸泡 15～30 日即成。

【资料来源】《养草本经》

宝日达日素药酒

【药物组成】 绵羊全骨葡萄干 50 g　红枣 50 g　蜂蜜 50 g　冰糖 50 g　诃子　肉豆蔻　丁香　草果　天门冬　黄精　天花粉　蒺藜　红花　白胡椒　广枣　沉香　干姜各 10 g

【功能主治】 滋补强身，抑赫依，调胃火。适用于身体虚弱、消化不良、胃巴达干病、心慌、失眠等有显著效果。

【用法用量】 口服,每次20～40 ml,早晚各1次。21日为1个疗程。

【制备方法】 绵羊全骨(剃去肉)加水煮至3 000 ml左右。把以上辅料、药物制成散剂。最后把汤,辅料、药一同装入坛子内,放入大锅中加水蒸2～3小时即可。

【注意事项】 最好冬季服用。把要放在晾暗处保存。治疗期间忌辛辣等刺激性食物。

【资料来源】 《中国民族医药杂志》

补益长寿药酒

【药物组成】 黄芪 党参 刺五加 丹参各40 g 黄精60 g 首乌 山楂 麦冬 枸杞子各50 g 桑葚子 肉苁蓉 吐丝子 女贞子各20 g 肉桂4 g

【功能主治】 补气养血,益肾填精,调和阴阳,增强人体内分泌功能和免疫功能,提高新陈代谢的活力。适用于年老体弱,病后气血不足,肝肾两亏者。

【用法用量】 口服,每次15～30 ml,每日1次。

【注意事项】 消化不良、痰湿重等实症及阴虚阳盛者忌用。

【制备方法】 取各药饮片,去除杂质,洗净晾干,以1∶10比例放置于40～50度高粱酒内浸泡,搅拌后密封放置阴凉处。每日或隔日搅拌1次。30日后即可服用。先取出上清液另置,再压榨药渣榨出药液过滤,滤液与上清液混合放置,澄清后再过滤即成药酒。

【资料来源】 《当代医药》

二、美 容 类

硫黄药酒

【药物组成】 老硫黄 花椒各二两 诃子七十二个

【功能主治】 服之经年,发鬓再黑,温肾明目,皮肉红润,康健延年。

【用法用量】 每次一盏,每日早、晚各一次。

【制备方法】 上三药各以生绢夹袋子盛，麻绒系口，每用酒一斗，浸十日为度，硫黄永不换，椒一季一换，诃子七十二日一换，如服一升，加入好酒一升，如服半升，加入好酒半升。

【注意事项】 此酒中硫黄有毒，不宜多服、久服。

【资料来源】 汉·《神农本草》；明·《普济方》

放杖木酒①

【药物组成】 放杖木②

【功能主治】 主一切风虚，理腰脚、轻身，使肌肤变白不老。老人服之，一个月可以放杖。

【用法用量】 适量饮服。

【制备方法】 上药用酒浸。

【资料来源】 汉·《神农本草》；明·《普济方》

蔓荆附子酒③

【药物组成】 蔓荆子三分　附子(碎)三枚

【功能主治】 治秃发。

【用法用量】 泽沐十日。

【制备方法】 酒七升，合和器中，封二七日。

【注意事项】 勿近面上。

【资料来源】 晋·《肘后方》

白面酒——原名“黑面方”

【药物组成】 牯④羊胆　牛胆　淳酒三升

【功能主治】 治面黑。

【用法用量】 以酒涂面。

【制备方法】 上药与酒合煮三沸。

---

① 原无方名，今增。

② 放杖木：灌木类，生山中，树似木天蓼，性味甘温无毒。

③ 原无方名，今增。

④ 牯(gù古)：原作母牛，也指阉割过的公牛。此可能借用为母羊，或阉割过的羊。

【资料来源】 晋·《肘后方》

猪膏酒

【药物组成】 猪膏二两　生姜汁三合

【功能主治】 治肝劳[①]虚寒，两胁满，筋脉急，关格[②]不通，毛发枯黄，面色无华。

【用法用量】 分三次温服。空腹日午、夜卧各一服。

【制备方法】 上药同用慢火煎至减半，入酒一升，相合滤过。

【资料来源】 唐·《千金要方》

按：用动物脂肪与姜治疗某些疾病，是一种古老的方法。脂肪是人体不可缺少的营养成分，特别是与开胃健脾暖营的姜同用，更能促进吸收，发挥疗效。本方的收载，可作为这方面开发利用的历史依据。

姜桂酒[③]

【药物组成】 干姜　桂枝　甘草等分　生鸡蛋一枚

【功能主治】 洁白肌肤。

【用法用量】 每服方寸匕，十日知，一月白光润。

【制备方法】 上药研末，放入一升酒中搅匀煮温。

【资料来源】 晋·《肘后方》

桃花酒[④]

【药物组成】 桃花(三月三采)

【功能主治】 除百病，美容颜。

【用法用量】 适量饮服。

【制备方法】 上药用酒浸。

【资料来源】 唐·《千金要方》；明·《普济方》

---

① 肝劳：病证名。指精神受刺激引起的情志紊乱，思维障碍，如头晕目眩、胸胁胀痛、焦虑不安、谵妄幻视、虚烦不眠、精神错乱等。

② 关格：病证名。大小便都不通的病证。

③ 原无方名，今增。

④ 原无方名，今增。

地黄酒酥

【药物组成】 粗肥地黄(切,捣取汁三石)十石　麻子(捣为末以地黄汁研,取汁二石七斗)一石　杏仁(去皮、尖、两仁,捣作末,以麻子汁研取汁二石五斗)一石　曲末三斗

【功能主治】 使人白发变黑,齿落再生,髓脑满实,返老还少,走路如奔马样快,久服能有子。

【用法用量】 服药酒及酥,每次温酒一升和酥一匙口服。

【制备方法】 用地黄等汁浸曲七日,煮沸,用三石米,分三份,蒸半熟,以药汁五斗,酿酒如家常法,三日投一次饭,酒熟后密封二十一日,酒上有酥,以容器接取。

【注意事项】 忌生冷、酢、滑、猪、鸡、鱼、蒜。

【资料来源】 唐·《千金翼方》

地黄桂心酒①

【药物组成】 干地黄末一升　桂心末一升　干姜末一升　商陆根末一升　泽泻末一升　椒末一升

【功能主治】 保健,美容,灭瘢。

【用法用量】 早晨空腹服半升。

【制备方法】 上六味,以绢袋盛,放入酒中、密封口埋入地三尺,盖土压紧二十日开封。其酒当赤如金色。

【资料来源】 唐·《千金翼方》

术酒

【药物组成】 白术三十斤

【功能主治】 驻颜色,耐寒暑,久服白发反黑,齿落更生,面有光泽,延年益寿。治一切风湿筋骨诸病,产后破伤风,中风口噤不识人。

【用法用量】 适量饮服。

---

① 原无方名,今增。

【制备方法】 上药去皮，捣，以东流水三石，渍三十日，取汁，露一夜，浸曲，米酿成。

【注意事项】 忌桃、李、雀肉。

【资料来源】 唐·《千金翼方》；明·《普济方》、《本草纲目》

治发落酒——又名“石灰酒”

【药物组成】 石灰三升

【功能主治】 生发，治发落，服七日落止。百日服之终身不落。

【用法用量】 温服一合，常令酒气相接。

【制备方法】 石灰三升，水拌令湿、炒令极焦，停冷，用生绢贮之，用酒三升渍之，密封，冬季二七日，春秋季七日取酒。

【资料来源】 唐·《千金翼方》；明·《普济方》

矾石酿酒

【药物组成】 矾石(烧) 石膏 代赭 常山 蜀椒(去目闭口者，汗) 远志(去皮) 狼毒 半夏(洗) 芒硝 礜石(炼) 玄参 麻黄(去节) 防风 桔梗 秦艽 石南 石韦(去毛) 黄连 莽草 干地黄 凝水石 菟丝子 甘草(炙)各一两 白石英一两半 杏仁(去皮尖，熬)12枚

【功能主治】 润泽肌肤，聪耳明目，荡除邪气。

【用法用量】 服酒如一鸡子，酒势尽，复进之，所治无有不愈，一日二次，十日见效，三十日愈。

【制备方法】 上二十五味，捣筛盛韦囊中，用曲三斤，米三斗作酒，酒熟合药封之。冬十日、春七日、夏三日、秋五日，出药去渣。

【资料来源】 唐·《千金翼方》

五精酒

【药物组成】 黄精四斤 天门冬(去心)三斤 松叶六斤 白术四斤 枸杞子(洗)五斤

【功能主治】 久服补益养生，治万病，发白反黑，齿去更生。

【用法用量】 任性饮之。

【制备方法】 上药皆用生者，放入釜中，用水三石，煮一日，去滓，取汁浸曲，如家酿法，酒熟取清。

【注意事项】 忌鲤鱼、桃李、雀肉等。

【资料来源】 唐·《千金翼方》；明·《普济方》

枸杞地黄酒——原名“枸杞酒”

【药物组成】 枸杞子三斤　生地黄汁三升

【功能主治】 补益精血，乌黑须发，洁白肌肤，使行动轻捷，兼治妇女带下。

【用法用量】 空腹温饮一盏。

【制备方法】 于十月壬癸日，面东采枸杞子，先以好酒二升，于瓷瓶内，浸二十日，开封后再放入地黄汁，不犯生水，同浸，勿搅之，用纸三层封口，至立春前三十日开瓶。

【注意事项】 勿食芜荑、葱。

【资料来源】 宋·《圣济总录》；唐·《千金方》；明·《普济方》

鸡子美容酒①

【药物组成】 鸡子三枚

【功能主治】 疗面皯。

【用法用量】 涂面。

【制备方法】 美酒浸鸡子，密封四七日成。

【资料来源】 唐·《外台秘要》

羚胆酒②

【药物组成】 羚羊胆

【功能主治】 面皯黯，如雀卵色。

【用法用量】 一日三次，涂拭面部。

【制备方法】 以羚羊胆、酒二升，合煮三沸。

---

① 原无方名，今增。

② 原无方名，今增。

【资料来源】 唐·《外台秘要》

桃仁酒

【药物组成】 桃仁(汤浸,去皮、尖、双仁)一千二百枚,清酒三斗

【功能主治】 使人皮肤光悦红润,驱肠寄生虫,治咳嗽,小便频数,小腹牵痛连及腰背。

【用法用量】 每次服一中盏,每日二次。

【制备方法】 先捣碎桃仁,在沙盆中研细,用少量酒绞取汁,再研再绞,使桃仁研尽即止,都放入小瓷瓮子中,置于锅内,用重汤煮,看色黄如稀饧[①]便取出。

【资料来源】 唐·《外台秘要》;宋·《太平圣惠方》;明·《普济方》

灭瘢酒——原名"小品灭瘢方"

【药物组成】 鸡矢白一两 辛夷四分 白附子二分 细辛二分

【功能主治】 灭瘢。

【用法用量】 伤瘢先用甘草洗讫,涂之。

【制备方法】 以上四味,酒浸一宿,以羊脂六合,微火煎三上三下,去滓。

【资料来源】 唐·《外台秘要》

葡萄酒

【药物组成】 干葡萄末一斤 细曲末五斤 糯米五斗

【功能主治】 润肌泽肤,健腰强肾,益气调中。

【用法用量】 每次饮一盏。

【制备方法】 先炊糯米令熟,候稍冷,入曲并葡萄末,搅匀。

【资料来源】 宋·《太平圣惠方》

酸枣仁酒

【药物组成】 酸枣仁三两 干葡萄五两 黄芪三两 天门冬(去心)

---

① 饧:麦芽或谷芽熬成的糖。

三两　赤茯苓三两　防风(去芦)二两　独活二两　大麻仁半斤　桂心二两　羚羊角三两　五加皮三两　牛膝(去苗)五两

【功能主治】 养脏润肤,脚气疼痛。

【用法用量】 饭前温服适量。

【制备方法】 上药共剉,用生绢袋盛,以清酒三斗,浸六七日即成。

【资料来源】 宋·《太平圣惠方》

菖蒲白术酒——原名“菖蒲酒”

【药物组成】 菖蒲(细剉,蒸熟)一斗　生术(去皮,细剉)

【功能主治】 强健身体,防止衰老,润泽肌肤。

【用法用量】 每次温饮一盏,每日三次。

【制备方法】 上二味用绢袋盛,清酒五斗,盛入不津器中密封,春冬二七日,秋夏一七日。

【资料来源】 宋·《太平圣惠方》

商陆门冬酒——原名“商陆酒”

【药物组成】 商陆末(白色者)五斤　天门冬末五斤　细曲(捣碎)十斤　秫米(淘净)一石

【功能主治】 灭瘢痕。

【用法用量】 根据酒量适量饮服。

【制备方法】 先炊米熟,放冷如人体温,另煎熟水一石,放冷,拌匀,入不津瓮中密封,酿六十日成,去滓。

【注意事项】 忌大肉。

【资料来源】 宋·《太平圣惠方》

桃仁朱砂酒

【药物组成】 桃仁(汤浸,去皮、尖、双仁,麸炒微黄,细研)二升　朱砂(细研)二两

【功能主治】 治筋脉挛急疼痛,补血长肥肉,消除疲劳,红润肌肤。

【制备方法】 上药用无灰好酒三斗,取瓷瓶二只盛酒,逐斗分桃仁、朱砂入瓶,封头,一依煮酒法度。

【注意事项】 忌羊血;朱砂含汞,不宜多服久服。

【资料来源】 宋·《太平圣惠方》;明·《普济方》

枸杞三仁酒——原名“枸杞酒”

【药物组成】 枸杞根(不生冢上者,净洗,去苍三寸,剉一石,以水二石,煮取一石,去滓,入小麦、曲末十斤,候曲发,即用米、糯米、秫共一石,净淘,炊之令熟,摊冷暖得所,即下后药) 桃仁(去皮、尖,麸炒令微黄)三升 大麻仁(炒令香熟)二升 乌麻仁(炒令香)二升,半捣碎, 甘菊花一两 生地黄(切)一升

【功能主治】 长筋骨,保持容颜。

【用法用量】 随性饮服,不使至醉为妙。冬温夏凉。

【制备方法】 上药捣熟,入上曲米中,搅拌令匀,放于干瓮中,候发定,即用泥封瓮口,三七日令熟初开,先下筒取清。

【资料来源】 宋·《太平圣惠方》

生薯药酒

【药物组成】 生薯药(刮去皮,拍令碎)半斤

【功能主治】 补虚损,益颜色,治疗下焦虚冷,小溲频数无力。

【用法用量】 空腹适量饮服。

【制备方法】 锅中煮酒令沸,慢慢下薯药,不得搅,候熟,放入盐、椒、葱白,再加入少许酒。或生薯药一大匙,捣烂,用酥炒至香,再加入酒一盏,搅匀即得。

【资料来源】 宋·《太平圣惠方》;清·《医方类聚》

五加泽肤酒——原名“五加皮酒”

【药物组成】 五加皮三两 薏苡仁五两 羚羊角屑三两 防风(去芦头)三两 生干地黄半斤 独活三两 牛蒡根(去皮)半斤 桂心一两 牛膝(去苗)五两 黑豆(炒熟)半斤 海桐皮二两 大麻仁半两

【功能主治】 光泽肌肤,润养脏腑,并治脚气疼痛。

【用法用量】 食前温服适量。

【制备方法】 上药切碎,用生绢袋盛,以酒三斛,浸六七日。

【资料来源】 宋·《太平圣惠方》

牛膝大豆酒——原名“牛膝浸酒”

【药物组成】 牛膝根(洗切)二斤 豆一斤 生地黄(切)二升

【功能主治】 治久风湿痹,筋挛膝痛,胃气结积,益气止毒热,去黑痣面䵟,皮肤光润。

【用法用量】 每服三至五合,空腹日中、夜卧温服。

【制备方法】 上药用酒一斗五升浸,先炒豆令熟,投药入酒中,经三二宿。

【注意事项】 忌牛肉。

【资料来源】 宋·《圣济总录》;明·《普济方》

麋骨酒

【药物组成】 麋骨

【功能主治】 阴虚肾弱,久服令人肥白。

【用法用量】 适量饮服。

【制备方法】 麋骨煮汁,同曲、米如常酿酒。

【资料来源】 明·《本草纲目》

逡巡酒

【药物组成】 桃花三两三钱 马蔺花五两五钱 脂麻花六两六钱 黄甘菊花九两九钱 桃仁四十九枚 白面十斤

【功能主治】 补虚益气,去一切风痹湿气,久服延缓衰老,好颜色。

【用法用量】 适量饮服。

【制备方法】 三月三日收桃花,五月五日收马蔺花,六月六日收脂麻花,九月九日收黄甘菊花,阴干。十二月八日取腊水三斗。待春分,取好桃仁,去皮尖,白面同前花和作曲,纸包四十九日,用时,白水一瓶,曲一丸,面一块,封良久成矣。如淡,再加一丸。

【资料来源】 明·《本草纲目》

换骨酒

【药物组成】 白茯苓 晚蚕沙(炒)各一两 虎胫骨(酒浸,炙黄)半两 甘草一两 槟榔一两 郁李仁(汤浸去皮) 附子(炮去皮脐)各半两 何首乌半(一)两　防风半两　瓜蒌半两　牛蒡子根　牛膝各半两　干菊花半两　杜仲(去皮、丝)　黄芪各半两　白附子　益智仁各一两　石菖蒲半两　天麻一两　山茱萸一两　牡蛎　牡丹皮　枸杞子各半两　蛇床子　肉苁蓉各一两　羌活　鼠黏子各半两　狗脊(去毛)一两　天雄(炮,去皮、脐、尖)　干姜(炮)　苍耳子(炒)各半两　菟丝子一两　紫菀半两　白术　桔梗　白花蛇(酒浸,去皮、骨,炙)半两

【功能主治】 滋润皮肤,保持容颜,兼治眼目,能退一切风疾,常服乌黑须发,使身轻骨健,精神爽朗。

【用法用量】 每日三次,每次温服一盏。

【制备方法】 上药捣为粗末,用无灰好酒三五斗,生绢袋盛药,在坛子内封闭,用蜜浸之,春夏浸二七日,秋冬浸三七日。

【注意事项】 忌房事一月。

【资料来源】 明·《普济方》

固本酒

【药物组成】 人参　熟地黄　麦门冬　天门冬　云茯苓各 30 g　白酒 1 500 ml

【功能主治】 悦容颜,增精神,壮力气,滋阴补虚。适用于毛枯发白,面容憔悴,精神不振,腰酸膝困。

【用法用量】 口服,每次 10～20 ml,每日 2 次,空腹温服,或随量饮服,以不醉为度。

【制备方法】 将上 6 味共制为粗末,置容器中,加入白酒,密封,浸泡 3 日后,再置炉火上,先文火后武火,煮至酒色变黑为度,待冷,埋入土中 3 日,取出,过滤去渣即成。

【资料来源】 明·《普济方》

一醉散

【药物组成】 枸杞子　莲子心　槐角子　生地黄各四两

【功能主治】 乌须黑发。

【用法用量】 每日饮一盏,七日后饮尽,大醉见效。

【制备方法】 上药用好酒一斗浸，春五日，夏三日，秋七日，冬十日。

【资料来源】 明·《普济方》

【附】《普济方·头门》卷49，又“一醉散”，用槐子四钱、旱莲草四分、生地黄半两为细末，无灰酒一瓶，将药投酒内，密封之，浸二十日，取酒饮一醉，治黑发。

一醉不老丹

【药物组成】 莲花蕊　生地黄　槐角子　五加皮各二两　没食子六个　好清酒十斤

【功能主治】 专养血乌须黑发。

【用法用量】 任意饮之，以醉为度，须连日服。若不黑，再制，服之自黑。

【制备方法】 上诸药，以木石臼捣碎，用生绢袋盛药，同酒入净坛内，春冬浸一月，秋二十日，夏十日，紧封坛口，浸满日数即成。

【资料来源】 明·《古今医鉴》

乌须酒

【药物组成】 黄米三斗　淮曲十块　麦门冬(去心)八两　天门冬(去心)二两　人参(去芦)一两　生地四两　熟地二两　枸杞子二两　何首乌四两　牛膝(去芦)一两　当归二两

【功能主治】 乌须黑发。

【用法用量】 每日清晨饮三杯。

【制备方法】 上药为末，和入曲糜内封缸，待酒熟，照常榨出。

【注意事项】 忌白酒、萝卜、葱、蒜。

【资料来源】 明·《万病回春》

红颜酒

【药物组成】 胡桃仁(泡、去皮)四两　小红枣四两　白蜜四两　酥油二两　杏红(泡去皮尖、不用双仁，煮四五沸晒干)一两　自造好烧酒一金华坛

【功能主治】 保持容颜。

【用法用量】 每早服二三杯。

【制备方法】 先以蜜、油溶开放入酒中，随后将三药放入酒内浸三七日。

【资料来源】 明·《万病回春》

按：红颜酒又名不老酒，方中胡麻仁补肾，令人肥健；红枣健脾和胃；杏仁为美容常用之品；白蜜和中调味；酥油有补益之功。该酒口味甘美，适用于不会饮酒的人服，并兼有美容、补益之功，可谓一举三得。

中山还童酒

【药物组成】 马蔺根 马蔺子 马蔺花

【功能主治】 乌须黑发。

【用法用量】 随量饮酒。

【制备方法】 马蔺花一升土埋三日，取出；马蔺根一升，洗、切片，用黄米二斗，水煮成糜；陈曲二块为末，酒酵子二碗，并前共和一处，做酒待熟；另用马蔺子并根一升，用水煮十沸，入酒内三日，每日搅匀，去根。

【资料来源】 明·《万病回春》

按：本方在《东医宝鉴》、《古今图书集成·医部全录》中均有收录。马蔺子味甘性平，《神农本草经》称其"主皮肤寒热，胃中热气，风寒湿痹，坚筋骨、令人嗜食，久服轻身"。目前临床主要作为清热解毒药使用，其根的性味、功效与马蔺子相同。因此对气虚阳衰者，本方当慎用。

补血顺气药酒

【药物组成】 天门冬 120 g 麦门冬 120 g 生、熟地黄各 250 g 人参 60 g 白茯苓 60 g 枸杞子 60 g 砂仁 21 g 木香 15 g 沉香 9 g

【功能主治】 益气补血，调养五脏，舒畅气机。适用于气血不足，乏力短气，面色不华，须发早白，精神不振，脾胃不和，脘满食少等症。

【用法用量】 适量饮服。

【制备方法】 将药物制为粗末，装入绢袋，在瓷酒坛内，用白酒 15 L 浸泡 3 日，用文武火再隔水煮半小时，以酒转黑色为宜。再浸一二日即可饮用。

【注意事项】 如饮用者有热象，即可去掉木香，人参减半量。忌食萝卜、葱、蒜。

【资料来源】 明·《医便》;《治疗与保健药酒》

七宝美髯酒

【药物组成】 制首乌 100 g　茯苓 50 g　牛膝　当归各 25 g　枸杞子　菟丝子各 20 g　补骨脂 15 g　烧酒 1 500 ml

【功能主治】 补益肝肾，乌须黑发。

适用于肝肾不足、须发早白、齿牙动摇、梦遗滑精、腰膝酸软、妇女带下、男性不育。

【用法用量】 口服，每次 15～20 ml，每日 2 次，早晚各服 1 次。久服效佳。

【制备方法】 上药共研为粗末，入纱布袋中，扎口，白酒浸泡。1 个月后取出药袋，压榨取液，两液混合，静置，过滤即得。

【资料来源】 清·《医方集解》

养生酒

【药物组成】 当归(酒洗)一两　龙眼肉八两　枸杞四两　甘菊花(无蒂)一两　白酒浆七斤　滴烧酒三斤

【功能主治】 补益心肾，调和气血，充益筋髓，强壮筋骨，安定五脏，旺盛精神，滋润肌肤，保持容颜。

【用法用量】 不拘时随意饮服。

【制备方法】 上药用绢袋盛，悬于坛中，加酒封固，窨月余。

【资料来源】 清·《惠直堂经验方》

熙春酒

【药物组成】 枸杞子 100 g　龙眼肉 100 g　女贞子 100 g　真生地 100 g　仙灵脾 100 g　猪油 500 g　绿豆 100 g

【功能主治】 温肾补肺，润泽肌肤及毛发。平时服用可使容颜少壮，毛发润泽，并治老年久嗽。

【用法用量】 根据酒量酌饮，但每次不得超过 30 g，早晚各服一次。

【制备方法】 女贞子于冬至日九蒸九晒，真生地洗净晒干，仙灵脾去皮毛。绿豆洗净晒干。将上述药物装入绢袋内扎紧，备用。将瓷瓶烧酒 10 L，再放入药袋，严密封口，浸制一月即成。不吃猪油者，不用猪油，加柿饼 500 g 即可。

【资料来源】 清·《随息居饮食谱》

玉液酒

【药物组成】 猪脂　白蜜

【功能主治】 温润补肺、泽肌肤，美毛发。治老年久嗽。

【用法用量】 每日温服三次。

【制备方法】 以猪脂、白蜜浸滴花烧酒中，封浸一月。

【资料来源】 清·《随息居饮食谱》

【附】《圣济总录》猪脂酒治子死腹中，气血凝滞不下。

美髯醑[①]

【药物组成】 何首乌 300 g　冬青子 60 g　旱莲草 90 g　桑葚子 60 g　熟地 210 g　乌饭叶 90 g[②]　黑皮豆 90 g　干茄花 90 g　乌犀角 90 g

【功能主治】 滋补肝肾、清热凉血、乌须黑发。对肝肾精血亏虚，血分有热而造成的须发早白、脱发等症可以使用。

【用法用量】 适量饮服。

【制备方法】 上药用绢袋盛好，投入酒坛内，倾入 5 L 无灰酒，封好坛口，隔水加热 1.5 小时，取出酒坛，置于土地上晾凉，再浸数日即可。

【资料来源】 清·《摄生秘剖》

按：该酒的配方兼顾了补血益精、调补肝肾及凉血。方中乌犀角可用水牛角代替。

---

① 美髯醑："醑"，意为美酒。所谓美髯醑，是说该药酒具有乌须黑发的作用。

② 乌饭叶：又名南烛叶。味酸涩，性平，具有益精明目、乌须发、强筋骨等作用。

外用生发酒——原名“生发酊”

【药物组成】 诃子　桂枝　山柰　青皮　樟脑(各等份)　75%乙醇适量

【功能主治】 治脱发。

【用法用量】 每日外搽2～3次。

【制备方法】 上药浸于酒中1星期。

【注意事项】 治疗期间禁食猪油、肥肉，洗头勿用肥皂及肥皂粉。

【资料来源】 《中医杂志》1980,(11):66

桃花白芷酒

【药物组成】 桃花250 g　白芷30 g　白酒1 000 ml

【功能主治】 活血通络，润燥宣散。适用于湿浊内阻，面部脉络涩滞所致的面黯、面部黑斑等症。

【用法用量】 每日早晚或晚上饮酒1～2盅，同时倒少许酒于掌中，两手对擦，待手热后，来回擦面部患处，一般使用30～60日。

【制备方法】 农历3月3日或清明前后，采集东南方向枝条上花苞初放及开放不久的桃花250 g，另取白芷30 g，以1 000 ml白酒浸泡，容器密封，浸泡1个月后，即可使用。

【注意事项】 妊娠期及需要哺乳的妇女，不宜使用。

【资料来源】 《浙江中医杂志》;《治疗与保健药酒》

乌须黑发药酒

【药物组成】 当归120 g　枸杞子120 g　生地黄120 g　人参120 g　连蕊120 g　五加皮60 g　黑豆250 g　桑葚子120 g　槐角子30 g　何首乌120 g　没石子一对　旱莲草90 g

【功能主治】 固敛精气，滋补肝肾，益气养血，乌须黑发。适用于肾气不固、肝肾不足、气血虚弱所致的腰酸，头晕，遗泄，须发早白，乏力等症。

【用法用量】 每日适量饮用，并可适量送服药丸。

【制备方法】 上药切片或适当粉碎，装入绢袋，用五加皮酒 15 L 浸泡，容器封固，21 日后，压榨、过滤取澄清酒液，其药晒干为末，制成丸药，如梧桐子大。

【注意事项】 配制过程中所用的五加皮酒应当是用单味南五加皮酿制或浸出而成的药酒。不可使用其他复方五加皮酒，以免使配方成分混杂，影响使用效果。

【资料来源】 《治疗与保健药酒》

按：本方是在“一醉不老丹”固敛精气的基础上，增强了滋补肝肾、益气养血的作用，肝肾精血充盛，须发就能得到较好的润养，从而起到乌须黑发的作用。

圆肉补血酒

【药物组成】 桂圆肉 250 g　制首乌 250 g　鸡血藤 250 g

【功能主治】 补血益精，行瘀安神。适用于血虚气弱的面色无华，头眩心悸，失眠，四肢乏力，须发早白等症。

【用法用量】 每日 1～2 次，每次 10～20 ml。

【制备方法】 上药切片，加入米酒 1 500 ml，封好，浸 10 日。在浸泡过程中，每日振摇 1～2 次，以促进有效成分的浸出。

【资料来源】 《治疗与保健药酒》

首乌归地酒——原名“首乌酒”

【药物组成】 制首乌 30 g　熟地 30 g　当归 15 g

【功能主治】 补肝肾、益精血。适用于肝肾不足、肾亏血少引起的头晕耳鸣、腰酸、须发早白等症。

【用法用量】 每日可饮用 10～15 ml。

【制备方法】 将上药切碎，以纱布袋装好，浸于 1 000 ml 白酒中，容器封固，半月后开启使用。

【资料来源】 《山东中医杂志》;《治疗与保健药酒》

却老酒

【药物组成】 甘菊花 60 g　麦冬(去心、焙)60 g　枸杞子 60 g　焦白术60 g　石菖蒲60 g　远志(去心)60 g　白茯苓(去黑皮)70 g　熟地60 g　人参30 g　肉桂25 g　何首乌50 g

【功能主治】 精血不足，身体衰弱，容颜无华，毛发憔悴。

【用法用量】 每日饭前温饮一小杯。

【制备方法】 以上11味，共捣为粗末，用醇酒2 L浸之，封口，春夏5日，秋冬7日开取，去渣备用。

【资料来源】 《药酒验方选》

美容酒

【药物组成】 人参　当归　玉竹　黄精　何首乌　枸杞子各30 g　黄酒1 500 ml

【功能主治】 润肤乌发，健身益寿。适用于容颜憔悴，面色少华，身体羸弱，皮肤毛发干燥，甚至须发枯槁等症。

【用法用量】 口服，每次20 ml，每日2次。

【制备方法】 将上6味切片或捣碎，置容器中，加入黄酒，密封，经常摇动，浸泡7日后，过滤去渣，即可。

【资料来源】 《药酒汇编》

参芪酒

【药物组成】 党参　黄芪各30 g　怀山药　白茯苓　扁豆　白术　甘草各20 g　红枣15 g　白酒500 ml

【功能主治】 益气健脾，养血悦色。适用于气虚无力，面色无华，不思饮食等症。

【用法用量】 口服，每次10～15 ml，每日2次。

【制备方法】 将前8味共制为粗末，入布袋，置容器中，加入白酒，密封，每日振摇1次，过滤去渣，即成。

【资料来源】 《药酒汇编》

地黄大豆牛蒡酒

【药物组成】 生地　牛蒡根　大豆各500 g　黄酒4 000 ml

【功能主治】 补益肝肾，祛风清热。适用于肾虚伴有风湿热邪者。亦可防治风湿热邪犯扰经络、关节，以及面部失润无光、皮肤泛黑色斑等。

【用法用量】 口服，每次 20 ml，每日 2 次，空腹服用。或随酒量饮，勿醉。

【制备方法】 将大豆炒熟，与其他药物同加工成粗粒，用纱布袋盛，扎口，入酒中密封浸泡，经常摇晃，10 日后开封，去药袋，过滤，贮瓶备用。

【资料来源】 《营养饮食》

乌发益寿酒(《滋补药酒精萃》)

【药物组成】 女贞子 80 g 旱莲草 黑桑葚各 60 g 黄酒 1 500 ml

【功能主治】 滋肝肾，清虚热，乌发益寿。适用于肝肾不足所致的须发早白，头晕目眩，腰膝酸痛，面容枯槁，耳鸣等症。

【用法用量】 口服，每次 20～30 ml，每日 2 次，空腹温服。

【注意事项】 阳虚畏寒者慎服。

【制备方法】 将前 3 味捣碎，入布袋，置容器中，加入黄酒，密封，浸泡 14 日后，过滤去渣，即成。

【资料来源】 《养身药酒-东方药膳》

补仙酒

【药物组成】 生地黄 当归 红花各 30 g 牛膝 15 g 红砂糖 200 g 烧酒 500 ml 糯米甜酒 500 ml 食醋适量

【功能主治】 补肝肾，益阴血。适用于老年人精血亏损，容颜憔悴。

【用法用量】 口服，每次 20 ml，每日 2 次。

【注意事项】 老年人如血压不高，可长期服用。糖尿病患者，不宜服用。

【制备方法】 以食醋将红砂糖调匀，一同加入酒内，将其余药物一同装入布袋中，扎口，浸泡酒中，密封 7 日后取用。

【资料来源】 《养生药酒-东方药膳》

参归补虚酒

【药物组成】 全当归 白术各26 g 川芎10 g 人参 生地黄各15 g 炒白芍18 g 炙甘草 云茯苓各20 g 五加皮25 g 核桃仁 红枣各36 g 白酒1 500 ml

【功能主治】 补气和血，调脾胃，悦颜色。适用于气血两虚，面黄肌瘦，食欲不振，精神委靡。

【用法用量】 口服，每次10～30 ml，每日2次。

【制备方法】 将前11味共研细粒，入布袋，置容器中，加入白酒浸润，盖平，隔水加热煮1小时后，取下待冷，密封，埋入土中5日以出火毒，取出静置7日，过滤去渣，即成。

【资料来源】《养生药酒-东方药膳》

首乌煮酒

【药物组成】 何首乌120 g 黑芝麻 当归各60 g 生地80 g 白酒1 500 ml

【功能主治】 补肝肾，养精血，乌须发，清热生津，益寿延年。适用于肝肾不足的阴虚血枯，腰膝酸痛，遗精带下，头发脱落，须鬓早白等。

【用法用量】 口服，每次20 ml，每日2次。药渣也可食，方法为：将药渣晒干，每次6 g，以酒送服。

【制备方法】 将当归、首乌、生地切碎，黑芝麻捣烂，共装纱布袋，放瓷罐内，倒入白酒，以文火煮沸5分钟，离火待冷后，密封，置阴凉处7～10日，取出药袋，过滤装瓶即成。

【资料来源】《营养饮食》

生发酒

【药物组成】 制首乌 黑芝麻 补骨脂 旱莲草 生地各25 g 斑蝥3 g 川椒15 g 红花5 g 鲜侧柏叶30 g 白酒(55度)400 ml

【功能主治】 补益肝肾，益气养血，活血化瘀，祛风止痒生发。适用于青少年白发。

【用法用量】 外用。每天按摩头皮后，取4～8 ml药酒，用毛刷蘸药酒于头皮顶部或白发多处，立即用木梳由前向后反复梳头，使药酒充分浸润到头皮及毛发根。

【制备方法】 上药共制成粗粉状，浸入400 ml白酒中，每天振摇1次，2周后可用。

【资料来源】 Joumal of Extemal Therapy of TCM Jun2005，14(3)：26

外用治斑秃药酒

【药物组成】 斑蝥10只　紫槿皮　生姜各30 g

【功能主治】 发表散寒，祛除风邪，活血行气。适用于斑秃。

【用法用量】 外用，轻涂患处，每日2次，10日为1个疗程。

【注意事项】 涂擦时可能出现微热或轻微疼痛感。如果发泡，则应停药。应注意不要弄破，并防止感染。

【制备方法】 用冷浸法。将以上药物浸泡于200 ml白酒中，每日振摇1次，2周备用。

【资料来源】 《中医外治杂志》2004，13(5)：9

三、防病辟疫

椒柏酒

【药物组成】 椒三七粒　东向侧柏叶七枝

【功能主治】 强身祛病，辟一切疫疠不正之气。

【用法用量】 元旦适量饮之。

【制备方法】 除夕以椒、侧柏叶浸酒一瓶。

【资料来源】 明·《本草纲目》

按：此酒古代用作预防传染病，故列入保健篇中。

屠苏酒

【药物组成】 赤木桂心七钱五分　防风一两　菝葜五钱　蜀椒　桔梗　大黄五钱七分　乌头二钱五分　赤小豆十四枚

【功能主治】 辟疫疠及一切不正之气。

【用法用量】 元旦饮之。

【制备方法】 上药以角绛囊盛之,除夕夜悬井底,元旦取出置酒中,煎数沸。

【资料来源】 明·《本草纲目》;唐·《外台秘要》

【附】 《普济方·时气门》,一方无防风;一方用虎杖一两一钱,无菝葜。

绿豆酒

【药物组成】 绿豆

【功能主治】 解暑渴。

【用法用量】 适量饮服。

【制备方法】 绿豆蒸熟,浸酒。

【资料来源】 清·《寿世青编》

按:绿豆性味甘、凉,入心、胃二经,具有清热解毒、消暑利水的作用。因其既能解暑,又能防暑,故列入保健篇。

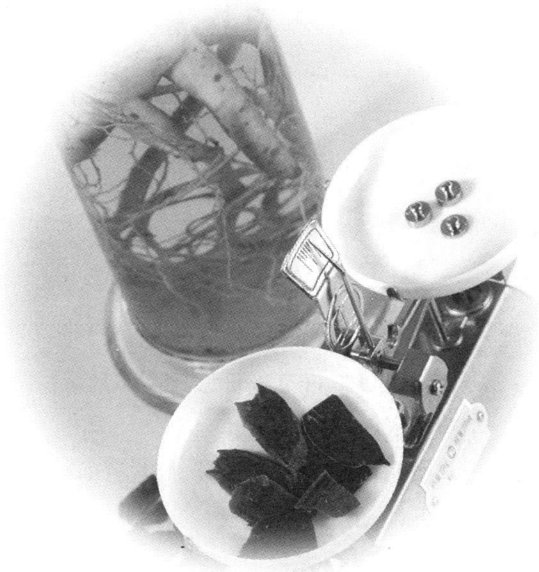

治 疗 篇

一、内 科 类

感冒

海桐皮酒[1]

【药物组成】 海桐皮(削去表面上黑者,切成四寸长)

【功能主治】 治疗伤寒,时气,温病。

【用法用量】 一次服完,应当吐出青黄汁,服数升即愈。

【制备方法】 以酒五合,用水一升煮成一升,去滓。

【资料来源】 晋·《肘后备急方》

葱根酒

【药物组成】 葱根,豆豉

【功能主治】 解肌发汗,解烦热,补虚劳,治伤寒头痛发热及冷痢腹痛。

【用法用量】 煮饮。

【制备方法】 以葱根、豆豉浸酒。

【资料来源】 明·《本草纲目》

糯米酿酒

【药物组成】 糯米一斗　曲一升半　防风(切)半斤　苍耳子三升

【功能主治】 治外感风寒。

【用法用量】 适量内服。

【制备方法】 上药用水八升,蒸取六升,米、曲共拌,盛于瓷器中,晤一周即成。

【资料来源】 明·《普济方》

① 原无方名,今增。

葱姜盐酒

【药物组成】 葱白头　生姜各 30 g　食盐 6 g　白酒 1 盅

【功能主治】 感冒。

【用法用量】 涂擦前胸、后背、手心、脚心及腘窝、肘窝，涂擦一遍后，嘱患者安卧。

【制备方法】 将上 3 味共捣如糊状，再把酒加入调匀，然后用纱布包之。

【资料来源】 《新中医》1976，(1)：15

按：中医治疗感冒以发散为主要法则，葱白头和生姜性能发散风寒，加酒外擦皮肤，增强了邪从皮毛而解的作用。

玉屏风酒

【药物组成】 黄芪　党参　当归　白术　防风　桂枝　米酒，用量比例按 3∶2∶1∶1∶1∶20 计算

【功能主治】 益气固卫，改善机体免疫力，防治感冒。

【用法用量】 每日服 3 次，每次服 50～100 ml，摇匀后服。

【制备方法】 上药与米酒一起加入消毒后的输液瓶中密闭，最后放入锅中加热至 100℃后置凉待用。

【资料来源】 《国医论坛》2000，15(3)：33

按：研究表明，古方玉屏风散可以提高白细胞对病毒诱生干扰素的能力，并与感冒次数的减少相平行。在此基础上加入当归、党参、桂枝，制成酒剂，使其作用明显加强。有医院用本酒治疗阳虚型感冒 82 例，结果治愈 75 例，占 91.5%；有效 5 例，占 6.1%；总有效率 97.6%。

荆芥豉酒

【药物组成】 豉 250 g　荆芥 10 g

【功能主治】 外感风寒，发热无汗。

【用法用量】 随量稍热饮之。

【制备方法】 用酒 750 ml，同豉、荆芥煎至 5～7 次沸，去药渣，收贮备用。

【资料来源】 《药酒验方选》

桑菊酒

【药物组成】 桑叶30g 菊花30g 薄荷10g 连翘30g 芦根35g 杏仁30g 桔梗20g 甘草10g

【功能主治】 风温病初起，病位在上焦，发热不重，微恶风寒，咳嗽鼻塞，口微渴。

【用法用量】 每日早、晚各1次，每次15 ml。

【制备方法】 上8味药，捣细，用江米酒1 L浸于瓶中，封口，经5宿开放。

【资料来源】《药酒验方选》

药酒罐疗法

【药物组成】 红花 胡椒各5g 三七 独活 附子 洋金花各3g 天南星2g 麝香0.3g

【功能主治】 祛风散寒，温通经络，祛湿化痰，活血化瘀，麻醉镇痛，解毒消炎，解郁散结等。适用于感冒，头痛，咳嗽，胃病，腹痛，消化不良，风湿痹痛，关节肿痛，腰背胀痛，痛经，以及急性软组织损伤和慢性腰肌劳损，局部急慢性炎症，肌肉痉挛，神经麻痹等。

【用法用量】 外用，将药酒倒入火罐内约1/3处，轻轻沿罐壁内旋转1圈，使其均匀附着在罐壁上，然后倒出余下的药酒。用闪火法快速将罐照在选定的穴位上，即刻吸住皮肤即可。留罐10～15分钟。

【注意事项】 首先选准要拔治的部位或穴位。用镊子夹纱布块蘸温水在皮肤上均匀涂抹，以保护皮肤不被灼伤。

【制备方法】 将上药用95%乙醇500 ml浸泡，加盖密封，10日后方可使用。

【资料来源】《吉林中医》2001(3)：47

退热药酒

【药物组成】 紫苏 薄荷 石膏 生地黄 山楂 葛根 柴胡 青蒿 仙鹤草各60g 金银花 连翘 蒲公英 鱼腥草 板蓝根各50g 麻黄40g，大黄30g

【功能主治】 发表散寒，疏散风热，清热凉血，攻积导滞，泄热退烧。有抗菌、抗病毒、抗炎及提高机体免疫力的功能。适用于各种原因引起的高热。

【用法用量】 外用，儿童每次 10～60 ml，成人每次 30～100 ml。取药酒在患者头部、背部、腰部、腹部、腋窝部、上肢、手臂、手心、足部、足背、足底部位擦浴。

根据年龄大小和病情轻重，适当增减外用退热药酒的剂量。根据患者发热程度，可间隔 1～4 小时重复使用 1 次。待体温正常后再减量使用 1 次，以巩固疗效。

【注意事项】 (1) 涂擦时注意防止药酒沾入眼内，如有沾入，用清水冲洗即可。

(2) 根据病情轻重，可单独使用本疗法或辅助其他疗法治疗。

【制备方法】 将以上药物用 52 度的粮食白酒 2 000 ml，浸泡 1 周，即可使用。

【资料来源】 《中医外治杂志》2006，15(2)：37

咳喘、过敏

苏叶陈皮酒[①]

【药物组成】 干苏叶三两　陈橘皮四两

【功能主治】 因感寒邪而咳喘上气[②]。

【用法用量】 分为二次服。

【制备方法】 酒四升，煮取一升半。

【资料来源】 晋·《肘后备急方》

紫苏大枣酒[③]

【药物组成】 紫苏茎叶(切)一升　大枣二七枚

---

① 原无方名，今增。

② 上气：气逆上喘，即呼气性呼吸困难。

③ 原无方名，今增。

【功能主治】 降逆下气，治疗肺气上逆。

【用法用量】 分二次服完。

【制备方法】 上二味，用酒三升，煮取一升半(水煮亦得，一方加橘皮半两，《肘后方》无枣用橘皮)。

【资料来源】 唐·《千金要方》

干姜酒

【药物组成】 干姜末半两　清酒六合

【功能主治】 老人冷气，逆心痛结，举动不便及感受寒邪引起的气逆喘息。

【用法用量】 一次服完。

【制备方法】 温酒热，即下姜末投酒中。

【资料来源】 唐·《外台秘要》；明·《医方类聚》

桑皮姜萸酒①

【药物组成】 桑根白皮(切)三升　生姜(切)半升　吴茱萸半升

【功能主治】 疗卒上气，鸣息便欲绝。

【用法用量】 一次服完。

【制备方法】 上三味药切碎，用酒五升，煮三沸，去滓。

【资料来源】 唐·《外台秘要》

紫苏香豉酒②

【药物组成】 紫苏三两　牛膝三两　丹参三两　生姜六两　生地三升　香豉三升　紫菀三两　防风四两　橘皮三两　大麻仁一升五合

【功能主治】 咳嗽气急。

【用法用量】 温一盏用，下桃仁丸，酒尽更添。

【制备方法】 上十味细切，绢袋盛以清酒二斗五升，浸三宿后。

【注意事项】 忌芜荑。

【资料来源】 唐·《外台秘要》

---

① 原无方名，今增。

② 原无方名，今增。

【附】 桃仁丸：《外台秘要》卷12，“桃仁丸，主痃癖气漫心胀满不下食，发即更胀连乳满，头面闭闷咳气急者方。”桃仁八分，鳖甲六分炙，枳实六分炙，白术六分，桔梗五分，吴茱萸五分，乌头七分炙，槟榔五分，防葵五分，芍药四分，干姜五分，紫菀四分，细辛四分，皂荚二分去皮子，人参四分，橘皮四分，甘草四分炙。方十七味捣筛，蜜和丸如梧子，服十九丸，日再服，加至二十九丸，忌猪肉苋菜等。

温阳止嗽酒[①]

【药物组成】 丹参 干地黄各五两 芎䓖 石斛 牛膝 黄芪 白术 苁蓉各四两 防风 独活 附子炮 秦艽 桂心 干姜各三两 钟乳(研)六分

【功能主治】 久嗽。

【用法用量】 初服二合，一日二次，渐渐加大剂量。

【制备方法】 上十五味切，酒三升，浸七日。

【注意事项】 忌食桃李雀肉，生葱猪肉，冷水芜荑。

【资料来源】 唐·《外台秘要》

天冬紫菀酒[②]

【药物组成】 生天门冬(捣取汁)一升 酒一升 饴糖一斤 紫菀(末)四合

【功能主治】 肺痿[③]咳嗽，痰浊壅盛，咽喉干燥。

【用法用量】 一日三次，饮服。

【制备方法】 以上四味放铜器中，于汤上煎。

【注意事项】 忌鲤鱼。

【资料来源】 唐·《外台秘要》

---

① 原无方名，今增。

② 原无方名，今增。

③ 肺痿：有三说，(a)出自《金匮要略·肺痿肺痈咳嗽上气病脉证治》，以咳嗽、闷胀、浊痰壅盛为特点的慢性呼吸系统疾病。(b)传尸的一种，多与痨瘵(肺结核)有关。(c)枯皮毛痿，取肺主皮毛之意，《医宗必读》：“肺痿者，皮之痿也。”

百部根酒

【药物组成】 百部根四两

【功能主治】 一切久咳、近咳。

【用法用量】 每服半盏,慢火温饮,日三次。

【制备方法】 上一味,以酒一升渍之经宿。

【资料来源】 宋·《圣济总录》;明·《本草纲目》

蜀椒酒[1]

【药物组成】 蜀椒五两

【功能主治】 冷气气短,寒性喘证。

【用法用量】 适量饮服。

【制备方法】 上药去目合口者以生绢袋盛,用酒一斗,浸之二七日即成。

【注意事项】 阴虚火旺者忌服,孕妇慎服。

【资料来源】 宋·《千金宝要》

【附】《寿城种方》用川椒四两,炒出汗,酒二碗淋之,服酒治冷虫心病(指寄生虫引起的虚寒性腹痛)。

龟肉酒

【药物组成】 生龟三枚

【功能主治】 治咳嗽日久,千方不效者,及四肢拘挛,或久瘫痪不收。

【用法用量】 适量饮服。

【制备方法】 生龟三枚,去肠,以水五升,煮取三升,浸曲酿秫四升。

【注意事项】 外感风寒咳嗽者忌服。

【资料来源】 明·《本草纲目》

按:龟肉甘咸,性平,益阴补血,适用于痨瘵骨蒸,久嗽咯血等阴虚咳嗽。外感咳嗽则不宜应用。

---

① 原无方名,今增。

猪胒酒

【药物组成】 大枣百枚　猪胒(羊胒亦可)

【功能主治】 治肺气喘急，睡卧不安。治咳胸胁支满，多喘上气，尤良。亦治久嗽上气二十年治不瘥者。

【用法用量】 七日服尽，二七日亦得。

【制备方法】 上药以酒升五浸之，秋冬七日，春夏五日出，布绞去渣。

【注意事项】 忌盐。

【资料来源】 明·《普济方》

李家宰药酒

【药物组成】 桃仁　杏仁(俱去皮尖)各一斤　脂麻(去皮炒熟)一升　苍术(去皮)四两　白茯苓　艾(揉去筋)　薄荷　小茴香各三钱　好铜钱五文　荆芥一两

【功能主治】 治虚寒咳嗽，明目养血，除膈气，去风湿，驻颜，益寿。

【用法用量】 空腹饮二三杯。

【制备方法】 上为细末，炼蜜和作一块，高烧酒一大罐，入药煮一时，将药煮散，厚绒封埋土中七日。

【资料来源】 明·《扶寿精方》

苏子酒

【药物组成】 家苏子(炒、研)

【功能主治】 主消痰下气，润肺止咳。

【用法用量】 饮服。一日三次。

【制备方法】 上药盛绢袋内，浸酒中。

【资料来源】 清·《寿世青编》

老鸹眼子酒

【药物组成】 老鸹眼子①60 g

---

① 老鸹眼子：即鼠李仁。

【功能主治】 止咳祛痰。用于慢性支气管炎，肺气肿。

【用法用量】 口服。每次1汤匙，每日3次。

【制备方法】 将老鸹眼子以白酒0.5 L浸泡5日备用。

【资料来源】《山东医药》1971，(2)：1

天天果酒

【药物组成】 天天果(龙葵果)150 g

【功能主治】 清热解毒，利尿消肿，用于慢性气管炎。

【用法用量】 口服。每次1汤匙，每日3次。

【制备方法】 将黑熟的天天果150 g，用250 g白酒浸泡20～30日后，取酒备用。

【资料来源】《吉林医药资料》1971，(1)：39

红葵酒

【药物组成】 天天果　千日红花

【功能主治】 支气管哮喘。

【用法用量】 每次10～20 ml，可用开水稀释后缓缓服下，每日3次或每晚1次，也可在发病以前开始服用进行预防。

【制备方法】 取天天果4.5 L加60%白酒15 L，千日红花2 kg加60%白酒15 L，将以上两药分开，置于容器内浸泡，约1个月后，压渣过滤，取以上两种澄明液合并等量加10%～15%单糖浆，装瓶密封标签即可。

【资料来源】《新医药学杂志》1977，(11)：28

【附】 本药酒治疗100例，平喘有效率达95%，其中显效占70%，无特殊副作用及毒性反应。

照白杜鹃酒

【药物组成】 照白杜鹃(鲜叶)13.5 kg　白酒(50度)15 L

【功能主治】 止咳化痰。用于老年慢性气管炎。

【用法用量】 口服，每次5～15 ml。每日3次，饭后30分钟服用，7～10日为1个疗程。

【制备方法】 取照白杜鹃鲜叶 13.5 kg，浸于 50 度白酒 15 L，加水至 60 L，浸泡 5 日，然后制成 30%照白杜鹃叶酒。

【注意事项】 服药期间，不能同时服用其他治疗气管炎药或对症药物。

【资料来源】《中药制剂汇编》1983，403

蜂糖鸡蛋酒

【药物组成】 鲜鸡蛋 0.5 kg　蜂糖 0.5 kg　三花酒或白酒 3 瓶（约 1.5 kg）

【功能主治】 润肺止咳，治疗老年虚寒咳嗽。

【用法用量】 每次服 20～50 ml，每日服 2 次，宜早餐后、晚睡前服，一般病证以 6 日为 1 个疗程。

【制备方法】 在干净盆中倒入酒，将蛋清、蛋黄、蜂糖与酒充分混合均匀，再装入备好瓶中摇匀即可使用。

【注意事项】 服用蜂糖鸡蛋酒不宜过量，忌喝醉。高血压、肾炎、结核，严重骨病患者及孕妇等禁用。

【资料来源】《中国民族医药杂志》1998，(2)：32

香橼醴

【药物组成】 鲜香橼 100 g　蜂蜜 50 ml　白酒（60 度）200 ml

【功能主治】 治久咳。

【用法用量】 每次 10 ml，每日 2 次。

【制备方法】 将鲜香橼洗净，切碎，加水 200 ml 放铝锅内煮烂后，加蜂蜜及白酒煮沸停火，同入细口瓶中，密闭贮存，1 个月后即可饮用。

【注意事项】 阴虚血燥及孕妇气虚者慎服。

【资料来源】《养疴漫笔》

橘红酒

【药物组成】 橘红 30 g　白酒 500 ml

【功能主治】 化痰止咳。适用于慢性气管炎，哮喘等症。

【用法用量】 每晚临睡前饮一小盅。

【制备方法】 将橘红洗净，切成六分宽的块，装入纱布袋内，扎紧袋口。将白酒，纱布药袋放入酒瓶内盖好盖，封口，浸泡7日即成。

【资料来源】《饮食辨录》

蛤蚧酒

【药物组成】 蛤蚧1对

【功能主治】 补肺润肾，定喘止咳，益精壮阳。最适于老年人肺肾虚而造成的咳喘，久病虚及慢性支气管哮喘，肾虚腰痛，阳痿。

【用法用量】 日服1～2次，每次5～10 ml。

【制备方法】 选蛤蚧一对（雌雄各一只），用酒浸泡3～6个月以上服用。可多次浸泡，时间愈长愈佳。

【资料来源】《中国古代养生长寿秘法》；《中国动物药》

【附】《本草经疏》认为："蛤蚧属阴，能补水之上源，则肺肾皆得所养，而劳热咳嗽自除。"

四味秦椒酒

【药物组成】 秦椒（去目并闭口者，微炒出汗）60 g　白芷60 g　旋覆花60 g　肉桂25 g

【功能主治】 肾虚耳鸣，咳逆喘急，头目昏痛。

【用法用量】 每日早、晚各1次，每次空腹温服1～2盅。

【制备方法】 上4味药，共捣碎细，置于净瓶中，用醇酒1 L，浸之，封口，经5日后开取。

【注意事项】 阴虚火旺者忌。

【资料来源】《药酒验方选》

小叶杜鹃酒

【药物组成】 小叶杜鹃（干品）100 g　白酒500 ml

【功能主治】 慢性气管炎，哮喘。

【用法用量】 每服10 ml，日服2次。

【制备方法】 浸泡7日后，去渣服用。

【资料来源】《陕甘宁青中草药选》

龙葵酒

【药物组成】 龙葵果 200 g　白酒 250 g

【功能主治】 气管炎，哮喘。

【用法用量】 每服 1 茶匙，日服 3 次。

【制备方法】 浸泡 30 日左右，取酒饮服。

【资料来源】《陕甘宁青中草药选》

抗过敏药酒

【药物组成】 生地黄　熟地黄各 90 g　女贞子　制何首乌　白芷各 60 g　紫草 45 g　重楼　丹参　苦参各 30 g　苍术 24 g

【功能主治】 滋阴养血、凉血祛风抗敏。

适用于慢性过敏性疾病及顽固性疑难病症。

【用法用量】 口服，每次 30 ml。每日 2 次，15 日为 1 个疗程。

【制备方法】 将上药共为细末，加入黄酒 3 000 ml 中，密封贮存，每日搅拌 1 次，20 日后方可服用。

【资料来源】《中医药信息》2004，21(5)：43

肺痨骨蒸

百部酒

【药物组成】 百部 60 g　白酒 500 ml

【功能主治】 润肺止咳。主治肺痨咳嗽，气阴虚，干咳少痰，口干气促，面色苍白，时而畏寒，骨蒸手心热及误吞铜钱等症。

【用法用量】 每晚睡前饮一小盅。

【制备方法】 将百部洗净，切成片，烧热锅，放百部入锅炒熟，然后装入纱布袋内，扎紧袋口，将白酒，纱布药袋入酒瓶内，盖好盖，封口，浸泡七日即成。

【资料来源】 唐·《外台秘要》

【附】 以该酒于临睡前浸湿头发，再用布巾包裹束紧，可治头虱。

按：体外试验，百部酒精液对多种致病菌，如肺炎球菌、人型结核杆菌等，都有不同程度的抑制作用。

桑根白皮酒

【药物组成】 桑根白皮(东引者,切)一升　狼牙(去连苗处,净刷去土)三两　吴茱萸根白皮(东引者,净刷去土)五合

【功能主治】 肺痨热生虫,在肺为病。

【用法用量】 分作三次服,每日空腹服一次。

【制备方法】 上药剉细,用酒七升,煮取二升,去渣。

【资料来源】 唐·《外台秘要》

鳗鲡鱼酒[①]

【药物组成】 鳗鲡鱼

【功能主治】 治骨蒸劳瘦,及肠风下虫。

【用法用量】 加盐醋适量服。

【制备方法】 用鳗鲡鱼二斤,去内脏洗净,剉作段,入铛内用酒三大盏熟煮。

【资料来源】 宋·《太平圣惠方》;明·《普济方》

柏叶酒

【药物组成】 柏叶(捣碎,以水一石煮取汁五斗)三十斤　黍米(净洗)一石　细曲(捣碎)十斤

【功能主治】 治传尸[②]骨蒸瘦病。

【用法用量】 每日三次,量力饮服,以差为度。

【制备方法】 以柏叶汁浸曲,发动即煮米熟,候冷后,拌匀放入瓮密封,十四日开瓮取酒。

【资料来源】 明·《普济方》

按:《药性论》对侧柏叶有“与酒相宜”之说。现代实验表明,侧柏叶醇浸剂(1∶180 000)在试管中对结核杆菌的生长有抑制作用,较水煎剂强1 800倍,且与异烟肼有协同作用。对肺炎球菌、卡他球菌有抑制作用。

---

① 原无方名,今增。
② 传尸:即劳瘵,多为今之结核病。

椿根五加皮酒[①]

【药物组成】 椿头根(新握者，剉，即椿树) 五加皮(新空剉)

【功能主治】 主治肺结核。

【用法用量】 适量饮服。

【制备方法】 用无灰酒煮，去渣取酒。

【资料来源】 明·《普济方》

猫眼酒[②]

【药物组成】 生雄猫脑髓、眼睛

【功能主治】 治远年近日痨疾。

【用法用量】 适量饮服。

【制备方法】 取雄猫的脑髓眼睛生用，酒浸服。

【资料来源】 明·《普济方》

绿豆山药酒——原名："绿豆酒"

【药物组成】 绿豆 山药各二两 黄柏 牛膝 元参 沙参 白芍 山栀 天麦冬 花粉 蜂蜜各一两半 当归一两二钱 甘草三钱

【功能主治】 治阴虚痰火诸疾，病后调理。

【用法用量】 适量饮服。

【制备方法】 用好酒浸之。

【资料来源】 清·《寿世青编》

冬虫夏草酒

【药物组成】 冬虫夏草

【功能主治】 滋补肺肾，止血化痰，用于肺阴不足，肾阳虚喘，痰咳有血。此外肾虚型腰膝疼痛，及病后虚损不复皆可用之。

【用法用量】 日服1～2次。

【制备方法】 取此物数枚用酒浸泡3日。

---

① 原无方名，今增。

② 原无方名，今增。

【资料来源】《中国古代养生长寿秘法》

按:体外试验其乙醇浸出液 1∶400～1∶10 000 浓度时,对结核杆菌 $H_{37}RV$ 有明显抑制作用,加入血清后则抑菌作用减弱,需 1∶500 才能抑制结核菌的生长。水煎剂对人型、牛型结核杆菌及耻垢杆菌均无抑制作用。

地黄首乌酒

【药物组成】 肥生地 400 g　何首乌 500 g

【功能主治】 阴虚骨蒸,烦热口渴,阴津耗伤,须发早白,热性出血症,肝肾精血亏损的遗精,带下,腰膝酸痛,肌肤粗糙,体力虚弱,生殖能力低下者。

【用法用量】 每日 3 次,每次饮 10～20 ml。

【制备方法】 用上药煮取浓汁,同曲 100 g,黄米 2.5 kg 如常法酿酒,密封器中,春夏 5 日,秋冬 7 日启之,中有绿汁,此真精矣,宜先饮之,乃滤汁收贮备用。

【注意事项】 勿食生冷,炸滑物及猪、马、牛、犬肉。

【资料来源】《药酒验方选》

竹根七酒

【药物组成】 竹根七　长春七　牛砂莲各 1.5 g　牛膝　木瓜各 9 g　芋儿七　伸筋骨各 6 g　夏枯草 50 g　白酒 500 ml

【功能主治】 骨蒸痨热。

【用法用量】 每日服 1 盅,日服 1 次。

【制备方法】 浸泡 10 日后服用。

【资料来源】《陕甘宁青中草药选》

胃腹疼痛

茱萸桃仁酒[①]

【药物组成】 吴茱萸一两　桃仁一两　葱白(煨熟)三茎

① 原无方名,今增。

【功能主治】 阵发腹痛不可忍。

【用法用量】 温分二服。

【制备方法】 前二药调和令吴茱萸焦黑后，去吴茱萸，取桃仁，去皮尖研细，加葱白以酒浸药。

【资料来源】 晋·《肘后备急方》

丁香煮酒

【药物组成】 黄酒 50 ml 丁香 2 粒

【功能主治】 感寒性腹痛、腹胀、吐泻等症。

【用法用量】 趁热饮酒。

【制备方法】 黄酒 50 ml 放在瓷杯中，再加丁香 2 粒，把瓷杯放在有水的蒸锅中加热蒸炖 10 分钟。

【资料来源】 唐·《千金翼方》;《药膳食膳集锦》

姜酒

【药物组成】 姜

【功能主治】 治心腹冷痛，中恶疰忤[①]，偏风。

【用法用量】 暖服一碗即止。

【制备方法】 以姜浸酒。或用姜汁和曲，造酒如常。

【资料来源】 明·《本草纲目》

缩砂酒

【药物组成】 缩砂仁

【功能主治】 消食和中，下气，止心腹痛，治食滞。

【用法用量】 煮饮适量。

【制备方法】 砂仁炒研，袋盛浸酒。

【资料来源】 明·《本草纲目》

生姜蜜酒——原名“生姜酒”

【药物组成】 生姜汁一合 白蜜一匙 清酒倍生姜汁

① 疰忤：即疰忤中恶，症状是发热持续，精神错乱。

【功能主治】 若少觉不下食，服此酒。

【用法用量】 加温，一次服完，半月乃效，佳。

【制备方法】 以上三味调匀。

【资料来源】 明·《普济方》

按：本方用姜汁和蜜，较前姜酒，祛寒温中之力不及，但有和中润肠之功。

生姜煮酒——原名"生姜酒"

【药物组成】 生姜(捣碎)三两

【功能主治】 霍乱转筋，入腹欲死，心腹冷痛。

【用法用量】 一次服完，仍以渣贴疼处。

【制备方法】 上药加入陈酒一升，煮二三沸。

【资料来源】 清·《寿世青编》

按：本方与姜酒制法不同，功能主治亦略有差异，故收录以供参考。

通草白术酒

【药物组成】 通草 60 g　白术 9 g　莱菔子 9 g　白酒 1.5 L

【功能主治】 急性肠梗阻。

【用法用量】 频频饮服。

【制备方法】 上药用文武火煎至 200 ml。

【资料来源】 《哈尔滨中医》1960,(10):17

猪胆白酒汤

【药物组成】 猪胆一个　白酒 30 ml(视患者酒量大小亦可略多或略少)

【功能主治】 急性肠梗阻。

【用法用量】 一次服完。

【制备方法】 将其混合于碗中置小锅内炖热，一次服下。若无新鲜猪胆，亦可用干品(其效稍缓)，但一次需用两个，先将胆囊剪开，用热酒将里面的胆汁浇在碗里，按上法炖热后即可化开。

【注意事项】 服药后不久，即可见肠蠕动加快，腹内气响 2～4 小时许，即放矢气而通下。

【资料来源】《中成药学报》1983,(4):41

人参药酒

【药物组成】 黄精(制)1 250 g 黄芪 1 000 g 人参(去芦)500 g 莱菔子(炒)200 g 五味子 200 g 陈皮 750 g 白术(炒)200 g 高良姜 500 g 肉桂 100 g 苍术(炒)200 g 鹿角胶 85 g 丁香 65 g 淫羊藿 100 g 白糖 19 g 红花 65 g 50 度白酒 250 ml

【功能主治】 补气养血,暖胃散寒。用于气血两亏,神疲乏力,胃寒作痛,食欲不振。

【用法用量】 口服。每次 10～15 ml,每日 2～3 次,温服。

【注意事项】 孕妇忌服,密闭,放阴凉处。

【资料来源】《新编中成药》1983,172

平胃酒

【药物组成】 大枣 山药 枸杞子各 200 g 砂仁 山楂 麦芽各 100 g 肉豆蔻 小茴香 干姜 鸡内金各 50 g 炒陈皮 80 g

【功能主治】 健脾和胃,消食化积,温中散寒、补中益气,滋补肝肾,治疗胃及十二指肠溃疡。

【用法用量】 每次服 25 ml,每日 2 次,2 个月为 1 个疗程。

【制备方法】 取 40 度白酒 3 000 ml,将大枣去核,与上药烘干,研为细末,放砂锅内加酒热浸(65～70℃)30 分钟,放置待凉过滤,残渣加酒再浸 20 分钟过滤,合并滤液加入蜂蜜 100 g,进行搅拌溶化,过滤装瓶。

【资料来源】《陕西中医》1997,(1):5

按:有单位以本品治疗胃及十二指肠溃疡 128 例,结果治愈 39 例,好转 64 例,无效 25 例,总有效率 80.5%。

玫瑰露酒

【药物组成】 鲜玫瑰花 350 g 白酒 15 L 冰糖 2 kg

【功能主治】 疏肝养胃,和血活血。可治肝胃不和所致胃脘胀痛或刺痛,连及两胁,嗳气频繁,食欲不振等。

【用法用量】 使用时，每次饮1～2盅。

【制备方法】 将花浸酒中，冰糖同时放入，浸月余，要使用瓷坛或玻璃瓶存贮。

【资料来源】《全国中药成药处方集》

【附】 玫瑰花，味甘微苦，性温，其气芳香，善于疏肝解郁，调中醒脾，并有活血行瘀的功效。

佛手露酒

【药物组成】 佛手120 g 五加皮30 g 木瓜12 g 木香6 g 山栀15 g 良姜9 g 砂仁9 g 公丁香6 g 当归18 g 广皮15 g 青皮12 g 肉桂9 g

【功能主治】 肝郁气滞，脾胃不和，胸胁满闷心烦，气逆欲呕，食欲不振，胃脘胀痛等症。

【用法用量】 服用时，每日早晨、中午各温服2～3盅，孕妇忌服。

【制备方法】 将上述药物装入生绢袋内，浸于10 L白酒中，用文火加热30分钟后过滤，加冰糖1.5 kg溶化，以瓷坛或玻璃瓶存贮。

【资料来源】《全国中成药处方集》

按：佛手露酒的配方性质偏温，但温中有清，方中有不少富含挥发油的药物，气味芳香。《全国中成药处方集》中还有一种佛手酒，用佛手18 g，木瓜、青皮、五加皮、枳壳各9 g，酒泡而成。功用与上方略近似，但其芳香气弱，温中和胃之功亦逊一筹。

秘制白玫瑰露酒

【药物组成】 代代花100 g 玫瑰花50 g 玫瑰精少许 原高粱5 kg 冰糖500 g

【功能主治】 此酒芳香扑鼻，疏肝郁而止腹痛，醒脾胃而进饮食，理滞气，宽中宫，兼治各种风痛。

【用法用量】 适量饮服。

【制备方法】 上药共入坛内封固1个月余，取出装瓶。

【资料来源】《成药全书》

核刺酒

【药物组成】 核桃(鲜果)250 g　刺梨根 130 g　白酒1 000 ml

【功能主治】 补气,消炎,解疼。用于慢性胃肠炎,腹痛。

【用法用量】 口服,每次 10 ml,每日 3 次。

【制备方法】 将鲜核桃果捣碎,刺梨根切碎,和白酒,按冷浸去浸渍 20 日后即可服用。

【资料来源】《贵州农村中草药制剂》

胃痛药酒

【药物组成】 地榆 64 g　青木香 64 g　白酒 1 000 ml

【功能主治】 行气消胀缓痛,用于慢性胃炎。

【用法用量】 口服,每次 10 ml,早、晚各 1 次。

【制备方法】 取药材切碎,加白酒按浸渍法制备。

【资料来源】《贵州农村中草药制剂》

佛手酒

【药物组成】 佛手 30 g　白酒 1 000 ml

【功能主治】 疏肝理气,和脾温胃。

【用法用量】 根据自己的酒量,每次可服用 3～5 g。

【制备方法】 将佛手洗净、用清水润透后切片,再切成 3 份正方形小块,经风吹略收水气后,放入坛(瓶)内,然后注入白酒,封口浸泡。每隔 5 日,将坛搅拌或摇动 1 次,10 日后即可开坛,滤去药渣即成。

【资料来源】《大众药膳》

杨梅酒

【药物组成】 杨梅　烧酒

【功能主治】 痧气①、腹痛、吐泻。

【用法用量】 饮服杨梅酒半酒盅,或食酒浸之杨梅 2～3 只。

【制备方法】 选好杨梅浸于高粱烧酒内(酒量以浸没杨梅为度)

① 痧气:夏秋间常见的一种发疹性热病。

密封备用。

【资料来源】《食物中药与便方》

青梅酒

【药物组成】 青梅

【功能主治】 夏季痧气，腹痛吐泻。

【用法用量】 适量饮用。酒浸青梅也可食用。

【制备方法】 青梅若干，放置瓶中，用高粱烧酒浸泡，以浸没青梅，高出3.5～7 cm为度，密封1个月后即可饮用。

【资料来源】《食物中药与便方》

山核桃酒

【药物组成】 青核桃3 kg　白酒5 L

【功能主治】 收敛，消炎，止痛。用于急、慢性胃痛。

【用法用量】 口服，每次10～15 ml。

【制备方法】 取青核桃3 kg捣碎加白酒5 L浸泡20日，待酒变黑褐色为止，过滤取渣，浸液备用。

【资料来源】《中药制剂汇编》

恶心呕吐、消化不良

军硝酒[①]

【药物组成】 朴硝(如鸡子)一枚　大黄一两

【功能主治】 治鱼鲙及生肉不消化停留于胸膈中，吐之不出。

【用法用量】 一次服之。

【制备方法】 用以上二物切碎，酒二升煮取一升去渣，如无朴硝，以芒硝代之，亦可。

【资料来源】 晋·《肘后备急方》

---

① 原无方名，今增。

麻子酒[1]

【药物组成】 麻子一升

【功能主治】 止恶心。

【用法用量】 一日二次，适量饮。

【制备方法】 麻子一升，熬令香，熟捣，取酒三升，熟研，滤取一升。

【资料来源】 唐·《千金要方》

厚朴将军酒

【药物组成】 厚朴三两　大黄二两

【功能主治】 治食鲙(即鳓鱼)及生肉，停滞于胸膈中不化，吐之不出，形成宿食团块。

【用法用量】 一次服完，体壮者服二次。

【制备方法】 上二味药切细，用酒二升，煮取一升，体壮者，大黄加倍，用酒三升，煮取二升。

【资料来源】 唐·《千金要方》;《外台秘要》

松萝酒——原名“松萝汤”

【药物组成】 松萝二两　乌梅　栀子各二七枚　常山三两　甘草(炙)一两

【功能主治】 主胸中痰积热。

【用法用量】 顿服，亦可再服，得快吐止。

【制备方法】 上药切细，以酒三升渍一宿，平旦合水三升煮取二升，去滓。

【注意事项】 忌海藻、菘菜、生葱菜。

【资料来源】 唐·《外台秘要》

椒酒

【药物组成】 舶上硫黄(明者)二两　汉椒(净拣，去合口者去黑目)四两

① 原无方名，今增。

诃子(略捶碎),二十四个

【功能主治】 治翻胃,胃寒吞酸等。

【用法用量】 适量饮服。

【制备方法】 上三味,各用生绢袋盛之,以无灰酒十斤渍之,七日即可服,饮一杯即加一杯生酒在内,汉椒九十日一换,诃子七十二日一换,硫黄则长用,病除即止。

【注意事项】 阴虚火旺者及孕妇忌服。

【资料来源】 明·《医方类聚》

蒜姜酒

【药物组成】 独窠蒜一颗　生姜一分

【功能主治】 治胃疟[1]饥不能食。

【用法用量】 未发时,慢慢饮服。

【制备方法】 上药研碎,以酒半升调,去渣。

【资料来源】 明·《普济方》

西洋药酒

【药物组成】 红豆蔻(去壳)　煨肉豆蔻(面裹煨,用粗纸包压去油)　白豆蔻(去壳)　高良姜(切片,焙)　甜肉桂(去粗皮)　公丁香(各研净细末,戥准五分)

【功能主治】 脾胃虚寒,气滞脘满,进食不化,呕吐恶心,腹泻作痛等。

【用法用量】 饮服随量。

【制备方法】 先用上白糖霜 120 g,水一碗,入铜锅内煎化,再入鸡子清 2 个,煎十余沸,加入 0.5 L 干烧酒,离火置稳便处,将药末入锅内打匀,以火点着烧酒片刻,即盖锅,火灭,用纱罗滤去渣,入瓷瓶内,用冷水冰去火气。

【资料来源】 清·《冯氏锦囊秘录》

---

① 胃疟:为胃受邪生痰而及的病。表现为胃中常感饥饿,但进食后腹胀满而呕,并有寒热交替的现象。

白药酒

【药物组成】 白茯苓 15 g　白术 15 g　天花粉 15 g　山药 15 g　芡实 15 g　牛膝 15 g　薏苡仁 15 g　白豆蔻 9 g

【功能主治】 健脾祛湿开胃，凡脾虚食少，食后腹满，小便不利，大便溏者，均可服用此药酒。

【用法用量】 服用时每次一二盅。

【制备方法】 以上药物用白酒 5 000 ml 浸泡数日后使用。为了矫味，可加入适量白蜜。

【资料来源】 清·《良朋汇集》;《治疗与保健药酒》

按:本方用药清淡，补而不滞，且其饮片多为白色，故称之为白药酒方，此亦药酒命名方法之一。

翻胃噎膈酒

【药物组成】 佛手片　干荸荠　莲子肉　红枣　柿饼　橄榄　桂圆　薏苡仁各一两　大麦烧酒五斤

【功能主治】 翻胃噎膈。

【用法用量】 每次空腹温饮一二杯，每日三次。

【制备方法】 将上药用酒浸于净瓶中，七日后去渣备用。

【资料来源】 清·《验方新编》

荔枝煮酒

【药物组成】 荔枝

【功能主治】 气虚胃寒。

【用法用量】 适量饮服。

【制备方法】 荔枝肉 5 枚，煮酒一小杯。

【资料来源】《饮食治疗指南》

五香酒料

【药物组成】 甘草 120 g　菊花 120 g　甘松 120 g　官桂 120 g　白芷 120 g　藿香 120 g　三柰 120 g　青皮 120 g　薄荷 120 g　檀香 120 g　砂仁 120 g　丁香 120 g　大茴香 120 g　细辛 18 g　红曲 18 g　木香 18 g

干姜12 g　小茴香15 g

【功能主治】 醒脾健胃、散寒止痛、芳香辟秽、发表祛暑。可治疗脾胃气滞、虚寒脘满、食欲不振等症，并可用于寒凝气滞的小肠疝气及暑月感受风寒等症。

【用法用量】 每日早、晚饮一二盅。

【制备方法】 用多年陈烧酒 4.5 L，将上药用绢袋盛好，浸入酒中，密封，10 日后可用。

【注意事项】 若是感受暑热，温热之邪，患者不恶寒而怕热，多汗，口渴舌红，则不可饮用该酒。此外该酒辛香温燥的药物居多，凡阴虚火旺者不宜服，以免重伤阴液。

【资料来源】《清太医院配方》;《治疗与保健药酒》

红茅药酒

【药物组成】 公丁香6 g　白豆蔻6 g　砂仁10 g　良姜6 g　零陵香6 g　红豆蔻6 g　白芷10 g　当归30 g　木香2 g　肉豆蔻6 g　陈皮20 g　枸杞10 g　檀香2 g　草豆蔻6 g　佛手10 g　桂枝6 g　沉香4 g　肉桂20 g　山药6 g　红曲162 g

【功能主治】 理脾和胃，温中散寒，适用于寒湿中阻，脾胃气滞的脘满痞塞，腹胀腹痛，不思饮食，消化不良等症。

【用法用量】 每服适量，酒须烫热饮用。

【制备方法】 将上述药物装入布袋，浸于烧酒中，烧酒用量5 200 ml 加热，煮数沸再兑入 1 560 g 蜂蜜，4 162 g 冰糖，溶化即成。

【资料来源】《全国中药成药处方集》

按:本方在大量辛温药中加入当归、枸杞、山药滋阴养血，用以防止温燥伤阴，配方合理，气味芳香，是一种理想的药酒。

状元红酒

【药物组成】 当归15 g　红曲30 g　砂仁30 g　广皮15 g　青皮15 g　丁香6 g　白蔻6 g　山栀6 g　麦芽6 g　枳壳6 g　藿香9 g　厚朴6 g　木香3 g

【功能主治】 醒脾开胃，化滞祛湿，疏肝理气，适用于脾胃失和，肝气郁滞。无明显症状者服之亦有醒脾开胃，增加食欲的作用。

【用法用量】 服用时，每次可饮二三小盅，早晚各1次。

【制备方法】 将上述药物装入布袋内，浸于15 L白酒中，用文火煮30分钟后加入冰糖1 kg，取出放凉。

【注意事项】 孕妇忌服，阴虚津亏者不宜服用。

【资料来源】《全国中药成药处方集》

按：本方虽有当归滋阴养血，但总以温燥之品为主药，故适用于气滞而偏寒者。

温脾酒

【药物组成】 干姜30 g 甘草30 g 大黄30 g 人参20 g 制附子20 g

【功能主治】 脘腹冷痛，大便秘结或久痢。

【用法用量】 每日早、晚各1次，每次温饮10～20 ml。

【制备方法】 上5药共捣细，置于净瓶中，用黄酒0.5 L渍之，经5日后开取，去渣备用。

【资料来源】《药酒验方选》

苓术酒

【药物组成】 白术1 kg 茯苓0.5 kg

【功能主治】 食少腹胀，消化不良，泄泻，痰饮咳嗽，水肿，小便不利。

【用法用量】 每日3次，每次空腹饮1～2杯。

【制备方法】 上2味去皮捣碎，以常流水10 L渍30日取汁，露一夜，浸曲、米适量酿酒而成，或用白术0.5 kg、白茯苓0.25 kg，黄酒2.5 L浸泡10余日去渣备用。

【资料来源】《药酒验方选》

参术酒

【药物组成】 人参20 g或党参30 g 甘草(炙)30 g 白茯苓40 g

白术(炒)40 g　生姜 20 g　大红枣 30 g

【功能主治】 脾胃气虚,气短乏力,面黄消瘦,食少,大便溏薄。

【用法用量】 每日早、晚各 1 次,每次空心温饮 1～2 盅。

【制备方法】 上6 味,共捣碎,用黄酒 1 L 浸于净瓶中,封口,经 3 日后开取,去渣备用。

【资料来源】《药酒验方选》

【附】 加减法:如湿痰较重,加半夏 30 g、陈皮 20 g;兼有呕吐痞闷、胃脘痛,再加木香 20 g,砂仁 25 g。

术苓忍冬酒

【药物组成】 白术 60 g　白茯苓 60 g　甘菊术 60 g　忍冬叶 40 g

【功能主治】 脾虚湿盛,脘痛痞满,心悸、目昏,腰脚沉重。

【用法用量】 每日 1～2 次,每次空腹温饮 1～2 盅。

【制备方法】 将白术、白茯苓捣碎,忍冬叶切细,4 味用夏白布包,置于净器中,用醇酒 1.5 L 浸之,封口,经 7 日后开口,再添入冷开水 1 000 ml。

【资料来源】《药酒验方选》

松萝瓜蒂酒

【药物组成】 杜衡三两　松萝三两　瓜蒂三十枚

【功能主治】 用治胸中有痰,头痛,不欲食,气壮者。

【用法用量】 旦饮一合,取吐,不吐,晚再服一合。

【制备方法】 上三味药,酒一升二合,渍二宿。

【资料来源】《历代良医良方注释》

按:方中瓜蒂、杜衡、松萝均为催吐之药,又用酒浸鼓荡以促之,吐力颇强,故宜用于体质强壮者。杜衡、松萝,晋唐方剂中屡见,今人少用,这是现代吐法应用少的原因。

茵陈薏米酒

【药物组成】 茵陈蒿 150 g　薏米 200 g　小米 1 000 g　酒曲适量

【功能主治】 祛风利湿,缓急止痛,健脾助运。适用于脘腹饱胀，大便溏稀，食少纳呆，身体沉重，以及风湿所致的筋脉挛急，抽筋等。

【用法用量】 口服，每次 150 g，每日 1～2 次。

【制备方法】 先将茵陈、薏米加水煎煮 2 次，分别滤取药汁，将两次药液混合，入小米中煮饭，约至七成熟时，用笊篱捞取小米，沥干水分，再入蒸锅中蒸熟，待小米饭稍凉后，加入酒曲，拌匀，盛陶器中，放温暖处发酵 1 周左右，即成。

【资料来源】《营养饮食》

寄生虫

茱萸麻橘酒——原名“茱萸根浸酒”

【药物组成】 吴茱萸根(剉，东引大者)一尺　大麻子(净拣)八升　陈橘皮(汤浸去白炒)二两

【功能主治】 治脾劳热，有白虫，在脾中为病，令人好呕。

【用法用量】 分五服，每服空腹温服。

【制备方法】 上药先捣碎，橘皮、麻子如泥，然后拌茱萸根，用酒一斗浸一宿，慢火上微煎，绞去滓。

【资料来源】 唐·《外台秘要》；宋·《太平圣惠方》

土瓜根酒

【药物组成】 土瓜根一两

【功能主治】 蛊毒[①]。

【用法用量】 一次服完。

【制备方法】 上药细剉，用酒一盏浸一宿，次日去滓。

【资料来源】 宋·《圣济总录》

红藤酒

【药物组成】 红藤　黄酒

---

① 蛊毒：此指人腹中的寄生虫。原文有：“吐下蛊即瘥”。

【功能主治】 胆道蛔虫病。

【用法用量】 成人每日服 2 次，每次 1 剂，小儿用量酌减。

【制备方法】 红藤 30 g 加黄酒 120 ml，煎至 60 ml 为一剂。

【资料来源】 《中华外科杂志》1960，(4)：407

青梅煮酒

【药物组成】 青梅 30 g　黄酒 100 ml

【功能主治】 食欲不振，蛔虫性腹痛，以及慢性消化不良性泄泻等症。

【用法用量】 每次温服 10～30 ml。

【制备方法】 青梅 30 g，黄酒 100 ml 同放瓷杯中，再将瓷杯放在有水的蒸锅中加热煎炖 20 分钟。

【资料来源】 《药膳食谱集锦》

泻痢

千金止痢酒[①]

【药物组成】 黄连六两　阿胶　鼠尾草　当归　干姜各三两

【功能主治】 下利腹痛，肠滑不止。

【用法用量】 温服，分三次服完。

【制备方法】 上五味药，以酒七升，煮取三升，去滓。

【资料来源】 唐·《外台秘要》

止痢酒[②]

【药物组成】 干地榆一斤　附子(炮)一两

【功能主治】 休息痢。

【用法用量】 饮服，每次一升。

【制备方法】 以上二味，以酒一斗渍五宿。

【资料来源】 唐·《外台秘要》

---

① 原无方名，今增。
② 原无方名，今增。

黄连酒

【药物组成】 黄连一升

【功能主治】 治痢疾赤白痢下，令人下部疼重，故名重下，出脓血如鸡子白，日夜数十行，绕脐痛。

【用法用量】 分二次服，脐下当小绞痛即瘥，再服。

【制备方法】 用黄连一升，酒五升，煮取一升半。

【资料来源】 唐·《外台秘要》；明·《普济方》

按：黄连治疗菌痢，其疗效在近代已被肯定。而本方在晋代已作为单味特效药酒出现，说明药酒确有研究开发的必要。

猪胰青蒿酒——原名“猪胰酒”

【药物组成】 猪胰一具 青蒿叶 桂心末一小两

【功能主治】 治冷痢久不瘥。此是脾气不足，暴冷入脾，舌上生疮，饮食无味，或食下还吐，少腹雷鸣，时时心闷，干皮细起，膝胫酸痛，羸瘦，渐成鬼气。及妇人血气不通，逆反忧烦，四肢无力，丈夫痃癖，两胁虚胀，变为水气，服之皆效。

【用法用量】 每旦温服一小盏，午、夜各再一服，甚验。

【制备方法】 猪胰一具细切，与青蒿叶相和，以无灰酒一大升，微火温之，乘热纳胰中，暖使消尽。又取桂心末一小两，内酒中。

【注意事项】 忌热面、油腻等食。

【资料来源】 明·《本草纲目》

曲末酒

【药物组成】 曲末五升

【功能主治】 治慢性痢疾。

【用法用量】 空腹一次服完，一日三次。

【制备方法】 用好曲末五升，微熬令香，温清醇酒令热，和曲末一升。

【资料来源】 明·《普济方》

回阳救急酒——又名“阴寒霍乱酒、三宝回阳酒”

【药物组成】 公丁香 30 g　肉桂 30 g　樟脑 30 g

【功能主治】 温阳散寒，救急止痛，适用于阳气不振，阴寒凝滞的寒性腹痛，泄泻，痛经等症。也可用于有上吐下泻的副霍乱、急性肠炎、食物中毒等症。

【用法用量】 每次服 10～20 滴，滴舌面，先含后咽。或以白开水冲服。因吐泻不止而转筋者，还可以用该药酒外擦患处。

【制备方法】 将上述药物压碎，装入稀布袋中，用白酒（以南昌酒厂出品的三花酒为良）500 ml 浸泡，宜用瓷坛做容器，密封一个月，然后将酒装入玻璃瓶中备用。

【注意事项】 剧烈的吐泻常发生于肠道传染病，有的甚至是烈性传染病，病势凶险，传染性强，故须高度重视，及时诊断治疗，杜绝传染，有的需采取综合措施进行抢救，所以切不可掉以轻心，延误时机。

【资料来源】《保健与治疗药酒》

姜附酒

【药物组成】 干姜 60 g　制附子 40 g

【功能主治】 心腹冷痛，呃逆呕吐，泄泻，痢疾，完谷不化，寒饮喘咳，痰白而清稀，肢冷汗出。

【用法用量】 每日 3 次，每次温饮 1～2 杯。

【制备方法】 上二味药，共研细，置净瓶中，同黄酒 0.5 L 渍之，封口，经 7 日后开取。

【注意事项】 阴虚内热，火热腹痛及孕妇不宜用。

【资料来源】《药酒验方选》

疟

龙骨酒

【药物组成】 末龙骨方寸匕

【功能主治】 各种疟疾。

【用法用量】 待发热一次服完，温服取汗即效。

【制备方法】 发作前一小时，用酒一升煮三沸。

【资料来源】 晋·《肘后备急方》

肘后疗疟酒——原名“肘后疗诸疟方”

【药物组成】 牛膝茎叶(切)一把

【功能主治】 各种疟疾。

【用法用量】 分三次服，使微有酒气。

【制备方法】 用酒三升浸一宿，分三次服。

【资料来源】 晋·《肘后备急方》；唐·《外台秘要》

常山黄连酒——原名“黄连酒”

【药物组成】 黄连(去须，剉)一两 常山(细剉)一两

【功能主治】 治久疟，有热当吐，有冷当下，三十年者可治。

【用法用量】 将发前煎一盏，分二次服，临发再一服。

【制备方法】 上药用酒一升半，浸经宿。

【资料来源】 晋·《肘后备急方》；明·《普济方》

山瘴疟酒

【药物组成】 常山三两 鳖甲(炙)二两 升麻二两 附子二两 乌贼骨(去甲)二两

【功能主治】 疗疟疾乍寒乍热，乍有乍无。

【用法用量】 每次服一合，连续发作可服多次。

【制备方法】 上药五味同切，绢袋盛，以酒六升渍之，稍使近火转动，一宿成。

【注意事项】 忌猪肉、生葱、生菜、苋菜。

【资料来源】 唐·《外台秘要》、《千金要方》

按：这是一个治疗疟疾的良方，主药常山，为治疟特效药；鳖甲治久疟、疟母、胸胁疼痛，合乌贼骨能减少常山恶心呕吐的副作用。本方特点在于用酒提取，有助于常山生物碱的溶解，而且采用了低温加热的提取方法，即“小令近火转之，一宿成”，对药剂学发展史的研究，有一定的价值。

常山鳖甲酒——原名“小品常山酒”

【药物组成】 鳖甲(炙)一两　淡竹叶(切洗)三升　常山二两　甘草(炙)二两　久酒三升

【功能主治】 疗痎疟，先寒战动地，寒解壮热，一日发及间日发。

【用法用量】 分五服，此未发前服完，当有呕吐，有效即止，不一定服完。

【制备方法】 上五味切，用酒渍药，安于露地，明晨用水七升，煮取三升。

【注意事项】 禁食，待吐后服乃佳，忌苋、海藻、菘菜、生葱、生菜。

【资料来源】 唐·《外台秘要》

常山蒜酒——原名“常山酒”

【药物组成】 常山(细切)三两　蒜七瓣

【功能主治】 疗瘴疟及瘴气。

【用法用量】 温服，一会儿呕吐为妙，适令尽好，过时食，若早晨发者，半夜服，要使吐。

【制备方法】 上药捣碎，虚弱者二两，蒜七瓣去皮尖切，用酒一升半，渍浸一宿，旦去渣。

【资料来源】 唐·《外台秘要》

常山疗久疟酒——原名“常山酒”

【药物组成】 常山三两　鳖甲(炙)二两　鲮鱼甲(炙)一两　乌贼鱼骨(捣)二两　乌梅肉七枚　桃仁(去皮尖，别捣如泥)四十七枚　竹叶(切)一升　豉(熬令香)三合　葱白(切)一升

【功能主治】 久疟难差。

【用法用量】 空腹早温服一合，良久取吐，如不吐，至斋午再服之，四服，如无效，隔日更依前服，必见效。

【制备方法】 上九味细切，合用酒三升，渍经二宿。

【注意事项】 愈后十日内，不得吃冷水黏滑，苋、生菜，余如常。

【资料来源】 唐·《外台秘要》

常山乌梅酒

【药物组成】 乌梅半两　桂心半两　芫花半两　豉(绵裹)五合　半夏半两　常山半两

【功能主治】 疟疾，痰不得吐。

【用法用量】 分三次服完，必有呕吐。

【制备方法】 上六味切，用酒三升，水四升合煮取二升。

【注意事项】 忌生葱、羊肉、饧、生菜。

【资料来源】 唐·《外台秘要》

常山乌头酒——原名“常山酒”

【药物组成】 常山(切)一两　独头蒜(去根茎，横切)一颗　糯米一百粒　乌头一百粒　清酒一升

【功能主治】 疟疾。

【用法用量】 欲发时三分饮一分，如未吐更服一分，得吐则瘥。

【制备方法】 上五味，病未发前一日，用酒浸药于碗中，用白纸一张覆。

【注意事项】 忌生菜、生葱。

【资料来源】 唐·《外台秘要》

鲮鲤甲酒

【药物组成】 鲮鲤甲(炙)五枚　鳖甲(去裙襕，醋炙黄)　乌贼鱼骨(去甲)　附子(炮裂，去皮脐)各一分　常山(一方无)半两

【功能主治】 治山瘴疟，南方山岭瘴气，令人畏寒发热，发作无时，萎黄肿满，四肢痹弱。

【用法用量】 疟疾发作前稍稍服饮，勿使断绝药味，并且以酒涂身体，服药后良久，方可进食。

【制备方法】 上药细剉，以酒二升半，浸一宿。

【资料来源】 宋·《太平圣惠方》

酒煎饮方

【药物组成】 常山一两　鳖甲(去裙襕,醋炙金黄)一两　知母三分　白头翁三分　桂(去粗皮)半两　青蒿一握　甘草(生)三分　桃李枝头心各七枚　葱薤白各七茎　柴胡(去苗)三分

【功能主治】 疟疾,腰痛头重,寒热互作。

【用法用量】 空腹一次服完,应当吐出痰,再煎渣服。

【制备方法】 上药十二味,细剉如麻豆大小,每次服五钱匕,用酒一盏半,浸一宿,早晨煎取一盏,去药渣。

【资料来源】 宋·《圣济总录》

秦艽除疟酒——原名"秦艽酒"

【药物组成】 秦艽(去苗土)　柴胡(去苗)　甘草(炙)　鳖甲(去裙襕,醋炙)各半两　常山　葱白各二两　豉一分

【功能主治】 治劳疟[①]。

【用法用量】 每次服一盏,未发时不拘时服,服完再添酒一盏,如此共添至三升为止。

【制备方法】 上药剉如麻豆大,用无灰酒三升浸一宿,放在近火处,保持微温。

【资料来源】 宋·《圣济总录》

常山黑豆酒——原名"常山酒"

【药物组成】 常山一两　蒜(独头者去根茎横切)一颗　糯米　黑豆各一百粒

【功能主治】 治间日疟。

【用法用量】 欲发时,三分饮一分,如未吐更服一分,及吐则瘥。

【制备方法】 上药切碎,用清酒一升,病未发前浸药于碗中以白纸覆之。

【资料来源】 宋·《圣济总录》

---

① 劳疟:久疟,即疟疾引起的脾肿大。

常山甘草酒——原名“常山酒”

【药物组成】 常山三分 乌梅肉(生用) 甘草(生用)各半两

【功能主治】 治痰实疟，发歇不止，久不瘥。

【用法用量】 早晨去渣煎服一盏，良久以筷子入喉中引之，吐痰即瘥。

【制备方法】 上药细剉，用酒二盏，浸一宿。

【资料来源】 宋·《圣济总录》、明·《普济方》

常山虎骨酒——原名“常山酒”

【药物组成】 常山 鳖甲(酥炙，去裙襕)各三分 虎头骨(炙)半两 豉(炒)半分 桃枝一握 柳枝一握 桃仁(去皮尖，双仁，炒)三七枚 大枣(去核)三枚 乌梅(炙)七枚

【功能主治】 治疟。

【用法用量】 空腹，分二次服。

【制备方法】 上九味，细剉，用酒一升浸一宿，明日入生姜五片，煎取五合去渣。

【资料来源】 宋·《圣济总录》

鳖甲渍酒

【药物组成】 鳖甲(醋炙)半两 乌贼鱼骨(去甲) 常山各二两 附子(炮裂，去尖脐) 甘草(剉)各一两

【功能主治】 治疟疾。

【用法用量】 先用酒涂五心①，过发时疟断，若不断可饮药酒一二盏，即瘥。

【制备方法】 上药剉如麻豆大，每服五钱，以酒一盏半，渍药一宿。

【资料来源】 宋·《圣济总录》；明·《普济方》

鲮鲤甲常山酒——原名“鲮鲤甲酒”

【药物组成】 鲮鲤甲(酒浸，炙令黄色)半两 常山三分 鳖甲(去裙

① 五心：指手足心及前后胸。

爛，醋浸炙黄）半两　乌贼鱼骨（去甲）三分　乌梅肉（微炒）一分　竹叶一握　桃仁（汤浸去皮尖双仁）二十四枚　豉一合　葱白（切）七茎

【功能主治】 治疟久不愈。

【用法用量】 每日空腹温服半盏，良久应呕吐，如不吐，至中午前再服，三二服，如不愈，隔日依前法服用。

【资料来源】 宋·《圣济总录》

七宝煮酒

【药物组成】 常山　厚朴（姜制）　青皮　陈皮（去白）　甘草（炒）　槟榔　草果等份

【功能主治】 治疟疾一日一发，或一日二发，或间日一发。

【用法用量】 发时温服，良久再服。

【制备方法】 上药每服半两，酒水各一碗，煎至一盏，去渣，露一宿。

【资料来源】 宋·《妇人良方》

按：常山、槟榔、草果均有截疟之功。常山易引起呕吐，所以配厚朴、青皮、陈皮、甘草，健脾、燥湿、理气、和中。对疟疾数发不止，口苦苔腻者，发作前3小时左右服用，有较好疗效。

青蒿酒

【药物组成】 青蒿

【功能主治】 治虚劳久疟。

【用法用量】 饮服。

【制备方法】 青蒿捣汁，煎，如常酿酒。

【资料来源】 明·《本草纲目》

按：青蒿之名，最早记载于《诗经》，历代本草多有论述。现代已从青蒿中成功地提取青蒿素，被世界卫生组织肯定为治疟有效药物。制备时须注意要生捣取汁，这样才能保存有效成分。从本例看出，药酒中有很多方剂，尤其是单味药，很可能是某一病种的特效药，应当高度重视，并加以研究。

愈疟酒

【药物组成】 曲[1]五斤

【功能主治】 治诸疟疾。

【用法用量】 频频温饮,适量为度。

【制备方法】 四月八日,水一石,曲一斤为末,俱酘水中。待酢[2]煎之,一石取七斗。待冷,入曲四斤。一宿,上生白沫起。炊秫一石冷酘,三日酒成。

【资料来源】 明·《本草纲目》

柴胡饮

【药物组成】 柴胡(去苗)半两 常山三分 甘草(生)半两 附子(炮裂,去皮脐)半两 干姜(炮制)一分

【功能主治】 治久疟痰不愈,将成骨蒸痨,时寒时热。

【用法用量】 分二次服,空腹未发时服,饭后第二服。

【制备方法】 上药剉如麻豆,每次用五钱,酒一盏半,煎至一盏去渣。

【资料来源】 明·《普济方》

常山竹叶酒——原名"常山酒"

【药物组成】 常山苗(无苗取根五两代之)一握 独颗蒜七颗 淡竹叶二握 豉一合 鳖甲(炙)三两

【功能主治】 治疟疾。

【用法用量】 临发根据酒量大小服之,服完当大吐而愈。

【制备方法】 上切,用苦酒三升,煎取一升。

【注意事项】 忌食苋、生葱、生菜。

【资料来源】 明·《普济方》

鳖甲蜀漆酒——原名"鳖甲酒"

【药物组成】 鳖甲(炙令黄)二两 常山三两 蜀漆二两 附子一两

---

① 曲用曲霉和它的培养基(多为麦子、麸皮、大豆的混合物)制成的块状物,用来酿酒或制酱。

② 酢(cù):同醋。

乌贼鱼骨(炙)一两　知母二两　椒(微炒去汁)一两

【功能主治】 治疟疾。

【用法用量】 平旦服一合,稍稍加至二合,一日三四服。

【制备方法】 上药切,用酒三升,渍一宿。

【注意事项】 忌苋菜、生葱、生菜、猪肉。

【资料来源】 明·《普济方》

南斗酒

【药物组成】 常山(制)　白芷　南星(生)各等份

【功能主治】 治痰疟。

【用法用量】 临发五更服。

【制备方法】 酒煎。

【资料来源】 明·《赤水玄珠》

乌贼骨酒

【药物组成】 乌贼骨粉 30 g　白酒 10 ml

【功能主治】 治疟疾。

【用法用量】 一次服完。

【制备方法】 取乌贼骨放入水中浸泡 2 日,然后晒干辗碎过筛后备用。现配现服,混合后一次服完。

【资料来源】 《江苏中医》1962,(10):27

蛋清酒[①]

【药物组成】 鸡蛋清 1 个　白酒 20 ml(浓度 75%似比 40%为好)

【功能主治】 治疟疾。

【用法用量】 口服,预防用每 7 日 1 次,连服 2~3 次;治疗发作前 1~2 小时顿服,用量加倍。

【制备方法】 取鸡蛋清 1 个,白酒 20 ml,调匀即成。

【资料来源】 《新医学》1972,(12):32

---

① 原无方名,今增。

按:鸡蛋清酒防治疟疾,古代未见记载。有人用作预防疟疾,观察3 593人,服药后半年中新发病244人,未发病人数占服药人数的93.4%,比上年周期大幅度下降。抗复发治疗,观察456例,复发44例,占服药人数9.7%。治疗现症113例,痊愈94例,有效率83.2%。说明该酒防治疟疾的疗效是确实的。

黄疸

艾豆二黄酒——原名"深师酒疸艾汤方"

【药物组成】 生艾叶一把　麻黄(去节)二两　大黄六分　大豆一升

【功能主治】 治酒疸[1]。

【用法用量】 分三次服。

【制备方法】 上药切碎,清酒五升,煮取二升。

【资料来源】 唐·《外台秘要》

麻黄醇酒

【药物组成】 麻黄(去节)三两

【功能主治】 治伤寒瘀血不解,郁发于表,发为黄疸。

【用法用量】 每次温服一盏,汗出愈。

【制备方法】 上药用醇酒五升,煮取二升。

【注意事项】 秋冬用酒煮,春夏用水煮。

【资料来源】 唐·《外台秘要》

麻草酒

【药物组成】 麻草

【功能主治】 治黄疸。

【用法用量】 适量饮服。

【制备方法】 以麻草一把,去节,以美酒五升煮取半升,去渣。

【注意事项】 冬月用酒,春宜用水,煮之良。

【资料来源】 明·《普济方》

---

① 酒疸:常年饮酒无节制引起的黄疸。

栀子茵陈酒——原名“栀子酒”

【药物组成】 栀子　茵陈各一束

【功能主治】 治黄疸。

【用法用量】 三更时分服饮之。

【制备方法】 上药用无灰酒二大碗，蒸至八分。

【注意事项】 忌油腻、湿面、豆腐、生冷等物。

【资料来源】 明·《普济方》

按：本方栀子、茵陈均有清热利胆的作用，尤其茵陈为退黄要药。《本草纲目》中也有用茵陈蒿4根，栀子7个，大田螺1个，连壳捣烂，以百沸白酒一大盏，冲汁饮之，治疗男子酒疸。此类方剂在应用时尤要注意，必须通过长时间的煎煮。这种方法使药物中有效成分被充分利用，而乙醇却大量挥发，保证了服用的安全。至于疗效的提高方面，需再作进一步研究。

黑矾红糖酒——原名“白酒黑矾红糖汤”

【药物组成】 白酒（或黄酒）60 g　黑矾　红糖各90 g

【功能主治】 虚黄，多见于钩虫病（“黄胖病”）。

【用法用量】 每饭后服匙余。

【制备方法】 后2味入酒内搅匀。

【资料来源】 《浙江中医药杂志》1966，9（2）：4

疝

茱萸姜豉酒

【药物组成】 吴茱萸三两　生姜四两　豉二合

【功能主治】 治寒疝[①]来去，每发绞痛。

【用法用量】 分为二服。

【制备方法】 上药及酒四升，煮二升。

---

① 寒疝：寒疝多因感受寒邪、凝滞肝脉所致，以温阳散寒、疏肝理气的药物为主，药酒的疗效较佳。但如果病块出现后不能回纳，局部疼痛加剧，阵发性腹痛，是发生疝块嵌顿的表现，应进行手术治疗，以免发生疝囊内容物坏死，导致严重后果。

【资料来源】 晋·《肘后备急方》;唐·《外台秘要》

桂姜萸酒

【药物组成】 桂心四两　生姜三两　吴茱萸二两

【功能主治】 腹股沟疝,腹痛。

【用法用量】 分三次温服。

【制备方法】 上药切细,用酒一大升煎成二合。

【注意事项】 忌吃生姜。

【资料来源】 唐·《外台秘要》

茴香酒

【药物组成】 茴香(舶茴尤妙用小紧)

【功能主治】 治疝气痛,偏坠牵引及心腹痛。

【用法用量】 煮饮。

【制备方法】 茴香浸酒。

【资料来源】 明·《本草纲目》

降椒酒

【药物组成】 降真香(细剉)二两　川椒(去合口者)一两

【功能主治】 预防外邪侵犯,兼治风湿脚气,疝气,冷气,及背面恶寒。

【用法用量】 每日饮数杯。

【制备方法】 上药用绢布贮,浸无灰酒中约二斗许。

【资料来源】 明·《景岳全书》

灯笼草根酒——原名“茴香酒”

【药物组成】 灯笼草根[①]

【功能主治】 治疝气偏坠,久不愈者。

【用法用量】 将茴香炒后碾细,用本酒调服。

---

① 灯笼草:又名宝盖草、接骨草,为唇形科植物宝盖草的全株,其味辛苦,性温,有祛风、通络、消肿、止痛等功效。

【制备方法】 用灯笼草根浸酒。

【资料来源】 明·《普济方》

鼠李子酒[1]

【药物组成】 鼠李子

【功能主治】 疗疝气。

【用法用量】 每日二服，渐加至三服，每次饮服三合。

【制备方法】 将新鲜鼠李子晒干，九蒸九曝，酒浸即成。

【资料来源】 明·《普济方》

香楝酒

【药物组成】 南木香　小茴香　大茴香　川楝肉各三钱

【功能主治】 疝气因劳累而发者，其脉沉紧，豁大无力，是夹虚也，其痛亦轻，治偏坠气。

【用法用量】 空腹热服，极痛者，一服立愈。

【制备方法】 上药合作一服，锅内炒至香，入葱白连须五根，用水一碗，淬入锅内，以碗罩住，候煎至半碗取出去渣，加好酒半碗合和，入炒盐一茶匙。

【资料来源】 明·《万病回春》

橘核药酒

【药物组成】 橘核9 g　荔枝核9 g　川楝子(盐炒)9 g　小茴香15 g　牡蛎粉15 g　胡芦巴9 g　肉桂6 g　青皮9 g

【功能主治】 温阳散寒，行气散结。适用于肝肾阴寒、疝气偏坠、阴囊肿大，起消无常，痛引脐腹，因劳累或受冷即发等症。

【用法用量】 视个人的体质，耐受情况，酌量饮用，每日2次。

【制备方法】 将上述药物粉碎，装入瓶中，用高粱酒500 ml左右浸泡3～4个月，过滤去渣。

【注意事项】 儿童禁用。

---

① 原无方名，今增。

【资料来源】《中医验方汇选》

头痛、眩晕

独活风眩酒[1]

【药物组成】 独活六两 枳实三两,一方用松实 石膏 蒴藋各四两

【功能主治】 疗风眩翻倒不定。

【用法用量】 一次服完,以药渣熨头覆眠取汗,觉冷,又内铛炒令热,熨之。

【制备方法】 上药四味切细,以清酒八升,煮取四升即可。

【资料来源】 唐·《千金要方》

桑枝姜桂酒——原名“桑根白皮汤”

【药物组成】 桑根白皮半两 干姜二两 桂心五寸 大枣二十枚

【功能主治】 治同房后妇人头痛,欲呕心闷。

【用法用量】 分二次服完,不令汗出。

【制备方法】 上四味药切细,以酒一斗,煮取三升,去渣即得。

【资料来源】 唐·《千金要方》

芎劳辛夷酒——原名“芎劳酒”

【药物组成】 芎劳 辛夷 天雄 人参 磁石 石膏 茵芋 桂心 秦艽 天门冬 柏子仁 山茱萸 白头翁各三两 松萝 细辛 薯蓣 羚羊角 菖蒲 甘草各二两 云母(烧之令赤,末之为粉)一两 防风四两

【功能主治】 治脑风[2]头重,颈项牵强,眼目不明、流泪,嗜睡,常哈欠,畏风,剧者耳鸣、满眉眼疼闷、呕恶、眩晕跌倒。

【用法用量】 初次服二合,渐加至五合,每日三次。

【制备方法】 上二十一味切细,以酒二斗渍二十一日。

【资料来源】 唐·《千金要方》

---

① 原无方名,今增。

② 脑风:头风的一种,自觉项背部恶寒,头部极冷,痛不可忍。

芎䓖藁本酒——原名“芎䓖汤”

【药物组成】 芎䓖　藁本　茼茹[①]各五两

【功能主治】 治风癫引胁牵痛，发作则吐，耳如蝉鸣。

【用法用量】 一次服完，体弱者，分二次服，出汗为度。

【制备方法】 上三味，切细，放入酒一斗，煮取三升。

【资料来源】 唐·《千金要方》

延年薯蓣酒

【药物组成】 薯蓣　白术　五味子(碎)　丹参各八两　防风十两　山茱萸(碎)二升　人参二两　生姜(屑)六两

【功能主治】 主头晕不能食，补益气力。

【用法用量】 每次温服七合，每日二次，逐渐增加剂量。

【制备方法】 上八味药切细，以绢袋盛。酒二斗五升浸五日。

【注意事项】 忌桃李、雀肉等。

【资料来源】 唐·《外台秘要》；明·《普济方》

按：本方适应于脾胃虚寒，运化无力引起的消化不良，不能食，虚证眩晕。由于方中人参、薯蓣、白术都有补益功能，故本方名为延年薯蓣酒。

独活桂心酒

【药物组成】 独活　桂心各五两

【功能主治】 治眩晕，肌肤畏寒，外感病先兆。

【用法用量】 每次服五合，每日三次渐加至一升。

【制备方法】 上二味药切细，用酒三升浸，在火边炙，使酒暖。

【注意事项】 忌生葱。

【资料来源】 唐·《外台秘要》

独活苍耳酒

【药物组成】 独活　山茱萸　天门冬(去心)　黄芪　甘菊花

---

① 茼茹：辛寒，蚀恶肉败疮、死肌，杀疥虫，排脓恶血，除大风热气，善忘不乐，去热痹，破癥瘕，除息肉。

防风　天雄(炮)　侧子(炮)　防己　白术　茯苓　牛膝各四两　枸杞三两　丹参四两　生姜六两　磁石十两　贯众三两　生地黄(切)八两

【功能主治】　头昏，气满背痛。

【用法用量】　温服，每次一盏，每日二三次。

【制备方法】　上十八味切，用绢袋盛，渍七日。

【注意事项】　忌猪肉、鱼、陈臭物。

【资料来源】　唐·《外台秘要》

【附】　苍耳酒：以苍耳子一大斛，水三斛，煮取四斗，渍二大斗曲三次，总以末一大斛，渍三日，如常酿法酘之，酒熟即成。主治头足诸热，每服五合，日三次。(《外台秘要》)

松花酒

【药物组成】　松花半合

【功能主治】　轻身疗病，治头旋脑皮肿痹。

【用法用量】　每次空腹温饮五合，晚饭前再服。

【制备方法】　上药，春三月取五六寸如鼠尾者，不计多少，蒸细切一升，用生绢袋盛，以酒三升，浸五日。

【资料来源】　宋·《太平圣惠方》

当归酒

【药物组成】　大当归二三两

【功能主治】　和血脉，坚筋骨，止诸痛，调经水，治血虚头痛欲裂，月经不调等。

【用法用量】　每日一剂，分三至五次服。

【制备方法】　用好酒煎服，将当归切薄片，酒浸三日，也可用好酒煎服。

【资料来源】　明·《普济方》

按:《历代名医良方注释》：当归有活血化瘀、养血生血的药理作用，今血虚头痛，用当归制为酒剂，既能发挥当归的药效作用，又可借酒力加速循环，扩张毛细血管，全方药虽仅一味，但疗效可靠。应用时如配合川芎、白芷，疗效更好。

雄黄葱芷酒

【药物组成】 雄黄一钱　香白芷三钱　葱白三茎

【功能主治】 头风头痛。

【用法用量】 先嚼葱、后吃药，然后再吃葱三茎，再服酒汤药。重者不过三服，服了之后，将被盖了头面，汗出即愈。

【制备方法】 雄黄、白芷共研细末，用好酒一盅、葱白三茎，将药放入酒，将葱白三茎调药匀。

【资料来源】 明·《普济方》

按：市售雄黄混含砒霜，服用不慎，会引起以上吐下泻为主症的中毒反应，严重者将危及生命。药用时应注意选择，以红黄色状如鸡冠者质较纯粹，如为白色结晶或碾碎时外红中白者：均为含有砒霜之征，用时须特别慎重。中毒后急救，可用防己 10 g；或生甘草 1 份，绿豆 2 份，煎浓汁频服。

白菊花酒

【药物组成】 白菊花

【功能主治】 主男子妇人，久患头风眩闷，头发干落，胸中痰结，每风发，即头旋眼昏暗，不觉欲倒者，是其候也。民间用于治疗肝热型高血压眩晕症。

【用法用量】 空腹饮适量，每日三次，常令酒气相续为佳。

【制备方法】 春末夏初，收软苗，阴干捣末，合无灰酒即可。又秋八月合花收，暴干，切取三大斤，用生绢袋囊盛，贮三大斗酒中，经七日即可。

【资料来源】 明·《普济方》

【附】《本草纲目》卷二十五用甘菊花煎汁，同曲、米酿酒，适量内服，治头风、明耳目、去痿痹、消百病。

黄牛脑子酒

【药物组成】 黄牛脑子(切片)一个　白芷　川芎末各三钱

【功能主治】 治远年近日，偏正头痛。

【用法用量】 乘热食之，尽量而醉，醉后即卧，卧醒疾若消。

【制备方法】 同入瓷器内，加酒煮沸。

【资料来源】 清·《寿世青编》

按:本方原载《寿世青编》"病后调理食服法"中,以黄牛脑子治头部疾病,也是中医脏器疗法的一种,再加白芷、川芎祛风活血止头痛,酒能升阳,所以是一张祛邪与扶正兼顾的方剂。

复方蔓荆子酒

【药物组成】 蔓荆子 120 g 菊花 60 g 川芎 40 g 防风 60 g 薄荷 60 g

【功能主治】 风热性头痛,头昏、偏头痛。

【用法用量】 每日 3 次,每次饮 15 ml,渐加至 20 ml。

【制备方法】 上5 味药,共捣碎,用黄酒 1 L 浸于净瓶中,经 7 日后,开封,去渣备用。

【资料来源】《药酒验方选》

大豆蚕沙酒

【药物组成】 大豆 150 g 云茯苓 126 g 蚕沙 126 g

【功能主治】 头痛烦热,肌酸体重,身痒,背强口噤及女子产后风湿。

【用法用量】 每日 5~7 次,每次温饮一至二小杯,微出汗则佳。

【制备方法】 以上 3 味,将后二味碎细,置净瓶中,用黄酒 1.5 L 浸之,另炒大豆,令声断,急投入酒中,封口,经 7 日后开封,去渣备用。

【注意事项】 避风寒。

【资料来源】《药酒验方选》

叶酸桑葚酒

【药物组成】 三叶酸[①] 250 g 黑桑葚 250 g

【功能主治】 头晕目眩,口干舌燥,燥热咳嗽,小便不利,水肿。

---

① 三叶酸:即酢浆草,为酢浆草科植物酢浆草的全草,味酸、性寒,有清热利湿、散瘀消肿功能,民间用酢浆草根 10 g,甜酒煎服,治疗跌打损伤。

【用法用量】 不拘时，每日随量饮之，勿醉。

【制备方法】 上药将三叶酸切细，与黑桑葚同入净器中，用醇酒1.5 L浸之，封口，经七宿后开封。

【资料来源】 《药酒验方选》

菊花枸杞酒①

【药物组成】 杭菊花60 g 枸杞子60 g

【功能主治】 久患头风头痛、眩晕。

【用法用量】 每日早、晚各服一小杯。

【制备方法】 上2药加绍兴酒适量，浸泡10～20日，去渣过滤，再加蜂蜜适量即得。

【资料来源】 《食物中药与便方》;《中国食疗学》

失眠、心悸、健忘

丹参酒

【药物组成】 丹参30 g 白酒500 g

【功能主治】 通九窍，补五脏，益气养血，安神宁心，活血祛瘀，有令人不病之功。适用于神经衰弱、冠心病、闭塞性脉管炎等。

【用法用量】 每日三次，每次一小盅，或量力饮之。

【制备方法】 将丹参洗净，切成薄片，放入纱布袋内，扎紧袋口，将白酒、纱布袋放入酒瓶内，盖上盖封口，浸泡15日即成。

【资料来源】 宋·《太平圣惠方》;《大众药膳》;《药膳食谱集锦》

仙酒

【药物组成】 龙眼二三斤

【功能主治】 补心血，壮元阳，悦颜色，助精神。疗怔忡、惊悸、不寐等症。

【用法用量】 早、晚各随量饮数杯。

---

① 原无方名，今增。

【制备方法】 头酽好烧酒一坛，去壳龙眼放入酒中浸，日久则颜色娇红，滋味香美。

【资料来源】 明·《万病回春》

桑龙药酒

【药物组成】 桑葚子 120 g 龙眼肉 120 g

【功能主治】 滋阴养血，养心安神，补益脾气。适用于心脾不足、阴虚血少所致的心悸失眠，体弱少力，耳聋目暗等症。

【用法用量】 适量饮服。

【制备方法】 以烧酒 5 L 浸泡，坛口封固，10 日后开坛饮。

【资料来源】 清·《良朋汇集》；《治疗与保健药酒》

养神酒

【药物组成】 大熟地 90 g 甘枸杞 60 g 白茯苓 60 g 山药 60 g 当归身 60 g 薏苡仁 30 g 木香 15 g 酸枣仁 30 g 续断 30 g 麦冬 30 g 丁香 6 g 建莲肉 60 g 大茴香 15 g 桂圆肉 250 g

【功能主治】 安神定志。适用于心脾两虚、精血不足的神志不安、心悸失眠等症，平素气血虚弱者，亦可服用。

【用法用量】 适量饮用。

【制备方法】 将上述茯苓、山药、薏苡仁、建莲肉制为细末，其余的药物制成饮片，一起装入细绢袋内，以白酒 10 L 浸于适宜的容器内，封固，隔水加热至药材浸透，取出静置数日后即成。

【资料来源】 清·《同寿录》；《治疗与保健药酒》

按：本方山药、薏苡仁、茯苓、莲肉健脾益气，熟地、当归、枸杞子、麦冬、续断养血益神，桂圆肉、酸枣仁养心益脾，丁香、木香、茴香温中行气，使精血气津充盈，濡养心神以达到安神定志的目的。

读书丸酒浸剂

【药物组成】 远志 熟地黄 菟丝子 五味子各 18 g 石菖蒲 川芎各 12 g 地骨皮 24 g

【功能主治】 年轻人健忘症。

【用法用量】 每月早、晚各饮 10 ml，一般每剂可服 20 日左右，服完后可依上法制备。

【制备方法】 上药用白酒 600 ml 浸泡 1 星期，过滤，装入玻璃瓶内，密盖，勿令泄气。

【资料来源】 《浙江中医杂志》1979，(7)：252

参桂酒

【药物组成】 党参 320 g　蔗糖 3 200 g　龙眼肉 640 g　白酒 32 L

【功能主治】 补中益气，养血安神。用于气血不足，四肢乏力，失眠健忘。

【用法用量】 口服。每次 15～30 ml，每日 2 次。

【资料来源】 《新编中成药》

黄酒核桃泥汤

【药物组成】 核桃仁 5 个　白糖 50 g

【功能主治】 治失眠，头痛。

【用法用量】 口服。每日 2 次。

【制备方法】 上药放在蒜罐或瓷碗中，用擀面杖捣碎成泥，再放入锅中加黄酒 30 ml，用小火煎煮 10 分钟，每日食用。

【资料来源】 《中国食疗学》

枸杞黄精酒——原名枸杞药酒

【药物组成】 枸杞子 2 500 g　熟地黄 500 g　黄精(制)500 g　百合 250 g　白糖 5 kg　50 度白酒 50 L　远志(制)250 g

【功能主治】 滋肾益肝。用于肝肾不足，虚劳羸瘦，腰膝酸软，失眠。

【用法用量】 温服。每次 10～15 ml，每日 2～3 次。

【资料来源】 《新编中成药》

二至益元酒

【药物组成】 女贞子 17 g　墨旱莲 17 g　熟地黄 13 g　桑葚 13 g

【功能主治】 滋养肝肾，益血培元。适用于肝肾不足，腰膝酸痛，眩晕失眠。

【用法用量】 口服，每次 30 ml，每日 2 次。

【资料来源】 《新编中成药》

按：本方即二至丸（女贞子、旱莲草）加熟地、桑葚制成酒剂，增强了补腰膝、壮筋骨、温肾阴的功效，故称二至益元酒。

十二红药酒

【药物组成】 甘草 100 g 地黄 600 g 大枣 800 g 牛膝 500 g 茯苓 400 g 红花 100 g 龙眼肉 300 g 首乌（制）400 g 续断 600 g 杜仲 600 g 山药 300 g 黄芪 500 g 当归 300 g 党参 400 g

【功能主治】 补气养血，开胃健脾。用于神经衰弱，耳鸣目眩，惊悸健忘，饮食欠佳。

【用法用量】 口服，每次 20～30 ml，早、晚各 1 次。

【资料来源】 《新编中成药》

缬草酒

【药物组成】 缬草 50 g 白酒 250 ml

【功能主治】 神经衰弱、心悸。

【用法用量】 分 7 日服。

【制备方法】 浸泡 48 小时后服用。

【资料来源】 《陕甘宁青中草药选》

人参果酒

【药物组成】 人参果 50 g 白酒 500 ml

【功能主治】 神经衰弱，头昏，失眠，肾虚所致的须发早白，不思饮食，烦躁不渴，月经不调。

【用法用量】 每服 10～20 ml，日服 2 次。

【制备方法】 将人参果入白酒中浸泡 10～15 日后，即可服用。

【资料来源】 《陕甘宁青中草药选》

五味子酒

【药物组成】 五味子 50 g 白酒 500 ml

【功能主治】 治疗神经症之失眠、头晕、心悸、健忘、乏力、烦躁、低血压等。

【用法用量】 每次 3 ml，每日 3 次，饭后服用，也可佐餐。

【制备方法】 五味子洗净，装细口瓶中，加 60 度白酒至 500 ml，封紧瓶口，每日振摇 1 次，半月后开始饮。

【资料来源】《药膳食谱集锦》

山萸苁蓉酒

【药物组成】 山蓣25 g　肉苁蓉60 g　五味子35 g　杜仲(微炒)40 g　川牛膝 30 g　菟丝子 30 g　白茯苓 30 g　泽泻 30 g　熟地黄30 g　山萸肉 30 g　巴戟天 30 g　远志 30 g

【功能主治】 肝肾亏损，头昏耳鸣，怔忡健忘，腰脚软弱，肢体不温。

【用法用量】 温服，每次空腹服一至二小盅，每日早、晚各 1 次。

【制备方法】 上12 味，共捣碎，置于净器，用醇酒 2 L 浸泡，封口，春夏季 5 日、秋冬季 7 日后开取，去渣备用。

【资料来源】《药酒验方选》

桃仁朱砂酒　（《民间百病良方》）

【药物组成】 桃仁 100 g　朱砂 10 g　白酒 500 ml

【功能主治】 活血安神。

适用于心悸怔忡，面色不华、筋脉挛急疼痛。

【用法用量】 口服，每次 10～15 ml，每日 2 次。

【制备方法】 先将桃仁烫浸去皮尖，炒黄研末，置容器中，加入白酒，密封，煮沸，冷后加入朱砂(先研细)，搅匀，静置经宿，过滤去渣，即成。

【资料来源】《养生药酒-东方药膳》

四味滋补酒

【药物组成】 山药　山萸肉　五味子　灵芝各 25 g　米酒1 000 ml

【功能主治】 益肝肾，补心脾。适用于体虚或神经衰弱失眠者，或肝脾肾虚、遗精、尿频、带下清稀等症者。

【用法用量】 口服，每次10～15 ml，每日2次。可长期服用。

【制备方法】 将上药加工粗碎，浸于米酒中，封口，置于阴凉处，每日摇晃1次，7日后过滤即成。

【资料来源】《营养饮食》

地黄酒

【药物组成】 熟地240 g　枸杞子　制首乌　薏苡仁各120 g　当归　龙眼肉各90 g　白檀香9 g（或沉香末3 g）　陈酒1 500 ml

【功能主治】 补肝益肾，养血安神。适用于失眠症。

【用法用量】 口服，每次10 ml，临睡前温服，不宜多饮。

【制备方法】 先将陈酒注入坛中，然后将上药捣碎装入绢袋，浸于酒中，每日振摇1～2次，10日后即可饮用。

【资料来源】《营养饮食》

灵芝丹参酒

【药物组成】 灵芝30 g　丹参　三七各5 g　白酒500 ml

【功能主治】 活血化瘀，养血安神。适用于神经衰弱、失眠、头昏、冠心病等症。

【用法用量】 口服，每次20～30 ml，每日2次。

【制备方法】 将三七、丹参、灵芝洗净切片，装入酒坛内，注入白酒，加盖密封，置阴凉处。每日摇晃数下，浸泡15日，开封过滤，即成。

【资料来源】《营养饮食》

养心安神酒

【药物组成】 枸杞子45 g　酸枣仁30 g　五味子25 g　香橼20 g　何首乌18 g　大枣15枚　白酒1 000 ml

【功能主治】 养心和血，养肝安神。适用于心肝血虚所致心烦失眠、多梦、健忘、神经衰弱等症。

【用法用量】 口服，每晚睡前饮服20～30 ml。

【制备方法】 将上药共捣粗碎，装入细纱布袋里，扎紧口，放入坛中，倒入白酒，封严，置阴凉处。7日后开封，弃药袋，以纱布过滤，取液饮用。

【资料来源】《营养饮食》

治怔忡药酒

【药物组成】 生地黄45 g　茯苓　柏子仁(去油)　归身各30 g　酸枣仁15 g　麦门冬　龙眼肉各60 g　白酒3 000 ml

【功能主治】 养血安神。适用于气血不足所致的心悸怔忡、倦怠乏力、面色不华、烦躁、失眠、多梦易醒等症。

【用法用量】 口服,每次15 ml,每日早晚各1次。

【注意事项】 脾胃虚弱、肠鸣腹痛者慎用。

【制备方法】 将以上7味药装入纱布袋内,与白酒一起装入容器中,密封浸泡15日以上。密封浸泡期间可加温2～3次,以利有效成分析出。

【资料来源】《营养饮食》

烦躁忧郁

莎根酒

【药物组成】 莎根一斤

【功能主治】 治心中烦热,膀胱胁下气郁,常忧不乐。

【用法用量】 日夜可服,常使酒气相续。

【制备方法】 以莎根一斤切,熬香,袋盛浸酒。春三月浸一日即可服,冬十月后浸七日,近暖处乃佳。

【资料来源】 晋·《肘后方》;明·《本草纲目》

五加安神酒——原名"五加酒"

【药物组成】 五加皮　枸杞皮各二升　干地黄　丹参各八两　石膏(一方作石床)　杜仲各一斤　干姜四两　附子三两

【功能主治】 治内虚,坐不安席,好动,主脾病寒气所伤。

【用法用量】 每次七合,日服二次。

【制备方法】 上药切碎,以清酒二斗,渍三宿。

【资料来源】 唐·《千金要方》

五加解郁酒——原名“五加皮酒”

【药物组成】 五加皮　枳刺(炒)　猪椒根皮各八两　丹砂八两　桂心(去粗皮)三两　当归(焙,切)三两　甘草(炙)　天雄(炮去皮脐)　秦椒(去闭口及且,炒,出汗)　白鲜皮　木通(剉)各四两　芎䓖　干姜(炮)各五两　薏苡仁半升　火麻仁三升

【功能主治】 治筋痹多悲思,颜色苍白,四肢不敛,诸筋挛急,伸动缩急,腹中转痛。

【用法用量】 初次服二三合,后稍加之,以知为度。

【制备方法】 以上药物切碎,如麻豆大,以夹绢袋盛贮,清酒三斗渍之。

【资料来源】 唐·《千金要方》;《历代名医良方注释》

牛蒡松节酒

【药物组成】 肥松节 120 g　生地 30 g　肉桂 10 g　丹参 30 g　萆薢 20 g　火麻仁 120 g　牛膝 30 g　生牛蒡根 30 g

【功能主治】 清热利湿。主治心神烦闷,足胫肿满,身重乏力。

【用法用量】 每次饭前温服 1 盅。

【制备方法】 上几味,捣碎细,置于净器中,用好酒 1.5 L 浸之,密封口,经 5 日后开取,去渣备用。

【资料来源】 宋·《太平圣惠方》

竹叶酒

【药物组成】 淡竹叶 30 g　白酒 500 ml

【功能主治】 祛风热,畅心神。适用于风湿热痹,关节热痛,心烦,尿黄赤等。

【用法用量】 每日 2 次,每次一小盅。

【制备方法】 将淡竹叶洗净,剪成 2 cm 长的节,放入纱布袋内,扎紧袋口。白酒、纱布药袋放入酒瓶内,盖好盖,封口,浸泡 3 日即成。

【资料来源】《中国药膳》

三味地黄酒

【药物组成】 生地黄(切)100 g　大豆(炒)200 g　牛蒡根(切)100 g

【功能主治】 肾虚心烦,关节疼痛。

【用法用量】 不拘时,随量饮之。

【制备方法】 上3味,共置于瓶中,用酒2 L浸5日。

【资料来源】《药酒验方选》

癫痫、惊狂

紫石酒

【药物组成】 紫石英一斤　钟乳四两　麻黄　茯苓　白术各三两　防风　远志　桂心各四两　甘草三两

【功能主治】 治久风虚冷,心气不足,或时惊怖。

【用法用量】 每次服四合,每日三次,常令有酒气。

【制备方法】 上九味切碎,用酒三斗渍,春浸三日。

【资料来源】 唐·《千金要方》

丹砂麝香酒——原名"丹砂酒"

【药物组成】 丹砂(成块者)半两　麝香二钱

【功能主治】 治心神不定,好登高临险,言语不避亲疏,时时自笑,高声呼叫,举止无常,大便秘,小便赤,解衣露体,不能安虑,虚言妄语,乱说神鬼。

【用法用量】 每服随患人平时饮酒多少,令至醉,候患人睡着,急用厚衣被盖之,汗出病愈。若患人不能多饮,只用丹砂一分,麝香半钱,酒一升,制如前法,时时饮之。

【制备方法】 上药研细和匀,用无灰酒二升,于瓷瓶内浸,以慢火煨,时用银筷搅令热。

【注意事项】 本方不宜多服、久服。

【资料来源】 宋·《圣济总录》

竹茹白鱼酒[1]

【药物组成】 竹茹一握　衣中白鱼七头

【功能主治】 治癫痫。

【用法用量】 一次服完。

【制备方法】 上药用酒一升，煎取二合。

【资料来源】 明·《普济方》

复方大黄酒

【药物组成】 大黄1 kg　防风0.5 kg

【功能主治】 癫痫症。

【用法用量】 成人每次服10 ml，每日3次；10～14岁，每次5 ml，每日3次；10岁以下每次5 ml，每日1～2次。

【制备方法】 上药研成粗粉，加白酒1.5 L，浸泡14日，过滤后备用。

【注意事项】 服药后仅有轻微之腹痛、腹泻，一般无须停药。

【资料来源】 《广西卫生》1973，(1)：54

复方马蜂包酒治癫痫

【药物组成】 马蜂包(又名露蜂房)　乌梢蛇　白僵蚕　全蝎　陈胆星　天麻　青礞石　金礞石　酒大黄　木香　三七　枸杞子　甘草　55度高粱酒

【功能主治】 平肝熄风，祛涤痰垢，镇静定惊，熄风止痉，抗惊阙，抗癫痫。适用于癫痫症。

【用法用量】 内服，每次10～30 ml，每日2次。30日为1个疗程。

【制备方法】 将诸药浸入酒中，置阴凉粗，30日后澄滤，取液装瓶备用。

【资料来源】 《中医中药》2008，5(7)：836

---

① 原无方名，今增。

心痛、厥脱

桂萸酒——原名“治卒心痛方”

【药物组成】 吴茱萸五合　桂一两

【功能主治】 卒心痛。

【用法用量】 一升分二次服。

【制备方法】 上药入酒二升半，煎成一升。

【资料来源】 晋·《肘后备急方》

按：古人所说的心痛指胸前及上腹部位的疼痛，其中有心绞痛，也包括胃病、胆石症、胰腺炎等引起的疼痛，范围较广，当注意鉴别。对有些疼痛，如心绞痛、溃疡穿孔等以及厥脱（指突然昏仆休克），患者都应根据病情及时抢救。在没有医疗设备及抢救药品的紧急情况下，才可酌情使用药酒等病情稍行缓解后再进行其他治疗。

四逆酒——原名“千金四逆汤”

【药物组成】 吴茱萸二升　当归三两　桂心三两　芍药三两　细辛二两　通草二两　生姜八两　甘草炙二两　大枣十二枚

【功能主治】 主治多寒，手足厥冷，脉绝。

【用法用量】 分四次温服。

【制备方法】 上药以水六升，清酒六升，合煮取三升。

【注意事项】 忌生葱、生菜、海藻、菘菜。

【资料来源】 唐·《外台秘要》

桂心栀豉酒

【药物组成】 桂心一两　生姜三两　栀子十四枚　豉五合

【功能主治】 中恶[①]，呼吸急促，难以为继。

【用法用量】 令患者一次服完，引起呕吐更佳。

【制备方法】 将药捣碎，用酒二升微火煮，然后去渣。

---

① 中恶：指突然发生的手足冰冷，肌肤起粟，头面青黑，神智不清，或错言妄语，牙关紧闭，或头旋晕倒，昏迷不醒的病症。

【资料来源】 唐·《外台秘要》

桂枝酒

【药物组成】 桂枝二两

【功能主治】 治脱阳证，即因热性病汗出过多，或男子因性交而发生的虚脱现象。

【用法用量】 待酒温后，分二次给患者灌服。

【制备方法】 上药用好酒二升，煎成一升。

【资料来源】 明·《普济方》

【附】 《医方类聚》有“桂枝酒”，以辣桂为末，每二钱温酒调下，治疗跌扑伤坠，瘀血溷身，身体疼痛。

葱白酒

【药物组成】 葱白连须五七茎

【功能主治】 治脱阳。

【用法用量】 分作三次灌服，阳气即回。

【制备方法】 上药细剉，砂盆内细研，用好酒五升，煮至二升。

【资料来源】 明·《普济方》

茶根酒

【药物组成】 新鲜茶树根 150 g

【功能主治】 治心力衰竭。

【用法用量】 分 2 次饮服。

【制备方法】 上药洗净，切片，加水适量，加黄酒 50 g 同煎。

【注意事项】 此为食疗单方，只能作辅助治疗，不能作为主治。

【资料来源】 《中国食疗学》

出血

地黄酒

【药物组成】 生地黄一石

【功能主治】 治虚劳吐血，妊娠漏血，伤胎子死未下，补益预防白发。

【用法用量】 每服酒饮一盏，不拘时候。

【制备方法】 用生地黄一石洗切，木臼中捣取自然汁，绞去渣，用酒二斗和匀，同于瓷器中，煎熟为度。瓷器盛贮。亦可用酿酒法。

【资料来源】 唐·《千金要方》、《外台秘要》；明·《普济方》

茅草酒

【药物组成】 屋上茅草

【功能主治】 治卒吐血。

【用法用量】 适量饮服。

【制备方法】 用屋上茅草，细剉三升，酒浸，煮取三升。

【资料来源】 明·《普济方》

云南白药酒

【药物组成】 云南白药粉 2.0 g 38 度白酒 500 ml

【功能主治】 活血化瘀，抗炎止血愈创。适用于消化性溃疡、溃疡病出血等症。

【用法用量】 口服，每次 15 ml，每日 3 次。饭前半小时服用。1 日为 1 个疗程。酒量小者可适度减量。

【制备方法】 将云南白药粉倒入白酒中，摇匀，密封，浸泡 1 周即可。

【资料来源】 《中华临床医药研究杂志》2007，13(14)：2077

猪皮酒①

【药物组成】 猪皮 100 g 黄酒 250 ml 红糖 250 g

【功能主治】 养血滋阴，各种出血症状均可用。

【用法用量】 适量服用。

【制备方法】 猪皮 1 000 g 去毛洗净，切成小块，放入大锅中，加

① 原无方名，今增。

水适量，以小火煨炖至烂透汁液稠黏时，加黄酒 250 ml，红糖 250 g，调匀停火，倒入碗盆内，冷藏备用。

【资料来源】《中国食疗学》

阳痿不育

巴戟牛膝酒——原名“巴戟天酒”

【药物组成】 巴戟天　牛膝各三两　枸杞根白皮　麦门冬　地黄　防风各二斤

【功能主治】 治虚羸性功能衰退，阳道不举，五劳七伤。

【用法用量】 温服，常令酒气相续，勿至醉吐。

【制备方法】 以上均用新鲜药，若无鲜的用干的亦可，拌匀后，用酒一担四斗，浸，春季浸七日，秋冬浸二七日。

【注意事项】 慎生冷、猪、鱼、油蒜。

【资料来源】 唐·《千金要方》

按：先患冷者，加干姜、桂心各一斤，再加远志一斤；大虚劳者加五味子、苁蓉各一斤；阴下湿加五加皮根一斤，有金石斛则加一斤。每加一斤药，则加酒七升。此酒每年八九月中旬即合，至十月上旬即服。又方用巴戟、生牛膝各三斤，捣罗以酒五斗淹渍，服如前法。(《千金要方》)

钟附回春酒——原名“钟乳酒”

【药物组成】 钟乳(研绢袋盛)三两　附子(炮)二两　甘草(炙)三两　当归二两　石斛二两　前胡二两　薯蓣三两　五味子三两　人参二两　生姜屑二两　牡蛎(熬)三两　桂心一两　菟丝子五两　枳实二两　干地黄五两

【功能主治】 阳痿不起，滴沥精冷。

【用法用量】 量性饮服。

【制备方法】 上十五味药切细，以绢袋盛，清酒二斗浸，春夏三日，冬秋七日。

【注意事项】 忌海藻、菘菜、猪肉、冷水生菜、芜荑、生冷黏食等。

【资料来源】 唐·《外台秘要》

仙灵脾酒

【药物组成】 仙灵脾一斤　无灰酒二斗

【功能主治】 强筋骨，兴阳事，理腰膝冷，治偏风手足不遂，皮肤麻木不仁，及低血压。

【用法用量】 每日随性温服，常令醺醺，不得大醉，酒尽，再合服之。

【制备方法】 仙灵脾一斤，袋盛，浸无灰酒二斗，密封三日。

【注意事项】 阴虚，性欲亢进及高血压患者忌服。

【资料来源】 宋·《太平圣惠方》；《大众药膳》

按：仙灵脾又名淫羊藿，现代药理证实，能促进精液分泌亢进，精囊充满后，刺激感觉神经，间接兴奋性欲而起。

三石酒

【药物组成】 磁石八两　白石英（研细）十两　阳起石六两

【功能主治】 治肾气，补虚损。

【用法用量】 任意温服。

【制备方法】 上药共捣碎，用水淘净后，用生绢袋盛，以酒一斗，浸渍五日，任意暖服。

【注意事项】 阴虚火旺、性欲亢进者忌服。

【资料来源】 宋·《太平圣惠方》

仙茅酒

【药物组成】 仙茅

【功能主治】 治精气虚寒，阳痿膝弱，腰痛痹缓，诸虚之病。

【用法用量】 早、晚饮一二杯。

【制备方法】 用仙茅九蒸九晒，浸酒。

【注意事项】 阴虚火旺者忌服。

【资料来源】 明·《本草纲目》

海狗肾酒

【药物组成】 海狗肾2个　和曲200 g　糯米5 000 g

【功能主治】 肾虚阳痿，性欲减退，体弱畏冷，腰膝酸软。

【用法用量】 每日三次，每次空腹饮一二小杯。

【制备方法】 将海狗肾酒浸捣烂，和曲、米，如常法酿酒。

【资料来源】 明·《本草纲目》

按：海狗肾又名腽肭脐，为海狗科动物海狗或海豹科动物海豹的雄性外生殖器，其味咸性热，暖肾壮阳，益精补髓。《和剂局方》治诸虚损有腽肭脐丸，一般用于滋补丸药中，其效大致与苁蓉、锁阳相近，此即《内经·素问》"精不足者，补之以味也"。

鹿血酒

【药物组成】 新鲜鹿血

【功能主治】 调血脉，止腰痛，补肾壮阳，主治肾虚亏损，腰痛，阳痿。

【用法用量】 适量温服。

【制备方法】 将新鲜鹿血与酒和匀，静置后取上澄清液。

【注意事项】 风热感冒禁食。

【资料来源】 明·《普济方》；《中国药膳》

对虾酒

【药物组成】 大对虾一对　白酒(60度)250 ml

【功能主治】 性功能减退，阳痿。

【用法用量】 每日随量饮酒，也可佐餐，酒尽时，蒸食对虾，分顿食用。

【制备方法】 新鲜大对虾一对洗净，置大口瓶或瓷罐中，加60度白酒约250 ml，密封浸泡一星期。

【资料来源】 清·《本草纲目拾遗》

多子酒

【药物组成】 甘枸杞一斤　桂圆肉一斤　核桃肉一斤　白米糖一斤

【功能主治】 治无子。

【用法用量】 每日服三次，适量。

【制备方法】 上药放入绢袋内扎口，放坛内，用好烧酒十五斤，糯米酒十斤，封口，经二十一日取出。

【资料来源】 清·《奇方类编》

瓮头春酒

【药物组成】 头红花一斤 淫羊藿(去毛边)一斤 白芍(酒炒)二两 羯羊油(炒羊藿极黑)一斤 杜仲(童便浸一宿，炒)一两 苍术(炒)四两 天冬一两 肉苁蓉(去鳞甲)一两 牛膝四两 五加皮四两 白茯苓四两 砂仁(炒)五钱 故纸一两 人参一两 大附子(制)五钱 白蔻仁(炒)五钱 归身二两五钱 川椒(焙，去汗去目)五钱 丁香五钱 木香五钱 沉香五钱 枸杞子三两 白术(炒)四两 甘草五钱 地骨皮(蜜水炒)一两 熟地三两 干菊一两 生地二两

【功能主治】 专能壮阳种子，填精补髓，男子四十岁后可服用，女子宫冷、白带等症也可服用。

【用法用量】 适量饮服。

【制备方法】 将糯米四斗，淘净，浸24小时，上锅蒸为糜，取出候冷。用原淘米浆二十斤，入锅温之，加葱白一斤，滚数沸，去葱白候冷，和入糜内，然后拌上细曲末四斤，粗曲末二斤。将上药剉为末和入糜内拌匀，又将淫羊藿，红花二味各入绢袋，先置瓮底，方将此糜入瓮，压住绢袋，拍实。加火酒十斤封固酒缸，春秋三日，夏一日，冬五日。后又加火酒八十斤，仍将瓮口封固。至二七日开缸调匀，再加龙眼肉二斤，红枣五斤，又煮糯米饭二升，候冷，投入瓮内调匀。再过二七日，榨出清酒，入坛封口，煮三炷香，埋三日，秋冬不必煮，第二次又用糯米二斗煮饭，拌曲末二斤，火酒五十斤，入在糟内封固，过五日打扑调匀，又封，过五日打扑调匀，再过五日上榨。

【资料来源】 清·《奇方类编》

按：本方与补益调养类药酒中的延寿瓮头春酒相比，仅多沉香、枸杞、白术三味，其余药味相同，制备方法也基本相似，但增添了补肾健脾的功能。

毓麟酒

【药物组成】 桑葚 枸杞子 山萸肉以上各三两 破故纸(炒)四两 牛膝 菟丝子 韭子 楮实子各三两 肉苁蓉 覆盆子各四两 蛇床子一两 莲须二两 巴戟三两 山药(炒)一两 木香一两

【功能主治】 补肾固精，治肾虚不育。

【用法用量】 适量顿服。

【制备方法】 以上共为粗末，麻布袋盛之，用火酒四十斤，煮三炷香。

【资料来源】 清·《奇方类编》

按：方中桑葚、枸杞子、菟丝子、韭子、覆盆子、楮实子、蛇床子均为植物种子，种多液汁，既能滋培阴液，又含蕴生生之气。冉雪峰说："近贤谓植物细胞微粒子，与人体细胞微粒子是同一的。以人之刺激素，施于植物，以及植物之刺激，施于人体均有特殊感应。"毓者同"育"，麟者，子也。服了本酒后能生育后代，故名毓麟酒。

固精酒

【药物组成】 杞子 120 g 当归(酒洗切片)60 g 熟地 90 g

【功能主治】 治阳痿不育。

【用法用量】 每日早晚饮三五杯，不可太多。

【制备方法】 上药绢袋盛入坛内，好酒五六大壶，重汤煮三炷香，埋土中七日。

【资料来源】 清·《惠直堂经验方》

草苁蓉酒

【药物组成】 草苁蓉[1] 1 kg 好酒 10 L

【功能主治】 补肾强筋。用治肾虚腰痛、阳痿、遗精、不孕等症。

【用法用量】 每日早晚各 1 次，适量饮用。

【制备方法】 将药物浸于白酒中，1 日后即可使用。

---

① 草苁蓉，为列当别名，为列当科植物紫花列当或黄花列当的全草及根，味甘性温，具有补肾助阳、润肠、止血等功效。

【资料来源】 清·《良朋汇集》;《治疗与保健药酒》

公鸡殖酒

【药物组成】 米酒(50度)2.5 kg　鲜公鸡殖200 g　淫羊藿　夜交藤　仙茅　路路通　桂圆肉各100 g

【功能主治】 补肾壮阳益精。治阳痿、早泄、精子数不足的男性不育症等。

【用法用量】 内服药酒,每日早午空腹各服药酒20 ml,晚临卧服40 ml。60日为1个疗程。

【制备方法】 上药共置于瓶内加酒浸泡,密封,30日后可用。鲜公鸡殖不宜用水洗或放置时间过长,忌日晒,令劁鸡者劁出鸡殖后即投入酒内。

【注意事项】 在第一个疗程用药期间,忌行房事,忌食萝卜、白菜等寒性食物。

【资料来源】 《新中医》1984,(9):39

壮阳酒

【药物组成】 狗肾1具　枸杞子30 g　蛇床子20 g　蜈蚣3条　白酒(或黄酒)1 L

【功能主治】 阳痿。

【用法用量】 每次温饮1杯(约40 g),日饮1次,连服10日为1个疗程。

【制备方法】 上药浸入酒中,1周后可饮用。

【资料来源】 《广西中医药》1986,9(3):27

壮阳益肾酒

【药物组成】 蛤蚧1对　海马10 g　鹿茸10 g　赤参15 g　枸杞子50 g　淫羊藿30 g　五味子30 g

【功能主治】 补肾壮阳。治疗阳痿。

【用法用量】 每日睡前饮35 ml,2个月为1个疗程。

【制备方法】 将上药洗净后,放于2.5 L白酒中,浸泡7日后即可饮用。

【资料来源】《吉林中医药》1991,(1):17

按:作者共治疗107例阳痿患者,结果:用药1个疗程,基本恢复正常者54例,占50.5%;用药2个疗程,基本能完成性交过程,较治疗前有明显好转者35例,占32.7%;治疗2个疗程以上,无明显好转者18例,占16.8%。总有效率为83.2%。

助育衍宗酒

【药物组成】 鲜狗鞭2具　紫河车50 g　仙灵脾100 g　枸杞子100 g　丹参100 g　50度以上白酒2.5 L

加减:肾阴虚型加女贞子、黄柏;肾阳虚型加肉桂、巴戟天;气虚血弱型加黄芪、何首乌;脾肾两经郁热型加杜仲、黄精;湿热下注型加苦参、龙胆草;肝经郁热型加栀子、柴胡。

【功能主治】 补肾益精,滋阴养肝,活血通络。治疗精液异常不育症。

【用法用量】 口服,每日3次,每次20～25 ml,30日为1个疗程。

【制备方法】 将上药共置于容器内,密封,20日后即可饮用。

【资料来源】《河南中医》1991,(4):41

按:作者治疗无精子症5例,结果:妊娠1例,临床治愈2例,好转1例,无效1例。精液稀少症19例,最后结果妊娠9例,临床治愈7例,好转2例,无效1例。精液不液化8例,结果妊娠3例,临床治愈3例,好转1例,无效1例。精子畸形,死精过多症18例,最后结果妊娠9例,临床治愈7例,好转2例,无效0。

振阳灵药酒

【药物组成】 仙灵脾15 g　黄芪20 g　枸杞果20 g　蛇床子15 g　阳起石15 g　菟丝子15 g　益智仁10 g　蜈蚣10条　海狗肾1具。黄酒白酒各500 ml

【功能主治】 补肾壮阳。治疗阳痿。

【用法用量】 口服,早、晚各1次,每次25g,20日为1个疗程。

【制备方法】 将药物浸入酒中泡10日即可服用。

【资料来源】 《湖北中医杂志》1991,(5):48

按:共治疗24例患者,服药酒1个疗程治愈者6例,2个疗程治愈者12例,3个疗程治愈者5例,无效1例。

二仙加皮酒

【药物组成】 仙灵脾120 g 仙茅90 g 刺五加皮90 g

【功能主治】 补肝益肾,壮阳强身。主治男子性功能下降。

【用法用量】 每次口服20～25 ml,每早、晚各1次。20日为1个疗程,间隔3～5日后可进行第二个疗程治疗。

【制备方法】 将上药粗碎后与糯米酒(或低度白酒)10 000 ml,共浸泡密封贮存瓶内7日,每日摇动1～2次,前2日瓶温控制在50℃以上。7日后放低温处备用。

【资料来源】 《中医药研究》1993,(2):40

按:患者在服药期间多食鸽、羊肉、甲鱼、海虾之类产品,并配合一定的心理治疗。

回兴酒

【药物组成】 合欢花50 g 八月札100 g 蜈蚣20条 石菖蒲60 g 生枣仁60 g 人参100 g 红花80 g 丹参120 g 肉桂50 g 菟丝子150 g 韭菜100 g 蛇床子100 g 巴戟天100 g 肉苁蓉100 g 淫羊藿120 g 杞果100 g 川椒50 g 罂粟壳100 g 鸡睾丸300 g 雄蚕娥60 g 高粱白酒5 L

【功能主治】 补肾壮阳,活血化瘀,益气养血。治疗阳痿。

【用法用量】 口服,每次服30～40 ml,每日3次,空腹时服,也可佐餐服用,连服2个月为1个疗程。

【制备方法】 上述药物除鸡睾丸外均与酒混合装入搪瓷罐中,放入大锅里隔水炖煮至沸,取出放冷后投鸡睾丸,密封,埋地下一尺许,夏春季窑7日,秋冬季窑14日,过滤,压榨药渣取汁,分装瓶内,密封备用(亦可采用常规冷浸法)。

【资料来源】 《中医研究》1994,7(4):34

按:服此药酒期间停服其他一切药物,阴虚阳亢者忌服,遇感冒发烧或传染性、感染性疾病时勿服。

阳威酒

【药物组成】 淫羊藿 熟地 肉苁蓉 菟丝子 补骨脂 何首乌 巴戟天 蛤蚧等

【功能主治】 补肾益精,温阳起痿。治疗肾阳不足的阳痿。

【用法用量】 每次服 20 ml,每日服 2 次。

【制备方法】 上药制成药酒。

【资料来源】 《北京中医药大学学报》1995,(5):62

建慧阳痿酒

【药物组成】 制附子 30 g 生黄芪 60 g 蜈蚣 50 条 三七 30 g 绞股蓝 100～200 g

【功能主治】 益气助阳,活血通经。治疗阳痿。

【用法用量】 每次服 20～40 ml(视酒量而定,此为成人量)。

【制备方法】 上药浸入低度酒 1 000 ml 中 7 日。

【资料来源】 《中医药学报》1997,(4):25

皇室秘酒

【药物组成】 人参 鹿鞭 熟地 枸杞 淫羊藿 肉桂 附子等

【功能主治】 补肾壮阳。治疗男子不育症。

【用法用量】 每晚临睡服 50 ml,连服 1～5 个月。

【制备方法】 上药制成酒剂,每瓶 200 ml。

【资料来源】 《湖北中医杂志》1998,(3):35～36

按:有医院以本酒治疗男性不育症 52 例,治疗后其主要症状全部消失,治愈 27 例,治愈率 51.93%;好转 23 例,好转率 44.22%;总有效率 96.15%,孕育率 40.4%。

三子酒

【药物组成】 菟丝子 200 g 枸杞子 150 g 女贞子 150 g 路路通

100 g

【功能主治】 补肾益精。治疗男性不育。

【用法用量】 每日早、中午饭前各服 20 ml，晚睡前服 60 ml，耐酒力强者每次可加服 5～10 ml。60 日为 1 个疗程。在第一个疗程期间忌行房事。60 日后继续服药酒并鼓励行房。

【制备方法】 上药加 38～50 度米酒 2 000 ml，置于密封的容器中 50 日。

【资料来源】 《河南中医》2000，20(5)：59

按：有医院以本酒治疗男子不育患者 28 例。经过 120～240 日的服用，其中性功能恢复正常，精子数目、活动率恢复正常，使妻子怀孕者为痊愈，有 21 例。性功能恢复正常，精子情况改善者为有效，有 6 例。

补肾回春壮阳酒

【药物组成】 生地　熟地　龟板胶　黄狗肾　鹿角胶　海龙　海马　蛤蚧　山茱萸　山药　茯神　菟丝子　金樱子　益智仁　杜仲　牛膝　五味子　枸杞　鹿茸　覆盆子　锁阳　酸枣仁　何首乌　女贞子　旱莲草　当归　川芎　紫梢花

【功能主治】 补肾壮阳。治疗阳痿。

【用法用量】 每日饮 2 次，每次饮量视患者酒量及体质状况酌定。1 个月为 1 个疗程。一般饮 1～3 个月。

【资料来源】 《湖南中医杂志》2000，(5)：32

按：有医院以本酒治疗阳痿 64 例，近期治愈 24 例，显效 20 例，有效 16 例，总显效率 68.75%，总有效率 94.75%。

二仙酒

【药物组成】 仙茅(米泔水浸)120 g　淫羊藿 120 g　五加皮 120 g　龙眼肉 100 枚

【功能主治】 用于肾阳虚衰而有虚寒表现的阳痿证，兼腰膝酸软，精液清冷，小便清长，手足不温。

【用法用量】 每次 10 ml，早、晚各服 1 次。

【制备方法】 将上述药切片，装入绢袋内，浸于 4.5 L 白酒中，

21日后启用。

【注意事项】 五心烦热、小便黄赤、舌红少苔、脉细数者禁用该酒。

【资料来源】《妙一斋医学正印种子编》

【附】《妙一斋医学正印种子编》一书介绍，使用该酒兼服葆真丸，则治疗效果尤佳。该书所载之葆真丸由下列药物配制：鹿角胶、杜仲、干山药、川楝子、白茯苓、熟地黄、菟丝子、山茱萸肉、北五味子、川牛膝、益智仁、远志、小茴香、破故纸、胡芦巴、柏子仁、穿山甲、沉香、全蝎、肉苁蓉。

灵脾地黄酒

【药物组成】 仙灵脾250 g 熟地150 g

【功能主治】 肾虚阳痿，宫冷不孕，腰膝无力，筋骨酸痛。

【用法用量】 每日随量温饮之，常令有酒力相续，但不得大醉。

【制备方法】 上药全碎细，以纱布包贮，置于净器内，用醇酒1 250 g浸之，密封勿泄气，春夏3日，秋冬5日，方可开取。

【资料来源】《药酒验方选》

补精益志酒

【药物组成】 熟地黄120 g 全当归150 g 川芎45 g 杜仲45 g 白茯苓45 g 甘草30 g 金樱子30 g 淫羊藿30 g 金石斛90 g

【功能主治】 虚劳损伤，精血不足，形体消瘦，面色苍老，饮食减少，肾虚阳痿，腰膝酸软。

【用法用量】 每早、晚各1次。每次空腹服1～2杯。

【制备方法】 上9味药，均切碎为粗末，用白布袋盛，置于净器中，浸入好酒1.5 L，封口。春夏7日，秋冬14日开取，去渣备用。

【资料来源】《药酒验方选》

二冬二地酒

【药物组成】 菟丝子120 g 肉苁蓉120 g 天门冬60 g 生地60 g

熟地 60 g　山药 60 g　牛膝 60 g　杜仲(姜汁炒)60 g　巴戟天(去心)60 g　枸杞子 60 g　山萸肉 60 g　人参 60 g　白茯苓 60 g　五味子 60 g　木香 60 g　柏子仁 40 g　覆盆子 45 g　车前子 45 g　地骨皮 45 g　石菖蒲 30 g　川椒 30 g　远志肉 30 g　泽泻 30 g

【功能主治】 肾虚精亏，中年阳痿，老人视物昏花，神志恍惚，腰膝酸软。

【用法用量】 每早、晚空腹服一小杯。

【制备方法】 以上 24 味，共捣为粗末，用夏白布包贮，置于净器中，好酒 3 L 浸泡 7～12 日后开取。以后可随饮随添酒，味薄即止。

【资料来源】《药酒验方选》

按：本方用药和平，滋阴与温阳兼顾，健脾与益肾并蓄，宜于年老体弱者服用。

脾肾两助酒

【药物组成】 白术(土炒)30 g　青皮 30 g　生地 30 g　厚朴(姜片炒)30 g　杜仲(姜汁炒)30 g　破故纸(微炒)30 g　广陈皮(去净白)30 g　川椒 30 g　青盐 15 g　黑豆(即炒)60 g　巴戟肉 30 g　白茯苓30 g　小茴香 30 g　肉苁蓉 30 g

【功能主治】 脾肾两虚，男子阳痿，女子月经不调，赤白带下。

【用法用量】 每早、晚空腹温服 1～2 杯。

【制备方法】 上 14 味，共捣为粗末，夏白布或绢袋贮，置净器中，用高粱酒 1.5 L 浸，封口，春夏 7 日，秋冬 10 日后开取。

【注意事项】 勿食牛、马肉，妇女受胎不可再服。

【资料来源】《中国医学大辞典》

楮实助阳酒

【药物组成】 楮实子(微炒)100 g　鹿茸(涂酥炙去毛)100 g　制附子 60 g　川牛膝 60 g　巴戟天 60 g　石斛 60 g　炮姜 30 g　肉桂(去粗皮)30 g　大枣 60 g

【功能主治】 脾肾阳虚，阳痿早泄。

【用法用量】 每日早、晚各1次,每次空腹温饮10 ml。

【制备方法】 上9味共捣碎细,用夏布包贮,置于净器中,用醇酒2 L浸之封口。经8日后开取,去渣备用。

【资料来源】 《药酒验方选》

助阳酒

【药物组成】 党参15 g 熟地15 g 枸杞子15 g 沙苑蒺藜10 g 淫羊藿10 g 母丁香15 g 远志肉4 g 沉香4 g 荔枝肉7个

【功能主治】 阳痿。

【用法用量】 每早、晚各饮一至二小杯。

【制备方法】 上9味药,用绢袋盛。用酒1 L浸于干净器中,密封口,3日后放热水煮一刻钟,再放冷水中出火毒,过3个星期即成。

【资料来源】 《验方新编》

青松龄药酒

【药物组成】 红参须600 g 红花1 250 g 淫羊藿2 500 g 熟地黄5 000 g 鞭胶500 g 枸杞子2 500 g 芦丁粗品100 g 鹿茸粉175 g 蔗糖10 000 g 睾丸粗粉(牛、羊睾丸)2 250 g 白酒(60度)150 L

【功能主治】 益气养血,生精壮阳。用于阳痿,盗汗等症。

【用法用量】 口服,每次20 ml,每日2次,早、晚饭前服用。

【注意事项】 妇女忌服。

【资料来源】 《新编中成药》

海马酒

【药物组成】 海马1对 白酒500 ml

【功能主治】 治肾阳虚损,命门火衰的阳痿、腰膝酸冷等症。

【用法用量】 每日临睡前饮一小盅。

【制备方法】 将海马浸入白酒内,封固,2个星期后可饮用。

【注意事项】 孕妇、阴虚火旺者禁用。

【资料来源】 《实用中医营养学》

按:海马提取液有雄性激素样作用,临床用于肾阳虚弱的阳痿、遗尿、虚喘及妇人难产，均有良好的治疗作用。

鹿茸虫草酒

【药物组成】 鹿茸20 g　冬虫夏草90 g

【功能主治】 温肾壮阳，益精养血。适用于肾阳虚衰，精血亏损所致腰膝酸软无力，畏寒肢冷，男子阳痿不育等症。

【用法用量】 每日饮20～30 ml。

【制备方法】 将上述药物饮片以高粱酒1 500 ml浸泡10日，过滤饮用。

【注意事项】 该酒性温热，阴虚者禁用。

【资料来源】《河南省秘验单方集锦》

男性不育药酒

【药物组成】 (1) 淫羊藿1 000 g　枸杞子600 g　山茱萸300 g　巴戟天　肉苁蓉　金银花各200 g　韭菜子　蒲公英　生甘草各100 g　白酒8 000 ml

(2) 淫羊藿1 500 g　枸杞子500 g　仙茅　黄柏　赤芍　牡蛎各200 g　金银花　玄参　浙贝母各300 g　生地黄500 g　白酒12 kg

【功能主治】 补肾壮阳，滋阴生精，清热解毒。适用于男性不育症。

【用法用量】 口服，每次3～5 ml，每日2次。

【制备方法】 将上药置于酒坛酒内，加入白酒，浸泡，密封储存7日，搅拌1次，15日后过滤，去渣取液即可。

【资料来源】 (1)《河北中医》2006，28(8)：628

(2)《中医杂志》2000，41(10)：594～595

补肾健脾酒　(药酒汇编)

【药物组成】 生地黄　杜仲　青皮　厚朴(姜炒)　白术(土炒)　破故纸(微炒)　广陈皮　川椒　巴戟肉　白茯苓　小茴香　肉苁蓉各30 g　青盐15 g　黑豆(炒香)60 g　白酒1 500 ml

【功能主治】 补肾健脾，温阳固摄。适用于脾肾两虚，男子阳痿，女子月经不调，赤白带下。

【用法用量】 口服，每次 15～30 ml，每日 2 次。早、晚各 1 次，空腹温服。

【制备方法】 将以上 14 味共研粗末，置容器中，加入白酒，密封，浸泡 7～10 日，过滤去渣，即成。

【资料来源】 《养身药酒-东方药膳》

淋症、便秘、溺精

柘桑白皮酒[①]

【药物组成】 柘白皮五合　桑白皮(切)五合

【功能主治】 治虚劳尿精。

【用法用量】 分三次服。

【制备方法】 上二味切，以酒五升，煮取三升。

【资料来源】 唐·《外台秘要》

【附】 一方柘白皮作石榴皮。

干胶酒[②]

【药物组成】 干胶(炙)二两

【功能主治】 治虚劳尿精。

【用法用量】 分三次温服。

【制备方法】 上一味捣末，酒二升和。

【资料来源】 唐·《外台秘要》

【附】 一方用鹿角胶。

猪脂酒

【药物组成】 猪脂

【功能主治】 治大小便不通。

① 原无方名，今增。
② 原无方名，今增。

【用法用量】 食前温服，未通再服。

【制备方法】 猪脂如半鸡子大碎切。以酒一升微煮沸，投猪脂，更煎一二沸，分为两度。

【资料来源】 宋·《圣济总录》

皂角故纸酒——原名“皂角酒”

【药物组成】 皂角刺 破故纸等份

【功能主治】 治小便淋沥、短赤疼痛。

【用法用量】 适量饮服。

【制备方法】 上药切为细末，以无灰酒调下。

【资料来源】 明·《普济方》

白沙酒[①]

【药物组成】 白沙[②]

【功能主治】 治诸种淋症。

【用法用量】 任性饮服。

【制备方法】 用白沙三升，熬令极热，以酒三升，淋取汁服。

【资料来源】 明·《普济方》

磨石酒[③]

【药物组成】 磨石

【功能主治】 下石淋。

【用法用量】 适量饮服。

【制备方法】 用磨石烧赤热，投入酒中。

【资料来源】 明·《普济方》

红花杜仲酒

【药物组成】 红花 陈皮 枳壳 木瓜 延胡索 当归 甘草

---

① 原无方名，今增。

② 白沙：沙鱼一种，又名鹿沙。

③ 原无方名，今增。

路路通各 30 g　杜仲　夏枯草　益母草　海金沙　续断　田三七各 50 g　香附　赤小豆　丹参各 75 g

【功能主治】 化湿清热，活血利水。

【用法用量】 每日早、晚各服 1 次，每次 30 ml，1 个月为 1 个疗程。

【制备方法】 上药共置玻璃瓶中加白酒（50～60 度）5 000 ml，浸泡 7～15 日，滤渣备用。

【资料来源】 《安徽中医学院学报》1996，(5)：25

按：有单位以本法治疗 58 例乳糜尿，经治 2～3 个疗程，显效 42 例，有效 11 例，无效 5 例。

便结一次通

【药物组成】 阴干桃花 250 g　白芷 30 g　加 50 度粮食酒 1 L

【功能主治】 通便。治大便干结，便秘。

【用法用量】 每次口服 14～18 ml。儿童酌减。

【制备方法】 上药加酒密封 1 个月，每 5 日摇动 2 次。

【资料来源】 《实用中医药杂志》1998，(1)：33

按：有医师观察用本法治 128 例，结果均在用一次后治愈。

马奶酒

【药物组成】 新鲜马奶

【功能主治】 治便秘，腹泻，肺结核，气喘，肺炎。

【用法用量】 每日饮马奶酒 250～500 ml。

【制备方法】 将新挤的新鲜马奶盛于沙巴（用大牲畜皮制的酿袋）中，用奶杆加以搅拌，使其发酵至微带酸味，且具酒香时即可饮用。若天气炎热，发酵过度或保存不善，易变质。

【资料来源】 《中国民间疗法》2000，(6)：27

按：马奶酒自古有之。明代李时珍《本草纲目》曰："汉时以马乳造酒……气味甘，冷，无毒。"

蜂蜜酒

【药物组成】 蜂蜜 500 g　红曲 50 g

【功能主治】 滑肠通便，润肺补中。

【用法用量】 随量饮之。

【制备方法】 将蜂蜜加水 1 000 ml，再加入红曲（研末），混匀装入干净的瓶中，用牛皮纸封口，发酵 1 个半月，经过滤后便可饮用。

【资料来源】《营养饮食》

麻子酒

【药物组成】 火麻仁 100 g 米酒 1 000 ml

【功能主治】 润肠通便。适用于年老体弱，肠燥便秘。

【用法用量】 口服，每次 30 ml，每日 2 次。

【制备方法】 将火麻仁研末，用米酒浸 7 日即可。

【资料来源】《营养饮食》

三意酒

【药物组成】 枸杞子 火麻仁各 75 g 生地黄 45 g 白酒 4 000 ml

【功能主治】 滋阴养血，补虚润肠。适用于阴虚不足，肠燥便秘。

【用法用量】 口服，随量饮用，勿醉。

【制备方法】 将以上 3 味药碾碎，蒸熟，摊开晾去热气，与白酒共置入容器中，密封浸泡 7 日便可服用。

【资料来源】《营养饮食》

松子仁酒

【药物组成】 松子仁 70 g 黄酒 500 ml

【功能主治】 补气血，润五脏，止渴，润肠。适用于老年体虚，肠燥便秘。

【用法用量】 口服，每次 20～30 ml 用开水送服。

【制备方法】 将松子仁炒香，捣烂成泥，备用；再将黄酒倒入小坛内，放入松子仁泥，然后置文火上煮沸，取下待冷，加盖密封，置阴凉处。经三昼夜后开封，用细纱布滤去渣，贮入净瓶中备用。

【资料来源】《营养饮食》

地黄羊脂酒

【药物组成】 地黄汁70 g　白蜜75 g　羊脂　生姜汁各50 g　糯米酒1 000 ml

【功能主治】 补脾益气，调中开胃，润燥通便。

【用法用量】 口服，每次20～30 ml，每日3次。

【制备方法】 将鲜生地、鲜生姜按用量榨取汁，备用。再将糯米酒倒入坛中，置文火上煮沸，边煮边徐徐下羊脂，化尽后倒入地黄汁、生姜汁搅匀，再煮数十沸后离火待冷。然后将白蜜炼熟，趁热倒入药酒内搅匀，加盖固封，置阴凉干燥处，经3日后开封，静置澄明即成。

【资料来源】《营养饮食》

肿胀

小芥子酒[①]

【药物组成】 小芥子一升

【功能主治】 心腹胀满及臌胀。

【用法用量】 空腹温服，每次三合，每日二次，逐渐加大量。

【制备方法】 上药捣末，绢袋盛，酒三斗浸之七日。

【资料来源】 唐·《千金要方》

海藻消肿酒——原名"海藻酒"

【药物组成】 海藻　茯苓　防风　独活　附子　白术各三两　大黄　鬼箭　当归各二两

【功能主治】 主治游风行走无定，肿或如核，或如盆杯，或著腹背，或著臂，或著脚，悉主之。

【用法用量】 初次服二合，逐渐增加，以知为度。

【制备方法】 将药切碎，用酒二斗浸五日。

【资料来源】 唐·《千金要方》；明·《普济方》

① 原无方名，今增。

丹参箭羽酒

【药物组成】 丹参 鬼箭羽 白术 独活各五两 秦艽 猪苓各三两 知母 海藻 茯苓 桂心各二两

【功能主治】 除风湿，利小便，消水谷。水肿腹大、四肢细、腹坚如石，小劳苦则是胫肿，小饮食便气急。

【用法用量】 服五合，日服三次，根据酒量渐渐增加。

【制备方法】 以上十味切碎，用酒三斗浸五日。

【注意事项】 岁久服之乃可收效，瘥后可长服之。

【资料来源】 唐·《千金要方》

蒲黄大豆酒——原名“蒲黄酒”

【药物组成】 蒲黄一升 小豆一升 大豆一升

【功能主治】 专治因风虚水气病者通身肿，亦疗暴肿。

【用法用量】 分三次服完。

【制备方法】 上药以清酒一升，煮取三升，去滓豆。

【资料来源】 唐·《千金翼方》

桑枝酒——原名“桑酒”

【药物组成】 桑枝(连心皮，剉细)

【功能主治】 治水肿和腹泻，不泻则腹满肿胀，泻则体力虚衰。

【用法用量】 一次服一升。

【制备方法】 用水八升，煮取四升汁，用四升米酿酒。

【资料来源】 唐·《外台秘要》

桃皮酒

【药物组成】 桃皮①(削去上黑，取里黄皮)三斤 麦曲一升 秫米一升

【功能主治】 利小便。

【用法用量】 每次一合，每日三次，耐酒者增加，以体内有热为佳。

---

① 桃皮：又名桃茎白皮，为蔷薇科植物桃去掉栓皮的树皮，其味苦辛，性平无毒，能治水肿，痧气腹痛，肺热喘闷，痈疽，瘰疬，湿疮等。

【制备方法】 上药用水三斗，煮桃皮成一斗，用五升汁渍麦曲五升，汁渍饭酿如酒法，热漉去滓。

【注意事项】 忌生冷和一切有毒食物。

【资料来源】 唐·《外台秘要》；明·《本草纲目》

皂荚乌饧酒

【药物组成】 皂荚(去皮子焙)一挺　乌饧五两

【功能主治】 疗水肿。

【用法用量】 一次服完。

【制备方法】 上药以酒二升，煮取六沸，绞去药滓。

【注意事项】 忌一切肉、面、生冷，咸酢食一年。

【资料来源】 唐·《外台秘要》

大豆消肿酒——原名“深师大豆汤”

【药物组成】 大豆一升　杏仁(去皮尖熬)一升　黄芪二两　防风三两　白术五两　木防己四两　茯苓四两　麻黄(去节)四两　甘草(炙)四两　生姜六两　清酒一升

【功能主治】 疗风水，举身肿满，短气欲绝。

【用法用量】 分七次服，一日一夜服尽，当下，小便极利。

【制备方法】 以上十一味切，用水三升先煮豆取一升，去滓，加入酒及药煮取七升。

【注意事项】 忌大醋、海藻、菘菜、桃李、雀肉等。

【资料来源】 唐·《外台秘要》

按：方中大豆、黄芪、白术、茯苓、甘草、生姜，温中健脾利水；麻黄、杏仁、防风，宣肺通调水道。全方利中寓补，攻补兼顾，适宜于年迈体弱，心肺功能不佳引起的浮肿。

五加姜桂酒[①]

【药物组成】 五加根皮一斤　猪椒根皮二斤　丹参　橘皮各一斤

① 原无方名，今增。

地骨皮　干姜　白术各八两　干地黄　芎䓖　附子各五两　桂心　桔梗各四两　大枣五十枚　甘草三两

【功能主治】 虚胀[1],胁痛肩息有时发作。

【用法用量】 日服二次,每次适量。

【制备方法】 以上十四味药,切细,用酒四升,浸渍一星期。

【资料来源】 唐·《备急千金要方》

黑豆花蛇酒——原名“黑豆浸酒”

【药物组成】 黑豆(炒熟)一升　白花蛇(酒浸,炙微黄)五两　火麻仁(蒸熟)二升　五加皮(剉)三两　苍耳子(酥炒微黄)三两　牛蒡子(酥炒微黄)一升

【功能主治】 风肿[2]不问冷热并效。

【用法用量】 饭前温服一中盏。

【制备方法】 上药捣碎,以生绢袋盛,用好酒三斛,装入瓷瓶中,封头,浸经七日,开瓶。

【资料来源】 宋·《太平圣惠方》

海藻赤苓酒——原名“海藻浸酒”

【药物组成】 海藻(洗去咸)　赤茯苓(去黑皮)　陈皮(去叉)　独活(去芦头)　附子(炮裂,去皮脐)　白术各三两　鬼箭(去茎用羽)　当归(切焙)各二两　大黄(剉,醋炒)四两

【功能主治】 气肿行走无定,或起如蚌,或大如杯,或位于腹背,或位于臂脚。

【用法用量】 初次服三合,空腹中午时及临睡各一次,若大便次数增加即减,不增加加至四五合,以有效为准。

【制备方法】 上九味,剉细如麻豆,用生绢布贮,用酒二斗浸药,春夏浸五日,秋冬浸七日。

【资料来源】 宋·《圣济总录》

---

① 虚胀:分两类:(a)脾肾阳虚者,主要表现为臌胀、纳呆、畏寒和面色苍白。(b)肝肾阴虚者,主要表现为腹胀、消瘦、面黑、尿赤、心烦、衄血、舌质红绛、脉细等。

② 风肿:感受外邪而肿。

葶苈酒

【药物组成】 葶苈一升

【功能主治】 利小便，治疗大腹水肿。

【用法用量】 一日二服，以小便利为度。

【制备方法】 上一味，用酒五升，浸三宿。

【资料来源】 宋·《圣济总录》

鲜桑葚酒

【药物组成】 鲜桑葚 100 g 白酒 500 ml

【功能主治】 固肾阴、利水消肿，治水热内阻而引起的水肿，下肢浮肿，小便不利，关节作痛，耳鸣、目眩、口渴，头发白等症。

【用法用量】 随饮，每次饮一小盅。

【制备方法】 将鲜桑葚洗净、捣汁装入纱布袋内，扎紧袋口将白酒，纱布药袋放入酒瓶中，盖好盖、封口浸泡 3 日即成。

【资料来源】 明·《本草纲目》;《大众药膳》

桑葚楮皮酒

【药物组成】 桑葚子 楮皮

【功能主治】 专治水肿。

【用法用量】 每次服一升。

【制备方法】 先将楮皮细切，以水二斗，煮取一斗，去滓，入桑葚重煮五升，以好糯米五升酿为酒。

【资料来源】 明·《普济方》

白石英酒

【药物组成】 白石英

【功能主治】 治腹坚、腹胀满，古称“石水”①。

---

① 石水：古病名。一指偏于下腹部的水肿，空腹如石，胁下胀痛，脉沉，但不喘，多因肝肾阴寒，水气凝聚下焦所致。二指单腹胀，《医门法律·胀病论》：“凡有癥瘕、积块、痞块，即是胀病之根，日积月累、腹大如箕，腹大如瓮。是名单腹胀……仲景所谓石水者，正指此也。”

【用法用量】 每日三次，每次中盏，温服，如不饮酒，即随性少食之。

【制备方法】 用白石英十两明净者，捶如大豆大，以瓷瓶盛，用好酒二斗浸，以泥重封瓶口，以马粪及糠火烧之，常使酒小沸（六小时左右），即令住火。

【注意事项】 《本草求真》："忌芥菜、蔓菁、芜荑、葵、荠尼。"《得配本草》："久服多服则元气下陷。"

【资料来源】 明·《普济方》

皂荚酒

【药物组成】 皂荚

【功能主治】 治水肿入腹苦满急，妨碍饮食，咳嗽吐血便血，胸胁支满，多唾上气，虫毒。

【用法用量】 每次空腹一升，每日服三次。

【制备方法】 将皂荚剥去筋皮炙黄，剉细三升，酒一斗浸渍入石器煮沸，去滓取酒。

【资料来源】 晋·《肘后备急方》；唐·《千金要方》；宋·《圣济总录》；明·《普济方》

按：皂荚的祛痰作用已经临床证实（比桔梗、前胡为差，持续时间较短）。但其治水肿，历代很少论及，本方值得作进一步研究。

雄鸭酒

【药物组成】 雄鸭（绿头雄者，退洗去杂候用）一只 南苍术三两 防风一两 荆芥五钱 砂仁三钱 广木香三钱 米仁三两

【功能主治】 治肿胀。

【用法用量】 热服，分八九次服完，以矢气为验。

【制备方法】 上药为末，酒拌装鸭内线缝，入瓷瓶，用无灰陈酒三四斛浸之，封口入锅重汤煮四炷香，去药滓。

【注意事项】 忌一切盐味，气恼、生冷百日。

【资料来源】《珍本医书集成》

白杨枝酒[①]

【药物组成】 白杨东南枝(去苍术，细剉)五升

【功能主治】 治腹胀满坚如石，积年不损者。

【用法用量】 每服一合，一日三服。

【制备方法】 将上药熬令黄，用酒五升，淋讫，以绢袋盛滓，还纳酒囊密封二夜。

【资料来源】《中药大辞典》

鸡矢酒

【药物组成】 鸡屎藤

【功能主治】 消积下气，通利二便，攻伐实邪。适用于臌胀病。

【用法用量】 日服二次，空腹热服。

【制备方法】 鸡屎藤一两，加米酒三碗，煎数沸，去渣，过滤澄清。

【注意事项】 若脾胃虚寒发胀及气虚中满等证最忌。

【资料来源】《中国医药指南》2009，7：(24)

癥瘕瘤癌

天蓼木酒

【药物组成】 天蓼木[②](去皮细剉)一斤

【功能主治】 去风冷瘕癖，癥结积聚，风劳虚冷。

【用法用量】 每次空腹温饮一盏，一日二次。

【制备方法】 上药用生绢袋盛，以好酒三斛浸之，春夏七日，秋冬十四日。

【资料来源】 晋·《肘后备急方》；唐·《太平圣惠方》

菝葜酒

【药物组成】 菝葜一斛

---

① 原无方名，今增。

② 天蓼木：即木天蓼，亦称天蓼，味辛，性温，有小毒。酿酒去风冷癥癖，去瘕结积聚，风劳虚冷。

【功能主治】 治脚气虚弱，积年不能行，腰脊挛痹及腹内坚结者。

【用法用量】 适量饮服，服之不过三、五剂，皆平复如常。

【制备方法】 用菝葜一斛，净洗剉之，以水三斛，煮取九斗，以渍曲，又以水二斛，煮滓取一斛，以渍饭酿之，候熟取汁。

【注意事项】 阴亏偏热体质者忌用。

【资料来源】 唐·《外台秘要》；明·《普济方》

蒴藋根酒

【药物组成】 蒴藋根一小束

【功能主治】 癥瘕，头痛，通身黄肿。

【用法用量】 每次空腹服五合至一升，一日三次。

【制备方法】 洗净沥去水，细切，用醇酒浸之。

【资料来源】 唐·《外台秘要》

紫苏牛膝酒

【药物组成】 紫苏 牛膝 丹参 紫菀 橘皮各三两 生姜六两 生地黄(切)四两 香豉(熬)三升 防风四两 火麻仁(熬)一升五合

【功能主治】 积聚。

【用法用量】 温饮一盏，用酒下桃仁丸(见附)。

【制备方法】 上药细切绢袋盛，以清酒二斗五升，浸三宿。

【注意事项】 忌芜荑。

【资料来源】 明·《普济方》

【附】 桃仁丸方：桃仁(去皮尖熬)八分，鳖甲(炙)六分，枳实(炙)、白术各六分，桔梗、吴茱萸、槟榔、防葵、干姜各五分，乌头(炮)三分，芍药四分半，紫菀、细辛、人参、橘皮(甘草炙)各四分，皂荚(去皮子)三分。捣筛，蜜和丸如梧子大，每服九、十丸，加至二十丸。忌海藻、菘菜、猪肉、冷水、生菜、桃李、雀肉等。

除噎药酒

【药物组成】 贝母 砂仁 广木香 广陈皮各三钱 好陈酒一斤 白糖半斤

【功能主治】 吞咽时如有物梗而不畅，食欲不振，脘满，舌苔白腻等症。

【用法用量】 每日清晨饮用一杯。

【制备方法】 将上药切制，与酒、糖同入瓷瓶内浸泡，瓶口封固，隔水加热半小时左右，取出瓷瓶放凉即成。

【资料来源】 清·《种福堂上选良方》

黄药子酒——又名“黄药酒”

【药物组成】 黄药子(碎片)300 g 白酒适量

【功能主治】 凉血解毒，消肿散结。用于食管癌对症治疗，并治瘿病、甲状腺肿大。

【用法用量】 每日 100 ml，分数次频频服完。连服 4～7 日为 1 个疗程。

【制备方法】 将药材切碎或粉碎，置有盖容器内，加入规定量的溶媒，密盖，浸渍数日，倾取上清浸液，药渣再如上法加适量溶媒浸渍至药材基本无味为度，倾取浸渍液，每次浸液合并，静置 1～2 日，过滤，自滤器上添加适量白酒至 1 000 ml，即得。

【注意事项】 服药总量达 3 L 时应停服 10 日，并检查肝功能情况，若出现黄疸，应立即停药及时处理。

【资料来源】 《新医药学通讯》1972，(2)：24

按：有单位以本法治疗甲状腺腺瘤 48 例，结果治愈 40 例，显效 5 例，有效 1 例，无效 2 例，总有效率 95.8%。治愈者随访 1 年，复发 3 例，仍用本品治愈。[《浙江中医杂志》1996，(9)：386]

冰片止痛酒

【药物组成】 冰片(好冰片，上片更好)1 两 白酒 1 斤

【功能主治】 止痛。用于晚期癌症的疼痛。

【用法用量】 将溶液涂擦在癌症放射疼痛剧烈处，开始用药时，每日可擦 10 次以上，以后随疼痛减轻，一日擦数次即可。

【制备方法】 混合溶解后即可应用。

【注意事项】 伤口溃烂处禁用。

【资料来源】《新医学》1974,5(3):124

壁虎酒

【药物组成】 活壁虎30条　酒(60度)500 ml

【功能主治】 治食管癌。

【用法用量】 适量饮服。

【制备方法】 活壁虎浸入酒内,7日后去掉壁虎。

【资料来源】《湖北中医杂志》1985,(1):39

复方壁虎酒

【药物组成】 黄酒1 000 ml　泽漆100 g　壁虎50 g(夏季可用活壁虎10条,其作用迅速,效果与干品相同)　蟾皮50 g　锡块50 g

【功能主治】 食管癌。

【用法用量】 口服,每日3次,一次25～50 ml,饭前半小时服,天凉时可温服,能进食后,每次再调服壁虎粉2 g及蟾皮粉1 g。

【制备方法】 将泽漆、壁虎、锡块,蟾皮装入消毒的容器内(禁用铁铝制品),因将黄酒一次加入,每日搅动2次,注意密封,浸泡5～7日,滤出药渣静置2日即可服用。

【资料来源】《北京中医杂志》1986,(3):25

松黄酒

【药物组成】 松香　黄连各等份

【功能主治】 消肿散结,通络止痛。治疗注射引起的局部硬结。

【用法用量】 将药摊于纱布上外敷患处,隔日换药1次,外敷5～7日。

【制备方法】 取松香、黄连各等份,研成粉末,使用时用食用白酒或75%乙醇(酒精)调制成泥状。

【资料来源】《中医杂志》1990,(3):35

按:在使用过程中若出现松黄酒和皮肤粘连时,可温水湿敷即可自脱。

胡蟾药酒

【药物组成】 中华大蟾蜍阴干的全皮　延胡索

【功能主治】 消肿解毒，破瘀止痛，扶正固本。治疗癌性上消化道梗阻。

【用法用量】 饭前服用，每次10～20 ml，每日3次，1个月为1个疗程，可长期连续用药。

【制备方法】 上药浸渍回流提取而成。

【资料来源】 《中国中西医结合外科杂志》1995，(5)：271

湿敷Ⅱ号液

【药物组成】 半枝莲30 g　青皮30 g　龙葵15 g　斑蝥6 g　三棱　莪术　冰片各12 g　共13味中药

【功能主治】 行气破血，化瘀止痛，攻逐癌毒，散结消癥。治疗癌性疼痛。

【用法用量】 用本酒把10 cm×10 cm左右纱布浸湿，然后将其敷盖在最疼痛点为中心的局部皮肤上，再以干纱布、玻璃纸敷盖其上，最后用胶布固定，早、晚各加药1次。

【制备方法】 上药用60度的白酒1 500 ml，密封浸泡9日后即可备用。

【资料来源】 《辽宁中医杂志》1996，(8)：358

石瘿酒

【药物组成】 昆布　三棱　紫草　夏枯草　黄药子等适量

【功能主治】 软坚散结，活血化瘀，清热凉血，破瘀散结，攻坚蚀疮，破血行气。用于甲状腺癌切除术后辅助治疗。

【用法用量】 每次服10～15 ml，每日服3次。术后第一年须连续服用1年。第二年始间隔1个月，连续服用半年。第三年每次服用3个月，间隔1个月。

【制备方法】 上药浸于烧酒中，7日后取药酒内服。

【资料来源】 《中国中医药信息杂志》1998，(12)：57

白龙酒

【药物组成】 白龙须　蛇涎等9味中药

【功能主治】 抑制癌细胞生长。

【用法用量】 根据医嘱。

【制备方法】 上述中药配以高粱酒制成。

【资料来源】 《中国中医药信息杂志》1999,(8):36

蜂房全蝎酒

【药物组成】 露蜂房20 g　全蝎20 g　山慈菇20 g　白僵蚕25 g　蟾蜍皮15 g

【功能主治】 食管癌、胃癌。

【用法用量】 每日3次,每次空腹饮10～15 ml。

【制备方法】 上5味,捣碎,置净器中,用酒450 ml浸之,经7日后开取。

【资料来源】 《药酒验方选》

麝香夜牛酒

【药物组成】 麝香9 g　夜明砂60 g　牛黄3 g

【功能主治】 活血通络,消肿解毒。治食管癌疼痛。

【用法用量】 适量饮服。

【资料来源】 《治疗与保健药酒》

按:牛黄为名贵药材,是牛的胆囊结石,少数是胆管结石(现亦有以牛胆汁、猪胆汁为原料的化学合成品,称为人工牛黄)。味苦性凉,其气芳香,具有凉肝熄风、开窍豁痰及良好的凉血解毒功能。除治热病神昏外,又常用治疗痈毒肿疡。

蟾蜍酒

【药物组成】 蟾蜍(每只125 g)15只　黄酒1 500 ml

【功能主治】 白血病。

【用法用量】 成人每次15～30 ml,每日3次,饭后服。儿童酌减。连续用药直至症状完全缓解。其后维持缓解治疗,服药半月,间歇半月。

【制备方法】 取蟾蜍15只,剖腹去内脏洗净加黄酒1 500 ml,放入瓷罐中封闭，然后置入铝锅内加水，用火煮沸2小时，将药液过滤，即得。

【资料来源】《辽宁中医杂志》1984，(4)：187

【附】 蟾蜍治疗肿瘤有悠久的历史，其作用机制：①直接杀灭白血病细胞。②提高机体免疫功能。正常剂量对肝肾无损害，仅有心悸和胃肠道反应。(辽宁中医杂志)

噎膈酒

【药物组成】 荸荠120 g 厚朴30 g 陈皮30 g 白蔻仁30 g 白糖120 g 橘饼30 g 冰糖120 g 蜜60 g

【功能主治】 适用于噎膈[①]早期病证，如吞咽梗阻不畅，胸膈痞满，嗳气时作等。现代医学中的食管癌、贲门癌、贲门痉挛、食管憩室、食管炎等，往往有上述表现。

【用法用量】 适量饮服，每日早、午、晚各饮1～2杯。

【制备方法】 将荸荠、厚朴、陈皮、白蔻仁用白酒浆1.5 L，烧酒1.5 L在浸坛内浸泡10余日，兑入白糖、蜜即成。

【注意事项】 噎膈发展，会出现郁热伤津的表现，如患者口干咽燥，大便干结，五心烦热等，宜以滋养阴液为主的方法进行治疗。

【资料来源】《梅氏验方新编》

按：本酒配方是从行气、化痰、降逆等方面用药。

解毒

都淋藤酒

【药物组成】 都淋藤(生切)十两

【功能主治】 解救各种药物中毒。

【用法用量】 分为三次服。

【制备方法】 用水一斗和酒三升，煮取三升。

---

① 噎膈是中医用的一个病证名。轻者，吞咽之时便塞不畅，重者，饮食不下，食入即吐。

【资料来源】 晋·《肘后备急方》

【附】 服完后药酒与毒物均从小便排出，十日内勿再食毒，不效，再服即愈。

按：都淋藤即天仙藤，为马兜铃科植物马兜铃的茎叶，味苦性温，功能行气化湿，活血止痛。历代很少介绍其有解毒作用，所以尚需作进一步验证及探讨。

二藤酒

【药物组成】 都淋藤 黄藤（并细剉）各握取二虎口长三寸

【功能主治】 解腹内诸毒。

【用法用量】 任量温饮，常有酒色。

【制备方法】 以上二味，以酒三大升，都入小罂罐中密封，用慢火围四边，烧至令沸，伺温出之。无禁忌。

【资料来源】 宋·《圣济总录》

关节疼痛

虎骨地黄酒——原名“虎骨酒”

【药物组成】 虎骨（炙焦，碎如豆大）五两 丹参二两 地骨皮 干姜 芎劳各一两 熟地黄一两三分 猪椒根 五加皮 枳实（麸炒、去瓤） 白术各一两

【功能主治】 治肝劳虚寒，口苦，关节疼痛，筋挛缩，烦闷。

【用法用量】 初服二三合，逐渐增加至一盏，每日二次，饭前服。

【制备方法】 上药剉散，以绢袋盛，淳酒四斗浸四日。

【资料来源】 唐·《外台秘要》；宋·《圣济总录》、《三因极一病证方论》

松膏浸酒[1]

【药物组成】 松膏一升

---

[1] 原无方名，今增。

【功能主治】 历节风。

【用法用量】 每次服一合，一日二次。

【制备方法】 上药，以酒三升，浸七日。

【资料来源】 唐·《千金要方》

松节酿酒——原名“松节酒”

【药物组成】 （上）松节（细剉，水四石，煮取一石）三十斤 猪椒叶（剉，煮如松节法）三十斤 （下）柏子仁五两 天雄五两 萆薢五两 芎䓖五两 防风十两 人参四两 独活十五两 秦艽六两 茵芋四两 磁石（末）十二两

【功能主治】 主历节风，四肢疼痛如解落。

【用法用量】 适量饮服，勿至醉吐。

【制备方法】 上松节等二味澄清，合浸干曲五斤，发酵后，以糯米四石五斗酿之，依家酿法，勿令伤冷热，下后诸药。

下柏子仁等十味切细，放入饭中炊之，如常酿法，酿足讫，封头四七日押取清。

【资料来源】 唐·《千金要方》

大黄芪酒

【药物组成】 黄芪 桂心 巴戟天 石斛 泽泻 茯苓 柏子仁 干姜 蜀椒各三两 防风 独活 人参各二两 天雄 芍药 附子 乌头 茵芋 栝楼根 山茱萸 半夏 细辛 白术 黄芩各一两

【功能主治】 治肉极①，脾风②，体重怠惰，四肢不欲举，关节疼痛，不嗜饮食等。

【用法用量】 初服三合，逐渐增加至适量，微痹为度，一日二次。

---

① 肉极：是脾胃消化吸收功能障碍造成的恶病质。表现为极度营养不良，四肢肌肉消瘦，软弱无力，疼痛，皮肤干燥，感觉障碍，肢体困倦，食欲不振等。

② 脾风：夏季脾受风谓之脾风。表现为身困沉重，四肢怠惰，恶风，纳呆。肝病传脾亦谓之脾风，表现为腹胀，肝区痛，黄疸等。

【制备方法】 上二十三味，切碎，绢袋贮，清酒三斗渍之，秋冬浸七日，春夏浸三日。

【资料来源】 唐·《千金要方》

泽兰酒

【药物组成】 泽兰 糖各一斤 桂心 人参各三两 远志二两 生姜五两 麻仁一升 桑根白皮三两

【功能主治】 治因房劳过度而引起的伤中里急，胸胁挛痛，欲呕血，时寒时热，小便黄赤。

【用法用量】 饭前服一升，白日三次，入夜一次。

【制备方法】 上药八味切细，以醇酒一斗五升，煮取七升，去渣放糖。

【资料来源】 唐·《千金要方》

附子酒

【药物组成】 附子三枚重二两

【功能主治】 治风寒及冷痰癖胀满。

【用法用量】 每次服一合，以唇口麻痹为度，每日二次。

【制备方法】 上药用附子，炮裂去皮脐，㕮如麻子大，以醇酒五升浸五日，去药滓。

【注意事项】 有阴虚火旺证者忌用。

【资料来源】 唐·《千金翼方》；宋·《圣济总录》；明·《普济方》

五加皮酒

【药物组成】 五加皮

【功能主治】 壮筋骨，填精髓，去一切风湿痿痹。并治风湿性关节炎。

【用法用量】 随量饮服。

【制备方法】 用五加皮洗刮去骨，煎汁，和曲、米酿酒。或切碎袋盛，浸酒。或加当归、牛膝、地榆诸药。

【资料来源】 宋·《太平圣惠方》；明·《本草纲目》

松节酒

【药物组成】 松节(捶碎，以水一石，煮取汁，去渣五斗)十斤　糯米(炒熟)五斗　细曲(捣碎)五斤

【功能主治】 治百节风虚，脚痹疼痛，风湿性关节炎。

【用法用量】 温服。每次一盏，每日三次。

【制备方法】 上药拌和放入瓮中，密封二十一日，开取。

【资料来源】 宋·《太平圣惠方》;《黑龙江中医药》1966,(5):35

列节浸酒

【药物组成】 列节二两　防风(去芦头)一两　茵芋一两　黄芪二两　羌活二两　桂心二两　海桐皮二两　虎胫骨(涂酥，炙微黄)二两　牛膝(去苗)二两　附子(炮裂，去皮，脐)二两　生干地黄一两　芎䓖一两　当归一两　枸杞子一两　白芷一两　败龟(涂酥，炙微黄)一两　黑豆(炒熟)半(三)合　五加皮一两　酸枣仁一两

【功能主治】 骨节疼痛，行立不住。

【用法用量】 每日空腹中午及夜卧时，温饮一小盏，其酒随饮随添。

【制备方法】 上药细剉和匀，用生绢袋盛，用好酒三斛，密封瓶头，浸后七日后开取。

【注意事项】 忌生冷、猪、鸡、牛、马肉。

【资料来源】 宋·《太平圣惠方》

虎骨牛膝酒

【药物组成】 牛膝(去苗)三两　虎胫骨(涂酥炙微黄)三两　羚羊角屑三两　松节三两

【功能主治】 风毒攻注，脚膝疼痛，不能屈伸，历节风。

【用法用量】 每日三、四次，每次温饮一中盏。其酒旋添，药味稍薄即换去。

【制备方法】 上药细剉，以生绢袋盛，用好酒二斛，于瓷瓶中浸，密封，春夏浸七日，秋冬浸二七日后开。

【资料来源】 宋·《太平圣惠方》

乌蛇浸酒

【药物组成】 乌蛇一条

【功能主治】 治疗白虎风[1]及产后、病后之贫血。

【用法用量】 温服。每次5～10 ml，每日二次。

【制备方法】 乌蛇刷去尘土，用好酒一斗浸七日。

【资料来源】 明·《普济方》;《中国食疗学》

松节祛风酒——原名“松节浸酒方”

【药物组成】 当归一两 熟地黄一两 松节一两 列节一两 牛膝一两

【功能主治】 历节风。

【用法用量】 适量饮用。

【制备方法】 上药研成粗末，用绢袋盛，用无灰酒二百盏，浸三日。

【资料来源】 明·《普济方》

柏节酒[2]

【药物组成】 柏节

【功能主治】 历节风。

【用法用量】 适量饮服。

【制备方法】 以柏节煮酿酒。

【资料来源】 明·《普济方》

摄风酒

【药物组成】 寻风藤一两 五加皮一两半 虎胫骨二钱半 乌药五钱 石楠叶 青木香各二钱 苍术五钱 骨碎补七钱半 三角尖(石上生

---

① 白虎风：又名历节风。指发生在关节部位的红肿和运动障碍，表现为关节疼痛、肿胀、屈伸不利、汗出、发热，甚者脚肿、头眩、气短、欲呕等，与感受风湿邪气相搏于关节有关。

② 原无方名，今增。

者佳)一两　威灵仙　川续断　当归　滴乳香　川羌活　北细辛各二钱半　青藤根一两　川牛膝四钱　防风　苏木　甘草节各五钱　生姜一两半　南木香二钱半　石薜荔(石上生者佳)一两　川乌头一只分作四分，止用生者一分

【功能主治】 治白虎历节风及诸般风湿流注四肢，大风鹤膝，一切风疾热毒之类。

【用法用量】 不拘时随意温服。如夏月恐停久作酸，只半料，用小坛酒依上煮服。

【制备方法】 上药剉碎，无灰酒一坛，将药盛于布袋内，放酒坛中，油纸封口，锅内盛水，将酒坛坐于锅中以慢火煮半日，连坛取出放冷。

【资料来源】 明·《普济方》

虎杖酒

【药物组成】 虎杖

【功能主治】 清热利湿，活血散瘀。用于关节炎，女子月经不通，癥块。

【用法用量】 口服。每次 5 ml，每日 2 次。

【制备方法】 虎杖捣碎，以酒浸泡。

【注意事项】 月经过多者，经期停服；孕妇忌服。

【资料来源】 明·《普济方》;《新医药学杂志》1974，(7):32

【附】 临床观察，急性风湿性关节炎患者，服酒量宜小；患慢性关节疾病，特别是类风湿关节炎(包括类风湿脊椎炎)患者，服酒量宜大。(《新医药学杂志》)

野驼脂酒

【药物组成】 野驼脂(炼熟，滤去滓)1 000 ml

【功能主治】 风湿痹痛，五缓六急。

【用法用量】 每日空腹适量温服。

【制备方法】 上药炼滤，暖酒一盏，入野驼脂半两许。

【资料来源】 明·《医方类聚》

金钱白花蛇酒

【药物组成】 金钱白花蛇 1条 烧酒 1 L

【功能主治】 游走性关节疼痛。

【用法用量】 每晚临睡前服 1～3 匙(10～30 ml)。

【制备方法】 上药躯干剪断,浸入 1 L 烧酒内,隔 7 日服用。

【注意事项】 血虚风热及结核性关节炎不宜应用。

【资料来源】 《浙江中医杂志》1966,9(7):35

长宁风湿酒

【药物组成】 蝮蛇 眼镜蛇 赤链蛇各 0.5 kg 当归 120 g 土茯苓 90 g 生地 120 g 防风 60 g 威灵仙 90 g 防己 60 g 红花 60 g 木瓜 30 g

【功能主治】 祛风湿,通经络,除痹止痛。适用于类风湿性关节炎及其他性质的关节炎。

【用法用量】 每次服 10～15 ml,每日 3 次。

【制备方法】 蝮蛇、眼镜蛇、赤链蛇均需用活蛇,分别浸酒 1 L,3 周后滤取酒液,等量混合成为“三蛇酒”。余药用 60 度高粱酒 1.5 L 浸泡 3 周,然后取用滤液。药渣再加水煎煮,再过滤取药汁去渣。将药酒、药汁、三蛇酒三者等量混合即成长宁风湿酒。

【资料来源】 《新医药学杂志》1973,(5):23

按:该酒以祛风通络攻毒的蛇类,配以祛风湿、通经络类药及活血化瘀养血类药物。蛇组织含有丰富的生理活性物质,在抗炎、抗癌、扶助正气等方面,有着广泛应用。蛇毒比吗啡有更强大、更持久的镇痛作用。

半枫荷叶酒

【药物组成】 半枫荷 阴香皮(别名假桂枝) 千斤拔 当归 五加皮 首乌各 1.5 kg 橘红皮 熟川乌 牛膝各 1 kg

【功能主治】 祛风湿,强筋骨,止疼痛。主治腰腿痛、腰肌劳损、腰膝关节扭伤、挫伤、腰腿关节风湿、类风湿性脊椎炎等。

【用法用量】 饮服。每次 15 ml，每日早、晚各 1 次。

【制备方法】 将上药洗净，切片，放置于有盖的陶瓷缸内，加 50～60 度糖波酒（榨蔗糖的糖波蒸出的酒）50 L，密盖浸渍 2～3 周（夏季可以减少几日，冬季可稍增加几日），取出浸液滤清即得。

【资料来源】 《广西卫生》1975，(2)：47

狗骨胶酒

【药物组成】 狗骨胶 100 g　穿山龙 150 g　南酒 330 ml　白酒（65 度）适量　全量 1 000 ml

【功能主治】 散寒镇痛，活血祛风，强筋壮骨。用于风湿性关节炎，类风湿关节炎。

【用法用量】 口服，每次 20～30 ml，每日 3 次。

【制备方法】 取穿山龙粉碎为粗粉，白酒浸渍 72 小时后开始渗漉，收集漉液约 600 ml；另将狗骨胶溶于南酒中，与穿山龙渗漉液合并，补充白酒至全量，搅匀，室温静置，过滤，包装即得。

【注意事项】 急性充血、炎症禁用。肺心病、肺结核、孕妇、胃切除、有溶血病史者慎用。

【资料来源】 《中草药通讯》1977，(5)：21

【附】 狗骨胶的制备（《中草药通讯》）

处方：生狗骨 1 000 g　冰糖 14 g　豆油 3 g　南酒 2 g

制备：取生狗骨破碎成 3～5 寸长，用水浸洗 2～3 日，置锅中分次水煎至胶尽，合并煎液，加白矾少许静置，取上清液浓缩，再依次加冰糖、豆油、南酒，搅匀后移入凝胶箱，凝固后，切成胶片或胶丁。

雪莲药酒

【药物组成】 雪莲花 500 g　木瓜 50 g　独活 35 g　秦艽 25 g　桑寄生 50 g　杜仲 40 g　当归 40 g　党参 50 g　黄芪 40 g　鹿茸 15 g　巴戟天 25 g　补骨脂 25 g　香附 20 g　黄柏 20 g　芡实 50 g　五味子 15 g

【功能主治】 祛风湿，养精血，补肾强身。用于肾虚、气血不足、风湿侵袭的关节筋骨疼痛，以及腰部酸痛，倦怠无力，目暗耳鸣，月经不调等证。

【用法用量】 口服，每次 15～20 ml，每日 2 次。

【制备方法】 上药粉碎成粗末，置于容器内，加入 15 L 白酒，密闭浸泡 25～30 日，然后取渣榨净弃之，取澄清酒液，加入 1.5 L 冰糖溶化，过滤后即可。

【注意事项】 孕妇忌服。

【资料来源】 《中成药研究》1980，(4)：46

按：该酒重用雪莲花，现代药理证明，雪莲乙醇提取物，具有抗炎镇痛作用。

白蛇草乌酒①

【药物组成】 白花蛇 10 g　制川草乌各 10 g　羌独活各 10 g　秦艽 12 g　川芎 10 g　防风 10 g　细辛 10 g　麻黄 10 g　香附 10 g　延胡 10 g　制乳没各 10 g　梧桐花 6 g　鲜生姜 10 g　薏苡仁 12 g

【功能主治】 慢性肩背腰腿疼痛。

【用法用量】 以此酒蘸手掌上在局部拍打，第一周每日拍 1 次，每次 10 分钟，以后每日 2 次，每次 15 分钟，拍打轻重以舒适为度。每用 1 周，将瓶中烧酒加满，使酒保持一定浓度。

【制备方法】 上药一剂，浸于 45～70 度烧酒中(1～1.5 L 均可)，半月后用此药酒。

【注意事项】 对于皮肤有过敏，局部皮肤破损或有皮肤病者，不宜使用。

【资料来源】 《江苏中医杂志》1980，(6)：64

舒筋活血酒②

【药物组成】 黄藤　秦艽　木瓜　牛膝　白芍　丹参　当归　枸杞　鸡血藤　生川乌　生草乌　乌梢蛇　海桐皮　海风藤　伸筋草各等量　60 度白酒

---

① 原无方名，今增。

② 原无方名，今增。

【功能主治】 祛风湿，舒筋活络，养血活血，补肝肾，强筋骨。用于风、寒、湿入络，气血阻滞疼痛，对肩、腰、膝关节疼痛有很好作用。主治急、慢性风寒湿性关节炎，类风湿关节炎，坐骨神经痛，腰肌劳损。

【用法用量】 每日服2次，每次30 ml。

【制备方法】 先将白酒倒入缸内，将上药物切片，洗净放酒内，浸泡30日(密闭)，过滤备用。

【资料来源】 《中成药研究》1982，(5)：46

参蛇浸酒

【药物组成】 丹参50 g　白花蛇10～25 g　白酒(62度)1.25 L

【功能主治】 祛风活络通瘀。主治游走性关节疼痛。

【用法用量】 口服，每日临睡前服10～20 ml。

【制备方法】 将蛇剪碎，浸于62度白酒中，浸泡7日后即可。

【注意事项】 若服数日后关节疼痛加重者，则不宜服此方药。

【资料来源】 《新中医》1984，(10)：41

乌鸡桂圆酒

【药物组成】 桂圆肉　乌骨鸡　黄芪　当归　玉竹　五加皮

【功能主治】 风湿性关节炎。

【用法用量】 口服，每次20～30 ml，每日2～3次。

【制备方法】 上药加白酒适量精制而成。

【资料来源】 《福建中医药》1984，(4)：36

颈腰痛擦酒①

【药物组成】 吊筋草5 000 g　穿山龙240 g　九龙根　天青地白草　椿树根　椿树须　南天竹干　南天竹根　南天竹叶　红花泽兰叶　归尾　细辛　薄荷梗　木瓜　牛膝　制川乌　制草乌各180 g　醋1 000～2 000 ml　黄酒10 L

【功能主治】 颈肩腰腿痛。

---

① 原无方名，今增。

【用法用量】 医者以头发团蘸以药酒，在压痛最明显处进行旋转按摩，10 cm×10 cm到20 cm×20 cm，以中心散向边缘，使患处逐渐潮红，或浅Ⅱ度烧伤创面，不使其出血而仅有组织液渗出。

【制备方法】 先将上药混合加热煮5分钟，冷却，再煮沸，再冷却，共3次，过滤去渣，取液后再煮沸1次，贮藏备用。

【资料来源】 《上海中医药杂志》1985，(3)：24

蜈蚣酒

【药物组成】 蜈蚣20 g　白花蛇30 g　细辛20 g　当归60 g　白芍60 g　甘草60 g

【功能主治】 祛风湿活血，治疗痹症（风湿性关节炎，类风湿关节炎）。

【用法用量】 每次服30～40 ml，每日早晚各服1次。小儿用量酌减。25日为1个疗程，休息5日再服第二疗程。1～2个疗程后，停药观察。

【制备方法】 将上药共研细末，以白酒2 000 ml浸泡，密封10日后备用。

【资料来源】 《福建中医药》1988，19(4)：13

火赤链蛇酒

【药物组成】 火赤链蛇（俗名火三根）1条

【功能主治】 祛风散寒，温经止痛。

【用法用量】 每日饮2次，每次半两。治疗痹证。

【制备方法】 将捕捉到的活蛇放入清水中游1～2小时，然后将其灌入玻璃瓶或其他容器内，根据蛇的大小，注入0.5～1 kg 60度以上的高粱酒或黄酒，并迅速盖紧瓶塞，见蛇在酒中挣扎而死，浸泡半月，至酒色变至微黄时即可饮用。

【资料来源】 《湖北中医杂志》1990，(2)：31

双乌花酒

【药物组成】 生川乌12 g　生草乌12 g　花椒12 g　红花12 g　土

鳖虫12 g　穿山甲12 g　五加皮30 g　羌活20 g　独活20 g　黄酒500 ml

加减：上肢重者加桑枝12 g，姜黄15 g；下肢重者加川牛膝12 g；坐骨神经痛者加制马钱子9 g，小白花蛇1条；骨性关节炎者加鹿角霜15 g，鹿衔草15 g；创伤性关节炎者加三七10 g，血竭6 g。

【功能主治】 祛风散寒胜湿，通经活络，逐瘀止痛。主治各型风寒湿痹（急、慢性风湿性关节炎，风湿性肌炎）。

【用法用量】 口服，每日3次，每次5～10 ml。15日为1个疗程，1个疗程完后停药3日，再进行下一疗程。

【制备方法】 将上述中药浸入黄酒内，夏日泡5日，冬日泡7日，然后将浸出液装瓶密封备用。

【资料来源】 《北京中医学院学报》1990，13(3)：45

按：服该药酒应注意：①应从小剂量开始，一次量最多不能超过15 ml。如出现口舌麻木感，应减量或停药。②孕妇忌服。③有消化道疾病者，宜饭后服。④年老体弱或小儿酌情减量。

漏肩风药酒

【药物组成】 当归　枸杞子　制首乌　杜仲　山萸肉各15 g　制草乌9 g　全蝎6 g　蜈蚣2条　自然铜6 g　地鳖虫9 g　片姜黄6 g　红花5 g　白酒2 000 ml

加减：气虚者加黄芪30 g，阴虚者加生地30 g。

【功能主治】 活血通络，祛风散寒。主治漏肩风。

【用法用量】 每日1～2次，每次10～30 ml，可以佐菜。

【制备方法】 上药除白酒外用清水喷湿，放锅内隔水蒸10分钟，待药冷装入大口瓶内，放入白酒，用棉絮纸封口，每两日摇动一次，10日后即可饮用。

【资料来源】 《上海中医药杂志》1990，(5)：41

按：用此药酒共治16例漏肩风患者，结果：15例痊愈，1例无效。其中服500 ml而愈者6人，最多者3 000 ml。

秦艽木瓜酒

【药物组成】 秦艽10 g　木瓜20 g　全蝎2 g　川草乌(各)10 g

红花8 g　郁金　羌活　川芎各10 g　透骨草　鸡血藤(各)30 g

加减：苔黄、脉数者，郁金可加至20 g，同时可选加徐长卿30 g，六月雪15 g，忍冬藤20 g。

【功能主治】 祛风除湿，活血通络。主治肩周炎。

【用法用量】 每晚服用15～30 g。

【制备方法】 以上药物浸入60度左右的粮食白酒1 000 ml中，半月后即可服用。

【资料来源】 《江苏中医》1990，(9)：23

按：糖尿病、痛风症、血脂代谢紊乱症、高血压病、冠心病及慢性心功能不全的患者忌用本法。

除痹酒

【药物组成】 制草乌　干姜　鸡血藤　大血藤根各15 g　全蝎　水蛭各3 g　乌梢蛇　松苗(去松针)　络石藤　莪术　续断各10 g

加减：湿偏盛加木通、土茯苓；热甚减干姜、草乌加银花、土茯苓；恶寒而红肿加桂枝、木通、银花；腰膝酸胀倍续断加杜仲；病在上肢加桑枝，病在下肢加牛膝；脾肾虚弱加熟地、当归、黄芪、锁阳；年老及妇女加党参、当归、熟地、枸杞。

【功能主治】 温经通络，祛风除湿。主治痹证。

【用法用量】 口服，每次5 ml，每日3～4次。轻者1～2剂，重者需连服数剂。

【制备方法】 用白酒1 kg泡上药，夏季3日，冬季1星期后始服。

【资料来源】 《贵阳中医学院学报》1991，(3)：35

两乌愈风酒

【药物组成】 生川乌　生草乌各9 g　秦艽　木瓜　熟地　鸡血藤　当归　威灵仙　蒺藜各30 g　骨碎补　蜈蚣　延胡　全蝎　五加皮　桑枝各20 g　羌活　独活各18 g　防己25 g　细辛6 g　丹参40 g　木香　白芷　桂枝　丝瓜络各10 g　红枣60 g　黄酒2 250 ml

【功能主治】 温经养血，祛风除湿，蠲痹止痛，治疗肩周炎。

【用法用量】 口服，每日服3次，每次10 ml。

【制备方法】 将上述药物先用冷水拌湿，然后把药物及黄酒装入瓷瓶内，箬壳封口，在锅中蒸至600 ml为度，备用。

【资料来源】 《浙江中医杂志》1991，(1)：17

按：共治疗49例，结果治愈41例，有效6例，无效2例。一般服药3～7日见效。

乌七酒

【药物组成】 川乌　草乌　三七　三分三　雪上一枝蒿等适量

【功能主治】 消肿止痛，祛风除湿，温经化瘀。治疗风湿性关节炎。

【用法用量】 用纱布口罩一二个，覆盖于患部之上，再用干棉球或5 ml注射器一具，吸取药酒喷淋于口罩中央部分，以湿润饱和不流药酒为度，然后用火柴点燃，至患者感觉皮肤烫得不能忍受时，再移动口罩，移动范围应略大于患病部位。在移动中，不断喷淋药酒以保持继续燃烧。要停止治疗时，停加药酒或用手直接快速覆盖于口罩上，火即熄灭。每日治疗1次，依病情轻重程度不同，每次治疗15～30分钟或更长。每10日1个疗程，一般治疗1～2个疗程。

【制备方法】 上药用95%乙醇(酒精)浸泡1星期后使用。

【资料来源】 《云南中医杂志》1992，13(4)：8

按：表皮有破损则不应使用本法。

二乌止痛酒

【药物组成】 川乌12 g　草乌12 g　桑枝12 g　桂枝12 g　忍冬藤12 g　红花12 g　乌梅12 g　威灵仙12 g　甘草12 g

【功能主治】 温经散寒止痛，活血祛瘀通络。主治风湿性关节痛。

【用法用量】 口服，每次服30 ml，每日2次，1个月为1个疗程。

【制备方法】 将上述药物放入500 ml市售中度白酒浸泡7日即

可服用。

【注意事项】 高血压病及心动过速者慎用。

【资料来源】 《实用中西医结合杂志》1993,6(11):697

按:共治疗120例,结果:近期治愈78例,显效21例,有效13例,无效8例。

蠲痹宝酒

【药物组成】 秦艽　川芎　桃仁　炙甘草　当归　炒灵脂　怀牛膝　炙黄芪等

【功能主治】 祛风散寒除湿,行气活血通络。主治类风湿关节炎。

【用法用量】 口服,每次20 ml,一日3次。30日为1个疗程。

【制备方法】 上药用54度白酒配制,浓度为0.21 kg/L,服用时稀释酒至27度。

【资料来源】 《中医研究》1993,6(2):19

水蛭酒

【药物组成】 水蛭60 g(切片)　黄酒500 ml

【功能主治】 祛风,活血,通络。主治肩关节周围炎。

【用法用量】 口服,每次6～7 ml,一日3次,20日为1个疗程,可连用1～3个疗程。

【制备方法】 将水蛭泡在黄酒中,封口,1星期后使用。

【资料来源】 《江西中医药》1993,24(6):57

按:共治疗42例,痊愈24例,显效11例,无效3例(有4例因故中断治疗)。

六乌酒

【药物组成】 制川乌　制草乌　制首乌　乌蛇　乌梅　乌药　甘草各15 g

【功能主治】 温经散寒,养血祛风,通络止痛。治疗风寒湿痹症。

【用法用量】 口服，每次 10～20 ml，一日 2 次。

【制备方法】 上药共研粗末，白酒 1 500 ml(不能饮白酒者可用黄酒代)浸泡 5 日后即可饮用。

【资料来源】 《江西中医药》1993，24(6)：58

顽痹酒

【药物组成】 露蜂房 30 g 蜜蜂幼虫 50 g 鳝鱼血若干 乌梢蛇 100 g 蕲蛇 50 g 金钱白花蛇 1 条 地龙 30 g 蜈蚣 30 条 闹羊花 10 g 红茴香根 20 g 四叶对 20 g 川草乌各 20 g 豨莶草 50 g 千年健 50 g 海风藤 50 g 络石藤 50 g 海桐皮 50 g 黑老虎 30 g 威灵仙 50 g 木瓜 100 g 五加皮 50 g 续断 50 g 狗脊 50 g 桑枝 50 g 松节 50 g 桂枝 30 g 伸筋草 50 g 羌独活各 30 g 老鹳草 30 g 蚕沙 100 g 路路通 30 g 桑寄生 30 g 骨碎补 50 g 丹参 50 g 赤芍 30 g 桃仁 30 g 红花 10 g 片姜黄 50 g 牛膝 50 g 乳香 20 g 鸡血藤 100 g 水蛭 10 条 当归 50 g 党参 50 g 黄芪 50 g 女贞子 50 g 熟地 100 g 黄精 100 g 杞子 30 g 甘草 30 g 杜仲 50 g

【功能主治】 补气血，益肝肾，强筋骨，祛风，散寒，除湿。治疗类风湿性关节炎。

【用法用量】 服用时，先摇酒坛，然后倒出 500 ml，用活的鳝鱼 4 条(每条 150 g 左右，越大越好)剪去尾端，把血直接滴在药酒中，即可服用，服完再按前法配制。饭后，每次服 10～30 ml，限量不超过 40 ml，日服 2～3 次。3 个月为 1 个疗程，共 1～4 个疗程。

【制备方法】 以上诸药除鳝鱼血外一起放在小酒坛内，然后放上日常饮用的白酒(烧酒)若干浸泡，酒量多少根据药酒浸透后高出药面 7～10cm，密封，天气寒冷一般浸泡 1 个月，天热浸泡 1 个星期至半月，即可服用。

【资料来源】 《浙江中医学院学报》1994，18(1)：12

按：共治疗 102 例患者，结果完全治愈 36 例，基本治愈 47 例，好转 13 例，无效 6 例。总有效率为 94.12%。

化瘀逐痹酒

【药物组成】 威灵仙40 g　制川乌　虎杖各30 g　乳香　没药　地鳖虫　片姜黄　青木香　骨碎补各20 g　川蜈蚣大，3条

【功能主治】 行气活血通脉。治疗风湿性、类风湿性关节炎，肌炎，肌筋膜炎，骨质退行性变等。

【用法用量】 每次服20 ml，每日3次饭后服。服一料为1个疗程，一般服2～3个疗程。

【制备方法】 上药打碎装入瓶中，浸粮食白酒1 750～2 000 ml，密封，每日摇荡1次，10日后服用。

【资料来源】 《安徽中医临床杂志》1994，6(2)：2～4

按：以本方治疗痹症255例，其中腰臀肌筋膜炎50例，肩关节周围炎44例，风湿性关节炎31例，腰肌纤维炎24例，颈椎增生23例，类风湿性关节炎20例，腰椎间盘突出18例，腰椎增生16例，跟骨增生11例，梨状肌综合征8例，腰椎间盘突出手术后遗症6例，硬皮病3例，强直性脊柱炎1例。治疗结果治愈183例，占71.76%，显效33例，占12.94%，有效22例，占8.63%。

通痹灵酒

【药物组成】 生川乌12 g　生草乌12 g　干姜12 g　细辛8 g　威灵仙6 g　凤仙花8 g　红花6 g　川芎4 g　桂枝7 g　独活8 g　寻骨风6 g　樟脑15 g　松枝6 g　三七6 g　五加皮6 g　牛膝4 g　乳香12 g　没药12 g　全虫6 g　土元6 g　山茱萸10 g　麻黄9 g　杞子9 g　狗脊9 g　桑枝6 g　当归6 g　秦艽6 g　55度酒1 200 ml

【功能主治】 温经散寒，活血祛瘀，祛风除湿，通痹止痛。治疗寒性关节肌肉疼痛。

【用法用量】 最好晚上用棉签涂药液适量(棉签蘸1～3次)于疼痛处，用聚乙烯超薄膜(薄软食品塑料袋)覆盖，外用衣被物覆盖，10分钟左右有发热，温度升高，灼热感属正常，6小时后去掉覆盖物，每日1次，扭伤者可每日3次。

【制备方法】 把药物粉碎为粗末，用55度白酒浸泡，夏季14日，春、秋季21日，冬季30日，过滤沉淀5日而成，密封待用。

【资料来源】《中医外治杂志》1995,4(4):23

按:药物切勿接触黏膜部位;皮肤破损者,孕妇,酒精过敏者禁用。

龟蛇酒

【药物组成】 金龟　眼镜蛇　乌梢蛇　银环蛇　党参　黄芪　杜仲　枸杞　当归等

【功能主治】 补益肝肾,滋阴益气,祛风缓痉,活血通络。主治风湿性关节炎、慢性腰腿痛。

【用法用量】 口服,每次25 ml,每日2次,分早、晚服。1个月为1个疗程。

【制备方法】 采用传统药酒制剂工艺与现代生物工程技术有机结合精制而成。

【资料来源】《湖南中医杂志》1995,11(5):13

痹必蠲酒

【药物组成】 生川乌　生草乌各30 g　马钱子15 g　血竭2 g　白花蛇1条　乌梅　紫草各18 g

【功能主治】 搜风胜湿,疏通经络,活血散瘀。主治痹证。

【用法用量】 用棉签蘸药酒搽患部(关节处多搽几遍),每日早、晚各搽1次,7日为1个疗程,进行下疗程前可间隙2日。

【制备方法】 上药浸泡在50度以上白酒500 ml中,7日后使用。

【资料来源】《湖北中医杂志》1995,(5):12

按:共治52例,结果痊愈38例,有效14例。

桃红酒

【药物组成】 红花20 g　桃仁20 g　赤芍20 g　地龙20 g　桂枝20 g　川乌15 g　草乌15 g

【功能主治】 活血通经,温通血脉,搜风胜湿。主治痹证。

【用法用量】 口服,服前先搅拌酒液,可用15 g酒盅做标志,每日早、晚各1盅。

【制备方法】 用纱布把诸药包好，放入瓷瓶中，用1 500 ml酒浸泡，密封7～10日后使用。

【资料来源】 《吉林中医药》1995，(2)：20

按：共治疗痹证52例，结果治愈26例，好转26例，无效4例，总有效率为92.3%。

昆明山海棠酒

【药物组成】 昆明山海棠干根200 g

【功能主治】 祛风除湿，舒筋活络，清热解毒。治疗类风湿性关节炎。

【用法用量】 每次服10～20 ml，每日3次，饭后口服。

【制备方法】 上药浸泡白酒1 L半月。

【资料来源】 《中国民族民间医药杂志》1996，(5)：8

复方忍冬酒

【药物组成】 忍冬藤200 g 鸡血藤70 g 路路通70 g 川牛膝90 g 延胡索50 g 木瓜50 g 当归50 g 红花50 g 丹参80 g 桃仁35 g 黄芪80 g 白术90 g 枳壳25 g

【功能主治】 解毒化瘀，祛风除湿，舒筋通络。治疗风湿性关节炎，类风湿关节炎，肩周炎，骨质增生，软组织损伤。

【用法用量】 适量饮服。

【制备方法】 将上述中药制成粗末，加白酒10 L，密闭浸泡30日，滤去上清液，药渣压榨后，合并滤液，加甜菊苷调味，静置7日，滤过即得。

【资料来源】 《中成药》1997，19(8)：47

加味风湿灵酒

【药物组成】 三叶青藤 九层风 红鱼眼 大风艾 土杜仲 两面针

【功能主治】 宽筋活血，祛风除湿，温经散寒，通络止痛。治疗寒湿阻络型的风湿性关节炎。

【用法用量】 每次服15～20 ml，每日服3次；外用擦患处，随痛随擦。

【制备方法】 上药制成药酒。

【资料来源】 《时珍国药研究》1997，(3)：208

马钱乌蛇酒

【药物组成】 制马钱子60 g　乌蛇　川牛膝　川木瓜各50 g　白酒1 500 ml

【功能主治】 祛风通络，清热消肿止痛。

【用法用量】 每次服5～10 ml，每日服2次。

【制备方法】 上药制成药酒。

【资料来源】 《河南中医》1998，(6)：366

按：本酒是河南郭炎林老中医经验方，以本酒治疗1例历节风获得治愈。

类风湿药酒

【药物组成】 羌活10 g　独活10 g　续断10 g　草乌10 g　细辛10 g　川芎6 g　红花6 g　乳香6 g　没药6 g　鹿角胶3 g

【功能主治】 祛风除湿，养血通络，补养肝肾，通络止痛。治疗类风湿关节炎。

【用法用量】 每日服3次，每次10 ml，1个月为1个疗程。

【制备方法】 以上药材净选除杂，加适量甜叶菊，粉碎成粗粉，加白酒1 000 ml，密闭浸泡15日，过滤，分装即得。

【资料来源】 《中国中西医结合外科杂志》1998，(10)：287

按：有人以本酒治疗类风湿关节炎320例，治疗2个疗程，治愈56例，有效109例，总有效率为91.7%。

鹿茸二鞭酒

【药物组成】 新鲜鹿茸　鲜人参　鹿鞭　黄狗肾　海马　淫羊藿　巴戟天　羌活　独活　秦艽　千年健　忍冬藤　五加皮　木瓜　麦冬　天冬　黄芪　生地　首乌　砂仁　苍术　茯苓　防己　郁

金　川芎　桑白皮　黑附子　陈皮　知母　双花　覆盆子　菊花　夜交藤　石菖蒲

【功能主治】 补肾壮阳，滋阴养血，强筋壮骨，祛风除湿。治疗风湿性关节炎，腰肌劳损，椎间盘突出，腰腿痛，颈项不适，骨质增生，肌肤麻木，四肢偏瘫，中风后遗症，精神疲惫，食欲不振，失眠健忘，神经衰弱，阳痿早泄，遗精滑精，性功能障碍。

【用法用量】 每日服3次，每次服50 ml，20日为1个疗程。

【制备方法】 上药制成酒剂，每瓶500 ml。

【资料来源】《湖南中医药导报》1998，(7)：17

按：有医院以本酒治疗痹症38例，结果临床治愈9例，显效18例，有效11例。

七叶莲酒

【药物组成】 七叶莲200 g

【功能主治】 祛风除湿，活血止痛，治疗类风湿关节炎。

【用法用量】 每次服20～25 ml，每日服2次，3个月为1个疗程。

【制备方法】 上药加55度白酒1 000 ml，浸泡1星期后服用，服完，换第二剂药再服。

【资料来源】《中国农村医学》1998，(5)：44

按：有医院以本酒治疗类风湿关节炎61例，总有效率98.4%。

强壮祛风药酒

【药物组成】 生地　熟地　枣皮　山药　茯苓　肉桂　菟丝子　杜仲　牛膝　续断　枸杞子　鹿茸　女贞子　旱莲草　豹骨　当归　川芎　红花　龟板胶　鹿角胶　川乌　秦艽　姜黄　白芍　细辛　络石藤　桑寄生

【功能主治】 补肾活血，祛风通络。治疗类风湿关节炎。

【用法用量】 每次饮用50 ml，每日2次，视患者酒量及体质状况酌情加减。

【制备方法】 上药研细末，与酿好的酒冲兑浸泡而成，每瓶

5 000 ml 装。

【资料来源】《湖南中医杂志》1998,(3):60

按:有医院以本酒治疗类风湿关节炎 60 例,总有效率 95.0%。

壮酒

【药物组成】 狗骨　红花　枸杞子　薏苡仁　木瓜等

【功能主治】 补肾活血。

【用法用量】 适量饮服。

【制备方法】 上药制成酒剂。

【资料来源】《中国中医药科技》1999,(6):306;1998,(5):288

按:动物实验表明壮酒对高脂饮食造成的睾丸功能损害有一定的抵抗和保护作用,并具有良好的抗炎、镇痛及改善微循环作用,不失为治疗各种风湿性关节炎、神经痛、颈肩腰腿痛、腰肌劳损等病证的辅助手段。

三乌酒

【药物组成】 川乌　草乌　乌梅　红花　银花　甘草各 6 g　白糖 50 g

【功能主治】 温经散寒,除湿通络,治疗痹证。

【用法用量】 每次服 10 ml,每日服 3 次。

【制备方法】 上药加白糖 50 g 及米酒 500 ml,密封浸泡 14 日。服完 1 剂为 1 个疗程。

【资料来源】《中国民间疗法》1999,(8):43

按:有医院以本酒治疗痹证 68 例,治愈 28 例,显效 33 例,无效 3 例,总有效率 95.6%。

藏医药酒

【药物组成】 沉香 10 g　梭子芹 15 g　麝香 3 g　象皮 5 g　天门冬 15 g　海龙 2 个　海马 2 个　鹿茸血 5 g　黄精 15 g　佛手 10 g　紫茉莉 15 g　蒺藜 15 g　天麻 15 g　雪莲花 10 g　秦艽 10 g　高山党参 15 g　冬虫夏草 15 g　藏红花 5 g　瞎鼠骨 15 g

【功能主治】 祛风,散寒,除湿,清热。治疗关节炎。

【用法用量】 到冬季逢九时服用效果更为明显，每日早晚各服1次，每次约20 ml，服后可饮热开水1杯，每晚服药后入睡更佳（如能出汗效果更佳）。服药时身体不能受凉，要保持暖和。如此，坚持服药9个疗程（一般9日为1个疗程）。

【制备方法】 将以上药物清洗晾干后，放在透明的大容器中，用青稞白酒3 500 ml浸泡后密封，待药物浸泡之酒色变成黑黄色时可服用。

【资料来源】《中国民族民间医药杂志》1999，(1)：24

风湿灵药酒

【药物组成】 羌活20 g 独活25 g 人参6 g 制川乌6 g 木瓜20 g 牛膝25 g 西红花6 g 杜仲25 g 桑寄生20 g 黄芪30 g 白术10 g

【功能主治】 扶正散寒，化湿通络，强筋健骨。

【用法用量】 口服，每次15 ml，每日服3次，30日为1个疗程。

【制备方法】 上药加入盛有高粱酒3 000 ml的坛中，密封浸泡7日即可。

【资料来源】《时珍国医国药》2000，11(8)：738

按：类风湿关节炎属中医学"痹证"范畴。有医院以本酒治疗类风湿关节炎200例，结果治愈108例，基本治疗72例，有效17例，总有效率98%。

类风湿中药浸酒

【药物组成】 Ⅰ号：黄芪20 g 当归10 g 制附子10 g 威灵仙10 g 羌独活各10 g 豨莶草10 g 姜黄10 g 木瓜15 g 生川草乌各10 g 白芷20 g 白花蛇5条 全蝎30 g 蜈蚣10条 地鳖虫30 g 桃仁20 g 红花15 g 狗脊10 g 制乳没各10 g 干姜10 g 防风己各10 g 秦艽10 g 雷公藤20 g

Ⅱ号：黄芪20 g 当归10 g 威灵仙10 g 豨莶草10 g 姜黄10 g 木瓜15 g 白花蛇5条 全蝎30 g 蜈蚣10条 地鳖虫30 g 桃仁20 g 红花15 g 狗脊10 g 制乳没各10 g 防风己各10 g 秦艽10 g 雷

公藤 20 g　桑枝 30 g　土茯苓 30 g　黄柏 20 g　丹皮 20 g　钩藤 20 g

【功能主治】　逐痹通络兼以扶正。治疗类风湿关节炎。

【用法用量】　每次服 20 ml，每日服 2 次，15 日为 1 个疗程。一般服 2～4 个疗程。服药期间如有口舌麻木，则停服一星期后续用。风寒湿痹型用Ⅰ号，风湿热痹型用Ⅱ号。

【制备方法】　上药浸入曲酒 2 500 g，浸泡 1 星期。

【资料来源】　《江苏中医》2000，(11)：28

抗风湿酒

【药物组成】　五加皮 20 g　麻黄 20 g　川乌(制) 20 g　乌梅 20 g　草乌(制) 20 g　甘草 20 g　木瓜 20 g　白酒(60 度) 1 000 ml　红花 20 g

【功能主治】　舒筋活血，祛风除湿。用于风湿性关节炎。

【用法用量】　口服，每次 5～10 ml，每日 3 次。

【制备方法】　上药浸于 60 度白酒 1 000 ml 中，10 日后过滤，滤液静置 24 小时，过滤备用。

【注意事项】　本品处方中的川乌、草乌毒性较大，需要在用药时加工炮炙。

【资料来源】　《中药制剂汇编》

八角枫酒

【药物组成】　八角枫

【功能主治】　祛风除湿，舒筋活络。用于慢性风湿性关节炎。

【用法用量】　口服，每次 10 ml，每日 2～3 次。

【制备方法】　取八角枫干根洗净切细，放入白酒中(1∶3)浸泡 20 日，隔日搅拌一次密闭，去药渣过滤，取其上清药液即得。

【资料来源】　《中药制剂汇编》

九层风酒

【药物组成】　九层风 4.5 g　红鱼眼 4.5 g　三根风 3 g　山大风 3 g

【功能主治】　祛风胜湿。用于风湿性关节炎。

【用法用量】　若患者能饮酒又无禁忌证，则予内服药酒，每次

20 ml，每日 2 次，2 000 ml 为 1 个疗程。若患者不能饮酒，或有一定禁忌证（如肝炎、消化道疾患、高血压等）则采用水煎剂，剂量为每剂浸酒量的 1/4，分早晚 2 次服，总剂量不定。

【制备方法】 取处方中药物混合加 55 度三花酒 2.5 L 浸渍 15 日后，取上层澄清药液备用。

【资料来源】《中药制剂汇编》

火把花根药酒

【药物组成】 火把花根 100 g　白酒 1 000 ml

【功能主治】 祛风除湿。用于类风湿关节炎。

【用法用量】 口服，每次 10～20 ml，每日 3 次，儿童酌减。

【制备方法】 将火把花根去净泥土，切成小块，置容器内加白酒总量的 1/2，密闭浸泡 7 日，倾出上清液，再加入余下 1/2 的白酒，密闭浸泡 4 日，倾出上清液，合并两次倾出液，静置 3 日，滤过即可（含乙醇 45%左右）。

【资料来源】《中药制剂汇编》

六方藤药酒

【药物组成】 六方藤（根）100 g　白酒适量

【功能主治】 祛风除湿。用于风湿性关节炎。

【用法用量】 口服，每次 5～15 ml，每日 3 次，儿童酌减。

【制备方法】 将六方藤根用刷子刷净灰土，切成小块（或碾成粗末），置容器内，加白酒总量的 3/4 浸泡，密闭 3 日后滤出药液，再加白酒适量浸泡 2 次，每次 2 日，过滤，合并 3 次滤液，混匀，静置 3 日，过滤，加白酒至 1 000 ml 即得棕褐色澄明液体，1 ml 相当于生药 0.1 g。

【资料来源】《中药制剂汇编》

按：本品毒性较大，不可多服。孕妇、肾脏病及体弱者忌服，高血压及心脏病患者慎用。忌酸冷鱼腥、豆类。其毒性症状为恶心呕吐、腹痛和抑制呼吸心跳；轻微者可用茶叶水服解救；轻者洗胃并注射咖啡因、可拉明等强心剂；重者注射防己毒素或毛地黄。

风湿酒(部队方)

【药物组成】 大活血300 g　制川乌90 g　制草乌90 g　红花90 g　乌梅90 g　金银花150 g　甘草150 g　白酒500 g

【功能主治】 散风通络,舒筋活血。用于风湿性关节炎。

【用法用量】 口服,每次5～10 ml,每日2～3次,7日为1个疗程。

【制备方法】 各药加工处理后,合装瓶内,白酒少许加温配入药中,搅拌均匀后密封,浸7日后滤出药酒。

【资料来源】《中药制剂汇编》

风湿酒Ⅰ

【药物组成】 苍术3 600 g　高粱根须　桑寄生各3 600 g　红牛膝　酸木瓜各3 600 g　刺力　杜仲　茄子根各3 600 g

【功能主治】 除风湿,强腰膝,止痛。用于风湿性关节疼痛。

【用法用量】 口服,每日10 ml。

【制备方法】 将上药用白酒150 L泡1个月以上,随时搅拌,滤取清液。

【资料来源】《中药制剂汇编》

按:本方在《中药制剂汇编》中剂量不全。根据药物组成可各药等份使用。

风湿酒Ⅲ

【药物组成】 制川乌15 g　制何首乌15 g　制草乌6 g　追地风9 g　千年健9 g　白酒250 ml

【功能主治】 祛风散寒,活血止痛。用于风湿性关节炎、类风湿性关节炎、腰腿痛。

【用法用量】 口服,每次5～10 ml,每日3次。

【制备方法】 将上药浸泡于白酒中,密封48小时,滤过备用。

【注意事项】 高血压病、心脏病、风湿热、严重溃疡病患者均忌。

【资料来源】《中药制剂汇编》

风湿骨痛酒Ⅰ

【药物组成】 鸡血藤90 g 络石藤90 g 五加皮30 g 木瓜60 g 桑寄生90 g 海风藤90 g 白酒适量

【功能主治】 祛湿舒筋通络。用于风湿性关节炎及关节疼痛。

【用法用量】 口服,每次15～30 g,每日1～2次。

【制备方法】 将上列药物切成薄片后,按冷浸法制成药酒1.5 L。

【资料来源】 《中药制剂汇编》

风湿骨痛酒Ⅱ

【药物组成】 飞龙斩血100 g 大血藤100 g 狗脊100 g 虎杖100 g 七叶莲100 g 芦子100 g 八角枫100 g

【功能主治】 祛风除湿,活血通络。用于跌打损伤,风湿性关节炎。

【用法用量】 口服,每次10 ml,每日3次。

【制备方法】 将上药切碎,加酒2 000 ml,浸泡1个月,过滤加酒,制成2 000 ml,置避光容器内,密封。

【注意事项】 孕妇忌服。

【资料来源】 《中药制剂汇编》

玉藤风湿酒

【药物组成】 飞龙掌血50 g 黑骨头50 g 玉葡萄根50 g 四块瓦50 g 虎杖50 g 杜仲50 g 大血藤50 g 大发汗50 g 吹风散50 g 白酒(50度)5 L

【功能主治】 舒经活血,祛风除湿。用于风湿性关节炎。

【用法用量】 口服,每次10～20 ml,每日早、晚各1次。

【制备方法】 取上药,洗净,切片,干燥,用白酒浸泡,淹过药面,第一周内每日搅拌1次,浸泡2星期,滤过。合并两次滤液约得4 000 ml。

【资料来源】 《中药制剂汇编》

关节炎酒

【药物组成】 川乌6 g 枸杞子9 g 红花6 g 杜仲9 g 草乌6 g

当归6g　木瓜6g　乌蛇9g　牛膝9g　党参6g

【功能主治】 活血祛风，强筋壮骨。用于风湿性关节炎。

【用法用量】 口服，每次10 ml，每日2次。

【制备方法】 用60度白酒500 ml，浸泡1星期即得。

【资料来源】《中药制剂汇编》

爬山虎叶药酒

【药物组成】 鲜爬山虎叶3.5 kg　活雄螃蟹2个　活土鳖虫4个　白酒500 ml

【功能主治】 活血祛湿。用于风湿性关节炎。

【用法用量】 每日早、晚各服1杯。

【制备方法】 将鲜爬山虎叶洗净，切碎，与螃蟹、土鳖虫一起放入白酒内浸泡7日。

【注意事项】 孕妇忌服。

【资料来源】《中药制剂汇编》

枫荷梨祛风湿酒

【药物组成】 枫荷梨根60 g　川牛膝12 g　八角枫根30 g　钩藤12 g　大活血18 g　金樱子根18 g　丹参18 g　白酒1 L　桂枝12 g　红糖60 g

【功能主治】 祛风湿，通经络，利关节。治疗风湿性关节炎、跌打损伤、半身不遂及扭挫伤等症。

【用法用量】 口服，每次15 g，每日2～3次。

【制备方法】 枫荷梨根、八角枫根、金樱子根分别切片后加水超过药面煎煮2次，每次在煮沸后3～4小时过滤浓缩成膏。其他药切片，用酒热浸后，浸渍1个月去渣，过滤收集酒液。将上两法制得的浓缩膏与酒液混合加入红糖溶解（红糖最好先制成糖浆后再加混合），放置澄清，细布过滤，分装即得。

【资料来源】《中药制剂汇编》

复方炙草乌药酒

【药物组成】 炙草乌100 g　威灵仙200 g　穿山龙300 g　40%乙

醇适量

【功能主治】 祛风除湿，舒筋活络。用于风湿性关节炎。

【用法用量】 口服，每次 10 ml 左右，每日 3 次。

【制备方法】 取生草乌加十余倍水加热煮沸，3～4 小时后拣大号用刀切开，以内无白心，舌尝不麻为度[①]即可，将水闷干，取此炙草乌压碎与威灵仙、穿山龙粗末混合，用渗漉法提取进行收集，最初的渗漉液 850 ml 另器保存，继续渗漉，收集渗漉液（约 2 000 ml），过滤，用低温蒸发成软膏状，加入最初收集的漉液 850 ml，加乙醇（70%）使成 1 000 ml 即可。

【资料来源】《中药制剂汇编》

按：生草乌含有乌头生物碱，尤以其中双酯类生物碱毒性更大，此类生物碱经过加热煮沸，容易水解，变为单脂类和胺醇类生物碱，随之毒性减。

活血龙药酒

【药物组成】 虎杖根 500 g　金雀根 500 g　白酒适量

【功能主治】 清热利湿，散瘀活血。用于关节疼痛及风湿性关节炎。

【用法用量】 口服，每次 10 ml，每日 3 次。

【制备方法】 上药洗净切成薄片，干燥，置锅内水浸没药物，加热煮沸 1 小时，经常翻动搅拌，过滤。再按上次煎煮 1 次，将两次滤液合并，置文火上蒸发浓缩，至 200 g 左右。稍冷，加入白酒 700 ml，搅拌混合，不使药物结成黏块。冷后倾出，置清洁干燥的玻璃瓶中，静置一夜，滤去沉淀，再用白酒加至 1 000 ml，加入糖精 1 g（用少量开水溶解）。搅拌，包装于清洁干燥的棕色玻璃瓶内，密封贮存于阴凉处。

【资料来源】《中药制剂汇编》

---

① 舌尝不麻为度：舌尝部位，在舌尖前 1/3 处。取煮后草乌用刀切开，咬其内心少许约 0.15 g 咀嚼 1 分钟，当时不麻，过 1～2 分钟出现麻舌感，舌麻持续 30 分钟左右即消失。

胡蜂酒

【药物组成】 新鲜胡蜂 100 g　白酒 1 000 ml

【功能主治】 祛风除湿。用于急性风湿病、风湿性关节炎。

【用法用量】 口服，每次 15～25 ml，每日 2 次。

【注意事项】 服后偶有皮肤瘙痒，次日可自行消失。

【资料来源】《新编中成药》

追风药酒

【药物组成】 川乌(制)3 750 g　草乌(制)3 750 g　薄荷 3 750 g　干姜(炮)3 750 g　当归 3 750 g　陈皮 3 750 g　甘草 3 750 g　白糖 75 kg　55 度白酒 380 L

【功能主治】 活血疏风，散寒健脾。用于风寒湿痹引起的筋骨疼痛、四肢麻木、腰膝疼痛、风湿性关节炎。

【用法用量】 口服，每次 10～15 ml，一日二次。

【注意事项】 孕妇忌服。

【资料来源】《新编中成药》

海风藤药酒

【药物组成】 海风藤 125 g　追地风 125 g　白酒(40～60 度)适量

【功能主治】 祛风利湿，通络止痛。适用于风湿性关节炎，亦可用于支气管哮喘，支气管炎。

【用法用量】 口服。每次 10 ml，每日二次，早晚空腹服，服时不可加温，否则失效。

【制备方法】 用浸渍法，制成 1 000 ml。

【注意事项】 心脏病及孕妇忌服；感冒及月经期暂停服。

【资料来源】《中药制剂汇编》

蕲蛇天麻酒——原名“蕲蛇药酒”

【药物组成】 蕲蛇 12 g　羌活 6 g　红花 9 g　防风 3 g　天麻 6 g　五加皮 6 g　当归 6 g　白糖 90 g　秦艽 6 g

【功能主治】 祛湿通络。用于风湿性或类风湿性关节炎，关节疼痛等症。

【用法用量】 口服,每次最多不能超过 60 g,每日 2 次。

【制备方法】 将上药粉碎成粗粉,按渗漉法制成药酒 1 L 即成。

【资料来源】《中药制剂汇编》

复方当归酒

【药物组成】 红花 55 g 当归 80 g 制何首乌 55 g 小血藤 80 g 白酒 1 000 ml

【功能主治】 活血化瘀,镇痛。适用于肝肾不足,瘀血阻滞型的骨性关节炎,局部刺痛,部位固定,夜间尤甚,腰膝酸软。

【用法用量】 每次饮用 10 ml,早、晚各 1 次,最大剂量不要超过 20 ml。

【制备方法】 上药制为粗末,置于绢袋中,在酒中密封浸泡 10 日。

【资料来源】《中药制剂汇编》

按:骨性关节炎由肝肾精血亏虚,筋骨失养,气血郁滞,经脉不畅造成。本方以制首乌补肝肾,益精血;当归养血活血;红花、小血藤活血止痛而达到治疗目的。

风湿酒

【药物组成】 狗脊 250 g 威灵仙 150 g 忍冬藤 250 g 紫花前胡 150 g 当归 100 g 白酒 6 500 g 白糖 1 500 g

【功能主治】 祛风湿,止痹痛。用于风湿痹痛、腰膝酸痛、四肢麻木、关节炎。

【用法用量】 口服,每次 15～30 ml,每日 3 次。

【注意事项】 高血压病及心脏病患者忌服。

【资料来源】《新编中成药》

五加皮药酒

【药物组成】 五加皮 150 g 当归 150 g 肉桂 150 g 牛膝 100 g 防己 100 g 白术(炒)100 g 陈皮 100 g 姜黄 100 g 独活 75 g 栀子 75 g 白芷 50 g 白糖 1.5 kg 50 度白酒 15 L

【功能主治】 通经活络，祛风散寒。用于风寒湿痹、周身骨节疼痛。

【用法用量】 温服，每次10～15 ml，每日2～3次。

【注意事项】 孕妇忌服。

【资料来源】《新编中成药》

加味风湿酒

【药物组成】 三叶青藤100 g 九层风150 g 红鱼眼150 g 大风艾100 g 土杜仲500 g 两面针30 g 白酒4.8 L

【功能主治】 祛风活血，通络止痛。用于风湿性关节炎。

【用法用量】 口服，每次15～25 ml，每日3次。此可外用擦患处。

【资料来源】《新编中成药》

白蒺藜药酒

【药物组成】 蒺藜(去皮、刺)1 500 g 青稞500 g

【功能主治】 祛风除湿，通经活络。用于风湿性关节炎、关节肿痛、头晕、耳鸣及慢性盆腔炎、肾炎、妇女月经不调、白带过多。

【用法用量】 热服，每次50～100 ml，每日2次。

【制备方法】 取白蒺藜1 000 g，与青稞混合，加水约4 000 ml，煎煮，取出放至室温，下曲发酵。再取白蒺藜500 g，加水10 L，煎煮汤液，慢慢兑入上述发酵液中，置热处，密封贮存6～8日，即得。

【资料来源】《新编中成药》

虎骨木瓜酒Ⅰ

【药物组成】 虎骨(酒酥)35 g 当归50 g 川芎50 g 淫羊藿(羊油制)50 g 白芍(酒制)50 g 五加皮50 g 独活50 g 羌活50 g 桑寄生50 g 杜仲(盐制)40 g 续断(酒制)40 g 牛膝50 g 威灵仙50 g 透骨草50 g 防己40 g 防风50 g 桂枝40 g 木瓜50 g 牡丹皮50 g 白芷50 g 麻黄30 g 苍术(炒)50 g 细辛20 g 三七30 g 红花30 g 鸡血藤膏40 g 乌药50 g 乳香(炒)30 g 没药(炒)40 g 秦艽30 g 甘草20 g

白酒14 L

【功能主治】 祛风除湿，活络止痛。用于风湿性关节痛，跌打损伤，四肢麻木，半身不遂。

【用法用量】 口服，每次20～30 ml，每日2次。

【注意事项】 孕妇忌服。

【资料来源】《新编中成药》

参茸木瓜药酒

【药物组成】 麻黄500 g 当归500 g 防风500 g 槲寄生500 g 续断500 g 老鹳草500 g 人参(去芦)400 g 木瓜400 g 地龙400 g 狗脊(烫)400 g 苍术(炒)400 g 桂枝400 g 独活400 g 五加皮400 g 牛膝400 g 川乌(制)400 g 草乌(制)400 g 红花400 g 羌活400 g 威灵仙400 g 清风藤300 g 桃仁300 g 乌梢蛇300 g 川芎300 g 甘草300 g 海风藤300 g 白芷300 g 秦艽300 g 赤芍300 g 细辛200 g 鹿茸(去毛)100 g 白糖5 kg 50度白酒260 L

【功能主治】 散风祛寒，舒筋活血。用于腰腿酸痛、肢体麻木、风湿性关节炎。

【用法用量】 温服，每次10～15 ml，每日2～3次。

【注意事项】 孕妇忌服。

【资料来源】《新编中成药》

筋骨疼痛酒

【药物组成】 当归50 g 木香40 g 玉竹200 g 黄芪75 g 党参75 g 重楼100 g 虎杖96 g 桂皮75 g 枸杞子75 g 秦艽50 g 川乌(制)40 g 草乌(制)40 g 续断100 g 肉桂50 g 红花100 g 白酒17.12 L 砂糖适量

【功能主治】 祛风除湿，舒筋活血。用于筋骨酸痛、四肢麻木、风湿性关节炎。

【用法用量】 口服，每次10～15 ml，每日3次，或遵医嘱。

【注意事项】 孕妇及高血压患者忌服；按规定量服用，切忌多服。

【资料来源】《新编中成药》

蕲蛇药酒

【药物组成】 蕲蛇(去头)120 g 红花 90 g 当归 60 g 秦艽60 g 羌活 60 g 蔗糖 960 g 香加皮 60 g 白酒 9 600 ml 防风 30 g

【功能主治】 活血通络,祛风除湿。用于关节疼痛,四肢麻木。

【用法用量】 口服,每次 15～30 ml,每日 2 次。

【资料来源】《新编中成药》

蛇虫酒

【药物组成】 金钱白花蛇一条 蕲蛇 30 g 乌梢蛇 30 g(以上任选一种) 蜈蚣 3 条 全蝎 9 g 僵蚕 12 g 蜣螂虫 9 g 羌活 30 g 生熟地各 30 g 忍冬藤 30 g 木防己 15 g 杞子 12 g 当归 9 g 牛膝 9 g 陈皮6 g 甘草 3 g 大枣 4 只 白酒 2～2.5 L

【功能主治】 适用于寒湿型类风湿关节炎,肝肾不足型、寒热错杂型也可使用。

【用法用量】 口服。每日 1～3 次,每次一二调羹。

【制备方法】 上方浸半月。

【注意事项】 孕妇忌服。

【资料来源】《中国食疗学》

三蛇酒

【药物组成】 蝮蛇 眼镜蛇 火赤链(均用活蛇,先饿 4～5 日,待消化道排空)各 1 000 g 当归 生地各 120 g 威灵仙 土茯苓各 90 g 防风 红花各 60 g 木瓜 30 g

【功能主治】 类风湿关节炎。

【用法用量】 每次服用 10 ml,每日 3 次。

【制备方法】 三蛇分别以酒 1.5 L 浸,余药也用酒 1.5 L 浸泡,1 个月后蛇和中药滤去,取酒液等量混合。

【资料来源】《中国食疗学》

虎骨龟板酒——原名“虎骨酒”

【药物组成】 虎骨(或豹骨、狗骨、牛骨、羊骨,油炙酥)12 g 龟板(炙酥)15 g 苡米仁(麸炒)12 g 木瓜 15 g 仙灵脾(羊脂炒)12 g 牛膝 9 g 萆薢 12 g 白酒(60～65 度)3 000 ml

【功能主治】 寒湿型、肝肾二虚型的类风湿关节炎。

【用法用量】 温服,每次 1～2 调羹,每日 2 次。

【制备方法】 上药切碎,入酒中密封浸泡 1 个月。

【注意事项】 孕妇及阴虚湿热者忌用。

【资料来源】《中国食疗学》

丝瓜络酒

【药物组成】 丝瓜络 150 g 白酒 500 ml

【功能主治】 关节酸痛。

【用法用量】 每次一小盅饮服。

【制备方法】 上药共浸泡 7 日,去渣。

【资料来源】《中国食疗学》

风湿酒Ⅱ(甲方)

【药物组成】 川乌 草乌 金银花 乌梅 甘草 大青盐各 6 g

【功能主治】 男性风湿性关节炎、类风湿关节炎。

【用法用量】 口服,每次 5 ml,每日 3 次。

【制备方法】 将上药浸泡于白酒内,密封 48 小时,过滤备用。

【注意事项】 高血压、心脏病、风湿热、严重溃疡病患者忌服。

【资料来源】《全国中草药汇编》

风湿酒Ⅱ(乙方)

【药物组成】 川乌 草乌 红花 乌梅 甘草各 9 g

【功能主治】 女性风湿性关节炎、类风湿关节炎。

【用法用量】 口服,每次服 5 ml,每日 3 次。

【制备方法】 用白酒 500 ml,将上药浸泡 7 日,过滤备用。

【注意事项】 高血压病、心脏病、风湿热、严重溃疡病患者均忌。

【资料来源】《全国中草药汇编》

虎骨木瓜酒Ⅱ

【药物组成】 虎骨(或用豹骨、狗骨、牛骨、羊骨,油炙酥)3 g 木瓜9 g 白术根30 g 桑枝12 g 五加皮3 g 当归3 g 天麻3 g 川牛膝3 g 红花3 g 川芎3 g 玉竹6 g 秦艽1.5 g 防风1.5 g 冰糖(捣碎)10 g 60度~65度白酒1 000 ml

【功能主治】 寒湿型类风湿关节炎。

【用法用量】 温服,每次1~2调羹,每日2次。

【制备方法】 上药切碎,放入白酒密封浸泡3~4个月。

【注意事项】 孕妇及湿热型患者忌服。

【资料来源】《中医研究院中药制剂手册》

薏苡仁醪

【药物组成】 生薏苡米100 g 糯米500 g

【功能主治】 健脾胃,去风湿,强筋骨。用于风湿性关节炎。

【用法用量】 每日随量佐餐食用。

【制备方法】 生薏苡米加水适量煮成稠米粥,再以糯米烧煮成干饭,将两者拌匀,待冷,加酒曲适量,发酵成酒酿。

【注意事项】 孕妇忌服。

【资料来源】《药膳食谱集锦》

当归松叶酒

【药物组成】 新松叶(切碎,洗净,漉干)1 000 g 当归150 g

【功能主治】 关节疼痛,肢体不遂。

【用法用量】 随量饮服。

【制备方法】 上药放入净器中,用清酒2.5 L浸41日后开封。

【资料来源】《药酒验方选》

芍药生地酒——原名“芍药酒”

【药物组成】 赤芍药180 g 生地100 g 虎骨(酒浸)35 g

【功能主治】 骨节酸痛,足痿无力。

【用法用量】 每次空腹饮用15 ml,每日3次。

【制备方法】 上3味药,共碎细,置净瓶中,用酒1 kg浸泡,经7宿后开取。

【资料来源】《药酒验方选》

葎草酒[①]

【药物组成】 鲜大叶拉拉藤1 000 g　鲜土牛膝100 g　白酒1 000 ml

【功能主治】 全身大小关节疼痛。

【用法用量】 口服,每日2～3次,每日不少于50 ml,不超过100 ml。

【制备方法】 上药切碎,同酒放入坛内浸泡7～10日。

【资料来源】《河南省秘验单方集解》

臂痛药酒

【药物组成】 生黄芪30 g　甘枸杞15 g　怀牛膝12 g　秦艽9 g　当归9 g　片姜黄9 g　威灵仙9 g　赤芍9 g　桑寄生9 g　海桐皮12 g　川桂枝9 g　炙甘草6 g　北沙参9 g　独活6 g　川芎6 g　茯神9 g　防风6 g　杜仲9 g

【功能主治】 臂痛。

【用法用量】 口服,每次9 g,每日2次。

【制备方法】 上药浸无灰酒1 L,浸10日。

【资料来源】《历代名医良方注释》

按:药酒中治疗风湿、关节疼痛、腰膝疼痛的颇多,但明确主治臂痛的药酒很少,本方益气养血与祛风通络并用,辛香之中寓于甘润,是一祛邪与补益同用,局部与整体兼顾的良方。年迈体弱者亦可服用。

草乌风湿酒

【药物组成】 草乌　桂枝　当归　陈皮　枳壳　玄胡索　川芎

① 原无方名,今增。

川牛膝　千年健　甘草各 30 g　香附　木瓜　钻地风　豨莶草各 75 g　全蝎 27 g

【功能主治】　舒筋活络，活血化瘀，通利关节，强筋健骨。治疗类风湿关节炎。

【用法用量】　每日起床后、晚睡前各服 1 次，每次 30 ml，1 个月为 1 个疗程，一般需服 2～3 个疗程。

【制备方法】　将上药共置玻璃瓶中加白酒（50～60 度）5 000 ml，浸泡 15 日，滤渣备用。

【资料来源】　《营养饮食》

按：共治疗 74 例患者，结果治愈 52 例，好转 18 例，无效 4 例。

丹参花蛇酒

【药物组成】　丹参 50 g　白花蛇(皮、骨、肉)25 g　白酒 1 500 ml

【功能主治】　祛风湿，活血脉，利筋骨。适用于风湿痹症、四肢酸软沉重、关节筋骨疼痛游走不定等。

【用法用量】　口服，每日 1 次，睡前温服 20～30 ml。

【注意事项】　白花蛇属毒蛇类，浸酒前应去其头和内脏，用皮、肉、骨入药。

【制备方法】　将丹参、白花蛇切碎，放入酒中，密封浸泡，经常摇动。20 日后取酒饮服。

【资料来源】　《营养饮食》

牛膝五加皮酒

【药物组成】　五加皮　川牛膝　当归各 60 g　糯米 1 000 g　酒曲适量

【功能主治】　祛风湿，除痹痛，补肝肾，益气血。适用于风湿痹症，关节疼痛、屈伸不利；或肝肾不足、筋骨痿软、腰膝酸痛。

【用法用量】　口服，每日 2～3 次，随量饮。酒糟可食用。

【注意事项】　本酒性温，凡属风湿热性的痹症患者禁用。

【制备方法】　先将上 3 味药洗净，浓煎药汁，用药汁浸泡糯米，上锅蒸熟，拌入酒曲，置温热处发酵，制成酒酿，滤取酒液备用。

【资料来源】《营养饮食》

狗骨酒

【药物组成】 狗骨 100 g　虎杖根 200 g　白茄根 1 000 g　红花 15 g　白酒 1 000 ml

【功能主治】 祛风湿，强筋骨，活血脉，止痹痛。适用于风湿痹症，筋脉拘挛，腰膝酸软等症。

【用法用量】 口服，每次 20～30 ml，每日 2 次。

【制备方法】 将红花煎汁，狗脊洗净后用文火烤黄，趁热敲碎，拌入红花汁，将炮制后的狗骨与各药同投入白酒中，加盖密封浸泡，隔日晃动酒坛 1 次，15 日后启封，过滤去渣，装瓶备用。

【资料来源】《营养饮食》

珠兰酒

【药物组成】 珠兰 500 g　白酒 1 000 ml

【功能主治】 祛风除湿，通络止痛。适用于风寒湿痹，下肢走路疼痛，关节拘挛。

【用法用量】 口服，每次 5～10 ml，每日 2 次。

【制备方法】 将珠兰切碎，加入白酒中，置锅内，隔水蒸煮半小时，取出候凉，静置 1～2 日，过滤去渣，取上清酒液装瓶备用。

【资料来源】《营养饮食》

姜黄白花蛇酒

【药物组成】 姜黄 60 g　白花蛇 30 g　白酒 1 500 ml

【功能主治】 祛风通络，活血止痛。适用于关节疼痛、筋骨不舒。

【用法用量】 口服，每次 20～30 ml，每日 2 次。

【制备方法】 将白花蛇切小段，姜黄切碎，2 味共入白酒中，密封浸泡 20 日，经常摇动，启封后，过滤去渣，装瓶备用。

【资料来源】《营养饮食》

威灵仙酒

【药物组成】 威灵仙 500 g　白酒 1 500 ml

【功能主治】 祛风利湿，活血通络。适用于风湿痹痛，关节肿大，酸痛，屈伸不利等症。

【用法用量】 口服，每次 20 ml，每日 3 次。温服。

【注意事项】 气血虚弱者，不宜服用。

【制备方法】 将威灵仙洗净，切碎，用纱布袋盛装，放入酒中，加盖密封，用火隔水煮 1 小时，取下后，放置阴凉处，7 日后即可服用。

【资料来源】《营养饮食》

风姜当归草乌酒

【药物组成】 高良姜　当归　丁香各 100 g　生草乌 300 g　红糖 500 g　白酒 3 000 ml

【功能主治】 温中散寒，活血祛风。适用于风湿麻木、腰背冷痛，以及半身不遂、口眼歪斜等症。

【用法用量】 口服，每次 15～30 ml，每日 2 次，温饮。

【制备方法】 将丁香研粗粉，其余各药切片，混合装布袋，置酒坛中，倒入白酒，密封坛口，隔水慢火煮，水温不宜过高，保持 70～80 度即可，2 小时后，取出候冷，去渣过滤；红糖炒至棕色，加入药酒中，搅拌均匀。静置 5～7 日，取上清酒液，装瓶备用。

【资料来源】《营养饮食》

黄花菜根酒

【药物组成】 黄花菜根　黄酒各 50 g

【功能主治】 清热通痹。适用于风湿性关节炎活动期（热痹），关节红肿热痛明显，活动不利，或半全身发热等症。

【用法用量】 口服，每日 2 次，冲黄酒内服，连服数日。

【制备方法】 将黄花菜根洗净，放入锅中，加水适量，先用武火煮沸，改用文火煎煮 30 分钟，去渣取汁。

【资料来源】《常见病治疗药膳》

乌蛇宣痹酒

【药物组成】 乌梢蛇 35 g　威灵仙　木瓜　天麻　大枣各 15 g

杜仲　五加皮各 20 g　茯苓 30 g　白酒 500 g

【功能主治】 强肾温经，祛风通络，宣痹止痛。适用于风湿性关节炎。

【用法用量】 口服，每次 20～30 ml，每日 2 次。

【制备方法】 将诸药置白酒中，密封浸泡 1 周饮用。

【资料来源】《常见病治疗药膳》

抗风湿酒

【药物组成】 木瓜　红花　制川乌　制草乌　五加皮　乌梅各 20 g　麻黄　甘草各 10 g　白酒 1 000 ml

【功能主治】 祛风湿，舒筋骨，活血脉，止痹痛。适用于风湿性关节炎、类风湿关节炎疼痛，肩背肌肉酸痛、四肢麻木等症。

【用法用量】 口服，每次 5～10 ml，每日 2～3 次。

【注意事项】 本酒中制川乌、制草乌有一定毒性，故不宜多服，以免中毒。

【制备方法】 将以上 8 味药捣成粗颗粒，放入酒器中，倒入白酒，加盖密封浸泡，每日摇晃 1 次，15 日后过滤去渣，取酒饮用。

【资料来源】《营养饮食》

杜仲天麻酒

【药物组成】 杜仲 100 g　天麻 50 g　白酒 1 500 ml

【功能主治】 补肾强筋，柔肝熄风。适用于肝肾不足，筋脉拘挛，腰膝疼痛，不能俯仰，或四肢麻木，活动不便等。

【用法用量】 口服，每次 10～20 ml，每日 1～2 次。

【制备方法】 将杜仲除去粗皮，与天麻一起切成蚕豆大小块状，浸泡于白酒之中，密封，每隔 3 日振摇 1 次，1 个月后滤去渣备饮。

【资料来源】《常见病治疗药膳》

风痛药酒

【药物组成】 生川乌　生草乌　川木瓜　金银花　当归　川芎　防风　秦艽　川牛膝　全蝎　乌梅各 10 g　白术　杜仲 12 g　蜈蚣

3条　生姜50 g　蔗糖250 g　白酒2 kg

【功能主治】　补肝肾，强筋骨，搜风通络止痛。适用于风湿性关节炎、类风湿关节炎、风寒湿痹及牙痛等亦有良好疗效。

【用法用量】　口服，每日2次，饭前空腹服。年老体弱或不耐酒力者每次20～30 ml。年轻体壮或酒量大者每次30～40 ml但不得超过50 ml，以免中毒。

【注意事项】　从小剂量开始，逐渐加至30～40 ml。服用1～3个月。

【制备方法】　将白酒倒入大小适宜的酒坛中，再将所有药物切碎置入酒坛中摇匀后密封放置1日。再用一大小适宜的铁锅，锅中加半锅冷水，将酒坛置于锅内，加火至水沸15分钟后取下酒坛，再用湿泥封固坛口，埋入地下1～3个月。取出酒坛后，用纱布滤去药渣，将药酒装入玻璃瓶中封口备用。

【资料来源】　《中国中医急症》2003，12(3)：273

搜风通络止痛药酒

【药物组成】　桂枝　红花　草乌　川乌　透骨草　地龙　土鳖虫　徐长卿　寻骨风　麻黄各20 g　三七　黑骨藤　刮筋板　穿山甲　千年健　三角风　八角风　箭杆风各30 g　海风藤15 g　麝香10 g　蕲蛇2条　生盐附子50 g

【功能主治】　追风除湿，钻筋透骨，舒筋活络，活血行瘀，软坚散结，消肿止痛。适用于风湿、寒湿、瘀血停滞所致的疼痛，如头风痛、颈椎痛、淋巴结痛、关节游走性疼痛、肩周痛、胸胁痛、腰背痛、膝关节痛、脚转筋痛、脚踝关节痛、脚边痛、坐骨神经痛、肌无力、肌肤麻木、类风湿性关节炎、牵拉闪挫痛等都有明显疗效。

【用法用量】　外用，每次2 ml，每日4～6次。将药酒2 ml倒在手心窝内揉搓疼痛处，使皮肤发热。1周为1个疗程。病情轻者2～5个疗程，病情重者6～8个疗程。

【注意事项】　只能外用，不能内服。

【制备方法】　将以上药物浸泡于2 000 g白酒内，15日后开始使用。

【资料来源】《吉林中医药》2003,23(3):42

风湿痹通药酒

【药物组成】 老鹳草 600 g　丁公藤 300 g　桑白皮　豨莶草各 150 g

【功能主治】 祛风除湿,通痹止痛。

适用于风寒湿痹,四肢麻木,腰膝酸软,骨节疼痛。

【用法用量】 口服,每次 15～30 ml,每日 2～3 次。

【制备方法】 将以上 4 味,加水煎煮 2 次,合并煎液,滤过浓缩,按每 500 g 浓缩液加白酒 800 g 之比例搅匀,静置,滤过即得。

【资料来源】《养生药酒-东方药膳》

二乌除痹药酒

【药物组成】 制川乌　制草乌　羌活　独活　苍术　忍冬藤　怀牛膝　乳香　秦艽　甘草　伸筋草　威灵仙　白花蛇舌草

【功能主治】 祛风除湿,散寒通络止痛。适用于顽固性痹症。

【用法用量】 口服,每次 5 ml,每日 2 次,早、晚各 1 次。若无不适,第二日开始可逐渐加量。但每次不能超过 10 ml。

【注意事项】 (1) 若服药后胃部不适,可改为外用治疗。外用时,先将患外皮肤洗净,将药酒涂于患处,每日 3～4 次。10 日为 1 个疗程。

(2) 冬日或冬末、初春以内服为宜。夏日以外用为宜。

(3) 方中乌头有大毒,用量应由小到大。

【制备方法】 上药各 9 g,装入广口瓶中,加入粮食白酒 500 g,密封浸泡 10 日,滤出其浸泡液备用。

【资料来源】《河南中医学院学报》2003,1(1):13

侗药"黄走药酒"

【药物组成】 黄善风　七叶风　黑风　见杆风　九节风　血风藤　九凤藤　气风藤　半叶风　甘草各 100 g　走马风 300～500 g

【功能主治】 祛风除湿，活血化瘀，消肿止痛。适用于各种风湿痹痛。

【用法用量】 口服，每次25～30 ml，早、晚饭后服用。

【制备方法】 上药用米酒5 kg浸泡，10日后服用。一付药可服3个月，酒吃完可再加酒浸泡。

【资料来源】《中国民族医药杂志》2007，(11)：59

独活寄生酒

【药物组成】 独活　桑寄生　秦艽　当归　党参　牛膝各25 g　生地　杜仲　白芍各20 g　茯苓30 g　防风15 g　川芎12 g　细辛3 g　甘草10 g　肉桂8 g　高粱酒1 kg

【功能主治】 祛风散寒，消肿止痛，疏利关节，活血通痹。适用于脾肾阳虚、日久劳伤或气滞血瘀、风寒湿邪所致的恶风怕冷、变天身痛、头面四肢浮肿、麻木、腰膝冷痛、关节屈伸不利、头痛项强、耳鸣眼花、手足不温、气喘心慌、食少腹胀、便溏稀、尿频短、风湿、颈椎病、肩周炎等。

【用法用量】 口服，每次10 ml，每日2次，早、晚空腹服。

【注意事项】 感冒发烧、肺热咳嗽、虚火上炎或脾胃湿热、溃疡、肠炎者忌服。

【制备方法】 诸药捣碎，装入布袋，置于白酒坛中，密封浸泡2周后开封，去药袋过滤药渣即可饮用。

【资料来源】《中国疗养医学》2008，17(4)：220～221

圣惠仙灵脾酒

【药物组成】 仙灵脾50 g　威灵仙30 g　川芎、桂心各10 g　苍耳子5 g　白酒1 000 ml

【功能主治】 祛风除湿散寒，活血通痹止痛。适用于风湿侵袭，四肢关节游走性疼痛者，及腰膝无力或拘挛麻痹，活动受限者。

【用法用量】 口服，每次10～20 ml，每日2次。

【制备方法】 将各药捣碎，共置白酒中浸泡，10日后取出备用。

【资料来源】《常见病治疗药膳》

风湿骨痛药酒

【药物组成】制川乌　制草乌　三七　甘草各5g　乌梅　威灵仙　桂枝　红花　川芎各10g

【功能主治】温经散寒,活血化瘀,祛风通络,舒筋止痛。适用于各种关节疼痛,腰肌劳损等。

【用法用量】口服,每次20ml,每日2次。1周为1个疗程。停药2日后继续下1个疗程。

【制备方法】将以上9味药材去杂质、洗净、晾干,加低度白酒500ml,密封浸渍1个月,去渣。浸渍液静置,过滤,分装于灭菌处理过的250ml酒瓶,封口贴签即得。

【资料来源】*Heraldof Medicine* Vol. 20 No. 7 July 2001:442

梳痹药酒

【药物组成】三百棒　拦路虎　白星金梅　鸡粮刺　类叶牡丹　窑归各30g　杜仲15g　鸡血藤　竹叶椒　乌筋草　牻牛儿　血三七各20g

【功能主治】祛风除湿止痛,活血伸筋蠲痹。适用于一切风寒湿及劳损挫伤引起的周身肢节疼痛、麻木、伸屈不利。

【用法用量】口服,每次30～60g,每日2次,10日为1个疗程。

【制备方法】将诸药粗末,用50度的包米酒浸泡7日后,滤过取汁。

【注意事项】孕妇、经期妇女忌服。

【资料来源】《中国民族医药杂志》2007,(11):19

五加皮酒

【药物组成】五加皮　穿山甲　白鲜皮各20g　秦艽　宣木瓜30g　白酒500ml

【功能主治】祛风除湿,舒筋活络。适用于风湿性关节炎,关节拘挛疼痛。

【用法用量】 口服,每次10～20 ml,每日2次。

【制备方法】 将以上5味切碎,置容器中,加入白酒,密封,浸泡1～14日,过滤去渣,即成。

【资料来源】 《养身药酒-东方药膳》

腿膝凉冷药酒

【药物组成】 生川乌头　生草乌头各10 g　生甘草12 g　金银花20 g　牛膝15 g

【功能主治】 温经散寒,通络止痛。适用于腿膝冷凉。

【用法用量】 口服,每次15～18 ml,每天晚上临睡前服。

【制备方法】 将上药用60度纯粮白酒500 ml,浸泡1周(冬季浸泡10日)后即可饮用。

【资料来源】 《中国民间疗法》2009,17(11):70

舒筋止痛酊

【药物组成】 草乌6 g　地枫皮　红花　乳香　骨碎补　花椒　独活　急性子各12 g　透骨草30 g

【功能主治】 舒筋,活血,止痛。适用于风寒湿邪所致的四肢关节及周身疼痛。

【用法用量】 外用　喷涂患处,每日3次。

【制备方法】 将以上9味,粉碎成粗粉,用50%乙醇浸渍,静置,滤过,灌装,即得。

【资料来源】 《养生药酒-东方药膳》

风湿痛外敷药酒

【药物组成】 威灵仙　细辛　海桐皮　五加皮　土鳖虫　蝉蜕　洋金花各10 g

【功能主治】 活血化瘀,祛风抗敏,解痉止痛。适用于感受风湿所致的关节肿胀、肌肉、疼痛。

【用法用量】 外用,用酒浸液局部外敷。每日2～3次,7日为1个疗程。

【制备方法】 将上药用50度白酒1 500 ml,浸泡7日。

【资料来源】 《吉林中医药》2007,27(9):50

风湿灵药酒

【药物组成】 红马桑树根皮　丁皮　榨木根皮　红辣料子根

【功能主治】 驱风渗湿,钻筋透骨,散血活血。适用于急、慢性风湿性关节炎。

【用法用量】 外用,用药棉浸药酒外搽患处,1周为1个疗程。每日数次,每次20分钟。

【制备方法】 将上药混合,浸泡酒中,浓缩后外用。

【资料来源】 《中医正骨》2007,19(10):1～3

膝骨关节炎药酒

【药物组成】 当归　川芎　怀牛膝　骨碎补　五加皮　寻骨风　千年健　广三七(打碎)各120 g　杜仲　续断　桑寄生　木瓜　金毛狗脊　天麻　鸡血藤各150 g　红花100 g　白花蛇10条

【功能主治】 补肾壮骨,活血散瘀,祛风除湿,通络止痛。适用于膝骨关节炎。

【用法用量】 口服,每次30～50 ml,每日2次。配合热磁电运动可提高疗效。

【制备方法】 将上述药物同时浸泡入50度以上10 kg的白酒内,密封1个月即可服用。

【资料来源】 《中国中医急症》2008,17(11):1619

腰腿疼痛

马灌酒

【药物组成】 天雄(去生皮脐)　白蔹三两　茴芋三两　蜀椒(去目合口者,汗)　羊踯躅各壹升　乌头(去生皮脐)　附子(去生皮脐)　姜二两

【功能主治】 益精神,通血脉,除风湿,明耳目,光悦颜色,年高者服酒五十日,力倍气充,百日至,神明如三十岁时,力能引弩。疾在

腰膝者，此酒悉治。

【用法用量】 初次服半合，渐加至三合。

【制备方法】 上药均细剉，以酒三斗渍之，春夏五日，秋冬七日，去药滓。

【注意事项】 有舌红口燥，大便干结等阴虚火旺患者忌用。

【资料来源】 唐·《千金翼方》

虎骨酒

【药物组成】 虎骨一具及胫骨二茎

【功能主治】 治腰脚疼痛挛痹，不及屈伸，及腿膝冷麻。

【用法用量】 空腹晚温饮，随意多少。

【制备方法】 上药炙酥黄捶碎，用无灰酒三斗浸，密封七日。

【资料来源】 唐·《千金要方》、《外台秘要》；明·《本草纲目》、《普济方》

【附】 《本草纲目》二十五卷曰：[发明]（颂曰）李绛《兵部手集》，有虎骨酒，治臂胫痛。崔元亮《海上方》，治腰脚不随，并有虎胫骨酒方。臂胫疼痛，虎骨酒治之，不计深浅皆效。用虎胫骨二大两（捣碎炙黄），羚羊角（屑）一大两，新芍药二大两（切），三物以无灰酒浸之，养至七日，秋冬倍之。每日空腹饮一杯，若要速服，即以银器物盛，于火炉中暖养三二日即可服也。《兵部手集》腰脚不随，挛急冷痛，取虎胫骨五六寸，刮去肉膜，涂酥炙黄捣细，绢袋盛之，以瓶盛酒一斗浸之，糠火微温，七日后，任情饮之，当微利便效也。又方：虎腰脊骨一具，前两脚全骨一具，并于石上以斧槌碎，安铁床上，文炭火炙待脂出则投无灰浓酒中密封，春夏七日，秋冬三七日，任性日饮之三度，患十年以上者，不过三剂；七年以下者，一剂必瘥。

菊花杜仲酒——原名“菊花浸酒”

【药物组成】 甘菊花　杜仲（去粗皮，炙微黄）　钟乳粉各四两　当归　石斛（去根）　黄芪　肉苁蓉（刮去皱皮）　桂心　防风（去芦头）　附子（炮裂，去皮脐）　萆薢　独活　白茯苓　山茱根以上各

二两

【功能主治】 治风虚久冷，腰脚疼痛，食少羸瘦，面色痿瘁，站行乏力。

【用法用量】 每日三四次，每次饮一小盏。

【制备方法】 上细剉，用生绢袋盛，好酒二斗，于瓷瓶中浸，密封，春夏七日，秋冬二七日后开取。

【资料来源】 唐·《千金要方》；宋·《太平圣惠方》

【附】《千金要方》原名"菊花酒"，无山茱根，增干姜，紫石英，余同。《千金翼方》原名"菊花酒"，无山茱根，增紫石英，余同。

杜仲乌头酒——原名"杜仲酒"

【药物组成】 杜仲(炙)八两　干地黄四两　当归　乌头(去皮)　芎䓖各二两

【功能主治】 腕伤腰痛。

【用法用量】 适量饮服。

【制备方法】 上五味药切细，酒一斗二升浸。

【资料来源】 唐·《千金翼方》

杜仲当归酒——原名"杜仲浸酒"

【药物组成】 杜仲(去粗皮，炙微黄)　蛇床子　当归　芎䓖　干姜(炮裂)　秦艽(去苗)　附子(炮裂去皮脐)　石斛(去根)　桂心　细辛　茵芋　川椒(去目及闭口者，微炒去汗)　天雄(炮裂，去皮脐)　防风(去芦头)　独活以上各二两

【功能主治】 风冷，腰脚疼痛，屈伸不得。

【用法用量】 每日温饮一小盏，常令醺醺。

【制备方法】 上药细剉，以生绢袋盛，用好酒三斛，放入瓷瓶中浸七日后开。

【资料来源】 唐·《千金翼方》；宋·《太平圣惠方》

石斛秦艽酒——原名"石斛酒"

【药物组成】 生石斛一斤　秦艽　远志各五两去心　橘皮　白术

各三两　丹参　茯神　五加皮各六两　桂心四两　牛膝八两

【功能主治】　大下之后，四体虚寒，脚中羸弱，腰挛痛，食饮减少，皮内虚疎。

【用法用量】　一次服六合，渐加至七八合，以知为度。

【制备方法】　上药细切，用酒三斗渍七日。

【资料来源】　唐·《千金翼方》

杜仲丹参酒——原名“杜仲酒”

【药物组成】　杜仲（去粗皮）　丹参各八两　芎䓖五两

【功能主治】　治腰痛。

【用法用量】　随性多少温服。

【制备方法】　上药细剉，用酒一斗五升，浸五日。

【资料来源】　唐·《外台秘要》；宋·《圣济总录》

按：本方杜仲补肾壮腰，丹参、川芎活血祛瘀，所以适宜于疼痛程度较轻，血瘀凝滞的陈伤性腰痛。

杜仲细辛酒——原名“杜仲酒”

【药物组成】　杜仲半斤　丹参半斤　芎䓖五两　桂心四两　细辛二两

【功能主治】　疗突然腰痛。

【用法用量】　随多少饮服。

【制备方法】　上药切细，用酒一斗，浸五宿。

【注意事项】　忌生葱、生菜。

【资料来源】　唐·《外台秘要》；明·《普济方》

强肾活血酒

【药物组成】　杜仲八两　独活四两　干地黄四两　当归四两　丹参四两　芎䓖四两

【功能主治】　强肾活血，疗腰膝髀连腿脚疼酸。

【用法用量】　初服二合，一日三服，以知为度。

【制备方法】　上药切，以绢袋盛，以清酒二斗，渍五宿。

【注意事项】 忌芜荑。

【资料来源】 唐·《外台秘要》

杜仲独活酒

【药物组成】 杜仲八两 独活 当归 芎䓖 干地黄各四两 丹参五两

【功能主治】 疗腰痹连脚疼。

【用法用量】 每日服二合，每日二次。

【制备方法】 上药六味切细，用绢袋盛，上清酒二斗渍之五宿。

【注意事项】 忌芜荑。

【资料来源】 唐·《外台秘要》

桂术苓甘酒①

【药物组成】 桂心三两 白术四两 茯苓四两 甘草二两

【功能主治】 肾著②。

【用法用量】 一次服完，每日三次。

【制备方法】 上药捣筛为细末，每次服三方寸匕，放入酒一升，煮五六沸，去渣。

【注意事项】 忌生葱、桃李、雀肉、海藻、菘菜、酢物。

【资料来源】 唐·《外台秘要》

狗脊煮酒

【药物组成】 狗脊去毛 丹参 黄芪 萆薢 牛膝（去苗） 芎䓖 独活（去芦头）各一两 附子（炮裂，去皮脐）一枚

【功能主治】 治腰痛强直，不能舒展。

【用法用量】 温服一盏，不拘时。

【制备方法】 上药如麻豆大，用酒一斗浸，放入瓶中密封，重汤煮三小时取出。

---

① 原无方名，今增。

② 肾著：为肾虚，腰部受寒湿引起的一种病症。主要表现为身重，腰冷似肿，如坐水中，不渴，小便正常，饮食如常等。

【资料来源】 宋·《太平圣惠方》、《圣济总录》

萆薢附子酒——原名“萆薢浸酒”

【药物组成】 萆薢三两 附子(炮裂去皮脐)二两 杜仲(去粗皮,炙微黄)二两 狗脊二两 羌活二两 桂心二两 牛膝(去苗)三两 桑寄生一两

【功能主治】 治五种腰痛,连脚膝筋脉,拘急酸痛。

【用法用量】 饭前服一中盏。

【制备方法】 上药细剉,用生绢袋盛,以酒二斗浸封,七日后开。

【资料来源】 宋·《太平圣惠方》

杜仲壮腰酒——原名“杜仲酒”

【药物组成】 杜仲(去粗皮炙微黄)一两半 羌活一两 干姜(炮裂剉)三分 天雄(炮裂,去皮脐)一两 萆薢一两半 川椒(去目及闭口者微炒去汗)一两 桂心一两 芎䓖一两 五加皮一两半 续断一两半 甘草(炙微赤)半两 防风(去芦头)二两 栝楼根三分 秦艽(去苗)一两 地骨皮一两 石斛(去根)一两 川乌头(炮裂)一两半 桔梗(去芦头)一两 细辛一两

【功能主治】 五种腰痛。

【用法用量】 饭前,温服一中盏。

【制备方法】 上药细剉,用生绢袋盛,用好酒二斛浸,密封五宿。

【资料来源】 宋·《太平圣惠方》

按:《太平圣惠方》,“凡腰痛有五,一曰少阴,少阴肾也。十月万物阳气皆衰,是以腰痛。二曰风痹,风寒着腰,是以痛。三曰肾虚,役用伤肾,是以痛,四曰臂腰腰痛。或堕伤腰,是以痛。五曰寝卧湿地,是以痛也。故曰五种腰痛也。”归纳起来有四种。原因①肾虚;②风寒湿外邪的侵袭;③劳累过度;④跌扑损伤。

黑豆地黄酒——原名“黑豆浸酒方”

【药物组成】 黑豆(炒令熟)五合 熟干地黄三两 杜仲(去粗皮,炙微黄)二两 枸杞子 羌活各一两 牛膝(去苗)三两 仙灵脾三分 当归一两 石斛(去根)二两 侧子(炮裂去皮脐)二两 茵芋二两 白茯苓二两

防风(去芦头)三两　川椒(去目皮闭口者,微炒出汗)二两　桂心一两　芎䓖　白术各三分　五加皮一两　酸枣仁(微炒)一两

【功能主治】 治风湿腰腿痛,元气虚衰。

【用法用量】 食前温服一中盏。

【制备方法】 上药细剉,用生绢袋盛,以酒二斗浸,密封七日后即成。

【资料来源】 宋·《太平圣惠方》;明·《普济方》

萆薢浸酒方

【药物组成】 萆薢　牛膝(去苗)　石斛(去根)　熟干地黄各三两　防风(去芦头)　独活　川芎　山茱萸　当归　酸枣仁(微炒)　桂心(微炒)各二两　火麻仁五两

【功能主治】 治腰脚风毒,攻注疼痛。

【用法用量】 每日三五次,温服一盏,常令醺醺,勿至大醉。

【制备方法】 上药剉细,用生绢袋盛,用好酒二斗,浸于瓷瓶中,密封七日后开取。

【资料来源】 宋·《太平圣惠方》;明·《普济方》

虎骨侧子酒——原名"浸酒方"

【药物组成】 虎胫骨(涂酥,炙令黄)一斤　侧子(炮裂,去皮脐)五两　当归(剉,微炒)五两

【功能主治】 风腰脚疼痛冷痹。

【用法用量】 每次温服一小盏,不耐酒者,随性饮之,常令醺醺。

【制备方法】 上药细剉,以生绢袋盛,以清酒一斛五升浸药,春夏浸三日,秋冬七日。

【注意事项】 阴虚火旺者忌用。

【资料来源】 宋·《太平圣惠方》

牛膝羌附酒——原名"牛膝浸酒方"

【药物组成】 牛膝(去苗)三两　萆薢三两　桂心二两　羌活二两半　附子(炮裂去皮脐)二两　当归二两　防风(去芦头)二两　虎胫骨(涂酥,炙

微黄)三两

【功能主治】 腰脚疼痛,行立不利。

【用法用量】 每于食前,温服一小盏。

【制备方法】 上药细剉,用生绢袋盛,以酒二斛,浸于瓷瓶中,经七日开。

【资料来源】 宋·《太平圣惠方》

牛膝枣仁酒——原名“牛膝浸酒”

【药物组成】 牛膝(去苗) 菖蒲 酸枣仁(微炒) 芎䓖 石斛(去根) 仙灵脾 赤箭[1] 虎胫骨(涂酥,炙微黄) 桂心 附子(炮裂,去皮脐) 萆薢以上各三两

【功能主治】 腰脚疼痛,皮肤不仁,筋脉挛急。

【用法用量】 每次温饮一盏,常令醺醺不得大醉,酒尽更添,当药味淡即换之。

【制备方法】 上药,细剉,以生绢袋盛,用好酒二斛,于瓷瓶中浸,密封。

【注意事项】 忌生冷毒滑物。

【资料来源】 宋·《太平圣惠方》

海桐皮浸酒

【药物组成】 海桐皮 五加皮 独活 天雄(炮裂,去皮脐) 石斛(去根) 桂心 防风(去芦头) 当归 杜仲(去粗皮,炙微黄) 仙灵脾 萆薢 牛膝(去苗) 薏苡仁以上各二两 虎胫骨(涂酥,炙令黄)三两 生干地黄三两

【功能主治】 风毒侵袭脚膝软弱,不能行走。

【用法用量】 每日时时温饮一小盏,常令醺醺,不得大醉,重者不过两剂,若酒尽,随时添加,药味尽为止。

【制备方法】 上药细剉,用生绢袋盛,用清酒三斛,春夏浸七日,

① 赤箭:即天麻。

秋冬浸二七日。

【资料来源】 宋·《太平圣惠方》

地黄杨皮酒——原名“地黄酒”

【药物组成】 生干地黄(细切)一斤　白杨树皮(剉)半斤　生姜(碎切,炒熟)二两　大豆(炒令熟)半升

【功能主治】 治腰腿疼痛。

【用法用量】 饭前温服一小盏。

【制备方法】 上药用绢袋盛,用清酒一斗,浸于瓷瓶中,密封七日。

【资料来源】 宋·《太平圣惠方》;明·《普济方》

秦艽牛膝酒——原名“秦艽酒”“牛膝酒”

【药物组成】 牛膝　秦艽(去苗叶)　芎䓖　防风　桂(去皮)　独活(去芦)　丹参　白茯苓(去皮)各二两　石斛(去根)　杜仲(去皮剉炙)　附子(炮去皮脐)　麦门冬(去心)　地骨皮　干姜(炮)各半两　五加皮五两　薏苡仁一两　大麻仁(炒)半两

【功能主治】 治肾气虚冷,复感寒湿为痹,治胞痹[①]及忧恚内伤。

【用法用量】 每次服半盏,空腹温服每日二次。

【制备方法】 上药剉细如麻豆大,用生绢袋盛,酒一斗浸,春夏浸三日,秋冬浸五日。

【资料来源】 宋·《圣济总录》;明·《普济方》

虎骨浸酒方

【药物组成】 虎胫骨(酥涂炙微黄)半斤　熟干地黄二两　石斛(去根)　独活　防风(去芦头)　牛膝(去苗)　丹参　桂心　当归　萆薢　芎䓖　酸枣仁(微炒)　山茱萸　仙灵脾　五加皮　附子(炮裂,去皮脐)　骨碎补(去毛)　川椒(去目及闭口者,微炒出汗)　白蒺藜(微炒去刺)以上各一两　乌蛇(酒煮,浸去皮骨,酥涂,炙微黄色)一条重半斤者。

【功能主治】 治风气攻注,腰脚骨髓疼痛。

---

① 胞痹:腰腿酸冷,关节疼痛重着,小便艰涩,腹部疼痛的病症。

【用法用量】 每日空腹，日午近晚，各温服饮一盏，以瘥为度。

【制备方法】 上药细剉，以生绢袋盛，入好酒三斗，浸于瓷瓮中，密封七日。

【注意事项】 忌生冷油腻，猪鸡黏滑物。

【资料来源】 宋·《太平圣惠方》；明·《普济方》

杜仲石楠酒——原名“浸酒方”

【药物组成】 杜仲(去皱皮，炙微黄色)八两　石楠三两　羌活三两　防风(去芦头)二两　附子(炮裂，去皮脐)三两　牛膝(去苗)三两

【功能主治】 治风，腰脚疼痛。

【用法用量】 每日三次，每次一盏。

【制备方法】 上药细剉，用生绢袋盛，用好酒三斛，于瓷瓶中浸七日后开取。

【资料来源】 宋·《太平圣惠方》

花蛇虎骨酒——原名“白花蛇浸酒”

【药物组成】 白花蛇(去皮骨炙黄)一条重半斤　虎胫骨(酥涂炙微黄)一条　当归　芎䓖各一两半　附子(炮裂，去皮脐)　桂心　熟干地黄　防风(去芦头)　山茱萸　萆薢(去根)　牛膝(去苗)　细辛(去苗土)　天麻　黄芪以上各二两　独活三两　枳壳(麸炒微黄色，去瓤)二两　肉苁蓉(酒浸一宿，刮去粗皮)二两半

【功能主治】 治风，骨髓及腰脚疼痛，行步稍难，兼风毒攻注，不知皮肤痒痛。

【用法用量】 随性暖服，常令醺醺，勿令大醉。

【制备方法】 上药细剉，用生绢袋盛，以好酒三斗，于瓷瓮子内密封，浸七日。

【注意事项】 忌生冷黏滑动风物。

【资料来源】 宋·《太平圣惠方》

补益黄芪酒

【药物组成】 黄芪(剉)一两　萆薢(剉)一两半　防风(去芦头)一两半

牛膝(去苗)二两　桂心一两　石斛(去根)二两　杜仲(去粗皮炙微黄)一两半　肉苁蓉(酒浸一宿刮去皱,炙干)二两　附子(炮裂,去皮脐)一两　山茱萸一两　石楠一两　白茯苓一两

【功能主治】 虚劳膝冷。

【用法用量】 饭前温服一小盏。

【制备方法】 上药,剉细绢袋盛,用酒二斛,放在瓷瓶中浸,密封瓶头,候三日后即可服用。

【资料来源】 宋·《太平圣惠方》

石斛牛膝酒——原名“石斛浸酒方”

【药物组成】 石斛(去根)　牛膝(去苗)各五两　五加皮　羌活　防风(去芦头)　海桐皮　木香　桂心　芎䓖　甘菊花　川椒(去目及闭口者)以上各二两　附子(炮裂,去皮脐)　天麻各三两　虎胫骨(酥涂,炙令微黄)五两

【功能主治】 治风冷气攻腰脚,行走无力。

【用法用量】 每日三次,温饮一小盏,每取一盏,即添一盏,直候药味稍薄,即更换之。

【制备方法】 上药细剉,生绢袋盛,用好酒三斗,放入瓷瓮,用蜜封头,经浸七日后开取。

【资料来源】 宋·《太平圣惠方》

巴戟羌活酒——原名“巴戟酒”

【药物组成】 巴戟天(去心)二两　羌活(去芦)　牛膝各二两　当归(切焙)二两　石斛(去根)二两　蜀椒(去目闭口,炒出汗)半两　生姜三两

【功能主治】 治风冷或寒湿伤著腰脚,冷痹或疼痛,强直不得屈伸。

【用法用量】 每次温服一盏,常服如醉。

【制备方法】 上药分别切碎,用酒五升,瓷瓶内浸密封,以重汤煮一二时辰取出,候冷开封。

【资料来源】 宋·《太平圣惠方》

五加皮虎骨浸酒——原名“五加皮浸酒”

【药物组成】 五加皮三两　枳壳(麸炒微黄去瓤)一两　独活一分

地骨皮二两　防风(去芦头)一两　丹参一两半　熟干地黄三两　牛膝(去苗)二两　乌喙(炮裂,去皮脐)二两　干姜(炮裂剉)一两　石楠叶二两　虎胫骨(涂酥,炙微黄)五两

【功能主治】 风毒气攻腰脚,连骨髓,日夜疼痛。

【用法用量】 每日三五次,温饮一小盏,常令醺醺,以瘥为度。

【制备方法】 上药细剉,以生绢袋盛,用清酒二斛,浸瓷瓶中,密封七日后开。

【资料来源】 宋·《太平圣惠方》

五加壮腰酒——原名"五加皮浸酒"

【药物组成】 五加皮二两半　枳壳(麸炒微黄,去瓤)　独活一两半　乌喙(炮裂,去皮脐)一两半　干姜(炮裂)一两半　石楠一两半　丹参二两　防风(去芦头)二两　白术二两　地骨皮二两　芎䓖二两　猪椒根二两　干熟地黄三两　牛膝三两　虎胫骨(涂酥,炙令黄)五两　枸杞子二两　秦艽二两

【功能主治】 风湿腰痛,痛连胫中,及骨髓疼痛。

【用法用量】 饭前温饮一中盏。

【制备方法】 上药细剉,用生绢袋盛,清酒二斛渍之,密封七日开。

【资料来源】 宋·《太平圣惠方》

牛蒡杜仲酒——原名"牛蒡浸酒方"

【药物组成】 牛蒡子(微炒)三两　茵芋三分　白茯苓一两半　杜仲一两　石斛(去根)二两　枸杞子二两　牛膝(去苗)二两　侧子(炮裂去皮脐)二两　干姜(炮裂)半两　大豆(炒熟)二合　川椒(去目及闭口者,微炒出汗)一两半　大麻子一合

【功能主治】 治风湿留注腰间疼痛,坐卧不安。

【用法用量】 饭前温服一小盏。

【制备方法】 上药切细,以生绢袋盛瓷瓶中,以好酒二斗浸,密封七日后开。

【资料来源】 宋·《太平圣惠方》

仙灵桂附酒——原名"仙灵脾浸酒"

【药物组成】 仙灵脾三两　桂心　防风(去芦头)　虎胫骨(涂酥炙微黄)　羌活　萆薢　芎䓖　生干地黄　海桐皮　牛膝(去苗)　骨碎补(去毛)　附子(炮裂,去皮脐)以上各二两

【功能主治】 治风,腰膝疼痛。

【用法用量】 随性饮之,酒少再添,待药味薄,即再配制,以瘥为度。

【制备方法】 上药细剉,用生绢袋盛,以清酒二斗,于瓷瓶中浸,密封。经五日后用。

【注意事项】 忌毒滑物。

【资料来源】 宋·《太平圣惠方》

薏苡防风酒——原名"薏苡仁酒"

【药物组成】 薏苡仁　牛膝(去芦)各三两　防风(去芦)　独活　生干地黄各二两　当归(微炒)　酸枣仁(微炒)　黄柏　丹参(去芦)　桂心　附子(炮裂,去皮脐)各二两　黑豆(炒令熟)五合

【功能主治】 治肾脏风毒流注,腰膝拘急疼痛。

【用法用量】 饭前温服一小盏。

【制备方法】 用生绢袋盛,用酒二斗,浸五七宿。

【资料来源】 宋·《太平圣惠方》;明·《普济方》

蓼木秫米酒——原名"天蓼木酒"

【药物组成】 天蓼木(剉)十斤　秫米一石　细曲(捣碎)十斤　黑豆二升

【功能主治】 补五劳,祛风益气,治膝痛。

【用法用量】 温饮一盏,一日二次。

【制备方法】 上以水三石,先煮天蓼木取汁一石,去渣,秫米黑豆一处净淘,蒸熟放冷,用药汁拌匀,入不津瓮中密封,三七日开。

【资料来源】 宋·《太平圣惠方》

杜仲酒

【药物组成】 杜仲半斤

【功能主治】 补肾虚,治腰背痛。

【用法用量】 每日服三次。

【制备方法】 用杜仲半斤去皮,酒二升,浸七日。

【资料来源】 宋·《三因极一病证方论》;明·《普济方》

杜仲地黄酒——原名“杜仲酒”

【药物组成】 杜仲(去粗皮,炙) 干姜(炮) 熟地黄(焙) 萆薢 羌活(去芦头) 天雄(炮裂,去皮脐) 肉桂(去粗皮) 蜀椒(去目,并闭口者,炒出汗) 芎䓖 秦艽(去苗土) 乌头(炮裂,去皮脐) 细辛(去苗叶)各三两 五加皮 石斛(去根)各五两 续断 瓜蒌根 地骨皮(去土) 桔梗(炒) 甘草(炙) 防风(去叉)各一两

【功能主治】 治肾着腰中疼痹沉重,兼治五种腰疼。

【用法用量】 每次服一盏,不拘时饮,常令酒力相续为效。

【制备方法】 上药切细,用酒二斗浸四宿。

【资料来源】 宋·《圣济总录》;明·《普济方》

杜仲羌活酒——原名“杜仲酒”

【药物组成】 杜仲(去粗皮切炒) 干姜(炮) 萆薢 羌活(去芦头) 天雄(炮裂去皮脐) 蜀椒(去目及闭口者,炒出汗) 桂(去粗皮) 芎䓖 防风(去叉) 秦艽(去苗土) 甘草(炙)各一两 细辛(去苗叶) 五加皮 石斛(去根) 续断 地骨皮(洗)各三分 桔梗一两半

【功能主治】 肾虚冷或感寒湿,腰脚冷痹或为疼痛。

【用法用量】 每日温一盏服,不拘时,常使如醉。

【制备方法】 上药一十七味,各细剉,用酒一斗,瓷瓶内浸密封,以重汤煮二时辰,取出候冷开封。

【资料来源】 宋·《圣济总录》

萆薢酒

【药物组成】 萆薢 杜仲(去粗皮,炙)各三两 枸杞根皮(洗)五两

【功能主治】 风湿腰痛，久湿痹不散。

【用法用量】 温服，不拘时间，常至微醉。

【制备方法】 上药细剉，用好酒五升，浸于净瓶内密封，重汤煮两时许，取出候冷。

【资料来源】 宋·《圣济总录》

补益黄芪浸酒

【药物组成】 黄芪（去芦头）二两 萆薢 防风（去叉） 芎䓖 牛膝（去苗）各一两半 独活（去芦头） 山茱萸各一两 五味子一两

【功能主治】 虚劳手足逆冷，脚膝疼痛。

【用法用量】 每日空腹温服半盏。

【制备方法】 上八味细剉，用生绢袋贮，用好酒二斗浸，秋冬五日，春夏三日。

【资料来源】 宋·《圣济总录》

牛膝羚羊酒——原名"牛膝酒"

【药物组成】 牛膝（去苗） 虎胫骨（酥，炙黄） 羚羊角（镑屑） 枳壳（去瓤麸炒）各一两

【功能主治】 治风冷伤腰，筋骨疼痛，不可屈伸。

【用法用量】 温服一盏，不拘时，常令酒力相续。

【制备方法】 上四味，剉如麻豆大，用酒五升，装入瓶中密封，重汤煮三小时，取出放冷。

【资料来源】 宋·《圣济总录》

牛膝椒附酒——原名"酒浸牛膝丸"

【药物组成】 牛膝（炙黄）三两 川椒（去子并合口者）半两 附子（炮去皮脐）一个十钱重 虎脚铜骨（真者，醋炙黄）半两

【功能主治】 治腰脚筋骨酸软无力。

【用法用量】 每日空心饮一大盏。

【制备方法】 上药切碎，用生绢袋盛，结其袋口，用无灰酒一斗，春秋浸十四日，夏七日，冬浸十日。

【资料来源】 宋·《本事方》

巨胜酒方

【药物组成】 巨胜(胡麻)100 g 薏苡仁 30 g 干地黄 250 g 白酒 1 000 g

【功能主治】 强筋益骨,祛风湿,因肝肾不足,筋骨失养,以致风湿痹阻而引起的足膝无力,筋挛急痛等症。

【用法用量】 每日一次,每次 30 g。

【制备方法】 上药用纱布袋盛,放入酒坛内,浸泡 7 日即成。

【资料来源】 明·《本草纲目》

牛蒡根酒

【药物组成】 牛蒡根

【功能主治】 治诸风毒,利腰脚。

【用法用量】 饮服。

【制备方法】 牛蒡根切片,浸酒。

【资料来源】 明·《本草纲目》

海桐羌活酒①

【药物组成】 海桐皮二两 牛膝 川芎 羌活 地骨皮各一两 甘草半两 薏苡仁二两 生地黄半斤

【功能主治】 治腰膝痛。

【用法用量】 适量饮服。

【制备方法】 上药用酒浸。

【资料来源】 明·《普济方》

按:方中海桐皮、羌活祛风胜湿,薏苡仁淡渗利湿滋阴,川芎活血通络,生地黄、地骨皮滋阴凉血,甘草和中。

牛膝海桐酒——原名“牛膝酒”

【药物组成】 牛膝 川芎 羌活 地骨皮 五加皮 薏苡仁各

① 原无方名,今增。

一两　甘草　生地黄半两　海桐皮二两

【功能主治】 治腰膝痛不可忍。

【用法用量】 每次服一杯,一日三四杯,常令酒气不绝为佳。

【制备方法】 上药剉散,用帛裹,入无灰酒二斗浸,冬二七日,夏七日,数服,旋浸三五宿。

【资料来源】 明·《普济方》

杜仲牛膝酒——原名"杜仲酒"

【药物组成】 杜仲(去粗皮,炙剉)二两　独活(去芦头)半两　附子(炮裂,去皮脐)　牛膝(去苗)一两　仙灵脾三分

【功能主治】 治伤寒后体虚,元脏挟风冷,腰膝疼痛,行走不得。

【用法用量】 每次温服三二合,每日三服,未愈,再浸服。

【制备方法】 上药剉细,用生绢袋盛,浸酒五升,密封口七日。

【资料来源】 明·《普济方》

牛膝桂心酒——原名"牛膝浸酒"

【药物组成】 牛膝(去苗)三两　萆薢三两　桂心二两　羌活二两　附子(炮裂,去皮脐)二两　当归二两　防风(去芦头)二两　虎胫骨(涂酥炙微黄)三两

【功能主治】 治腰脚疼痛,行履不利。

【用法用量】 饭前温服一小盏。

【制备方法】 上药细剉,用生绢袋盛,以酒二斗,浸于瓷瓶中,密封七日。

【资料来源】 明·《普济方》

石花酒

【药物组成】 石花[①]四两　白酒二斤

【功能主治】 治腰脚风冷。

① 石花:又名地衣,蒙古名"道立克",为梅花衣科植物藻纹梅花衣的全体,味甘,性寒,有养血明目、补肾利尿、清热解毒功效。可治视物模糊,吐血,腰膝疼痛,小便热痛等病症。

【用法用量】 每晚二盅。

【制备方法】 以石花渍酒七日。

【资料来源】 明·《普济方》

石松酒

【药物组成】 石松

【功能主治】 久患风痹，腰膝疼痛，皮肤不仁，气力衰弱。久服好颜色，变白不老。

【用法用量】 适量饮服。

【制备方法】 以上药浸酒。

【资料来源】 明·《普济方》

牛膝虎骨酒——原名“牛膝酒”

【药物组成】 牛膝(去苗) 虎胫骨(酥，炙黄)

【功能主治】 治风冷伤腰，筋骨疼痛，不可屈伸。

【用法用量】 温服一盏，不拘时，常令酒力相续。

【制备方法】 上药切如麻豆大，用酒五升，放入瓶中密封，重汤煮三时辰，取出放冷。

【资料来源】 明·《普济方》

天雄杜仲酒——原名“天雄酒”

【药物组成】 天雄(炮裂去皮脐)一两 杜仲(去皮，炙微黄)一两 牛膝(去苗)三分 仙灵脾三分 乌蛇(酒浸去皮骨炙微黄)三两 石斛(去根)三分 侧子(炮裂去皮脐)二分 防风(去芦头)三分 桂心一两 芎䓖三分 川椒(去目及闭口者，微炒出汗)三分 白术三分 五加皮三分 酸枣仁(炒)一两

【功能主治】 治腰痛牵引，流入腿胜，元气虚衰，风冷所侵，腰脊拘急，俯仰不得。

【用法用量】 饭前温饮一小盏。

【制备方法】 上药细剉，以生绢袋盛，用酒二斗浸，密封七日。

【资料来源】 明·《普济方》

羌独活酒——原名“羌活酒”

【药物组成】 羌活(去芦头)六两　独活(去芦头)二两　五加皮三两　黑豆(紧小者炒熟)一升　生地黄汁(煎十沸滤过)一斤

【功能主治】 治腰痛强直,难以俯仰。

【用法用量】 每服任性饮之,常令有酒力。

【制备方法】 上药除黑豆地黄汁外,余三味,剉如麻豆大,放入清酒二斗中,待酒热下黑豆及地黄汁于铛中,煮鱼眼沸取出,去药渣候冷。

【资料来源】 宋·《圣济总录》;明·《普济方》

青囊药酒

【药物组成】 苍术(米泔浸炒)　乌药　牛膝(去芦)　杜仲(姜汁炒)各二两　陈皮　厚朴(姜汁炒)　当归　枳壳(去瓤,麸炒)　独活　槟榔　木瓜各一两　川芎　白芍　桔梗(去芦)　白芷　茯苓(去皮)　半夏(姜汁炒)　麻黄　肉桂　防己　甘草各一两

【功能主治】 男女风湿相搏,腰膝疼痛,或因坐卧湿地,雨露新袭,遍身骨节疼痛,寒湿气宜服。

【用法用量】 随量饮之,药渣晒干为末,酒糊为丸,如梧桐子大。每次服七八十丸,空腹送酒下。

【制备方法】 上药剉细,以麻布袋盛之,用酒三斗,将药悬坛内,密封坛口,锅内煮一时久,然后取出,过三日后,去药滓。

【资料来源】 明·《万病回春》

乌黏子浸酒

【药物组成】 乌黏子二升　甘菊花四两　天蓼木二斤

【功能主治】 腰脚顽麻无力,头目眩,五脏虚。

【用法用量】 随性饮服。

【制备方法】 上药用酒一斗,浸四五宿。

【资料来源】 明·《医方类聚》

虎潜酒

【药物组成】 虎胫骨一对　龟板 90 g　破故纸 45 g　牛膝 45 g　生

地 45 g　骨碎补 45 g　枸杞子 45 g　当归 90 g　羌活 30 g　川续断 30 g　桑寄生 30 g　海风藤 30 g　红花 30 g　白茯苓 30 g　杜仲 30 g　川芎 21 g　丹参 21 g　乳香 18 g　没药 18 g　赤何首乌 18 g　小茴香 18 g　狗脊 18 g　独活 30 g

【功能主治】 补肝肾，强筋骨，行血脉，祛风湿。治筋骨无力，肌肉痿软，步履艰难。

【用法用量】 适量饮服。

【制备方法】 将上药切成饮片，入绢袋，悬于酒坛中，注以陈年好酒 10 L 封固，隔水煮 1.5 小时，然后取出埋土中 2 日后，即可服用。饮后的药渣可再注酒 6 L 按上法制。

【注意事项】 阴虚火旺者不宜饮服。

【资料来源】 清·《喻选古方试验》

按：虎潜酒的配方是在元代医家朱震亨创制治疗痿证的名方虎潜丸基础上加减而成。但与虎潜丸在使用上有所区别。虎潜丸有黄柏、知母滋阴降火，适用于肝肾不足、阴虚火旺、下肢萎缩无力的痿症。而虎潜酒去掉了知母和黄柏，增加了祛风湿和补肝肾的药物，适用于风湿痹痛日久不愈，筋骨痿软者。

枫蛇酒

【药物组成】 干枫荷梨根 150 g　蕲蛇　乌梢蛇 100 g　金钱白花蛇 3 条

【功能主治】 由于风寒湿邪或损伤瘀滞，经络痹阻而成腰腿疼痛。

【用法用量】 每次 30～50 ml(可根据酒量大小适量增减)，每日 3 次。

【制备方法】 上药置容器中，加白酒适量，略高于药面 10 cm 左右，密封，浸 1 月左右后饮用(服完后可再用白酒浸 1 次)。

【资料来源】 《浙江中医杂志》1980，(2)：60

【附】 枫荷梨性味甘温，有祛风湿作用，蛇类药物能搜风通络止痛，相互配合，对治疗风湿痹痛诸证，有相得益彰之功。

首乌苡仁酒

【药物组成】 生薏苡仁 120 g　制首乌 180 g

【功能主治】 肾虚风寒腰痛。

【用法用量】 每日早、晚各 1 次，每次约二酒盅。

【制备方法】 上药共浸泡于白酒中，蜡封瓶口，置阴凉处 15 日，去渣备用。

【资料来源】《浙江中医杂志》1982，(5)：238

加味地黄酒

【药物组成】 熟地 250 g　红参 50 g　黄芪 100 g　当归 30 g　地龙 30 g　山甲珠 20 g　田三七 20 g　白酒 2 L

【功能主治】 坐骨神经痛。

【用法用量】 每次 25 g，日服 2 次。

【制备方法】 诸药共捣细，加白酒 2 L，浸 7 日开始服用。

【资料来源】《四川中医》1984，(6)：55

海马千年健酒

【药物组成】 海马　千年健　地龙　当归　川芎　参三七　自然铜　桑螵蛸　紫草　骨碎补　伸筋草　海风藤各 10 g　鸡血藤 30 g　五加皮　生姜各 90 g　制川草乌各 8 g

【功能主治】 疏风散寒，行气化湿，通经活络止痛。治疗坐骨神经痛。

【用法用量】 每次服 15 ml，每日服 2 次。

【制备方法】 上药用 60 度白酒 2 500 g 浸泡 1 星期。

【资料来源】《浙江中医杂志》1988，23(8)：372

乌蛇灵仙酒

【药物组成】 乌梢蛇 10 g　威灵仙　独活　千年健　红花各 15 g　土虫 5 g　川芎 10 g　当归　鸡血藤　黄芪各 15 g　细辛 5 g

【功能主治】 祛风除湿，通经活络，活血止痛。主治坐骨神经痛。

【用法用量】 每次服 10 ml，日服 2 次。饮 1 kg 酒为 1 个疗程。

【制备方法】 将上药放入瓶内，然后加黄酒至瓶满，封闭瓶口，3日后开始服用(随服用随加酒)。

【资料来源】 《辽宁中医杂志》1989，(6)：33

【附】 此酒方共治疗坐骨神经痛32例，结果：1个疗程痊愈16例，2个疗程痊愈8例，显效7例，无效1例。

乌头地龙酒

【药物组成】 生川乌　草乌　红花各15 g　地龙　寻骨风　伸筋草各30 g　生黄芪　全当归各60 g

【功能主治】 温经散寒，通络止痛。治疗坐骨神经炎。

【用法用量】 每次服10～20 ml，每日早、晚各1次，服完为1个疗程。一般可连服1～2个疗程。

【制备方法】 白米酒1 L，将上药装瓶封闭1星期后即成。

【资料来源】 《四川中医》1990，(3)：32

按：治疗期间注意避风防寒。

化骨健步酒

【药物组成】 川牛膝　炒杜仲　当归尾　红花　醋延胡　威灵仙　玄参各30 g　炮山甲15 g

【功能主治】 消瘀通络，软坚化骨。治疗骨刺。

【用法用量】 口服，每次1小盅，日服2次。

【制备方法】 上药共碾为碎块，纱布包好，用烧酒1.5 L，浸泡1星期(冬季浸泡2星期)，过滤后装瓶饮用。

【资料来源】 《新中医》1991，(2)：19

祛痰通络酒

【药物组成】 川芎　桂枝　白芥子　当归尾　全蝎　红花　白僵蚕　杜仲　生姜等

行痹者上方加川牛膝；顽痹者上方加半夏、千年健、党参。

【功能主治】 除湿散寒，活血祛风，化痰通络。治疗痹证。

【用法用量】 每日早晚服2.5～3 g，100日为1个疗程。

【制备方法】 将上药浸泡在适量的白酒中，1个月后即可饮用。

【资料来源】《中国医药学报》1991，6(1)：49

按：基本方主要适用于痛痹患者。

骨增酒

【药物组成】 威灵仙　透骨草　杜仲　怀牛膝　穿山甲　丹参　白芥子各30 g　白酒2 000 ml(50度以上)

加减：腰骶椎加淫羊藿30 g，颈椎加葛根30 g，跟骨加木瓜30 g。

【功能主治】 补肝肾，通经脉，行气血，濡筋骨。主治骨质增生。

【用法用量】 口服15～20 ml，每日3次，以上量为1个疗程，服25～30日，间隔3～5日。可进行3个疗程。

【制备方法】 上各药共为粗末，置瓷罐或玻璃瓶中，加入白酒，密封半月(冬季20日)后饮用。

【资料来源】《四川中医》1991，(2)：43

按：共治疗100例骨质增生患者，结果：临床治愈48例，显效29例，好转19例，无效4例。

健腰蠲痹酒

【药物组成】 山甲片10 g　泽兰叶10 g　千年健10 g　当归30 g　生熟地各30 g　赤芍15 g　党参15 g　茯苓20 g　鸡血藤20 g　生甘草15 g　杜仲30 g　怀牛膝30 g　川断30 g　苁蓉10 g　杞子25 g　巴戟天15 g　菟丝子15 g　骨碎补30 g　落得打15 g　黄芪20 g　乳没10 g　桂枝10 g　地鳖虫5 g　桑寄生30 g　木瓜25 g　桑枝10 g　仙灵脾15 g

【功能主治】 益肾填精，壮腰健腿，温经通痹。治疗腰腿痛。

【用法用量】 口服，每次服用15～25 ml，1日2次。

【制备方法】 上药加入60度以上烧酒3 L，浸20日后，滤取药酒置盛器内密封备用。另药渣中再加60度以上白酒2.5 L，继续浸泡，待头次药酒服完，再按第一次制法滤出服用。服法与剂量同前。一般每剂药浸酒2次即可弃之，每1个疗程1～2剂。

【资料来源】《浙江中医学院学报》1992，16(2)：24

透骨祛风酒

【药物组成】 鲜狗骨(腿骨为佳,也可用猪骨代替)500～1 000 g　乌梢蛇(鲜品更佳)100 g　附片 50 g　秦艽　当归　木瓜各 30 g　田三七 15 g

【功能主治】 祛风除湿,温经散寒,养血通络,壮骨止痛。主治各种风湿疼痛和跌打损伤。

【用法用量】 取医用清洁白纱布,叠为 4～8 层,其大小根据疼痛部位的面积而定,以能遮盖住疼痛范围为宜。使用时先将纱布覆盖于治疗部位皮肤上,用吸管或汤匙将药酒浇于纱布上,使其浸透,再将理发用电吹风调至中档,用温热风对准治疗部位热熏,熏治时间根据病情而定,疼痛部位较深者热熏时间可适当延长,并可反复用药。每次熏治约 15 分钟,每日 2 次。

【制备方法】 先将狗骨打碎,放于瓦缸内用高粱白酒 1.5 L 浸泡,同时将乌梢蛇放入,1 星期后去除骨渣,将酒倒于另一能密封的容器内,放入其余中药,再浸泡 7 日左右即可使用。

【资料来源】 《新中医》1992,(1):4

复方闹羊花酒

【药物组成】 闹羊花 9 g　羌活 9 g　独活 9 g　川牛膝 9 g　黑杜仲 9 g　灯心草 9 g　小茴香 9 g

【功能主治】 祛风除湿,散寒止痛,通行血脉。治疗风寒湿型坐骨神经痛。

【用法用量】 口服,每日 3 次,每次 10 ml,饭后服,一剂为 1 个疗程。

【制备方法】 上药加水 800 ml,文火煎至 500 ml,加上桂心末 9 g,再加白酒 500 ml,混合即成。

【资料来源】 《河南中医》1992,12(1):38

蠲痹酒

【药物组成】 鹿筋 150 g　鹿衔草 100 g　地龙 60 g　川牛膝 50 g

杜仲50 g　枸杞子50 g　蜂蜜适量，饮用白酒(50～55度)1 000 ml

【功能主治】 祛风除湿，强筋健骨，活血通络，散瘀止痛。主治坐骨神经痛。

【用法用量】 口服，每次10～20 ml，温服，每日3次，7日为1个疗程。

【制备方法】 上药除蜂蜜和白酒外，共研为粗粉合匀，装入布袋扎紧，与蜜、酒(取适量蜂蜜溶于白酒中搅匀即可)共入密闭容器内封闭严紧，浸渍20日，取出压榨过滤，经滤液低温(1～10℃)静置沉淀5日，取清汁，分装，密封，置阴凉处贮存备用。

【资料来源】 《实用中西医结合杂志》1993，6(5)：312

按：共治疗375例患者，结果痊愈336例，占89.6%；显效13例，占3.5%；好转19例，占5.1%，无效7例，占1.8%，总有效率为98.2%。

四虫雪莲酒

【药物组成】 白花蛇1条　全虫　雪莲花各15 g　地龙　黑蚂蚁　威灵仙各20 g　制乳　没药　当归各12 g　制川乌　制草乌　川牛膝　红参各10 g　白酒1 000 ml

【功能主治】 祛风通络，散寒止痛，补肝益肾。治疗坐骨神经痛。

【用法用量】 口服，每日服药3次，每次15～10 ml，2星期为1个疗程。

【制备方法】 诸药装入盛白酒的陶瓷罐或玻璃瓶内浸泡，罐口密封，浸泡7日后启用。

【资料来源】 《四川中医》1995，(3)：31

按：共治疗16例患者，结果治愈13例，好转3例。痊愈病例随访2年，只有4例复发，服药酒后症状又显著好转。

去风止痛酒

【药物组成】 生川乌10 g　生草乌10 g　生南星10 g　虎杖10 g　生半夏10 g　马钱子10 g　急性子10 g　樟脑5 g　雪上一枝蒿10 g　三分三10 g　小草乌10 g

【功能主治】 温经散寒，通络止痛。治疗腰腿痛及关节疾病。

【用法用量】 用时先将药酒少许加温，再用棉签蘸药酒敷于疼点及四周，每日 3 次。

【制备方法】 上药共为粗末，泡入高粱白酒 1 000 ml 中，浸泡 30 日，即可应用。

【资料来源】 《中国民间疗法》1995，(2)：23

仙丹酒

【药物组成】 威灵仙 30 g 苏木 15 g 乌梢蛇 30 g 丹参 30 g 秦艽 15 g 补骨脂 18 g 木瓜 30 g 牛膝 15 g 川椒 18 g 乳没各 15 g 透骨草 30 g 羌活 10 g 五加皮 15 g 冰片 10 g 全蝎 5 g 川断 12 g

【功能主治】 祛风除湿，温经通络，补肾止痛。治疗慢性腰肌劳损性腰痛。

【用法用量】 每次先将酒液涂擦于皮肤上，再行火罐，留罐 20 分钟，每日 1 次，7 日为 1 个疗程。

【制备方法】 将上药研成粉末，用高粱酒泡 3～5 日后即可炙用。

【资料来源】 《吉林中医药》1995，(3)：21

按：共治疗 13 例患者，结果治愈 8 例，显效 4 例，无效 1 例，有效率为 92.3%。

麻双桂酒

【药物组成】 麻黄 桂枝 肉桂 丁香 独活 羌活 乳香 没药 细辛 干姜 花椒 山柰 白芷 川乌 草乌等

【功能主治】 活血舒筋，祛风止痛。治疗腰腿痛，肩关节周围炎，口眼歪斜，跌打损伤。

【用法用量】 根据不同部位，敷上相应大小药物袋，加黄酒使药物袋全部湿润为止。开动电吹风，通过药袋对准疼痛部位，温度以病员能承受，感到舒适为标准。吹到 5～10 分钟后改用低档直至药物袋干燥时止，也可再次用黄酒湿敷药袋，一般一次治疗时间 20～30 分钟。每日 1 次，1 星期为 1 个疗程。

【制备方法】 由四层纱布做成大小不等的药袋，将上药研成粉末，装进袋里，另黄酒备用，调挡电吹风一架。

【资料来源】《中医研究》1995，8(2)：39

蝎王酒

【药物组成】 全蝎　黄芪等

【功能主治】 理气行血，逐瘀活络。治疗慢性腰腿痛。

【用法用量】 每次服50～150 ml，每日服1～2次。

【制备方法】 上药制成酒剂。

【资料来源】《中医药信息》1995，9(1)：7～8

按：本酒主要成分全蝎有活血通络、祛瘀止痛之功，其含有的蝎素与蝮蛇所含抗栓酶相似，具有明显的活血作用。黄芪功在补气，有改善和调整机体免疫抑制状态的作用。有医院以本酒治疗慢性腰腿痛32例，显效19例(占59.4%)，好转11例(占34.4%)。总有效率93.7%。

乌头黄芪酒

【药物组成】 制川草乌各20 g　广地龙50 g　生黄芪60 g　红花15 g　寻骨风　伸筋草各20 g　全当归　五加皮各60 g

【功能主治】 温经通络，搜风利湿，扶正固表。治疗急、慢性坐骨神经痛。

【用法用量】 每次服药酒10～15 ml，每日早、晚各1次。

【制备方法】 上药以白米酒1 500 ml，将9味药物同时浸泡5日即成。

【资料来源】《中医药研究》1996，(2)：17

舒心镇痛酒

【药物组成】 秦艽　羌活　当归　伸筋草　制南星　苡仁各15 g　桂枝　全蝎各10 g　木瓜　川牛膝各20 g　海马2支　蜈蚣4条

【功能主治】 祛风通络，活血止痛。治坐骨神经痛。

【用法用量】 每日早、夜各1次，每次服20～30 ml，服15日为1个疗程。

【制备方法】 将上药入盆中冷水浸湿，滤干水分后置入瓦罐，加进谷酒，酒量离罐面 3.5 cm 许（约 1 500 ml），罐面口上用白纸覆盖，然后用细沙包压在纸上面，将药罐移至文火上煎熬，见纸边冒汗（蒸气露珠），随即端去药罐，冷却后滤去药渣，取液服用。

【资料来源】《新中医》1996，(1)：29

双乌酒

【药物组成】 制川乌　制草乌　鸡冠花（或红花）各 10 g　川芎　当归　牛膝各 15 g　黄芪 18 g

兼肩臂痛者加羌活 15 g，颈项痛加葛根 30 g，腰膝酸软者加杜仲 10 g。

【功能主治】 温经活血，益气止痛，治腰腿痛。适用于各种腰腿痛而无关节红肿发热。

【用法用量】 每次饮药酒 50～100 ml，早、晚各 1 次，一般服用 2～3 剂。酒量大者可适当多饮，如感觉口舌发麻宜减量。

【制备方法】 上方加白酒 2 000 ml，浸泡 1 星期后服用。

【资料来源】《新中医》1997，(6)：42

健枫肉桂酒

【药物组成】 千年健 10 g　钻地枫 10 g　肉桂 9 g

【功能主治】 祛风湿，壮筋骨，止痛消肿。治疗腰腿痛。

【用法用量】 每晚喝二小盅，连服 15 日。

【制备方法】 将上 3 味药混合浸入 500 ml 54 度以上的白酒中，常温下放置 1 个月。

【资料来源】《中国中医药科技》1997，(2)：90

颈肩腰腿痛酒①

【药物组成】 内服药酒Ⅰ号：丹参　防风　白术　当归　川芎　生地　威灵仙　马鞭草　独活　爬山虎　川牛膝各 15 g　黄芪　金荞麦根　制首乌各 30 g　红花　赤芍 12 g　制川乌　制草乌　三七

① 原无方名，今增。

参各10 g　杜仲　过江龙各25 g　枸杞20 g　狼眼10个

内服药酒Ⅱ号：刚打死的土谷蛇1条

外擦药酒方：川草乌各5 g　制马钱子　红花各10 g　当归　热黏泥　八角枫　细辛各15 g　威灵仙20 g

【功能主治】 治风湿性颈肩腰腿痛。

【用法用量】 内服药酒Ⅰ号，每日早晚各5～10 ml；内服药酒Ⅱ号，每晚服5～10 ml；外擦药酒方，先对患处作大面积搓揉，至皮肤内有温热感时，把药酒擦在上面继续揉搓，直至药液搓干，皮肤肌肉温热，如此连续3遍，每日外擦4～5次。

【制备方法】 内服药酒Ⅰ号Ⅱ号，外擦药酒各兑入白酒2 500 ml，浸泡，夏7日，冬15日，外擦药酒兑入适量冰片。

【资料来源】 《国医论坛》1998，(3)：31

按：①狼眼：即路路通之异名。②有医院以本酒治疗风湿性颈肩腰腿痛98例，治愈61例，好转33例，总有效率95.92%。

马钱乳香酒

【药物组成】 制马钱子20 g　制乳香30 g　当归50 g　制没药30 g　杜仲炭30 g　骨碎补40 g　川牛膝40 g　狗脊50 g　枸杞子40 g　金樱子40 g　川芎30 g　川断40 g　独活40 g　红花30 g　元胡30 g　广防己30 g　木瓜50 g　丹参40 g　制川乌20 g　威灵仙30 g　鸡血藤50 g

【功能主治】 活血化瘀，祛风除湿，散寒通络，软坚散结。治疗坐骨神经痛。

【用法用量】 每次服50～100 ml，每日早、晚各1次，饭后半小时服用，或每晚临睡前服用1次。可连服3～4个月。并配合醋酸曲安缩松注射。

【制备方法】 将上药粉碎，加红糖300 g，40度以上白酒8 000 ml，置于玻璃或瓷器容器内浸泡10日。

【资料来源】 《内蒙古中医药》1998，(4)：25

按：有医院以本酒治疗坐骨神经痛168例，结果疗效优良者72例，良好86例，优良率94%。

二乌乳没药酒——原无方名

【药物组成】 生草乌 生川乌 乳香 没药 自然铜 山栀各100 g 川椒50 g 细辛30 g 冰片10 g 75%乙醇2 500 ml

【功能主治】 温经活血止痛。治疗腰痛。

【用法用量】 频谱仪照射,10分钟后,将药酒均匀涂抹患处,每日1次,每次40分钟,1星期为1个疗程。

【制备方法】 先将川乌、草乌、乳香、没药碎为小块,将山栀捣碎,混同其他药物放入乙醇的瓶内,卦口备用。

【资料来源】 《中国民间疗法》1998,(2):33

按:有医院以本法治疗腰痛120例,结果痊愈92例,显效20例,总有效率97.5%。

杜威酒

【药物组成】 焦杜仲200 g 巴戟天100 g 怀牛膝100 g 狗脊100 g 桑寄生100 g 熟地黄200 g 秦艽100 g 威灵仙140 g

【功能主治】 补肝肾,益气血,除风湿。治疗肝肾亏损之腰膝酸痛,筋骨痿软,风湿痹痛,筋脉拘挛。

【用法用量】 每日饮50~100 ml,或酌依酒量定,睡前服。

【制备方法】 上药加米酒(乙醇含量30%)20 kg,置缸中冷浸50日,滤除药渣,加冰糖2 kg(可依患者需要而定),溶解而成。

【资料来源】 《广西中医药》1998,(1):42

独活寄生酒

【药物组成】 独活15 g 桑寄生30 g 杜仲12 g 附子9 g 细辛10 g 当归20 g 川芎15 g 秦艽15 g 穿山甲60 g 鸡血藤30 g 川乌10 g 麻黄10 g 桂枝10 g 茜草30 g

加减方法:腰痛严重者加川断15 g、狗脊15 g;兼见下肢痛者加地枫15 g、千年健15 g;兼见下肢挛痛者加伸筋草30 g、木瓜30 g;兼见上肢痛者加羌活;遇寒痛甚者加草乌10 g、肉桂6 g;阴雨天痛甚者加防己15 g、薏苡仁30 g;兼见瘀血者加土元10 g、红花12 g。

【功能主治】 祛风散寒除湿，活血通络止痛。治腰痛。

【用法用量】 每次服用 30 ml，每日服 2 次。

【制备方法】 上药一剂置容器内，加高度白酒 1 000 ml，封口浸泡，每日摇动 1 次，7 日后启封服用。

【注意事项】 乙醇（酒精）过敏及肝病患者，不能服用。

【资料来源】 《中国民间疗法》1999，(12)：42

按：有医院以本酒治疗腰痛 21 例，结果全部获效。

黑尾胡蜂酒

【药物组成】 黑尾胡蜂蜂蛹

【功能主治】 温经散寒，通络燥湿，祛风止痛，强筋健骨。治疗膝痹。

【用法用量】 每次口服 20～40 ml，每 1～2 日口服 1 次。连服 1 个月以上。

【制备方法】 取 500 g 与成蜂外形和斑纹的黑尾胡蜂蜂蛹浸泡于 56 度或 38 度2 000 ml 白酒中，浸泡 2 次，每次浸泡时间多于 20 日，合并上清液即得。

【资料来源】 《中国民间疗法》1999，(9)：42

按：有医院以本酒治疗寒型膝痹 28 例，治愈 18 例，显效 6 例，总有效率 85.7%。

乌龙舒筋酒

【药物组成】 川乌　草乌　地龙等

【功能主治】 祛风除湿，舒筋活络，化瘀镇痛。

【用法用量】 适量饮服。

【制备方法】 上药制成酒剂。

【资料来源】 《现代中西医结合杂志》1999，(9)：1397

按：动物实验表明本酒具有抗炎、镇痛的作用。

补肾蕲蛇酒

【药物组成】 活蕲蛇 500 g 左右 1 条　熟地 100 g　酒白芍 20 g　当

归　甜苁蓉　巴戟天　杜仲　三七　鸡血藤胶　炒白术各 30 g　枸杞子 300 g　党参 100 g　炙黄芪 50 g

【功能主治】　补肾活血，化瘀通络止痛。治腰腿痛。

【用法用量】　每次服 50～100 ml，每日服 1～2 次。连服 1～2 个月。

【制备方法】　先将活蛇浸酒中醉死，加药、蜂蜜或冰糖密封浸 1～2 个月后服用。

【资料来源】　《实用中医药杂志》1999，(8)：24

按：有医院用本酒治疗腰腿痛 42 例，显效 21 例，有效 15 例，总有效率 86%。

腰痛酒(襄城)

【药物组成】　制附子　制川乌　制草乌　桂枝　牛膝　钩藤　枸杞　吴茱萸　破故纸　杜仲　木瓜　石楠藤　细辛　元胡　三七

【功能主治】　祛风除湿，温经通络，活血止痛，补益肝肾。治疗腰腿痛。

【用法用量】　每次服 30 ml，每日服 3 次，15 日为 1 个疗程。

【制备方法】　元胡、三七研粉与诸药共同装入沙锅内，取 52 度白酒、食盐和黄酒适量加入沙锅内(以没住药为度)，用米糠袋盖口，浸泡 20～30 分钟，然后置火上煮沸 1 小时左右，端下密闭埋入 33 cm 深的土中以去火毒，12 小时后取出过滤即可服用。

【注意事项】　孕妇及儿童忌服。

【资料来源】　《中医正骨》1999，(6)：14

按：有医院以本酒治疗腰腿痛 1 500 例，疗效优良率为 96.8%。

独活川芎酒

【药物组成】　独活　杜仲　川芎　秦艽　当归各 15 g　桑寄生　穿山甲　鸡血藤　茜草各 30 g　炮附子 9 g　北细辛　制川乌各 6 g

【功能主治】　补益肝肾，祛风除湿，温经散寒，活血通络止痛。治疗腰痛。

【用法用量】　每次服 15～20 ml，每日服 2 次。服 20 日为 1 个疗程。一般服2个疗程。配合在肌肉僵硬和痛点处拔火罐。

【制备方法】 上药加高度白酒1 500 ml封口浸泡，每日摇动1次，10日后启封服用。

【注意事项】 酒精过敏及肝病患者不能服。

【资料来源】 《浙江中医杂志》2000，35(5)：202

按：有医院以本酒治疗腰腿痛38例，其中腰椎间盘突出症63例，腰肌劳损9例，腰背韧带损伤3例，腰背肌筋膜炎15例。治疗1～3个疗程后全部获效。其中39例自觉症状完全消失，能参加日常工作；21例自觉症状基本消失，能从事轻体力劳动；3例自觉症状部分消失，但尚不能从事体力劳动。

风湿药酒

【药物组成】 生川乌 生草乌各10 g 制马钱子15 g 木瓜 桃红 红花各30 g

【功能主治】 逐寒祛湿，理气活血，温经止痛。

【用法用量】 取20 cm×20 cm大小，1 cm厚的脱脂药棉蘸风湿药酒，以不溢出药酒为度，直接敷于疼痛的局部皮肤上，上覆软塑料薄膜以隔离，然后用绷带固定3小时，每日换药1次，每次3小时，1星期为1个疗程。

【制备方法】 上药饮片浸入500 ml 60度的白酒中，1个月后去滓过滤，瓶贮密封备用。

【资料来源】 《国医论坛》2000，15(3)：35

按：本酒属辛温峻烈之品。肩腰腿痛属中医“痹症”范畴，由风寒湿邪痹阻气血而致。辛温峻烈虽然符合治病原则，但久服会损伤脾胃。故本酒以外用为主。有医院以本酒治疗肩腰腿痛586例，结果治愈249例，好转246例，无效91例，总有效率84.5%。

痛灵酒

【药物组成】 生川乌50 g 生草乌50 g 田三七25 g 马钱子25 g

【功能主治】 散风活血，舒筋活络。用于慢性腰腿痛。

【用法用量】 内服每次10 ml，每日3次，10日为1个疗程。

【制备方法】 将生川乌、生草乌洗净切片晒干，以蜂蜜250 g煎煮。马钱子去毛，用植物油炸。田三七捣碎，再混合加水煎煮2次，第一次加水1 000 ml，浓缩到300 ml，第二次加水1 000 ml，浓缩到200 ml，两次共取液500 ml，加市售白酒500 ml即成。

【资料来源】《中药制剂汇编》

丁公藤酒

【药物组成】丁公藤200 g　50度米酒适量

【功能主治】风湿性腰腿痛。

【用法用量】口服，每次15～20 ml，每日2次。

【制备方法】将药切细，蒸半小时，加入50度米酒，浸渍15日，滤取1 000 ml浸出液即得。

【资料来源】《中药制剂汇编》

风湿药酒（吉林方）

【药物组成】黄芪(蜜制)600 g　当归500 g　槲寄生500 g　老鹳草500 g　续断500 g　麻黄500 g　防己500 g　防风500 g　薏苡仁(炒)400 g　牛膝400 g　地龙400 g　红花400 g　羌活300 g　草乌(制)300 g　茯苓300 g　白术(炒)300 g　独活300 g　川乌(制)300 g　附子(制)300 g　苍术(炒)300 g　高良姜300 g　川芎300 g　鸡血藤300 g　胆南星300 g　白芷300 g　骨碎补(盐制)300 g　肉桂300 g　马钱子(制)200 g　杜仲(炭)200 g　细辛200 g　甘草200 g　白糖5 kg　50度白酒260 L

【功能主治】散风祛湿，活血止痛。用于腰腿疼痛，肢体麻木，关节疼痛。

【用法用量】口服，每次10～15 ml，每日2～3次，温服。

【注意事项】孕妇忌服。

【资料来源】《新编中成药》

【附】本品为棕黄色的澄明液体，气芳香，味辛、微苦。

风湿骨痛药酒

【药物组成】威灵仙500 g　槲寄生500 g　穿山龙500 g　防己500 g　独活500 g　茜草500 g　羌活500 g　马钱子(制)100 g　麻黄100 g

白糖100 g　50度白酒25 L

【功能主治】 散风，祛湿。用于腰腿疼痛，肢体麻木，手足拘挛，关节疼痛。

【用法用量】 口服，每次10～15 ml，每日2～3次，温服。

【注意事项】 孕妇忌服。

【资料来源】《新编中成药》

风湿骨痛酒

【药物组成】 老贯金102 kg　苍术50 kg　透骨草50 kg　苍耳子叶2.5 kg　大活2.5 kg　黄柏2.5 kg　威灵仙5 kg　山龙5 kg　防风2.5 kg　草乌0.25 kg

【功能主治】 散风利湿，消炎止痛。用于风寒腰腿痛，筋骨麻木。

【用法用量】 口服，每次1～2盅，每日2～3次。

【制备方法】 黄柏先煮1小时，后再加其他各药，加水超过药面约2寸，煎至水剩1/3滤取药液，同法再煎一次后去渣，合并两次药液，浓缩成3～3.5 kg，加白糖3 kg，加白酒20 kg搅匀备用。

【资料来源】 黑龙江省中草药新医疗法展览办公室编：《中草药新医疗法展览资料选编》

三蛇胆汁酒

【药物组成】 杜仲　当归　牛膝　蜂蜜　银环蛇胆汁　金环蛇胆汁　眼镜蛇胆汁

【功能主治】 以祛风湿，舒筋络为主，兼有滋补强壮作用。适用于风湿引起腰膝疼痛，下肢痿弱无力，筋骨不利，甚至不能行走之症。

【用法用量】 日服1次，每服15～30 g，睡前服用。

【制备方法】 以陈白酒浸泡制成酒剂。

【资料来源】《老人保健中成药》

狗脊酒

【药物组成】 金毛狗脊150 g

【功能主治】 补肝肾，强腰膝，祛风湿，利关节。用于肝肾不足、风寒湿邪犯于肌骨筋脉的关节筋骨疼痛，腰膝无力，活动不便等病症。

【用法用量】 每日饮3次，每次一小盅。

【制备方法】 上药用黄酒1.5 L浸，容器封固，置于锅中，隔水加热，煮1.5小时取出，埋土中7日退火毒，即可服用。

【资料来源】 《治疗与保健药酒》

虎骨羊角酒——原名“虎骨酒”

【药物组成】 酥制虎骨60 g 黄羊角屑60 g 芍药片60 g 白酒100 g

【功能主治】 益肾强骨，祛风止痛。主治肾气不充，风侵筋骨而引起的臀、胫疼痛等症。

【用法用量】 每日空腹服食1次，每次一小盅。

【制备方法】 将酥制虎骨、黄羊角屑、芍药片装入纱布袋内，扎紧口袋，将白酒、纱布药袋放入酒瓶内盖好盖，封口，浸泡10日即成。

【资料来源】 《中国药膳》

腰痛酒

【药物组成】 杜仲15 g 破故纸9 g 苍术9 g 鹿角霜9 g

【功能主治】 温肾散寒，除风利湿。用于风湿腰痛，远年腰痛。

【用法用量】 口服，每次2杯，早晚各1次，连服7日。

【制备方法】 将上药研成粗粉，加入白酒0.5 L，浸泡7日，过滤去渣即成。

【资料来源】 《中药制剂汇编》

葱子酒

【药物组成】 葱子20 g 杜仲(去粗皮，微炙黄)20 g 牛膝20 g 仙灵脾15 g 乌蛇(酒浸去骨，炙微黄)30 g 石斛20 g 制附子20 g 防风20 g 肉桂20 g 川芎15 g 川椒(去目及闭口者，微炒，去汗)15 g 白术20 g 五加皮20 g 炒枣仁20 g

【功能主治】 肾虚腰膝疼痛，延及腿足，腰脊拘急，俯仰不利。

【用法用量】 每次饭前，温饮一小盏。

【制备方法】 上药14味，共捣碎，置于净瓶中，用酒1.5 L浸之，封口，经7日后开取，去渣备用。

【资料来源】《药酒验方选》

复方白蛇酒

【药物组成】 白花蛇1条　虎胫骨60 g　当归30 g　川芎30 g　制附子40 g　肉桂40 g　熟地40 g　山萸肉40 g　萆薢40 g　石斛40 g　细辛40 g　黄芪40 g　天麻40 g　独活60 g　枳壳25 g　肉苁蓉40 g

【功能主治】 腰脚疼痛，行步艰难，皮肤痒痛不知。

【用法用量】 不拘时，随量温饮，常令微醉，随饮随添，味薄止。

【制备方法】 上16味药，大碎细，白布袋盛，置于瓮中，用醇酒3 kg浸，密封口，经7日后开。

【资料来源】《药酒验方选》

独活参附酒

【药物组成】 独活35 g　制附子35 g　党参20 g

【功能主治】 腰腿肿痛，四肢厥逆，小腹冷痛，身体虚弱。

【用法用量】 量性饮服，常使有酒气相续。

【制备方法】 上3味药碎细，盛净瓶中，用酒500 ml浸之，密封口，春夏5日，秋冬7日。

【资料来源】《药酒验方选》

补肾活血止痛药酒

【药物组成】 熟地黄　当归　川芎　白芍　五加皮　透骨草各10 g　威灵仙　杜仲　肉桂　陈皮　甘草各6 g　桑寄生　川牛膝12 g

【功能主治】 补肝肾，强筋骨，通络止痛。适用于腰腿痛。

【用法用量】 口服，每次50 ml，每日3次。可根据个人酒量适当调节。

【制备方法】 将上药研为粗末，加入白酒2 kg，浸泡半月左右即可服用。

【资料来源】《中华新医药》2003,(18):1698

消痛愈药酒

【药物组成】 当归 何首乌 元胡 钻山风 马钱子 鸡血藤 穿山甲各30 g 牛膝 丁公藤 独活 续断 伸筋草 乳香 血竭 红花 没药 枸栀子 鹿角胶各20 g 蜈蚣6条 五加皮 海风藤各40 g

【功能主治】 祛风除湿,活血化瘀,舒筋活络,通痹行经,消肿止痛。适用于腰腿痛,包括腰肌劳损、脊柱病变、风湿、类风湿关节炎等。

【用法用量】 口服,每次10～20 ml,每日3次。外用,将药酒擦于疼痛部位,轻手按摩10～15分钟。

【注意事项】 勿重按,以免损伤组织。

【制备方法】 将上药装入瓶中,加白酒3 000 ml,密封浸泡1个月即可,备用。

【资料来源】《中华临床医药杂志》2005,6(9):47

急性腰扭伤药酒

【药物组成】 当归 桃仁 红花各18 g 白芷 续断 乳香 没药 苏木各25 g 木香30 g 玄胡 路路通各50 g 羌活 独活各20 g 血竭30 g 伸筋草 透骨消各100 g

【功能主治】 行气活血,舒筋通络,消肿散瘀,解痉止痛。适用于急性腰扭伤。

【用法用量】 外用,用药酒揉按腰部至骶髂关节处,配合推拿手法。

【制备方法】 将上药用60度白酒10斤浸泡在罐中,密封,1个月后即可使用。

【资料来源】《中华临床医药杂志》2007,8(3):77

劳伤腰痛药酒

【药物组成】 炙黄芪15 g 杜仲 补骨脂(盐水炒)各6 g 红花3 g

核桃仁 8 g

【功能主治】 益气强肾，活血通络。适用于腰肌劳伤等症。

【用法用量】 口服，每次 10 ml，每日 2 次，早、晚饭后服用。

【制备方法】 用酒煎服。

【资料来源】 《选药指南》2009，(1)：21

牛膝石斛酒（《药酒汇编》）

【药物组成】 牛膝 40 g　石斛　杜仲　丹参　生地黄各 20 g　白酒 500 ml

【功能主治】 补肾强骨，活血通络。适用于肾虚腰痛、关节疼痛等症。

【用法用量】 口服，每次 10～15 ml，每日 3 次。

【制备方法】 将以上 5 味捣碎，置容器中，加入白酒，密封浸泡 7 日后，过滤去渣，即成。

【资料来源】 《养身药酒-东方药膳》

地杞血藤酒

【药物组成】 熟地黄　枸杞子　何首乌　鸡血藤　全当归各60 g　白酒 2 500 ml

【功能主治】 补肝肾，填精血。适用于腰膝酸软，面容萎黄，体倦乏力，精神不振等症。

【用法用量】 口服，每次 10～20 ml，每日 3 次，空腹服用。

【制备方法】 将前 5 味共制为粗末，置容器中，加入白酒，密封，经常摇动数次，浸泡 14 日后，过滤去渣，即成。

【资料来源】 《养生药酒-东方药膳》

风湿、麻木、拘挛

芍药酒方

【药物组成】 芍药二分　虎骨（炙）一两

【功能主治】 治风毒，骨髓疼痛。

【用法用量】 每次服二合，每日三次。

【制备方法】 上药研为细末，用夹绢袋盛，酒三升，浸五日。

【资料来源】 晋·《肘后备急方》；明·《普济方》

强肾祛湿酒

【药物组成】 秦艽 牛膝 芎䓖 防风 桂心 独活 茯苓各四两 杜仲 侧子各五两 石斛六两 丹参八两 干姜（一作干地黄） 麦门冬 地骨皮各三两 五加皮十两 薏苡仁一两 大麻子二升

【功能主治】 肾劳虚冷干枯，忧恚内伤，久坐湿地则损肾。

【用法用量】 每次服七合，每日二服。

【制备方法】 上十七味切细，用酒四斗渍七日。

【资料来源】 唐·《千金要方》

侧子酒

【药物组成】 侧子①（炮，去皮） 牛膝（酒浸，焙） 山茱萸（并子） 丹参 杜仲（去皮，炙，剉） 石斛（去根） 蒴藋根各二两 防风 细辛（去苗） 蜀椒（去目，炒出汗） 独活（去芦） 秦艽（去苗） 桂（去皮） 芎䓖 当归 白术 茵芋（去粗） 干姜（炮） 五加皮各一两半 薏苡仁（炒）半升

【功能主治】 治风湿痹痛，麻木，脚弱不能行。

【用法用量】 初次服三杯，再稍增加，以有效为度。

【制备方法】 上药剉如麻豆大，用生绢袋贮，清酒二斗浸，春夏浸三四宿，秋冬浸六七宿。

【资料来源】 唐·《千金要方》；宋·《圣济总录》；明·《普济方》

【附】 《圣济总录》方中有金牙三两。

小黄芪酒

【药物组成】 大黄（剉，生）一两 山茱萸二两 干姜（炮）三两半 黄芪 独活（去芦） 防风（去皮） 甘草（炙） 白术 蜀椒（去目并闭口者，炒

① 侧子：与附子根相连而生，小而有尖角者。性大热大毒。功用：治寒热、风痹、湿痹、风疹，为治风良药，制法及反恶畏忌，均与附子同。

出汗） 附子（炮，去皮脐） 牛膝 芎䓖 细辛（去苗叶）各二两 当归（切，焙） 桂（去皮）二两半 葛根 秦艽（去苗土） 乌头（炮裂，去皮脐）各二两

【功能主治】 治血痹及诸痹，甚者四肢不遂，风湿寒痹，举体肿胀，疼痛不仁，兼治风虚，痰癖[1]，四肢偏枯，两脚软弱，手不能上头或小腹缩痛，胁下挛急，心下有伏梁[2]，胁下有留饮，夜梦悲愁不乐，恍惚善忘，由风虚五脏受邪所致；或久坐腰痛，耳聋，卒起眼眩头重；或举体胀痛疼痛，饮食不思，畏寒冷，胸中痰满，心下气塞，及妇人产后余疾，风虚积冷不除者。

【用法用量】 初服三合，逐渐增加，以有醉意为度，每日服三次。

【制备方法】 上药切碎如麻豆，少壮人不用熬，虚老人微熬，用夹绢袋盛贮，用清酒一斗浸之，春夏五日，秋冬七日。

【资料来源】 唐·《千金要方》；宋·《三因极一病证方论》；明·《普济方》

【附】《普济方》：虚弱者加苁蓉二两，下利者，加女萎三两，多忘加石斛、菖蒲、紫石英各三两，心虚加茯苓、人参各二两，山药三两，酒尽可更以酒二斗渍服之。

牛膝酒

【药物组成】 牛膝（去苗）二两半 秦艽（去土）二两半 薏苡仁（炒）三分 天门冬（去心）二两半 细辛（去苗叶炒用） 附子（炮裂，去皮脐） 巴戟天（去心） 石楠叶（酒醋微炙）各一两三分 桂（去粗皮）二两 独活（去芦头）三两三分 杜仲（去粗皮，炙，剉）一两一分 五加皮（去粗皮）二两半

【功能主治】 治脾中风，手臂不收，行步脚弱，屈伸挛急，痿躄疼痛，痛痹不仁。

【用法用量】 每服二合，渐加至三四合，日三服，夜一服。

---

① 痰癖：古病名。见《诸病源候论·癖病诸候》指水饮久停化痰，流移胁肋之间，以致有时胁痛的病证。

② 伏梁：古病名，指腹部有包块，疼痛、腹胀的疾病。伏梁形容肿块疼痛，腹直肌隆起如梁一样，故名。

【制备方法】 右㕮如麻豆，生绢囊贮，以酒三斗浸之，冬十日，春七日，秋五日，夏三日。

【资料来源】 唐·《千金要方》；明·《普济方》

按：本方适合肾虚者服用。在制酒工艺上，随着季节温度不同，浸药时间亦不同，说明古人已经知道药物可溶性成分的浸出速度，与温度是正比关系，这也是药剂学中的较早发现。

白蔹薏苡酒

【药物组成】 白蔹 薏苡仁 芍药 桂心 牛膝 酸枣仁 干姜 甘草各一升 附子三枚

【功能主治】 治风拘挛不可屈伸。

【用法用量】 每次服一升，一日三次。

【制备方法】 以上九味药切碎，用醇酒二斗渍一宿，微火煎三沸。

【资料来源】 唐·《千金要方》

枸杞菖蒲酒

【药物组成】 枸杞根一百斤 菖蒲五斤

【功能主治】 治缓中风，四肢不随，行步不正，口急及四肢不得屈伸。

【用法用量】 少量饮服。

【制备方法】 上二味细㕮，以水四石，煮取一石六斗，去药渣，酿二斛米酒。

【资料来源】 唐·《千金要方》

独活石楠酒——原名“独活酒”

【药物组成】 独活四两 石楠四两 防风三两 茵芋二两 附子(去皮)二两 乌头(去皮)二两 天雄(去皮)二两

【功能主治】 主八风十二痹。

【用法用量】 饭前服，一次服半合，以知为度。

【制备方法】 上七味，切细，以酒二斗浸六日。

【资料来源】 唐·《千金翼方》

茵芋狗脊酒——原名“茵芋酒”

【药物组成】 茵芋 狗脊 踯躅花(生用) 乌头(生用) 附子(生用)各三两 天雄(生用)一两

【功能主治】 疗新久风,肢体麻木,活动不利,或拘急肿,或枯焦。

【用法用量】 初次服半合,不知增之,以知为度。

【制备方法】 上药切细,以酒一斗,绢囊盛药浸酒,冬浸八九日,夏五六日。

【注意事项】 忌猪肉、冷水。

【资料来源】 唐·《千金翼方》

五加祛湿酒——原名“五加酒”

【药物组成】 五加根茎(细剉五斗) 六月六日曲末三斗 黍米(糯米亦得)一石

【功能主治】 祛风湿。

【用法用量】 每次温服一盏,渐加勿令醉。又远志十两末之,下酿中,益炒玄参及蛇皮肉亦得,其糟与已下食之尤佳。

【制备方法】 以上三味用水五斗,合五加同下于大釜中,用木棒测量深浅,在水平处刻上记号,再添水一石五斗,共计两石,即用急火煎,取药汁减下至水刻处即得。以大盆安净筐,筐中安净布单兼滓漉著筐中,其汁在盆中唯有五斗,且别盛密封盖之,又重取所漉者五加滓,以水煮之,如别有五加添和同煮更佳,取此汁用淘米,拌饭炊之,如常炊法,用前五加浓汁渍曲,且炊米五斗酿之,余五斗分为两酘如常造酒法,酒熟压漉密封口。

【资料来源】 唐·《外台秘要》

按:五加皮辛苦而温,善于化湿。然《本草思辨录》曰:宜下焦风湿之缓证。若风湿搏于肌表,则非其所司。说明本酒对下焦风湿,两脚无力疼痛者较为相宜。

茵芋乌头酒

【药物组成】 茵芋 乌头(炮) 天雄(炮) 石南 女萎 附子(炮) 踯躅花(熬) 秦艽 木防己 防风各三两

【功能主治】 疗风湿痹，身体不能自主运动，四肢偏瘫，感觉低下，骨节疼痛，手足麻木，皮中似有虫行，搔之生疮，瘾疹起发，眩晕，甚者狂走，历节肿。

【用法用量】 早晨服一合，无效，逐渐加至二合，以意念导下。

【制备方法】 上药切细，用绢袋盛，以清酒三斗，夏三日，春秋五日，冬七日。

【注意事项】 本方不宜多服、久服。阴虚火旺、体弱者忌服。

【资料来源】 唐·《外台秘要》

金牙侧子酒

【药物组成】 侧子(炮) 牛膝 丹参 山茱萸 蒴藋根 杜仲(去皮，炙) 石斛各四分 防风 干姜 椒(汗) 细辛 独活 秦艽 桂心 芎䓖 当归 白术 茵芋炙各二分 五加皮十分 薏苡仁(碎)一斤

【功能主治】 治肢体疼痛，麻木重着，痿弱无力。

【用法用量】 初次服三合，每日服二次。逐渐增加，以有效为度。

【制备方法】 上药切细，用绢袋盛，用清水四五升，浸五六宿。

【注意事项】 忌猪肉、冷水、生葱、生菜、桃、李、雀肉等。有阴虚火旺症状者忌用。

【资料来源】 唐·《外台秘要》

五粒松叶浸酒

【药物组成】 五粒松叶(十月初采)三斤 麻黄(去根节)三两 防风(去芦头)三两 天雄(炮裂，去皮脐)一两 独活三两 秦艽(去苗)二两 肉桂(去皱皮)三两 牛膝(去苗)四两 生地黄二斤

【功能主治】 治风。

【用法用量】 每次温服一小盏，每日三次。

【制备方法】 上药剉细和匀，用生绢袋盛，用好酒四斛浸没，春秋七日，冬十四日，夏五日。

【注意事项】 忌毒滑、动风物。

【资料来源】 唐·《外台秘要》、宋·《太平圣惠方》

茄根牛膝浸酒——原名“茄根浸酒”

【药物组成】 干茄子根(未着霜者,细剉,饭上蒸一炊时)二斤 苍耳子(微炒,捣碎)一升 牛膝(去苗)一升 鼠黏子(微炒,捣碎)一升 大麻子(微炒捣碎)一升 牛蒡根(切,酥炒黄)一斤 防风 萆薢(晚蚕沙半斤微炒)二两 枸杞子 败龟(涂酥炙,微黄,捣为末)二两 虎胫骨(涂酥炙微黄、捣为末)二两 桔梗(去芦头)一两 羌活二两 秦艽(去苗)二两 附子(炮裂,去皮脐)二两

【功能主治】 通利关节,治麻木,除疼痛,去挛缩,强腰膝。

【用法用量】 每日空腹服,中午夜晚,量力温服一盏。

【制备方法】 上药细剉,生绢袋盛,用好酒三斛浸,入瓷瓶内,密封口,经十四日开启,开时不得面对瓶口。

【注意事项】 忌毒滑鱼肉。

【资料来源】 宋·《太平圣惠方》

麻仁酒

【药物组成】 火麻仁

【功能主治】 治骨髓风毒疼痛,不可运动,肠胃风毒及燥结不通。

【用法用量】 空腹温服一帖。

【制备方法】 火麻仁水浸,取沉者一大升曝干,放入银器中旋旋慢炒香熟,入木臼中捣至万杵,待细如白粉即止,平分为十帖。每用一帖,取家酿无灰酒一大碗,同麻粉、用柳槌蘸入砂盆中擂之,滤去壳,煎至减半。或取火麻仁,袋盛浸酒。

【资料来源】 宋·《太平圣惠方》;明·《本草纲目》

虎骨羚羊酒——原名“虎骨浸酒方”

【药物组成】 虎胫骨(涂酥,炙令黄)五两 羚羊角屑 酸枣仁(微炒) 猪椒根各一两 五加皮二两 枳实(麸炒微黄) 丹参 芎䓖 桂心 地骨皮各一两 生干地黄二两

【功能主治】 治肝劳[1]，肢节疼痛，筋脉挛缩。

【用法用量】 饭前温服一盏。

【制备方法】 上药细剉，以生绢袋盛；用好清酒一斗五升浸渍。经七日后启服。

【资料来源】 宋·《太平圣惠方》；明·《普济方》

薏苡仁牛膝浸酒方——原名"薏苡仁浸酒方"

【药物组成】 薏苡仁半斤 牛膝（去苗）五两 赤芍药 酸枣仁（微炒） 干姜（炮制） 附子（炮裂微炒，去脐） 柏子仁 石斛（去根）各三两 甘草（微炙赤）二两

【功能主治】 治肝风，拘挛不可屈伸。

【用法用量】 每次不论时候，温服一小盏，其酒旋添，味淡即止。

【制备方法】 上药细剉，和匀，以生绢袋盛，用酒二斗，浸七宿。

【注意事项】 忌猪肉、毒鱼。

【资料来源】 宋·《太平圣惠方》

茵芋薏苡酒——原名"茵芋酒浸方"

【药物组成】 茵芋 白及 薏苡仁 赤芍 桂心 牛膝（去苗） 酸枣仁（微炒）各一两 干姜（炮制）一两 附子（炮制，去皮脐）二两 甘草（微炙赤）一两

【功能主治】 治肝脏风，筋脉拘挛，不可屈伸。

【用法用量】 每次温服一盏，不拘时候。

【制备方法】 上药细剉，和匀，以生绢袋盛，酒二斗，浸七宿。

【资料来源】 宋·《太平圣惠方》；明·《普济方》

松叶独活酒——原名"松叶酒"

【药物组成】 松叶一斤 独活十两 麻黄（去节）十两

【功能主治】 除一切风邪引起的两脚酸痛，挛急或无力，疼闷顽

① 肝劳：病症名，指精神受刺激引起的情志紊乱，思维障碍，如头晕，目眩，胸胁胀痛，焦虑不安，谵妄幻视，虚烦不眠，精神错乱。

痹，不能久立，手举不上头，腰背强直，半身不遂，头痛，耳聋目暗，见风泪出。鼻不闻香臭，唇口生疮，恶疰流转，如锥刀所刺。

【用法用量】 每次温饮一小盏，每日三次。

【制备方法】 上药细剉，放入生绢袋盛，以酒五斗，入瓮密封渍之，春秋七日，冬十日，夏五日。

【资料来源】 宋·《太平圣惠方》

海桐皮天麻浸酒——原名“海桐皮浸酒”

【药物组成】 海桐皮 五加皮 独活 侧子(炮裂，去皮脐) 天麻 桂心 防风(去芦头) 枳壳(麸炒，微黄去瓤) 杜仲(去皱皮，炙微黄)以上各一两 牛膝(去苗)五两 薏苡仁六两 生地黄半斤

【功能主治】 治风。

【用法用量】 每日随酒量饮一盏，常使有酒气，不得大醉。

【制备方法】 上药剉细和匀，以生绢袋盛，用清酒一斛浸，春夏浸七日，秋冬浸二七日。

【资料来源】 宋·《太平圣惠方》

百灵藤酒

【药物组成】 百灵藤 糯米 神曲

【功能主治】 治诸风。

【用法用量】 饮服。以汗出为效。

【制备方法】 百灵藤十斤，水一石，煎汁三斗，入糯米三斗，神曲九两，如常酿成。三五日，再炊一斗，糯饭候冷投之，即熟。澄清。

【资料来源】 宋·《太平圣惠方》；明·《本草纲目》

天雄肉桂酒

【药物组成】 天雄(炮裂，去皮脐)三两 川椒(去目)三两 干姜(炮裂)二两 茵芋二(三)两 附子(炮裂，去皮脐)二两 肉桂(去皱皮)三两 牛膝(去苗)三两 川乌头(炮裂，去皮脐)二两 白蔹半(二)两 踯躅花(微炒)三两

【功能主治】 一切风。

【用法用量】 每服一小盏，以后渐之增加，空心及晚饭前服，并

用酒调下药散二钱。

【制备方法】 上药细剉，用生绢袋盛，以好酒二斛浸之，春夏五日，秋冬七日。夏日恐酒酸，以油单裹瓶，悬于井中，近水即不酸也，其药渣曝干，捣细罗为散。

【注意事项】 忌食生冷、猪、鸡肉、豆豉。

【资料来源】 宋·《太平圣惠方》

桑枝柳枝浸酒——原名“桑枝浸酒”

【药物组成】 花桑枝一斤 垂柳枝一斤 槐枝一斤 羌活三两 牛膝(去苗)三两 黑豆(炒熟)一升 附子(炮裂，去皮脐)三两 桂心三两 熟干地黄三两

【功能主治】 治风。

【用法用量】 每日饭前饭后，任性暖饮一二小盏，不得过度，只要醺醺然，常有酒气为妙。

【制备方法】 上药剉细和匀，用生绢袋盛，用好酒五斛，浸七日。

【注意事项】 忌生冷、毒鱼、猪肉。

【资料来源】 宋·《太平圣惠方》

乌鸡酿酒方

【药物组成】 乌鸡一只(其鸡先以笼养，用大麻子五升与鸡吃，即便用鸡，去毛及肠胃，净洗拭干，将其肉碎锉，毛即烧灰，亦同酿酒) 羌活三两 桂心一(二)两 牛膝(去苗)四两 芎䓖二两 附子(炮裂，去皮脐)三两 防风(去芦头)三分(两) 萆薢三两 熟干地黄四两 乌蛇(去皮骨，炙微黄)六两酒浸 独活五两 石斛(去根)三两 虎胫骨(涂酥炙微黄)五两 当归二两 海桐皮五两 丹参四两 白胶香一(二)两 地骨皮一(十)两 五加皮十两 百灵藤一(十)两 松节十两

【功能主治】 治风。

【用法用量】 每日饮服三四盏，不拘时候。

【制备方法】 上药细剉和匀，以水二硕，煎取五斛，与曲末如常法酿酒，候熟。

【注意事项】 忌生冷、毒、滑、动风物。

【资料来源】 宋·《太平圣惠方》

茵芋萆薢酒——原名“茵芋浸酒”

【药物组成】 茵芋 萆薢 蜀椒(炒出汗) 狗脊(去毛) 桂(去粗皮) 附子(炮)各一两 牛膝(去苗,酒浸) 石斛(去根) 生姜各一两半

【功能主治】 治风寒湿痹,皮肉不仁,骨髓疼痛,不可忍。

【用法用量】 每次服一盏,或二盏,酒服至半,即再添新酒,觉味淡为止。

【制备方法】 上药切细,以绢袋贮,以酒一斗浸经三二宿。

【资料来源】 宋·《圣济总录》;元·《御药院方》

巨胜生姜酒——原名“巨胜浸酒方”

【药物组成】 巨胜(炒)一升 薏苡仁(炒)半升 生姜一两 地黄一两

【功能主治】 治风湿痹,脚膝无力,筋挛[1]急痛。

【用法用量】 每服五合,空心临卧温服。

【制备方法】 上药切碎拌匀,生绢袋贮,用酒二斗浸,春夏三五日,秋冬各六七日。

【资料来源】 宋·《圣济总录》;明·《普济方》。

按:本方巨胜即脂麻别名,甘平无毒,补肝肾,润五脏,逐风湿,为君药。薏苡仁甘淡健脾利湿为臣,生姜辛温散寒,帮助消化,地黄滋阴补肾,所以本方祛邪兼有扶正,药性温和,特别适用于老年风虚痹弱,四肢乏力,腰膝酸痛患者。

天雄独活酒——原名“天雄浸酒方”

【药物组成】 天雄(炮裂,去皮脐) 附子(炮裂,去皮脐)各一两 防风(去皮) 独活(去芦) 当归(切、焙) 白术各二两 五加皮 芎劳 桂(去粗皮) 干姜(炮)各二两

【功能主治】 治寒湿著痹,皮肉不仁,及骨髓疼痛者。

【用法用量】 每次温饮一盏,任性加减,以知为度。

---

① 筋挛:见《灵枢·刺节真邪篇》指四肢肌肉挛缩运动失灵。

【制备方法】 上药剉如麻豆大，以夹绢袋盛，用无灰清酒一斗浸，春夏五日，秋冬七日。

【资料来源】 宋·《圣济总录》

独活杜仲酒——原名“独活酒”

【药物组成】 独活（去芦）半两 当归（切，焙）半两 杜仲（去皮，切，炒）一两 芎䓖半两 熟干地黄（焙）半两 丹参一两二分

【功能主治】 治腰脚冷痹麻木疼痛。

【用法用量】 每次温服一盏，不拘时，常令如醉，不能饮酒者，酌量饮服。

【制备方法】 上药剉细用酒五升，放入瓷瓶内浸，密封，以重汤煮一二时辰，取出候冷开封。

【资料来源】 宋·《圣济总录》

按：方中独活祛风胜湿，散寒止痛，并入肾经；当归、川芎、丹参、地黄，滋阴养血，活血通络；杜仲壮腰补肾。全方药性温和，补养与治病兼顾，适宜于年老体弱者服用。

海桐皮枳壳酒——原名“海桐皮酒”

【药物组成】 海桐皮 五加皮 川独活 防风 枳壳 杜仲（炒）各一两 牛膝 薏苡仁各二两 生地黄半斤

【功能主治】 治风毒流于脚膝，行立不得。

【用法用量】 每日三二杯，空腹服，每日三四次，常使酒气醺醺不绝。

【制备方法】 上药剉细，用绵包裹，以无灰酒二升浸，春七日，秋冬五日，夏三日。

【资料来源】 宋·《圣济总录》

醍醐酒

【药物组成】 醍醐[1]

---

① 醍醐：酥酪上凝聚的油，入药宜用重绵滤过，铜器煮二三沸用。

【功能主治】 治寒湿周痹。

【用法用量】 上一味药，每日空腹，以温酒五合，和一匙许服之。

【资料来源】 宋·《圣济总录》

按:醍醐性甘冷利无毒，有明目、添精、补髓、益中填骨的功效，治中风烦热、风湿虚痹等。其性润滑，宜血热枯燥之人，脾胃虚滑者禁用。

牛膝肉桂酒——原名"牛膝酒"

【药物组成】 牛膝　秦艽(去苗土)　芎䓖　防风(去叉)　桂(去粗皮)　独活(去芦头)　丹参　白茯苓(去黑皮)各二两　杜仲(去粗皮，剉，炒)　附子(炮裂，去皮脐)　石斛(去根)　干姜(炮)　麦门冬(去心)　地骨皮各一两半　五加皮五两　薏苡仁一两　大麻子(炒)半分

【功能主治】 治肾气虚冷，复感寒湿，肢体疼痛。

【用法用量】 每次半盏，空心温服，日服二次。

【制备方法】 以上十七味药，剉切如麻豆大，用生绢袋盛，酒一斗浸，春夏三日，秋冬五日。

【资料来源】 宋·《圣济总录》

独活金牙酒——原名"独活酒"

【药物组成】 独活(去芦头)一斤　金牙　细辛(去苗叶)　地肤子　莽草　熟干地黄(切，焙)　蒴藋根　防风(去叉)　附子(炮裂，去皮脐)　续断　蜀椒(去目并闭口，炒出汗)各四分

【功能主治】 治肉苛[①]，肌肉麻木，通身痛重。

【用法用量】 温服二合，每日三次，剂量渐增。

【制备方法】 上十一味药，除金牙外，均剉细，以绢袋盛，用清酒五升浸，用泥密封器口，夏三宿，冬五宿酒成，其金牙另捣为末，以囊盛，放入大绢囊中。

【资料来源】 宋·《圣济总录》

---

① 肉苛:肌肉萎缩无力，麻木不仁。

复方五味子酒

【药物组成】 五味子一石 防风(去叉)一两 枸杞子(用根白皮,剉)一两 牛膝一两 牡丹(去心)一两 肉苁蓉(切炒)一两 黄芩(去黑心)一两 白术一两 丹参(去土苗微炙)一两 当归(切焙)一两 甘草(炙剉)一两 枳壳(麸炒,去瓤)一两 桂(去粗皮)一两 厚朴(去粗皮,涂姜汁炙五遍)一两 五加皮(剉)一两 泽泻一两 知母(焙)一两 细辛(去须叶,轻炒)一两 白芷(炒)一两

【功能主治】 治营虚卫实,肌肉麻木,病名肉苛。

【用法用量】 每日空腹午时、夜卧,各温服五合,久服渐加至七合,一升,勿使醉吐。

【制备方法】 上药剉如麻豆大小,生绢囊盛,用好酒二斗密封浸,经七日。

【资料来源】 宋·《圣济总录》

萆薢黄芪酒——原名“萆薢酒”

【药物组成】 萆薢 防风(去叉) 菟丝子 杜仲(去粗皮,剉,炒) 黄芪 菊花 天雄(炮裂,去皮脐) 石斛(去根) 生干地黄(焙) 地骨皮 续断 金牙石[1](煨,醋碎) 石南 肉苁蓉(酒浸,切焙) 蜀椒(去目闭口者,出汗)各一两

【功能主治】 治血痹[2]及五脏六腑,皮肤骨髓,肌肉筋脉等疾,不问新病还是久病。

【用法用量】 每次根据酒量服,酒减少一升,再添酒一升,药味淡了再另配制,年老人亦可服。

【制备方法】 上药切碎如麻豆大,夹绢袋盛贮,以无灰酒五升,浸二七日。

【资料来源】 宋·《圣济总录》

---

① 金牙石:《别录》下品。多产于川陕山中,似蜜栗子,上有金星,咸平无毒,治一切冷风,筋骨挛急,腰脚不健。

② 血痹:痹症之一,多因体虚汗出,当风卧睡,风邪乘虚而入,气血阻闭,不得畅行引起。表现为肢体麻木不仁,肢节疼痛等。

茵芋细辛酒——原名“茵芋酒”

【药物组成】 茵芋(去粗皮) 附子(炮,去皮脐) 天雄(炮,去皮脐) 乌头(去皮脐) 秦艽(去土) 女萎 防风(去梢) 羊踯躅 防己 石南 细辛(去苗叶) 桂(去粗皮)各一两

【功能主治】 治风血痹,肌体手足痿弱,四肢拘挛。

【用法用量】 初次服一合,每日三次,逐渐增加。

【制备方法】 上药切细,如麻豆大,夹绢袋贮盛,以清酒五斗浸药,冬浸七日,夏三日,秋五日,春五日。

【资料来源】 宋·《圣济总录》;明·《普济方》

天雄浸酒

【药物组成】 天雄(炮裂,去皮脐) 茵芋(去粗茎)各三两 防风(去叉) 蜀椒(去目并闭口者,炒出汗)各半两 干姜(炮)一两 羊踯躅(炒)一两半 附子(炮裂,去皮脐) 乌头(炮裂,去皮脐)各二两

【功能主治】 治肾中风,筋急,两膝不得屈伸,手不为用,起居增剧,恶风寒,通身流肿生疮;凡风冷疾病,在膝腰,挛急缓纵,悉理。

【用法用量】 空腹每次饮一合,渐加至一合半,空心临卧各一服。

【制备方法】 上药切细如麻豆大,用生绢囊贮,以酒一斗五升浸之,春夏五日,秋冬七日,开取。

【注意事项】 本方多辛热之品,对阴虚火旺患者或由热毒引起的疮疡忌用。

【资料来源】 宋·《圣济总录》

【附】 酒尽,将渣曝令干,捣细罗为散,每服半钱,渐加至一钱匕,服时候如前。

神应酒

【药物组成】 茵芋(炙) 附子 天雄(并去目,去皮脐) 丹参 蜀椒(去目,并闭口炒出汗) 踯躅花 甘草(炙) 石菖蒲 桂(去粗皮) 干姜(生用) 乌头(生用去皮脐) 独活(去芦头) 地骨皮 秦艽(去苗土) 防风(去叉) 芎䓖 人参 当归 白芷 藁本(去苗土) 生干地黄各二

两　白鲜皮　栾荆(炙)各二两

【功能主治】　治风湿及诸风痰。

【用法用量】　每日空腹饮半盏，渐渐加饮，每饮后，食饭二三匙，每饮一盏，即添酒一盏浸药，药味尽即止。

【制备方法】　上二十三味药，均细剉，以无灰酒三斗，于密器中浸，经七日成。

【注意事项】　忌热肉、面、鸡、鱼、牛肉、油腻、果子、陈臭豉汁等物。

【资料来源】　宋·《圣济总录》

乌麻人参酒——原名“乌麻酒”

【药物组成】　乌麻十两　人参　防风　茯苓　细辛　秦椒(炒，出汗)　黄芪　当归　牛膝　桔梗各一两半　干地黄　丹参　薯蓣　矾石(煅)各三两　山茱萸　川芎各二两　麻黄(去节)　白术各二两半　五加皮　生干姜各五两　大枣　钟乳粉(别以小袋子盛)各二两

【功能主治】　治筋虚极[1]，精神抑郁多悲思，腹内疼痛，脾胃虚寒，十指甲痛，手脚拘挛，运动不利，转筋频频，舌卷，睾丸收缩，唇青，面色苍白，不思饮食。

【用法用量】　每次温服三合，每日二次。

【制备方法】　上药剉散，用清酒二斗半，同浸五宿。

【资料来源】　宋·《三因极一病证方论》

鲁公酒

【药物组成】　茵芋　川乌头(炮，去皮脐)　踯躅花　天雄(炮，去皮脐)　防风　石斛(去根)各一两　细辛(去苗)　柏子仁　牛膝(去苗)　甘草(炙)　通草　桂(去皮取心)　山茱萸　秦艽(去苗土)　黄芩　茵陈蒿　瞿麦　附子(炮，去皮)　杜仲(去皮)　泽泻　王不留行　石楠叶　防风　生干地黄各半两　远志(去心)[2]

【功能主治】　痹证。

① 筋虚极：系肝失去津液滋养而得的病，表现为手足拘挛，频发经筋，十指疼痛等。

② 远志：剂量脱。

【用法用量】 每服一盏,常令酒气相续。

【制备方法】 上药切细,酒四斗,渍十日。

【资料来源】 宋·《全生指迷方》

虎骨天麻酒——原名"浸酒"

【药物组成】 虎胫骨(炙令黄,捶碎如叶子)八两 丹参 天麻 牛膝各一两 杜仲 芎䓖 羚羊角各六分 乌头(炒令得所)二升 菝葜 人参 桂各一两 薏苡仁八分 南椒(择去闭者)半两

【功能主治】 治各种头目腰脚筋骨风,益血添力气。

【用法用量】 空腹量性饮,常令微有酒气,取一盏,添一盏,药味薄则换。

【制备方法】 上药剉细,吹去末,生绢袋宽盛,沉于三斗酒中浸令没,密封,经七日开。

【资料来源】 元·《御药院方》;明·《普济方》

松根酒

【药物组成】 松根

【功能主治】 壮筋骨。治风。

【用法用量】 适量饮服。

【制备方法】 以松树下掘坑置瓮,取松根津液酿酒。

【资料来源】 元·《饮膳正要》

花蛇酒

【药物组成】 白花蛇肉 1 条

【功能主治】 治诸风,顽痹瘫缓,挛急疼痛,恶疮疥癞。

【用法用量】 适量饮服。

【制备方法】 用白花蛇肉 1 条,袋盛,同曲置于缸底,糯饭盖之,21 日,取酒。

【资料来源】 明·《本草纲目》;《普济方》

槐枝酒

【药物组成】 槐枝

【功能主治】 治肢麻痿痹。

【用法用量】 适量饮服。

【制备方法】 槐枝煎汁,如常酿酒。

【资料来源】 明·《本草纲目》

茵陈酒

【药物组成】 茵陈蒿一斤　秫米一石

【功能主治】 治风疾,筋骨挛急。

【用法用量】 适量饮服。

【制备方法】 用炙黄茵陈蒿一斤,秫米一石,曲三斤,如常法酿酒。

【资料来源】 明·《本草纲目》

南藤酒

【药物组成】 石楠藤①

【功能主治】 治风虚,逐冷气,除痹痛,强腰脚。

【用法用量】 适量饮服。

【制备方法】 石楠藤煎汁,同曲,米酿酒。

【资料来源】 明·《本草纲目》

石斛杜仲酒——原名"石斛浸酒"

【药物组成】 石斛(去根)五两　牛膝(酒浸,切,焙)一两　杜仲(去粗皮,炙)半两　丹砂六两　桂(去粗皮)四两　丹参一两二分

【功能主治】 治风湿寒冷,伤著腰脚,冷痹麻痛不仁。

【用法用量】 每温一盏服,不拘时,常令如醉。

【制备方法】 上药剉,用酒一斗,瓷瓶内浸密封,以重汤煮二三小时辰取出,候冷开封。

【注意事项】 忌芜荑。丹砂含汞,不可多用、久用。

【资料来源】 明·《普济方》

---

① 石楠藤有二种:(a)为胡椒科植物湖北胡椒或绒毛胡椒的带叶茎枝。(b)为胡椒科植物山蒟的茎叶。本方所用为第一种,味辛性温,有祛风湿、通经络、温腰脚、止痛的功能,主治风寒湿痹,筋骨疼痛,腰痛,手术后疼痛。

按:石斛多用于生津益胃,古人用于健脚膝,驱冷痹,所以有除痹、补虚二大功能。综观全方,牛膝、杜仲、丹参、桂枝兼有祛邪、扶正两个方面。丹砂,李时珍认为"随佐使而见功,无所往而不可"。但因含汞不可多用,久用。

虎骨狗脊酒——原名"虎骨酒"

【药物组成】 虎胫骨(酥炙)三两半 川当归(酒洗焙) 川附子(炮,去皮脐) 大川乌(炮,去皮尖)各一两半 川羌活 川芎 独活 赤白芍 白术 杜仲(去粗皮,姜炒去皮) 萆薢 防风(去芦) 肉桂(去粗皮) 肉苁蓉(酒洗,焙) 川牛膝(酒洗,焙) 黄芪(去芦) 金毛狗脊(烧去毛) 白茯苓(去皮) 白蒺藜(炒,去刺) 人参(去芦) 天麻各一两 川续断一两

【功能主治】 大和气血,通行荣卫,补虚排邪,有益真气。治各种风痹,手足疼痛,步履艰难,腿膝缓弱,久服身轻体健,行动快捷。

【用法用量】 每次服一杯,空腹温服,留药渣,晒干或焙干为末,酒糊丸,温酒送下。

【制备方法】 上药剉散,以生绢袋盛,用无灰酒一斗浸之,密封瓶口。春浸三日,夏浸二日,秋七日,冬十日。

【资料来源】 明·《普济方》

地榆酒①

【药物组成】 地榆汁

【功能主治】 补脑。治风痹。

【用法用量】 适量饮服。

【制备方法】 用地榆汁酿酒。

【资料来源】 明·《普济方》

夏英公酒

【药物组成】 防风(细剉) 萆薢 羌活 秦艽 牛膝 败龟板

① 原无方名,今增。

虎骨　桔梗　晚蚕沙(炒黄)各二两　苍耳(去刺搥碎，酥炙)五升　干茄根(洗剉蒸)八两　枸杞子(炒)五两

【功能主治】 治风疾，除一切风毒湿痹瘫痪等疾。

【用法用量】 每日空腹，中午及早晨，各服一盏，常令有酒气，服一个月。

【制备方法】 上十二味药，用好酒三斗浸，瓶盛，封口，二七日开，瓶口不得向脸面，恐酒气冲头目。

【资料来源】 明·《普济方》

仙人杖浸酒

【药物组成】 仙人杖[①]一斤四两

【功能主治】 治柔风，脚膝痿弱，久积风毒，上冲肩髆胸背疼痛，妇人产后中风，兼治一切热毒风。

【用法用量】 每日温饮一盏至二盏，不拘时，酒欲尽，再入五升，依前温服。

【制备方法】 用仙人杖一斤四两，先刮去上皮，剉(枸杞根白皮是也)用生绢袋囊贮，以酒二斗浸七日。

【资料来源】 明·《普济方》

小金牙酒

【药物组成】 金牙　细辛　地肤子　莽草　干地黄　防风　葫芦根　附子　茵芋　续断　蜀椒　独活各四两

【功能主治】 治风邪引起的疾病，虚劳湿冷，肌肉弛缓不仁，不能行步。

【用法用量】 取酒温服二合，三日渐增之。

【制备方法】 金牙先捣末，别盛绛囊，余皆薄切，和金牙共放入大绛囊，用清酒四斗浸药，密封器口。

【资料来源】 明·《普济方》

---

① 仙人杖：为禾本科植物淡竹及苦竹等枯死的幼竹茎秆，味咸性平。

千金藤酒[1]

【药物组成】 千金藤根一两　烧酒一斤

【功能主治】 治风轻身。

【用法用量】 每晚睡前服一小杯，连服十日。

【制备方法】 以千金藤浸酒七日服之。

【资料来源】 明·《普济方》

按：《本草拾遗》"千金藤有数种，南北名目不同，大略主疗相似，或是皆近于藤"。本方所指为防己科植物千金藤的根或茎叶。《本草拾遗》所述"千金藤"除此外还应包括防己科植物粪箕笃、粉防己等在内。

河间防风酒

【药物组成】 防风　当归　赤茯苓　杏仁（去皮尖，炒）各一钱　甘草　桂各五分　黄芩　秦艽　葛根各二分　麻黄（去节）五分

【功能主治】 行痹走注不定，痛风[2]。

【用法用量】 适量温服。

【制备方法】 水酒各二盏，枣三枚，姜五片，煎一盏，去药渣。

【资料来源】 明·《赤水玄珠》

虎胫骨浸酒

【药物组成】 虎胫骨（炙令黄）二斤　牛膝二两　芍药三两　防风四两　桂枝一两

【功能主治】 治风毒在骨节，疼痛不可忍。

【用法用量】 随性饮服。

【制备方法】 上药共切细，以生绢袋盛，浸酒二斗，经三两宿。

【注意事项】 忌牛肉，生葱。

【资料来源】 明·《医方类聚》

浸虎骨酒

【药物组成】 防风二两　秦艽二两　萆薢二两　羌活二两　虎骨二

---

① 原无方名，今增。

② 痛风：指身体某部发生剧痛的病，痛处皮现青色，触物如火灼，即痛痹一类病症。

两　川牛膝二两　败龟壳二两　晚蚕沙二两　枸杞子五两　苍耳四两　川乌二两　松节二两　当归二两

【功能主治】　专治一切风疾。

【用法用量】　每日早、午、晨各饮酒一盏，勿使药力断绝，候病痊时，将药晒干为末，酒糊为丸，如桐子大，每次服三五十丸，空腹用好酒送下。

【制备方法】　上药剉碎，用无灰酒一斗，放入药浸在坛内，牢固密封，俟十四日，开坛取酒。

【资料来源】　明·《医方类聚》

苍术酒

【药物组成】　苍术三十斛

【功能主治】　诸般风湿，疮疡脚气下重。

【用法用量】　不拘时，适量饮服。

【制备方法】　苍术洗净打碎，以东流水三石，浸二十日，去药渣，以汁浸曲，如家造酒法。

【注意事项】　忌桃李。

【资料来源】　清·《寿世青编》

祛风越痹酒

【药物组成】　白术 150 g　当归 150 g　杜仲 90 g　牛膝 90 g　防风 90 g　苍术 60 g　川芎 60 g　羌活 60 g　红花 60 g　威灵仙 30 g

【功能主治】　凡风湿关节疼痛，活动不便，或肢体麻木、腰膝酸软无力者，常可服之。

【用法用量】　每日早晚各饮 1 次，适量饮用。

【制备方法】　将上述药物剉片，以绢袋盛好，置于酒坛中封固，用无灰酒 10 kg 浸 5～7 日，再隔水加热煮透。

【资料来源】　清·《林氏活人录汇编》;《治疗与保健药酒》

按：本方所用祛风湿、通经络之药，皆避免大毒刚猛之品，配方安全和缓，又助以养血活血、补益肝肾的药物，扶正祛邪兼顾，看似平淡，深合医旨。

史国公酒

【药物组成】 当归(酒洗) 虎骨(酥炙) 羌活 鳖甲(酥炙) 萆薢 防风 秦艽 川牛膝(酒浸) 松节(杵) 晚蚕沙(炒)各二两 枸杞子五两 茄根蒸熟(八两) 白酒

【功能主治】 四肢麻木,风湿痹痛,关节不利,手足不遂。

【用法用量】 口服1～2次,每服6～9 g。

【制备方法】 上药切细,绢袋盛,浸高粱酒5 L,封10日,滤清,加冰糖500 g。

【注意事项】 忌食腥发风动气之物。

【资料来源】 清·《医方集解》;《杂病证治类方》;《成药全书》

固春药酒

【药物组成】 鲜嫩桑枝 大豆黄卷(或用黑大豆亦可) 生苡仁枢木子(即十大功劳红子也,黑者名极木子,亦可用,无则用叶,或用南天烛子亦可)各四两 金银花 五加皮 木瓜 蚕沙各二两 川黄柏 松子仁各一两

【功能主治】 治风寒湿袭入经络,四肢痹痛不舒,俗呼风气病,不论新久,屡治辄效。

【用法用量】 每日饮一二杯,病轻者,一二斤即愈。

【制备方法】 上十味,绢袋盛而缝之,以好烧酒十斤,生白蜜四两,共装坛内,将口封固扎紧,水锅内蒸三炷香取起,放泥地上七日,即可。

【资料来源】 清·《随息居饮食谱》

复方芫花根皮酒

【药物组成】 芫花根皮30 g 川乌15 g 草乌15 g 桃仁15 g 没药15 g 羊踯躅(闹羊花)15 g 热参(华山参)15 g 雪上一枝蒿15 g

【功能主治】 风湿疼痛。

【用法用量】 将棉球蘸酒涂擦患处,先轻后重,直至药液干燥为止。每日早、晚各1次,10日为1个疗程。如不愈者,隔3～5日后,再进行第二疗程。若病情严重,面积大及游走痛,冷擦不易时,可同

时配合内服鸡矢藤(干的也可)15 g,水煎分 2 次服;或木通 30～60 g,每日晚上水煎好后,加少许红糖一次服,取微汗,体弱及儿童减量。

【制备方法】 将上药切碎混合后,加入 95%乙醇(酒精)500 ml 浸泡 10～15 日即成。

【资料来源】 《广西赤脚医生》1977,(1):38

冯了性药酒

【药物组成】 丁公藤 19.2 kg 白芷 1.6 kg 五加皮 1.2 kg 麻黄 3.2 kg 青蒿子 1.6 kg 当归尾 1 kg 桂枝 1.6 kg 小茴香 1.2 kg 川芎 1 kg 威灵仙 1.6 kg 防己 1.2 kg 建栀 1 kg 羌活 1.2 kg 独活 1.2 kg 白酒(50 度)192 kg

【功能主治】 祛风通络,散寒止痛。治疗风寒湿痹,四肢麻木,筋骨酸痛。

【用法用量】 常用量:口服,每次 15 g,每日 3 次,空腹饮服,年老体弱者减半。若有酸痛时,宜用老生姜磨碎,加药酒少许,用碗或杯盛,隔水炖热,频擦患处。

【制备方法】 ①温浸法:在浸泡期间,加热 1～5 次,但须以成品的色泽为质量标准而确定,通常是加热 2～3 次。加热方法,是以水浴为热源,浸液通过管道间接加温。②冷浸法:密闭、静置浸泡,时间以夏秋季短,春冬长,一般在 45～60 日之间。开缸时,检验质量,如不符标准还须续浸。

【资料来源】 《中成药研究》1979,(4):39

按:"冯了性药酒"广东名为"冯了性风湿跌打药酒",上海曾一度改名为"风痛药酒",现据上海市卫生局"沪卫药(79)第 10 号"文件批准,仍恢复"冯了性药酒"名称。

四乌一子酒

【药物组成】 川乌 乌梢蛇 草乌 乌梅 草子各 15 g

【功能主治】 痛痹。

【用法用量】 以布蘸酒外擦痛处,擦至痛处有热感为度,每日 2～3 次,直至疼痛消为止。

【制备方法】 入500 ml白酒内，一般浸1星期即可应用，浸泡时间长则更好。

【资料来源】 《湖北中医杂志》1985，(4)：3

三乌一枝梅酒

【药物组成】 川乌20 g 草乌20 g 首乌20 g 乌梅20枚 白酒1 L

【功能主治】 疏经络，祛风寒，益精血，补肝肾，行气消积。治寒痹症。

【用法用量】 每次服用10～15 g，每日3次。

【制备方法】 将上药共为粗末，用纱布包好，浸酒中，7日后过滤取汁。

【注意事项】 服后有口角麻木感可减半。若气血虚弱者，可加炙黄芪50 g、红花15 g，共合入药。

【资料来源】 《吉林中医药》1988，(3)：16

蚁酒

【药物组成】 大蚂蚁60 g 白酒500 ml

【功能主治】 祛风止痛，通经活络，强壮筋骨。主治风湿痹痛，手足麻木，全身窜痛，末梢神经炎，周围神经炎。

【用法用量】 成人每次口服15～30 ml，早、晚各1次。

【制备方法】 以白酒500 ml，泡大蚂蚁60 g，半月后即可服用。

【资料来源】 《上海中医药杂志》1989，(3)：34

按：现代研究证明：蚂蚁体内所含的化学成分有蛋白质、脂肪、碳水化合物、必需氨基酸，以及构成人体的二十多种宏量元素和微量元素，维生素B_1、B_2、D等，还有性激素，ATP，微量蚁酸和特殊的醛类化合物。蚂蚁体内有一种特殊的蚁醛，是一种珍贵补品，其营养价值可超过人参、蜂王浆。因此能益精健骨，强筋壮力，治疗多种疾病。(《上海中医药杂志》)

马钱子酒

【药物组成】 制马钱子 当归 川牛膝 红花 乌梢蛇 蚕沙各60 g 蜈蚣60 g 白花蛇2条

【功能主治】 祛风散寒，通经活络，强筋壮骨。治疗多发性神经炎。

【用法用量】 每日 3 次，每次10 ml。

【制备方法】 上 8 味共研粗末，水煎 3 次，合并滤液，浓缩至1 500 ml，兑入白酒 1 500 ml，装瓶备用。

【资料来源】 《浙江中医杂志》1989，(6)：256

按：根据患者体质、年龄、病情轻重的不同，用量可以增减，但一日用量不得超过 60 ml。马钱子有毒，每个人对马钱子的耐受量也有一定的差异，所以应注意掌握服用剂量。如服后出现轻度头晕、肌肉紧张，或关节一时性强直现象，即说明为最佳治疗量，可继续服用。随着肌力的逐步增强，症状明显好转后，可逐渐减少用量，直至终止治疗。

花蛇三七酒

【药物组成】 金钱白花蛇 1 条　滇三七　大红参　木瓜各 10 g　羌活　独活各 8 g　嫩桂枝 3 g　北枸杞 12 g

【功能主治】 通经活络，强筋壮骨可透达关节。治疗多发性神经炎。

【用法用量】 每日服 3 次，每次一小酒杯，可酌量加减。

【制备方法】 先将白花蛇用米酒浸软，取下竹支架，然后与方中诸药一起放入干净玻璃瓶内，再倒入米酒 1 L，将瓶口盖严，泡 10 日即可服用。

【资料来源】 《浙江中医杂志》1989，(6)：256

云南白药酒

【药物组成】 云南白药粉 40 g

【功能主治】 养血通脉，活血祛瘀。治疗末梢神经炎。

【用法用量】 将患肢浸入药酒内，并反复揉搓，以肌肤发热为度。每日 2 次，每次 30 分钟，在一日内阳气最盛之午时与阴气最盛之子时进行治疗，15 日为 1 个疗程。500 ml 药酒可用 1 个疗程。

【制备方法】 取 50～60 度白酒 500 ml，内入云南白药粉 40 g，放置一昼夜后即可使用。

【资料来源】《江苏中医》1993,(1):11

按:治疗期间禁食油腻、冷酸之品,禁涉冷水,勿过劳。

骨痛药酒

【药物组成】 草乌(制)1 000 g 桑寄生 1 000 g 汉桃叶 1 000 g 威灵仙 500 g 虎杖 750 g 络石藤 500 g 菝葜 500 g 苍术(炒)250 g 油松节 750 g 首乌(制)500 g 红藤 750 g 丹参 500 g 接骨木 1 000 g 伸筋草 250 g 木瓜 500 g 川芎 250 g 牛膝 1 000 g 麻黄 250 g 五加皮 1 000 g 红花 250 g 续断 1 000 g 干姜 125 g 白酒适量

【功能主治】 祛风定痛,舒筋活络。用于筋骨酸痛,关节不利,四肢酸麻。

【用法用量】 口服,每次 15~25 ml,每日 2 次。

【制备方法】 上药与酒制成 82. 5 kg。

【资料来源】《新编中成药》

舒筋活络酒

【药物组成】 木瓜 45 g 桑寄生 75 g 玉竹 240 g 续断 30 g 川牛膝 90 g 当归 45 g 川芎 60 g 红花 45 g 独活 30 g 羌活 30 g 防风 60 g 白术 90 g 蚕沙 60 g 红曲 180 g 甘草 30 g 红糖 555 g 白酒 11. 1 L

【功能主治】 祛风除湿,舒筋活络。用于风寒湿痹,筋骨疼痛,四肢麻木。

【用法用量】 口服。每次 20~30 ml,每日 2 次。

【注意事项】 孕妇慎服。

【资料来源】《新编中成药》

追风虎骨酒

【药物组成】 白花蛇 500 g 牛膝 500 g 红花 400 g 木瓜 400 g 狗脊(烫)300 g 海风藤 300 g 地枫皮 300 g 苏木 300 g 松节 300 g 当归 300 g 千年健 300 g 桂枝 200 g 黄芩 200 g 续断 200 g 没药(醋

制)200 g　防风 200 g　虎骨胶 100 g　白糖 7.5 kg　50 度白酒 175 L

【功能主治】　舒筋活血，追风散寒。用于风寒湿痹，腰膝酸痛，肢体麻木、拘挛。

【用法用量】　口服，每次 10～15 ml，每日 2～3 次，温服。

【注意事项】　孕妇忌服。

【资料来源】　《新编中成药》

梅子酒[①]

【药物组成】　梅子

【功能主治】　风湿痛。

【用法用量】　适量分次饮服，也可取酒搽患处。

【制备方法】　以酒浸没梅子若干，高出 2cm 为宜，浸 1 个月即成。

【资料来源】　《中国食疗学》

养血愈风酒

【药物组成】　防风 60 g　杜仲(盐制)90 g　秦艽 60 g　川牛膝 60 g　蚕沙 60 g　红花 30 g　川萆薢 60 g　白茄根 120 g　羌活 30 g　鳖甲(制)30 g　陈皮 30 g　白术(炒)60 g　苍耳子 60 g　枸杞子 120 g　当归 60 g　白糖 2 600 g

【功能主治】　祛风，活血。用于风寒引起的四肢酸麻，筋骨疼痛，腰膝酸软等症。

【用法用量】　每袋用白酒 16 两溶解，适量服用，但每次不超过 4 两。

【制备方法】　①配料：按处方将上药炮制合格，称量配齐，白糖单放。②粉碎：将防风及枸杞子等 15 味，轧成 3 号粗粉，白糖轧成细粉。③渗漉：取防风等粗末，用 5 倍量 50%乙醇按渗漉滤提取，滤液回收乙醇并浓缩稠膏约 80 两。④制粒：取上项浓缩稠膏与白糖粉搅

---

① 原无方名，今增。

拌均匀，过14～16目筛，制成颗粒，晾干或低温干燥。整粒时喷洒食用香精，密闭于桶内，2日后装。上药一料，约装50 g袋重，350袋，公差率±3%。

【注意事项】 高血压患者，孕妇忌用。

【资料来源】《中药药剂手册》

草乌酒

【药物组成】 制草乌20 g　当归70 g　白芍70 g　黑豆70 g　忍冬90 g

【功能主治】 手足风湿性疼痛，并治妇女鸡爪风①。

【用法用量】 不拘时，随量温饮，渣爆干为末，酒调服。

【制备方法】 上5味，将黑豆炒半熟，入1.5 L酒中，再将另4味药碎细入酒中，经5日后开取。

【资料来源】《药酒验方选》

活血药酒

【药物组成】 当归600 g　老鹳草500 g　续断500 g　川芎300 g　地龙300 g　赤芍300 g　牛膝300 g　苍术(炒)250 g　红花250 g　陈皮250 g　桂枝250 g　狗脊(烫)250 g　独活200 g　羌活200 g　乌梢蛇200 g　海风藤200 g　松节200 g　川乌(制)150 g　甘草150 g　骨碎补(烫)150 g　附子(制)150 g　荆芥150 g　桃仁(炒)150 g　麻黄150 g　木香100 g　马钱子(制)100 g　杜仲(炒)100 g　白糖2.5 kg　50度白酒100 L

【功能主治】 活血止痛，祛寒散风。用于腰腿疼痛，肢体麻木，风寒湿痹。

【用法用量】 口服，每次10～15 ml，每日2～3次，温服。

【注意事项】 孕妇忌服。

【资料来源】《新编中成药》

---

① 鸡爪风：是由肝火炽旺，血脉被烁，导致筋脉挛缩，身摇手抖，举动艰难，不能持物之病症。

追风活络酒

【药物组成】 白酒 8 000 g 白糖 800 g 当归 30 g 防风 30 g 麻黄 30 g 秦艽 20 g 补骨脂(盐制) 20 g 独活 20 g 续断 20 g 红花 20 g 羌活 20 g 天麻 20 g 川芎 20 g 血竭 20 g 乳香 20 g 没药 20 g 红曲 20 g 牛膝 10 g 木瓜 10 g 刘寄奴 10 g 杜仲(盐制) 10 g 土鳖虫 10 g 草乌(制) 10 g 白芷 10 g 紫草 8 g

【功能主治】 追风散寒，舒筋活络。用于受风受寒，四肢麻木，关节疼痛，风湿麻痹，伤筋动骨。

【用法用量】 口服，每次 10～15 ml，每日 2 次。

【注意事项】 孕妇忌服。

【资料来源】《新编中成药》

【附】 河北有同名酒剂，较本方少补骨脂，多骨碎补。

豹骨酒

【药物组成】 豹骨 20 g 羌活 30 g 杜仲 60 g 川芎[①](制) 30 g 木瓜 60 g 五加皮 60 g 当归 60 g 威灵仙 60 g 茜草 60 g 茯苓 30 g 鹿角 80 g 独活 30 g 补骨脂 60 g 草乌(制) 30 g 苍术 30 g 肉桂 30 g 川芎 30 g 秦艽 30 g 萆薢 30 g 甘草 10 g 红花 60 g 续断 30 g 首乌 30 g 桂枝 20 g 陈皮 30 g 白茄根 30 g 麻黄 10 g 川牛膝 30 g 白酒 16 L

【功能主治】 祛风活血，壮骨强筋。用于风寒湿痹，筋骨疼痛，四肢麻木，腰膝无力。

【用法用量】 口服。每次 15 ml，每日 2 次。

【注意事项】 孕妇忌服。

【资料来源】《新编中成药》

豹骨木瓜酒 （上海方）[②]

【药物组成】 豹骨胶 120 g 川牛膝 200 g 独活 300 g 桑寄生 200 g 香加皮 300 g 川芎 200 g 当归 300 g 陈皮 300 g 千年健 200 g

---

① 芎：疑为“乌”之误。

② 广东有同名同方药酒，但较本酒少“栀子”。

木瓜 400 g　秦艽 200 g　红花 200 g　羌活 300 g　玉竹 1.6 kg　栀子 3 kg　砂糖 32 kg　白酒(50 度)448 L

【功能主治】 祛风活血。用于风湿痺痛，筋脉拘挛，四肢麻木，关节不利。

【用法用量】 口服，每次 15～30 g，每日 2 次。

【资料来源】《新编中成药》

豹骨追风药酒

【药物组成】 豹骨胶 6 g　木瓜 150 g　当归 50 g　五加皮 50 g　续断 50 g　玉竹 100 g　防风 25 g　牛膝 50 g　天麻 25 g　红花 50 g　茄根 50 g　秦艽 25 g　桑枝 200 g　白糖 116 kg　川芎 50 g　50 度白酒 16 L

【功能主治】 追风定痛，除湿散寒。用于风寒湿痹，筋脉拘挛，四肢麻木，骨节酸痛，口眼歪斜，关节风痛。

【用法用量】 口服，每次 10～15 ml，每日 2 次，温服。

【注意事项】 孕妇忌服。

【资料来源】《新编中成药》

丁公藤风湿药酒

【药物组成】 丁公藤 1 000 g　桂枝 30 g　麻黄 37.5 g　羌活 3 g　当归 3 g　川芎 3 g　白芷 3 g　补骨脂 3 g　乳香 3 g　猪牙皂 3 g　陈皮 13 g　苍术 3 g　厚朴 3 g　香附 3 g　木香 3 g　枳壳 20 g　白术 3 g　山药 3 g　黄精 8 g　菟丝子 3 g　小茴香 3 g　苦杏仁 3 g　泽泻 3 g　五灵脂 3 g　蚕沙 6.5 g　白酒 4 250 ml

【功能主治】 祛风除湿，消瘀止痛。用于风寒湿痹，手足麻木，腰腿酸痛，跌扑损伤。

【用法用量】 口服，每次 10～15 ml，每日 2～3 次，外用擦患处，若有肿痛黑瘀，用生姜捣烂炒热，加入药酒适量，擦患处。

【注意事项】 孕妇可擦患处，但忌擦腹部和忌内服。

【资料来源】《新编中成药》

伤湿止痛药酒

【药物组成】 红毛五加皮 4 g 楤木皮① 22 g 三角风 54 g 豨莶草 48 g 海风藤 32 g 当归 48 g 大血藤 48 g 伸筋草 48 g 老鹳草 32 g 骨碎补(烫)48 g 川牛膝 38 g 秦艽 32 g 重楼 32 g 羌活 32 g 独活 32 g 首乌藤 48 g 黄精(制)96 g 南沙参 96 g 白酒 8 000 g

【功能主治】 舒筋活络,祛风除湿,强壮筋骨。用于风湿麻木,筋骨腰膝关节疼痛,跌打损伤。

【用法用量】 口服,每次 15～20 ml,每日 2 次。

【注意事项】 孕妇忌服。

【资料来源】 《新编中成药》

木瓜酒

【药物组成】 木瓜 80 g 玉竹 80 g 栀子 150 g 五加皮 60 g 羌活 60 g 独活 60 g 当归 60 g 陈皮 60 g 秦艽 40 g 川芎 40 g 红花 40 g 千年健 40 g 川牛膝 40 g 桑寄生 40 g 白酒 8.5 L

【功能主治】 祛风活血。用于风湿痹痛,筋脉拘挛,四肢麻木,关节不利。

【用法用量】 口服,每次 20～30 ml,每日 2 次。

【注意事项】 孕妇慎服。

【资料来源】 《新编中成药》

祛风胜湿酒

【药物组成】 羌活 75 g 威灵仙 75 g 当归 50 g 独活 75 g 香加皮 75 g 防己 75 g 薏苡仁 75 g 制成 10 kg 酒

【功能主治】 祛风胜湿,通络止痛,舒筋活血。用于四肢,腰脊风湿酸痛,手足麻木。

【用法用量】 口服,每次 25～50 ml,每日 2 次。

【资料来源】 《新编中成药》

---

① 楤木皮:为五加科植物楤木树皮的韧皮部,性温,味微咸,治风湿痹痛,跌打损伤。

国公酒

【药物组成】 白酒16 000 g 红糖960 g 蜂蜜960 g 国公酒清膏110 g 玉竹90 g 陈皮80 g 红曲80 g 肉桂5 g 丁香5 g 砂仁5 g 豆蔻5 g 木香5 g 檀香5 g

【功能主治】 祛风除湿，养血活络。用于四肢麻木，骨节疼痛，风寒湿痹。

【用法用量】 口服，每次10～15 ml，每日2次。

【注意事项】 孕妇忌服。

【资料来源】《新编中成药》

按:"国公酒清膏"可祛风止痛，养血通络，疗风湿痺痛。如配以散寒除湿、活血行气之药，对于四肢麻木，手足不遂，关节不利，痹痛诸症有很好的疗效。

史国公药酒

【药物组成】 川芎125 g 甘草400 g 青皮(炒)125 g 红豆蔻100 g 藿香200 g 檀香25 g 当归150 g 山柰100 g 苦杏仁200 g 香附(醋制)300 g 砂仁125 g 栀子(姜制)125 g 干姜75 g 薄荷200 g 甘松200 g 白芷200 g 木香75 g 陈皮300 g 丁香50 g 菊花600 g 肉桂100 g 高良姜100 g 细辛75 g 红曲800 ml

【功能主治】 散风祛湿，舒筋止痛。用于风寒湿痹，半身不遂，四肢麻木，骨节酸痛。

【用法用量】 口服，每次1丸，每日2次，用黄酒浸泡化服。

【资料来源】《新编中成药》

参茸虎骨药酒

【药物组成】 当归750 g 熟地黄1 000 g 龙眼肉750 g 麻黄750 g 千年健500 g 甘草500 g 炒苍术500 g 红花500 g 草乌(制)500 g 牛膝500 g 栀子500 g 茜草500 g 续断500 g 独活500 g 陈皮500 g 穿山龙500 g 防己500 g 杜仲(炭)500 g 川乌(制)500 g 木瓜500 g 地枫皮500 g 紫草500 g 人参(去芦)500 g 黄芩500 g 枳壳500 g 没药(醋制)500 g 乳香(醋制)500 g 防风300 g 羌活300 g 川芎300 g

乌梢蛇 300 g　砂仁 300 g　秦艽 300 g　钩藤 300 g　马钱子(制)150 g　桂枝 250 g　五加皮 250 g　鹿茸(去毛)100 g　虎骨胶 40 g　白糖 8 kg

【功能主治】 祛风散寒，舒筋活血。用于肢体麻木，腰腿疼痛，胃脘寒痛，气血虚弱。

【用法用量】 口服，每次 10～15 ml，每日 2～3 次，温服。

【注意事项】 孕妇忌服。

【资料来源】《新编中成药》

祛风活血酒

【药物组成】 红花 250 g　枸杞子 31.25 g　当归 250 g　桑寄生 62.5 g　独活 125 g　油松节 125 g　川芎 62.5 g　鸡血藤 62.5 g　官桂 31.25 g　乳香(醋制)31.25 g　川牛膝 250 g　没药(醋制)31.25 g　木瓜 250 g　红曲 375 g　玉竹 1 000 g　续断 62.5 g　桑枝 250 g　白酒25 L　黄酒 2.5 L

【功能主治】 祛风活血，强筋健骨。用于气血不和，风寒湿痹，筋骨疼痛，手足拘挛。

【用法用量】 口服，每次 15～60 ml，每日 2 次。

【注意事项】 孕妇注意。

【资料来源】《新编中成药》

复方虎骨酒——原名“虎骨酒”

【药物组成】 虎骨 80 g　薏苡仁 80 g　萆薢 80 g　淫羊藿80 g　熟地黄 80 g　陈皮 80 g　玉竹 80 g　牛膝 80 g　当归 5 g　五加皮 5 g　青皮 5 g　川芎 5 g　白芍 5 g　草乌(制)5 g　木瓜 5 g　枸杞子 5 g　红花 5 g　紫草 5 g　川乌(制)5 g　续断 5 g　羌活 5 g　苍术 5 g　独活 5 g　白芷 5 g　补骨脂 5 g　蕲蛇 5 g　杜仲 5 g　乌药 5 g　防风 5 g　牡丹皮 5 g　佛手 5 g　人参 5 g　砂仁 5 g　檀香 5 g　肉桂 5 g　豆蔻 5 g　木香 5 g　丁香 5 g　鹿茸 5 g　油松节 40 g　没药20 g　乳香 20 g　麝香 6.2 g　红曲 200 g　白酒 17.60 L　红糖 960 g　蜂蜜 1 600 g

【功能主治】 祛风除湿。用于风寒湿痹，手足麻木，筋骨疼痛，腰膝无力。

【用法用量】 口服，每次 15 ml，每日 2 次。

【注意事项】 孕妇及阴虚火旺者忌服。

【资料来源】《新编中成药》

虎骨追风酒

【药物组成】 虎骨 20 g 川芎 30 g 桂枝 20 g 萆薢 30 g 木瓜 60 g 红花 60 g 当归 60 g 首乌 30 g 茜草 60 g 独活 30 g 甘草 10 g 杜仲 60 g 续断 30 g 肉桂 30 g 补骨脂 60 g 秦艽 30 g 草乌(制) 30 g 茯苓 30 g 威灵仙 60 g 陈皮 30 g 川牛膝 30 g 鹿角 80 g 羌活 30 g 川乌(制) 30 g 麻黄 10 g 五加皮 60 g 苍术 30 g 白茄根 30 g

【功能主治】 祛风活血，壮骨强筋。用于风寒湿痹，筋骨疼痛，四肢麻木，腰膝无力。

【用法用量】 口服，每次 15 ml，每日 2 次。

【制备方法】 虎骨，鹿角研成中粉，余药研成粗粉，混匀，渗漉，用白酒 16 L 做溶剂，浸泡 5～7 日后，以每分钟 1～3 ml 速度渗漉，收集渗漉液，静置、滤过，分装、即得。

【注意事项】 孕妇忌服。

【资料来源】《新编中成药》

临汝药酒

【药物组成】 当归 250 g 高良姜 250 g 生草乌 750 g 丁香 250 g

【功能主治】 温中散寒，活血祛风。用于风湿麻木，腰背冷痛，半身不遂，口眼歪斜，产后中风。

【用法用量】 口服，每次 1 ml，每日 2 次，早晚空腹服。

【制备方法】 取丁香制成粗粉。余药切片，混合装入袋内，加 61 度白酒 6 000 ml，密闭，水浴加热，使内温达 65～70℃，保持 24 小时，降至室温，过滤，压榨残渣，合并滤液与压榨液，另取红糖 1 000 g，炒至棕色，味苦，加入酒内搅匀，静置 5～7 日，纱布过滤，至澄清液灌装，灯检，包装即得。含醇量应为48%～52%。

【注意事项】 服后2小时内禁热饮食，高血压、心脏病、孕妇忌服。若过量服发生头晕、恶心、身体麻木无力等反应时，用凉开水半碗兑红糖15 g，服之可解。

【资料来源】《中药制剂汇编》

十七味药酒

【药物组成】 牛膝90 g 白石英120 g 磁石120 g 石斛90 g 制附子90 g 萆薢30 g 丹参30 g 防风30 g 山萸肉30 g 黄芪30 g 羌活30 g 羚羊角30 g 酸枣仁30 g 生地60 g 肉桂60 g 云茯苓60 g 杜仲45 g

【功能主治】 风湿痹痛，筋脉挛急，腰脚软弱无力，视听不明。

【用法用量】 每日早、晚各1次，每次空心温饮一小盅，边饮边添酒，味淡为止。

【制备方法】 上17味，共碎为细末，白布袋盛，悬于瓷瓶中，用酒3.5 L浸之，经10日开取。

【资料来源】《药酒验方选》

大风引酒

【药物组成】 大豆100 g 制附子16 g 枳实20 g 泽泻20 g 陈皮20 g 茯苓20 g 防风20 g

【功能主治】 风湿痛，遍身胀满。

【用法用量】 每次服1份，3份为1个疗程。

【制备方法】 上7味，将后6味共碎细，绢袋盛，置净器中，用米酒1 L，水1 L煮大豆。取1 L，浸器中，煮取0.5 L，分3份。

【资料来源】《药酒验方选》

寻骨风酒

【药物组成】 寻骨风200 g

【功能主治】 风湿痹痛，肢体麻木，筋脉拘挛。

【用法用量】 每日3次，每次空腹温饮10～15 ml。

【制备方法】 上药粗碎，用0.75 kg浸干净器中，经7日后开口，去渣备用。

【资料来源】《药酒验方选》

牛膝附子酒

【药物组成】 牛膝15 g　秦艽15 g　天冬15 g　薏苡仁10 g　独活10 g　细辛(炙)20 g　制附子10 g　巴戟肉10 g　五加皮15 g　肉桂10 g　杜仲15 g　石楠叶10 g

【功能主治】 手臂麻木不仁，腰膝酸痛，行步脚弱，屈伸挛急，四肢不温及阳痿，便溏，肌肉酸痛。

【用法用量】 每次服15 ml，渐加至25 ml，每日3次。早、午、晚各一服。

【制备方法】 上12味，捣细，用1 L清酒浸于瓶中，冬10日、春7日、秋5日、夏3日后开封，去渣备用。

【资料来源】《药酒验方选》

九味薏仁酒

【药物组成】 薏苡仁60 g　牛膝60 g　海桐皮30 g　五加皮30 g　独活30 g　防风30 g　杜仲30 g　熟地45 g　白术20 g

【功能主治】 脚痹痛。

【用法用量】 每日3次，每次饭前温服15～20 ml。

【制备方法】 上9味药，共碎细，用绢袋包，置于净器中，用酒2 L浸之，春夏3日，秋冬7日后开取，去渣备用。

【资料来源】《药酒验方选》

络石藤酒

【药物组成】 络石藤60 g　仙茅15 g　川萆薢15 g　骨碎补60 g　狗脊30 g　大生地30 g　当归身30 g　薏苡仁30 g　白术15 g　黄芪15 g　玉竹15 g　枸杞15 g　山萸肉15 g　白芍15 g　木瓜15 g　红花15 g　牛膝15 g　川续断15 g　杜仲15 g

【功能主治】 补肝肾，益气血，祛风湿，舒经络。适用于肝肾不足，脾虚血弱，挟有风湿的肢体麻木、疼痛，腰膝酸软，体倦身重等症。

【用法用量】 视个人酒量每日饮用一至二小盅，不可过服。所余药滓还可依法再浸1次。

【制备方法】 将上述药物切制成片，装入绢袋，浸黄酒5 kg，容器口封固，隔水加热半小时后，静置数日，酒即成。

【注意事项】 该方中的仙茅有小毒，应注意用量。

【资料来源】 《治疗与保健药酒》

【附】 据《湖南药物志》记载，治疗风湿筋骨疼，也可单用络石藤浸酒服。还有的验方以络石藤、当归、枸杞子3味药配制药酒治疗精血不足，兼有风湿之邪的筋骨疼痛、腰膝无力等症。

按：络石藤味苦微寒，具有祛风通络的作用，善治风湿痹痛，筋骨拘挛等症，配以其他诸药活血通络，健脾祛湿，补肝肾强筋骨，合成扶正祛邪兼顾之方。

复方穿山龙药酒

【药物组成】 穿山龙150 g　豨莶草150 g　威灵仙20 g　老贯筋[①] 150 g　苍术30 g　45%乙醇适量

【功能主治】 舒筋活络，祛风止痛。用于风湿痛。

【用法用量】 口服，每次10～20 ml，每日3次。

【制备方法】 将上药干燥，粉碎成粗末，用45%乙醇1 000 ml浸渍10～15日，过滤，补充一些溶剂继续浸渍药渣3～5日，过滤，添加至1 000 ml即得。

【资料来源】 《黑龙江省主要野生药用植物的鉴别及中草药新制剂》

豹骨药酒

【药物组成】 豹骨80 g　淫羊藿(羊油制)80 g　熟地黄80 g　玉竹80 g　薏苡仁80 g　萆薢80 g　陈皮80 g　牛膝80 g　当归5 g　五加皮5 g　白芍5 g　制川乌5 g　红花5 g　紫草5 g　羌活5 g　白芷5 g　青皮5 g　川芎5 g　制草乌5 g　木瓜5 g　枸杞子5 g　续断5 g　独活5 g

① 筋：拟作“节”。

苍术(炒)5 g　乌药 5 g　补骨脂(盐制)5 g　杜仲(炭)5 g　白花蛇(去头)5 g　砂仁 5 g　肉桂(去粗皮)5 g　豆蔻(去壳)5 g　防风 5 g　佛手 5 g　牡丹皮 5 g　人参 5 g　檀香 5 g　木香 5 g　丁香 5 g　鹿茸(去毛)5 g　油松节 40 g　麝香 0.2 g　乳香(去油)20 g　没药(去油)20 g　红曲 200 g　红糖 960 g　蜂蜜 1 600 g　白酒 17 600 ml

【功能主治】 祛风除湿。用于风寒湿痹,手足麻木,筋骨疼痛,腰膝无力。

【用法用量】 口服,每次 5 ml,每日 2 次。

【制备方法】 豹骨加水煎煮至胶尽,过滤,浓缩成膏。乳香、没药、麝香分别制成细粉,余药除红曲、红糖、蜂蜜、白酒与上述豹骨膏,红曲、红糖、蜂蜜及各种药材的粗粉共置渗漉缸中,渗漉,药渣压榨至尽,过滤,与渗漉液合并,分装即得。

【注意事项】 孕妇及阴虚火旺者忌用。

【资料来源】《河南省药品标准》

五加温阳酒①——原名“五加皮酒”

【药物组成】 当归　青风藤　川芎　威灵仙　木瓜　白术　白芷　怀牛膝　红花　五加皮　党参　姜黄　独活　川乌　草乌　玉竹　肉豆蔻　檀香　菊花　白蔻仁　公丁香　砂仁　木香　橘皮　肉桂　栀子　冰糖　白酒

【功能主治】 除湿祛风,舒筋活血。治由风湿引起的手足拘挛,四肢麻木,腰膝酸重及阴囊潮湿,妇女阴冷等。

【用法用量】 每日服 3 次,每次温服 15～30 g。

【注意事项】 孕妇忌服。

【资料来源】《老人保健中成药》

风痛药酒

【药物组成】 丁公藤 19.2 kg　白芷 1.6 kg　五加皮 1.2 kg　麻黄

① 原著无剂量及制备方法。

3.2 kg　青蒿子 1.6 kg　当归 1 kg　桂枝 1.6 kg　小茴香 1.2 kg　川芎 1 kg　威灵仙 1.6 kg　防己 1.2 kg　建栀 1 kg　羌活 1.2 kg　独活 1.2 kg　白酒(50 度)192 L

【功能主治】 祛风通络,散寒止痛。用于风寒湿痹,四肢麻木,筋骨酸痛,腰膝无力,老伤复发。

【用法用量】 口服,常用量为每次 25 g,每日 3 次。

【制备方法】 以上 15 味,除白酒外,先将余药和匀,加入白酒,密封浸渍(夏秋季 45 日,春冬季 60 日)。滤取上清液,将药渣压榨,榨出液与浸液合并,静置 4 日,滤过即得。

【资料来源】《上海市药品标准》

风湿药酒(江苏方)

【药物组成】 鸡血藤 1 000 g　首乌(制)500 g　豨莶草 1 000 g　苍术(炒)500 g　红藤 1 000 g　菝葜 500 g　老鹳草 1 000 g　红花 250 g　乌梢蛇 500 g　五加皮 250 g　桂枝 500 g　蚕沙 250 g　白鲜皮 500 g　石菖蒲 250 g　苦参 500 g　杜衡 250 g　寻骨风 500 g　高良姜 250 g　桑枝 500 g　白芷 250 g　地黄 500 g　苍耳子 500 g　川芎 250 g　白酒适量

【功能主治】 祛风活血,利湿通络。用于风湿性四肢麻木酸痛。

【用法用量】 口服,每次 15～25 ml,每日 2 次。

【制备方法】 将群药研成粗粉,置回流锅内,加入白酒 86 L,分 2 次做溶媒,热回流提取 2 次,每次 2 小时,然后回收药渣内余酒,合并酒液,静置滤过,分装即得。密闭,贮阴凉处。

风湿关节酒

【药物组成】 牛膝(去头)15 g　防风 20 g　木瓜 10 g　草乌(甘草、银花水制)15 g　威灵仙 10 g　桂枝 15 g　萆薢 15 g　川芎 15 g　松节 15 g　当归 15 g　鸡血藤 20 g　穿山龙 40 g　苍术 25 g　白芍 25 g　乌蛇(酒制)25 g　人参 20 g　佛手 25 g　老鹳草 40 g　甘草 20 g　红曲 40 g　五加皮 40 g　羌活 15 g　独活 40 g　红糖 3 kg　白蜜 5 kg

【功能主治】 驱寒散风，利湿，活血止痛。用于关节疼痛，肩背沉疼，四肢麻木。

【用法用量】 每日口服2次，每次15～30 g。

【制备方法】 加工洗净，炮制合格的药材，放置洁净容器内，装回流罐。另取45度白酒50 L，分次加入白酒25、15、10 L，加入方内红曲400 g兑色，每次均加热至酒沸半小时，放出药液，将残渣压榨，榨出液与3次浸出液合并，置罐内，混均匀，储存1个月，静置滤过即得。

【注意事项】 孕妇勿服，置室内阴冷处存放。

【资料来源】《北京市中成药规范》

木瓜酒速溶剂

【药物组成】 木瓜18.75 kg　桑枝25 kg　川芎6.25 kg　桑寄生16.25 kg　天麻6.25 kg　当归12.5 kg　川断12.5 kg　甘松6.25 kg　红花12.5 kg　怀牛膝18.75 kg　生玉竹31.25 kg　制狗脊18.75 kg　50%乙醇适量　蔗糖适量

【功能主治】 驱风散寒，活血强筋。用于风寒湿气，筋脉拘急，四肢疼痛。

【用法用量】 每袋用烧酒500 ml溶解，适量饮服，每次不超过20 g。

【制备方法】 ①原料处理：上述药料经过调整炮制后，各按处方量称取，除红花外，将木瓜等11种混合打成粗粉，过筛(筛孔直径1公分)。②渗漉，浓缩：上述粗粉，加入红花，充分混匀，用适量乙醇湿润，装入渗漉缸中，按常规进行渗漉，收集渗漉液，减压回收乙醇，至乙醇全部蒸尽，得浸膏。③制粒，包装：取上述浸膏，加适量糖粉，并充分拌匀，制成颗粒，干燥，并用塑料薄膜袋包装即得。

【资料来源】《中药制剂汇编》

去痹药酒

【药物组成】 搜山虎根1 kg　金荞麦2 kg　威灵仙2.5 kg　寻骨

风根 2.5 kg　豨莶草 4 kg　马鞭草 6 kg　锦鸡儿[1] 2 kg

【功能主治】　散风祛湿，清热消炎。用于风湿痹痛。

【用法用量】　口服，每次 10～15 ml，每日服 3 次。

【制备方法】　将上药粉碎成粗粉，加白酒 125 kg，浸渍 3 星期以上，间断搅拌，取上清液。药渣压榨，过滤即得。

【资料来源】　《中草药制剂选编》

三蛇地黄酒——原名“三蛇酒”

【药物组成】　乌梢蛇 1 500 g　大白花蛇 200 g　脆蛇 100 g　生地黄 500 g　冰糖 5 000 g　白酒 10 L

【功能主治】　祛风湿，通经络，散瘀肿，定惊搐，清热养阴。用于风寒湿痹之筋骨疼痛，肢体麻木，屈伸不利，半身不遂，跌打损伤之瘀肿、疼痛及风邪入络之抽搐、惊厥等症，亦适用于骨结核、中风后遗症患者。

【用法用量】　适量饮服。

【制备方法】　将 3 种蛇剁去头，用酒洗润，切成短节，晒干，生地洗净泥沙，切碎备用。冰糖放入锅内加清水适量，用文火烧热溶化至糖汁呈黄色时，即停火，趁热用纱布滤去渣。将白酒、生地、三蛇放入酒坛内，盖好盖，封口、浸泡 10～15 日，每日搅拌 1 次，到期后，开坛过滤澄清，再加冰糖汁充分拌匀，再过滤一遍即成。

【资料来源】　《中国药膳学》

夜交藤酒

【药物组成】　羌活 70 g　黑豆 2 500 g　糯米 2 500 g　细辛 350 g　防风 180 g　夜交藤 500 g　桑枝 500 g　桂枝 500 g　柏枝 500 g　石榴枝 500 g

【功能主治】　祛风胜湿，通经活络。治手足不随，挛缩屈伸不便，四肢麻木，行走艰难等症。

【用法用量】　每日早、晚各 1 次，每次随量温饮，以愈为止，注意勿醉。

---

① 锦鸡：即鹫雉。以其体文灿烂如锦故名。鹫雉肉甘温微毒，令人聪慧。

【制备方法】 将羌活、防风捣碎如豆，以水25 L，将五枝同煎，取12.5 L，去渣，浸入米、黑豆。经二夜，蒸熟入细辛，与防风、羌活拌和造酒。依常法酝封11日，压去糟渣即成。

【资料来源】《中国古代养生长寿秘法》

虎骨木瓜酒（Ⅲ）

【药物组成】 虎骨(炙酥)30 g 川芎30 g 川牛膝30 g 木瓜90 g 当归30 g 天麻30 g 肥玉竹60 g 五加皮30 g 红花30 g 川续断30 g 左秦艽15 g 防风15 g 白茄根30 g 桑枝120 g

【功能主治】 专治男女远年，近日风寒湿气流入经络，筋脉拘挛，骨节酸痛，四肢麻木，口眼歪斜，山岚瘴气，历节风痛，湿痰流注，腿膝肿痛。此酒追风定痛，除湿驱寒，壮筋强骨，调和气血。

【用法用量】 任性饮服。

【制备方法】 上药为粗末，绢袋盛，浸高粱酒10 kg，浸7日，滤清加冰糖1 kg。

【资料来源】《成药全书》

风痛酒

【药物组成】 防风 秦艽 鳖甲 晚蚕蛾 虎胫骨 牛膝各21 g 羌活9 g 当归36 g 油松节30 g 萆薢30 g 枸杞45 g 茄根36 g 苍耳子36 g

【功能主治】 强肾祛风。治疗肝肾不足，风湿入络之风湿疼痛。

【用法用量】 随性饮之，勿令醉。

【制备方法】 烧酒5 L浸1日，煮一二炷香，埋一宿。

【资料来源】《珍本医书集成》

乌膝酒

【药物组成】 生川乌10 g 生草乌10 g 山豆根10 g 金牛草[1]

---

① 金牛草：为莎草科植物水蜈蚣的全草或根，又名水蜈蚣。辛平无毒，治感冒风寒，筋骨疼痛，咳嗽，痢疾，疮疡肿毒，跌打刀伤。

10 g　川牛膝 10 g　粮食酒 500 ml

【功能主治】 中风，周身麻木。

【用法用量】 每日 2 次，早、晚各服半杯。

【制备方法】 上药泡酒中，过 7 日后服。

【资料来源】《河南省秘验单方集锦》

凤仙酒

【药物组成】 白凤仙花 120 g

【功能主治】 风痛，游走性疼痛。

【用法用量】 随性饮服。

【制备方法】 上药晒干，浸火酒一埕[1]。

【资料来源】《珍本医书集成》

按：凤仙花，甘微苦，性温，有祛风活血、消肿止痛的功能。民间对骨折疼痛异常，不能手术投接，用本药酒止痛。用干凤仙花一钱（鲜者三钱），泡酒内服，1 小时后，患处麻木，便可投骨（《贵州民间方药集》）。

雷公藤药酒

【药物组成】 雷公藤根　白酒

【功能主治】 镇痛抗炎，调节免疫。适用于难治性类风湿关节炎。

【用法用量】 口服，每次 5 ml，每日 2 次，早、晚饭后服。

【制备方法】 传统白酒浸渍法工艺。

【注意事项】 服用初期有胃肠道不良反应，口、鼻、眼周疱症等。

【资料来源】《中国物药与临床》2004，4（5）：395

消痹药酒-1

【药物组成】 雷公藤　金钱白花蛇　虎杖　甘白酒

【功能主治】 搜风透骨除湿，活血通络止痛。适用于类风湿性关节炎及风、寒、湿痹阻，气血不畅所致的关节肿胀、疼痛、晨僵等症。

---

① 埕（chéng 成）：酒瓮。

【用法用量】 口服每次10～15 ml，每日3次，饭后服用。

【制备方法】 北京朝阳区劲松医院自制。

【资料来源】 《中华临床医药卫生杂志》2004，2(4)：59

祛风湿酒

【药物组成】 生地　乌梢蛇干　蕲蛇干各15 g　藏红花3 g　制川乌5 g　全当归10 g　桑寄生12 g　白酒1 000 ml

【功能主治】 补肾活血，祛风通络。适用于风湿性关节炎及痛风。

【用法用量】 口服，每次一小盅，每日2次。或餐间饮服。

【注意事项】 女性孕妇、月经期以及有肝病者忌用。

【制备方法】 将上药共碾碎，用纱布袋盛装，扎口，浸泡于白酒中，加盖密封，3个月后取上清酒液饮服。

【制备说明】 藏红花属贵重药材，可以用普通红花代替，但用量需增大至12 g。

【资料来源】 《营养饮食》

上天梯药酒

【药物组成】 上天梯125 g　黑虎七　麻布七　五加皮　乌梢蛇50 g　杜仲　寄生　忍冬藤各30 g　鸡矢藤140 g　九龙盘125 g

【功能主治】 祛风除湿，舒筋活络，强筋健骨。适用于风湿性关节炎，类风湿关节炎，肌肉筋骨疼痛、麻木，关节肿大，四肢无力，屈伸不利等。

【用法用量】 口服，每次30 ml，每日3次，30日为1个疗程。

【制备方法】 将上药置于瓦缸中，用60度苞谷酒5 000 ml分3次浸泡。第一次加入2 500 ml，浸泡25日(每隔5日搅拌1次)，抽滤，放置。第二次加苞谷酒1 500 ml，浸泡20日，抽滤，放置。第三次加苞谷酒1 000 ml，浸泡15日，抽滤，3次滤液合并，加适量白糖溶入其中矫味，静置48小时后取上清液，即得。

【资料来源】 《中国民族医药杂志》2007，(2)：22

加皮丹参酒

【药物组成】 五加皮 80 g 丹参 40 g 桂皮 当归 甘草 川椒 白鲜皮 木通各 15 g 枳壳 35 g 制附子 6 g 薏仁 8 g 川芎 炮姜各 5 g 白酒 1 kg

【功能主治】 疏筋活络，行气活血，驱寒止痛，疏利关节，强筋健骨。适用于风寒湿邪痹着血脉、经络、关节、肌肉所致关节肿痛、游走窜痛、肌肉拘挛强硬、屈伸不利，面色苍白，手足麻木，怕冷恶风，倦怠乏力，胸闷气短，食欲不振，或风湿性关节炎，类风湿关节炎，脉管炎等。

【用法用量】 口服，每次 20 ml，每日 2 次，早、晚饭后服用。

【注意事项】 感冒发烧、肺热咳嗽、虚火上炎或脾胃湿热、溃疡、肠炎者忌服。

【制备方法】 诸药捣碎，装入布袋，置于白酒坛中，密封浸泡 1 周后开封，去药袋过滤药渣即可饮用。

【资料来源】《中国疗养医学》2008，17（4）：220～221

参茸驱风酒

【药物组成】 人参 红花 干姜 淡竹叶 制草乌 制川乌各 10 g 薄荷 甘草 陈皮各 6 g 当归 15 g 鹿茸 4 g 白酒 1 500 ml

【功能主治】 益气养血，驱风散寒，舒筋活络。适用于类风湿关节炎。关节酸楚而胀，伸屈不利，伴形寒肢冷、腰膝酸重，遇天气变化加剧，得热则舒者。

【用法用量】 口服，每次温服 10～15 ml，每日 2～3 次。

【制备方法】 将以上各药研为粗末，用纱布袋装好，浸入白酒中，密封。15 日后启用。

【资料来源】《养生药酒-东方药膳》

金丙益肾药酒

【药物组成】 生地 寄生 杜仲 仙茅 白术 红花 法半夏 川断 忍冬藤 七叶一枝花各 15 g 防风 桂枝各 10 g 秦艽 12 g

甘草6 g　山甲珠10 g

【功能主治】 补益肝肾，祛风散寒，利湿通络，消肿消炎止痛。适用于类风湿性关节炎，顽固性关节肿胀。

【用法用量】 口服，每次20 ml，每日3次，早、中、晚饭前服用。

【资料来源】《中国中医药-现代远程教育》2009，7（12）：24

类风湿关节炎药酒

【药物组成】 川乌　草乌　银花　苍术　伸筋草　羌活　威灵仙　怀牛膝　乌梅　乳香　甘草各9 g

【功能主治】 温经散寒，祛风化湿，通络止痛。适用于类风湿性关节炎。

【用法用量】 口服，每次小半盅（约6 ml），早、晚各1次。如无不适，可渐加量至一小盅（约12 ml）。1 000 ml药酒服完为1个疗程，可连服3个疗程。

【注意事项】（1）制药之酒一定要选用粮食酿造之白酒，其他酒类均不适宜。

（2）服药过程中，瓶口应加盖密封，药质应继续浸泡在酒液中，无需滤出。

（3）药酒用量一般宜从10～20滴开始，随后酌情渐加量。但每次最大量以一小盅（约12 ml）为限。

（4）一般患者服药酒后，胃脘或全身会出现热感，此属常情，个别患者，特别是有慢性胃病者，药后可有脘部烧灼嘈杂难忍感，此时可减少药酒用量，并兑入20倍之白开水稀释，于饭后服用。

（5）服药期间若乍患他病，应立即停服药酒，待新疾愈后方可续服。

（6）本药酒宜在冬日或秋末、春初服用。

【制备方法】 将上药装入瓷瓶内，加入白酒1 000 ml，密封瓶口，埋入黄土地下1米深处，7日后即可饮用。

【资料来源】《国医论坛》2001，16（2）：34～35

痹通药酒

【药物组成】 制草乌25 g 当归 高良姜 丁香各8.3 g

【功能主治】 温经止痛，活血祛风。适用于风湿麻木，腰背冷痛，类风湿性关节炎，坐骨神经痛，骨质增生等。

【用法用量】 口服，每次5 ml，每日2次，早晚空腹服。

【制备方法】 将以上4味，分别粉碎成粗粉，加入5倍量的白酒、赤砂糖制成。

【资料来源】《养生药酒-东方药膳》

中风后遗症

白术菊花酒——原名“白术酒”

【药物组成】 白术(切) 地骨皮 荆实各五斗 菊花三斗

【功能主治】 补心志定气。治心虚寒，厉风损心，气性反常，中风手足不遂，语音沉涩。

【用法用量】 随量饮之，常取半醉，勿令至吐。

【制备方法】 以上四味，以水二石，煮取一石五斗去滓，澄清取汁，酿米二斗，用曲如常法，酒熟后去糟滓，取清酒于瓷器中，收密封。

【资料来源】 唐·《千金要方》；明·《普济方》

【附】 本方治疗脑血管意外后遗症特点在于用酿造法制备药酒。在现代中成药中，这一工艺早已失传。本方制法对酿造制药酒的方法介绍得很详细，是难得有价值的珍贵文献，特收录以供剂型工作者参考。

黑豆浸酒方

【药物组成】 黑豆一升

【功能主治】 治中风手足不遂，脚气痹弱，头目眩冒，筋急，腰胁疼痛，产后中风痱痉或背强口噤，浮肿。

【用法用量】 每次空腹及临卧时，各饮二合至三合。

【制备方法】 上一味，拣紧小者净淘，用酒五升，同入瓶中，密封，用灰火煨，常令热，约至酒减半，即去豆取酒。

【资料来源】 唐·《千金要方》；宋·《圣济总录》；明·《普济方》

按：本方用黑豆一味，治疗脑血管意外后遗症，有进一步临床和科研的价值。《外台秘要》又用本方治食物中毒及蛇咬伤。

青松叶浸酒

【药物组成】 青松叶(细剉如大豆)一斤

【功能主治】 治中风，口眼歪斜。

【用法用量】 初服半升，渐加至一升，头面汗出即止。

【制备方法】 上一味，木石臼中捣令汁出，用生绢囊贮，以清酒一斗，浸二宿，近火煨一宿。

【资料来源】 唐·《千金要方》；宋·《圣济总录》

【附】 《历代名医良方注释》：青松叶即松叶，含有0.5%的挥发油，其芳香水与银花露的气味基本相同，作为芳香解暑剂，在临床上可以代银花露使用。本方用温浸法制备药酒，在工艺上是先进的，药味简洁，安全平和，所用酒为低浓度乙醇米酒，可作为脑血管意外后遗症的治疗药品或辅助治疗药品。

茵芋酒

【药物组成】 茵芋　乌头　石南　防风　蜀椒　女萎　附子　细辛　独活　卷柏　桂心　天雄　秦艽　防已各一两　踯躅二两

【功能主治】 治中风头眩重，目糊无所见，或仆地气绝，半日才苏醒，口㖞噤不开，半身偏枯，拘急麻木疼痛，不能活动，关节肿胀酸痛，手举不上头，脚不能屈伸，不能穿鞋，行走欲跌，皮肤中淫淫如虫啄，皮疹瘙痒，甚者发狂奔跑。

【用法用量】 初次服一合，不见效加至二合，每日二次，以微麻木为度。

【制备方法】 上十五味药切细，清酒二斗浸，冬浸七日，夏浸三日，春秋浸五日。

【注意事项】 本方多辛热药物，血压偏高，有阴虚火旺者忌用。

【资料来源】 唐·《千金要方》

蓖麻酒

【药物组成】 蓖麻子油一升

【功能主治】 治风腲腿，肢体不收，失音不语。

【用法用量】 空腹内服，每次三合，每日二次。

【制备方法】 上药铜钵盛，放入酒一斗，浸一日，煮熟。

【注意事项】 孕妇及脾胃虚弱，大便溏薄者忌服。

【资料来源】 唐·《千金要方》；宋·《圣济总录》；明·《普济方》

蛮夷桂心酒——原名"蛮夷酒"

【药物组成】 矾石 桂心 白术 狼毒 半夏 石楠 白石脂 龙胆 续断 芫花 白石英 代赭 茴茹 石韦 玄参 天雄 防风 山茱萸 桔梗 藜芦 卷柏 细辛 寒水石 乌头 踯躅 蜀椒 白芷 秦艽 菖蒲各一两 矾石[1] 附子 远志各二两 石膏二两半 蜈蚣二枚

【功能主治】 治八风十二痹，偏枯不遂，宿食久寒虚冷，五劳七伤及妇人产后余疾，月水不调。

【用法用量】 每服一合，一日二次。

【制备方法】 上三十四味切细，用酒二斗，渍四日。

【资料来源】 唐·《千金要方》

深师防风酒

【药物组成】 防风 甘草（炙） 黄芩 茯苓 当归各一两 杏仁（去双仁、去皮）五十枚 秦艽半两 生姜五两 干姜（碎）二十枚 麻黄（去节）二两

【功能主治】 中风，两目不开，不能言语，短气欲死。

【用法用量】 分三次服。

【制备方法】 上十味细切，以清酒水共四升，煮取三升。

---

① 矾石：此与上重，疑为"礐石"之误。

【注意事项】 忌海藻、菘菜、大酢。

【资料来源】 唐·《外台秘要》

牛蒡地黄酒——原名“牛蒡酒”

【药物组成】 牛蒡根(细切)(若用子为一钱)一升　生地黄(细切)　牛膝(细切)　枸杞子(绞碎)各三升

【功能主治】 疗一切风,乃至十年、二十年不瘥者。

【用法用量】 每次空腹服,使稍有酒色。

【制备方法】 上药取无灰酒三升渍药,以疏绢袋盛之,春夏七日,秋冬二七日。

【资料来源】 唐·《外台秘要》

牛膝蚕沙酒——原名“牛膝浸酒方”

【药物组成】 牛膝(去苗)　茄子根各八两　防风(去芦头)　鼠黏子(微炒)三两　萆薢　枸杞子　羌活　海桐皮　苍耳子(捣碎)　附子(炮裂,去皮脐)　五加皮　虎胫骨(涂酥,炙微黄)各二两　牛蒡子四两　大麻子(捣碎)　晚蚕沙　黑豆(炒熟,捣碎)各三合(两)　秦艽(去苗)一两

【功能主治】 治风及偏枯,腰膝疼痛。

【用法用量】 每日空腹午时及夜临卧,温饮一小盏。

【制备方法】 上药细剉,以生绢袋盛,用好酒三斗密封瓮头,浸七日,其酒随饮随添,味淡即换药。

【注意事项】 忌猪肉、鸡、毒鱼、黏滑物。

【资料来源】 宋·《太平圣惠方》

牛膝细辛酒——原名“牛膝浸酒”

【药物组成】 牛膝一两　秦艽一两　天门冬(去心)一两　薏苡仁一两　独活一两　细辛半两　附子(炮裂,去皮脐)一两　五加皮一两　桂心一两　丹参一两　杜仲(去粗皮)一两　酸枣仁一两　仙灵脾一两　晚蚕沙(微炒)二两

【功能主治】 治妇人中风偏枯,一边手足不收、顽麻不仁、筋脉拘急、不能运动。

【用法用量】 每日不计时候温饮一小盏，常令有酒气为佳。

【制备方法】 上药细剉，用生绢袋盛，好酒一斗五升，浸七日。

【资料来源】 宋·《太平圣惠方》

天蓼乌蛇酒——原名“天蓼木浸酒”

【药物组成】 天蓼木(细剉，以水一石，煎至五斗，用此水造酒须五斗，熟后浸后药)十片　桑根白皮　地骨皮　石斛(去根)　远志(去心)　牛膝(去苗)　菟丝子各半斤　生地黄　防风(去芦头)各半两　槐子　白蒺藜(微炒，去刺)各半升　乌蛇(酒浸，炙令黄)一条　乌鸡粪(炒)五合

【功能主治】 治中风，偏枯不遂，失言不语。

【用法用量】 量性饮之，令常有酒容，如觉热即减之。眼鼻及面口偏者，七日取正，手脚不遂者，半月内好转，失音服之即语。

【制备方法】 上药切细，以生绢袋盛，入天蓼木酒中，密封闭，冬月三七日，春夏二七日。

【资料来源】 宋·《太平圣惠方》

仙灵天麻酒——原名“仙灵脾浸酒方”

【药物组成】 仙灵脾　天麻　独活　天雄(炮裂，去皮脐)　牛膝(去苗)　五加皮　芎䓖　茵芋　萆薢　狗脊　海桐皮　鼠黏子　苍耳子　川椒(去闭口及目，微炒去汗)以上各一两　虎胫骨(涂酥，炙黄)三两　桂心　当归　石斛(去根)以上各一两半

【功能主治】 治中风，半身不遂，肢节疼痛无力。

【用法用量】 每日不计时候，温酒饮一小盏，常令酒气相续，其酒出一盏，加入一盏，以药味薄即止。

【制备方法】 上药细剉，以生绢袋盛，用好酒二斗浸之，密封七日。

【资料来源】 宋·《太平圣惠方》

石斛天麻酒——原名“石斛浸酒方”

【药物组成】 石斛(去根)　天麻　芎䓖　仙灵脾　五加皮　牛膝(去苗)　萆薢　当归　鼠黏子　杜仲(去粗皮)　乌蛇(微炒)　茵芋　狗脊　丹参以上各一两　桂心　附子(炮裂，去皮、脐)　川椒(去目及闭口者，

微炒出汗)各一两半　虎胫骨(涂酥,炙令黄)各二两

【功能主治】 治中风手足不遂,骨节疼痛,肌肉顽麻。

【用法用量】 每次温服一小盏,不计时候,常令酒气相续,其酒取一盏,加入一盏,以药味薄即止。

【制备方法】 上药细剉用生者,绢袋盛,好酒二斗浸于瓷瓮中,密封七日。

【资料来源】 宋·《太平圣惠方》

茯苓菊花浸酒

【药物组成】 白茯苓五两　甘菊花二两　山茱萸二两　菟丝子(酒浸三日,曝干,别捣为末)三两　肉苁蓉(酒浸一宿,刮去皱皮)三两　栝楼根二两　防风(去芦头)二两　熟干地黄二两　天雄(炮裂,去皮脐)二两　牡丹(二两)　人参(去芦头)一两　白术一两　牡蛎(为粉)一两　黄芪二两　紫菀(洗去苗)一两　菖蒲二两　石斛(去根)一两　柏子仁一升　杜仲(去粗皮)二两　蛇床子一两　远志(去心)二两　附子(炮裂,去皮、脐)二两　干姜(炮裂)二两　赤芍药二两　牛膝(去苗)二两　萆薢二两　狗脊二两　苍耳子二两　虎胫骨(涂酥炙微黄)一两　鼠黏子(炒)一两　桔梗(去芦头)一两　羌活二两　牛蒡根二两　枸杞子半两　晚蚕沙(微炒)三两　续断二两

【功能主治】 治骨节酸痛,步行艰难,肩背伛偻,言语謇涩,口面歪斜,中风失音,半身不遂等疾。

【用法用量】 每日三次,各温服一盏,常令有酒容不至过度。每取出一盏,即添一盏,如酒淡药力稍浅,即取药渣阴干,捣罗为末,炼蜜为丸,如梧桐子大,每次空腹以温酒下三十丸。

【制备方法】 上药细剉拌匀,每斤药以生绢袋盛,用酒二斛,浸于瓷瓮中,密封十四日,开封。

【注意事项】 忌生冷、油腻、猪、鸡肉、黏滑物。

【资料来源】 宋·《太平圣惠方》

茵芋天麻酒

【药物组成】 茵芋　狗脊　川乌头(炮裂,去皮脐)　天麻　附子

(炮裂,去皮脐)以上各二两　独活二两　踯躅(炒黄)一两　天雄(炮裂,去皮脐)一两　牛膝(去苗)三两　防风(去芦头)二两　桂心一两半

【功能主治】　肢体偏枯,顽痹麻木,肢节拘急。

【用法用量】　每次温饮一小盏,每日服三次,以效为度。

【制备方法】　上药细剉拌匀,以生绢袋盛,用好酒二斛,浸十日。

【注意事项】　忌生冷、毒鱼、鸡、鹅、鸭肉,及阴虚火旺患者。

【资料来源】　宋·《太平圣惠方》

牛蒡桑葚酒——原名“牛蒡子浸酒方”

【药物组成】　牛蒡子　牛膝(去苗)　生地黄　枸杞子　干桑葚　大麻子以上各半斤

【功能主治】　治一切风。

【用法用量】　每饮一小盏,每日三五次,常以酒气相续。

【制备方法】　上药切细,用生绢袋盛,以无灰酒三斗浸之,春夏七日,秋冬二十一日开。

【注意事项】　忌生冷,毒滑动风物。

【资料来源】　宋·《太平圣惠方》

牛蒡根浸酒——原名“鼠黏根浸酒”

【药物组成】　鼠黏根(掘时勿令见风,密房内洗净薄切,密瓮内阴干)五斤　防风(去芦头)五两　附子(炮裂,去皮脐)二两　独活五两　汉防己二两　桂心二两　天麻二两　麻黄(去根节)二两　生地黄八两

【功能主治】　治风。

【用法用量】　每日空腹,夜临卧,各温饮一小盏。

【制备方法】　上药细剉,用生绢袋盛,用无灰酒三斛浸之,密封,春夏七日,秋冬二七日开。

【资料来源】　宋·《太平圣惠方》

窦侍御仙酒

【药物组成】　牛膝(洗净,细切)　秦艽(去裂纹)　桔梗(去芦)　防风(去芦)　羌活(去芦,细切)　晚蚕沙(洗净,炒)以上各二(三)两　牛蒡根(去粗

皮，细切）一斤　枸杞子二升　牛蒡子半升　大麻子（洗净）一升　苍术（洗净，去粗皮，瓷器内蒸熟用）一升

【功能主治】　治诸风疾，并大风偏风，手足拘挛，半身不遂。

【用法用量】　每次空腹，温服一盏，每日三次。

【制备方法】　上药研末，糯米酒二斗，于瓷器内浸药，封口，第七日开封。

【注意事项】　忌湿面、鱼三月。

【资料来源】　宋·《三因极一病证方论》；明·《普济方》

【附】　敕送御药院附灵宝，上方更加天麻半斤洗净，枳壳二两拣净、当归三两、地黄二两，同前药浸酒，勿令断绝，常令面有酒色，甚者不过一斗。

济生黄芪酒——原名“黄芪酒”

【药物组成】　黄芪（去芦）　防风（去芦）　官桂（不见火）　天麻　萆薢　石斛（去根）　虎骨（酥炙）　白芍药　当归（去芦）　云母粉　白术　茵芋叶　木香（不见火）　仙灵脾　甘草　川续断各二两

【功能主治】　风湿痹，身体顽麻，皮肤瘙痒，筋脉挛急，言语謇涩，手足不遂，时觉不仁。

【用法用量】　每次温服一盏，不拘时候，常令酒气相续为佳。

【制备方法】　上药细切如麻豆大，以生绢袋盛，以好酒一斗浸之，春五日，夏三日，秋七日，冬十日。

【资料来源】　宋·《济生方》

豆淋酒

【药物组成】　黑豆

【功能主治】　破血祛风。治男子中风口歪，阴毒腹痛及小便尿血，妇人产后一切中风诸病，及金疮中风，角弓反张，口噤不开。

【用法用量】　每次温饮五至七合，每日三次。

【制备方法】　用黑豆炒焦，以酒淋之；或大豆炒半熟，粗捣、筛、蒸，放入盆中，以酒淋之，去滓。

【资料来源】 宋·《圣济总录》;明·《本草纲目》

按:本方与黑豆浸酒方药物组成相同,但制备方法不一,因此收录以供参考。两方均以单味黑豆组成,治疗脑血管意外后遗症,有进一步探讨研究之价值。

天麻二蛇酒——原名"天麻浸酒方"

【药物组成】 天麻　骨碎补　龙骨　虎骨(酒炙)　乌蛇(酒浸,去皮骨,炙)　白花蛇(酒浸,去皮骨,炙)　恶实(切,焙)　羌活(去芦)　独活(去芦)　牛膝(酒浸,切,焙)　熟干地黄(焙)各半两　松节(剉)　败龟(醋炙)　芎䓖　当归(切,焙)各一两　火麻仁　茄子根(切,焙)　原蚕沙(炒)各二两　附子(炮裂,去皮脐)一枚

【功能主治】 治瘫痪风,不计深浅,久在床枕。

【用法用量】 每次温服一盏,不拘时。

【制备方法】 上药切碎如麻豆大,用酒二斗浸,密封,春夏三日,秋冬七日。

【资料来源】 宋·《圣济总录》

芎䓖羌活酒——原名"芎䓖酒"

【药物组成】 芎䓖　羌活(去芦头)　荠草　细辛(去叶苗)　甘草(剉、炙)各一两　黑豆(炒)二两

【功能主治】 治热毒风攻,口面歪斜及偏风。

【用法用量】 热酒含漱,咽下无妨。

【制备方法】 上六味药,粗捣筛,分作八帖,每帖用酒一升,煎成五合。

【资料来源】 宋·《圣济总录》

杏仁酒方

【药物组成】 杏仁三斗　糯米一石　麦曲二十斤

【功能主治】 治腲腿风[1],四肢弛缓不收,失音不语。

---

① 腲腿风:偏枯之别称。

【用法用量】 每次五合，不拘时，相续饮服，常令半醺，不至醉吐为妙。

【制备方法】 杏仁(汤浸，去皮、尖、双仁)，糯米(簸去糠)，麦曲(熔，令干，捣为末)，上三味，先取杏仁二斗捣，再放入砂盆内研烂，渐入水八斗，随研随绞取汁，至汁绞尽，去滓煎取四斗，尝之若香滑则熟，倒入不浸瓮中，如法盖覆，作三料酝酒，第一酝取糯米六斗炊作饭，用曲末十二斤拌和，又取杏仁四升研烂，渐入水一斗六升，煎取八升，寒温适宜，投入前药瓮中，酝之，令米糜溃。第二酝取糯米二斗炊饭，用曲末四斤拌和，又取杏仁三升研烂，渐以水一斗一升，煎取六升，寒温适宜，投入前药瓮中。第三酝用米、曲、杏仁水汁，一切依第二酝法，上三酝即毕，用蜡纸密封，莫令气泄，干净处安候香熟。

【注意事项】 过量服用苦杏仁，会发生中毒，出现眩晕、心悸、头疼、恶心呕吐、昏迷紫绀等危重症状。中毒者，内服杏树皮或杏树根煎剂可解毒。

【资料来源】 宋·《圣济总录》

【附】《圣济总录》将杏仁研碎生用，不去皮尖三斤，蒸令一炊久，更研令极细，入酒三升，绞取汁，每服五合，日三夜一，治疗金疮中风，汗出即愈。

按：杏仁味苦性温，临床多用于祛痰止咳，平喘润肠，治外感咳嗽，喘满，喉痹，肠燥便秘。本方用于治疗中风偏瘫，历代医家很少涉及。可见药酒中有不少处方，值得在临床和科研中作进一步探讨，以利推广应用。

夜合枝酝酒——又名“五枝酒”

【药物组成】 夜合枝　桑枝　桂枝[1]　柏枝(剉，生用)各五两　糯米五升　石榴枝(生剉)五两　羌活(去芦，别捣)二两　黑豆(紧小者)五升　防风(去叉，别捣)五两　细曲七斤半

【功能主治】 治中风，手足不遂，挛缩屈伸艰难。

【用法用量】 时饮之，常令有酒气，无令过醉，恐至吐即悖乱正气。

---

① 桂枝：《圣济总录》作槐枝。

【制备方法】 先以水五升，将五枝同煎，取二斗五升，去渣，浸米黑豆两宿，蒸熟入曲，与防风、羌活二味拌和造酒，依常酝法，封三七日，压去糟滓，取清酒三合至五合。

【资料来源】 宋·《圣济总录》；明·《普济方》

金牙酒

【药物组成】 金牙一斤 侧子（炮裂，去皮、脐） 附子（炮裂，去皮、脐） 天雄（炮裂，去皮、脐）各三两 人参二两半 肉苁蓉（切，炮） 白茯苓（去皮）各二两 独活（去芦头）八两 当归（切焙） 白术 防风（去叉） 黄芪 山萸 细辛（去苗叶） 桂（去粗皮） 茵芋（炙） 石南（微炙） 芎䓖 地骨皮 五加皮（汤浸，炙）各三两 磁石（煅，醋淬七度，别研）十两 丹参五两半 杜仲（去粗皮各十两） 萆薢三两 牛膝（去苗切）五两半 狗脊（去毛）三两 萎蕤二两 薏苡仁一升 白芷三两 麦门冬（去心焙）五两 石斛（去根）八两 厚朴（去粗皮，生姜汁炙） 枳壳（去瓤，麸炒） 桔梗各三两 生地黄二升 蒴藋四两 黄芩（去黑心） 远志（去心） 蔓荆实各二两

【功能主治】 治瘴毒气中人，口面歪斜，半身不遂，手足拘挛，关节肿痛甚者小腹不仁。

【用法用量】 温服，渐加至二合、三合，常令有酒气相续，以见效为度。

【制备方法】 上三十九味药，剉细如麻豆大，每次服一合。

【资料来源】 宋·《圣济总录》

胡麻浸酒

【药物组成】 胡麻（捣粗罗炒）一斤

【功能主治】 治中风口眼歪斜。

【用法用量】 每次服三合，慢慢饮服，逐渐加至四五合，以效为度。

【制备方法】 上一味，生绢囊贮，以酒一斗五升，浸七日。

【资料来源】 宋·《圣济总录》

按：金代名医刘完素说：治风先治血，血活则风去；胡麻入肝益血，故风

药中不可缺也。正说明了本酒的配方用意。

柏子仁酒

【药物组成】 柏子仁(生研)二两　鸡粪白(炒)二两　桂心(去粗皮)二两　生姜(不去皮,切)一两

【功能主治】 中风失音不语。

【用法用量】 每次服七分一盏,中午及夜间临卧空腹服。

【制备方法】 上药粗捣筛,一起炒令焦色,乘热投酒六升,候冷滤去滓。

【资料来源】 宋·《圣济总录》;明·《普济方》

蚕沙酒

【药物组成】 蚕沙五升

【功能主治】 祛风除湿,和胃化浊。治中风口面歪斜,口角流涎,关节活动不利,腰脚疼痛,皮肤瘙痒,荨麻疹。

【用法用量】 每次三至五合,使常有酒气,以瘥为度。

【制备方法】 蚕沙五升微炒捣碎,用生绢囊贮,取酒一斗五升,浸七日。

【资料来源】 宋·《圣济总录》;明·《普济方》

排风缓急酒——原名“排风酒”

【药物组成】 防风(去叉)　升麻　桂(去粗皮)　独活(去芦头)　天雄(炮裂,去皮脐)　羌活(去芦头)各一两　仙人放杖草并根一斤

【功能主治】 治风劳虚热,头痛颈强,言语错乱,胸闷心烦,四肢抽搐,手足酸痛。

【用法用量】 每次一盏,温服,每日二次。

【制备方法】 上药切细如麻豆大,用醇酒三升,浸至五日即成。

【注意事项】 阴虚火旺者忌服。

【资料来源】 宋·《圣济总录》

麻子黑豆酒——原名“麻子仁酒”

【药物组成】 麻子仁(炒)二合　黑豆(紧小者,炒)二合　鸽粪(炒)二

合　垂柳枝(切成半寸长)二握

【功能主治】 治中风偏瘫,手足活动不利,口面歪斜。

【用法用量】 每次空腹,温服二合至三合。

【制备方法】 上四味,先用酒七升,煮柳枝至五升。炒鸽粪、麻子仁、黑豆等令至黄,乘热便投入柳枝酒内,片刻去滓,取清酒即可。

【资料来源】 宋·《圣济总录》

凝水石酒

【药物组成】 凝水石　白石英　白石脂　代赭石　矾石　礜石　石膏　芒硝　石楠　石苇　天雄(炮裂,去皮脐)　附子(炮裂,去皮脐)　常山　续断　芫花　白术　防风(去叉)　黄芩(去黑心)　黄连(去须)　大黄(炒)　麻黄(去根节)　熟干地黄　山茱萸　杏仁(汤去皮尖双仁)　玄参　茼茹　狼毒　半夏(汤洗七遍,焙)　藜芦　菖蒲　前胡(去芦头)　蜈蚣(炒)　甘草(炙)　龙胆　桔梗(剉炒)　菟丝子(酒渍一宿,焙)　秦艽(去苗土)　芍药　紫菀(去苗)　白芷　远志(去心)　卷柏

【功能主治】 治八风十二痹,偏枯不遂,宿食虚冷,五劳十伤。

【用法用量】 每日三次,每次饮酒半小盅。

【制备方法】 上四十二味药各一两,剉如麻豆大小,以绢袋装,用水三斗,七月七日曲三斤,黍米三升作饭,依法和酒,以药袋放在酒酿中,春秋七日,冬三日,夏三日,酒成。

【资料来源】 宋·《圣济总录》

地黄附子酒——原名“地黄酒”

【药物组成】 附子　茵芋　羌活各一两　熟干地黄四两　防风　芎劳各一两　石斛二两　丹参二两半　牛蒡根二两半　火麻子一升　杜仲　牛膝　桂枝各一两

【功能主治】 治风在肝脾,语言不利,脚膝无力,大便多秘。

【用法用量】 每日空腹,饭前饮一盏,常有醉意,勿至呕吐。

【制备方法】 上药细剉,入绢袋盛宽贮之,用无灰酒一斗五升,封浸七日。

【资料来源】 宋·《本事方》；明·《普济方》

增损茵芋酒

【药物组成】 茵芋叶 川乌(炮，去皮尖) 石楠叶 防风 川椒(炒出汗) 女萎 附子(炮) 北细辛 独活 卷柏 肉桂 天雄(炮去皮) 秦艽 防已各一两 踯躅花(炒) 当归 生干地黄各二两 芍药一两

【功能主治】 治半身不遂，肌肉干燥，渐渐消瘦，或时痟[1]痛名偏枯。

【用法用量】 初次服一合，逐渐增加，以知为度，令酒气相续。

【制备方法】 上药切细，以酒二斗渍，冬浸七日，夏浸三日，春秋各浸五日。

【资料来源】 宋·《本事方》；明·《普济方》

虎胫骨酒

【药物组成】 石斛(去根) 石楠叶 防风(去芦) 虎胫骨(酥炙) 当归(去芦) 茵芋叶 杜仲 川牛膝(去芦) 芎䓖 金毛狗脊(燎去毛) 川续断 川巴戟(去心)各一两

【功能主治】 治中风偏枯，行劳得病，四肢不遂，不能行步及一系列由风邪引起的挛急之证，皆能治疗。

【用法用量】 每次服一盏，烫热服，不拘时候。

【制备方法】 上药剉如豆大，以绢囊盛药，以酒一斗，渍十日。

【资料来源】 宋·《严氏济生方》

世传白花蛇酒

【药物组成】 白花蛇一条 全蝎(炒) 当归 防风 羌活各一钱 独活 白芷 天麻 赤芍药 甘草 升麻各五钱

【功能主治】 治诸风不论新久，手足缓弱，口眼歪斜，语言不畅或筋脉挛急，肌肉顽痹，皮肤燥痒，骨节疼痛或生恶疮、疥癣等症。

【用法用量】 每温服数杯常致酒气相续。

---

① 痟[(yiān)渊]：忧郁。

【制备方法】 白花蛇一条，温水洗净，头尾各去三寸，酒浸，去骨刺，取净肉一两，入全蝎、当归、防风、羌活各一钱，独活、白芷、天麻、赤芍药、甘草、升麻各五钱，剉碎，以绢袋盛贮，用糯米二斗蒸熟，如常造酒，以袋置缸中，待成。取酒同袋密封，煮熟，置阴地七日出毒。

【资料来源】 明·《本草纲目》

二圣酒

【药物组成】 雄黑豆[①]半升　皂角刺(剉)半升

【功能主治】 治中风，昏厥不省人事，喉间痰涎壅盛。

【用法用量】 适量饮服，汗出为度。

【制备方法】 上药用无灰酒二升，同煎至半升，去滓。

【资料来源】 明·《普济方》

龙手藤酒[②]

【药物组成】 龙手藤[③]

【功能主治】 主偏风口㖞、手足瘫痪、补虚益阳、去冷气风痹。

【用法用量】 空心饮服，取汗出。

【制备方法】 上药斟酌多少，以醇酒浸，近火令温。

【资料来源】 明·《普济方》

天麻地黄酒——原名"仙酒方"

【药物组成】 川牛膝(洗净)一斤　秦艽(洗净，切)一两　防风(洗净)二两　枸杞子(洗净)二两　蚕沙(洗净)二两　牛蒡子(炒)一升　桔梗(洗)二两　苍术(蒸烂用)二斤　地黄(洗)一两八钱　当归(洗净用)一两八钱　天麻(洗净)五两

【功能主治】 治大风，手足拳挛，半身不遂。

【用法用量】 每次饮一盏，一日三次，常饮者每日一次。

---

① 雄黑豆：《本草图经》："大豆有黑白二种，黑者入药，白者不用。其紧小者为雄豆，入药尤佳"。

② 原无方名，今增。

③ 龙手藤：生于石上，向阳而生，叶如龙手。性味甘温无毒。

【制备方法】 上药用无灰糯酒二斗，浸于净瓷缸内，用七层净白纸，密封七日，药成。

【资料来源】 明·《普济方》

虎骨愈瘫酒——原名“虎骨酒”

【药物组成】 茄子根(净洗，蒸过，九月十日者曝干)秤五两 鼠黏子(炒) 蔓荆子各一两 火麻子 晚蚕沙各半升 苍耳子 枸杞子(蒸)各半升 秦艽 萆薢各二两 生牛蒡叶一握 虎骨二两

【功能主治】 治中风瘫痪。

【用法用量】 每次服一盏，一日服三次。

【制备方法】 上药用绢袋盛，以酒浸于大罐内，封闭不令漏气，十四日开。

【资料来源】 明·《普济方》;《医学切问》

独活南星酒——原名“独活散”

【药物组成】 独活二两 黑豆(炒熟)一合半 天南星(炮裂) 生姜各半两 防风(去芦头)一两

【功能主治】 治中风口噤不开，筋脉拘急疼痛。

【用法用量】 不拘时候，拗开患者口灌半中盏，频频服，以效为度。

【制备方法】 上药剉细，以清酒五大盏，煎取三大盏半，放入瓶中密盖，良久，去药渣放温。

【资料来源】 明·《普济方》

茱萸豉酒①

【药物组成】 仓茱萸子二升 豉三升

【功能主治】 治中风，口偏不语者。

【用法用量】 冷服，每次半升，日三服，得汗即愈。

【制备方法】 上二味药以酒五升，煮四五沸。

---

① 原无方名，今增。

【资料来源】 明·《普济方》

按：本方主治口偏不语，指感冒受寒后引起面神经麻痹所造成的面部肌肉运动功能丧失。故以豆豉解表和中，吴茱萸理气散寒，逐风除痹，最终得汗而愈。

浸药仙酒

【药物组成】 甘菊花 防风(去芦头) 羌活 杜仲 牡蛎 瓜蒌根 牡丹皮 紫菀 菖蒲 人参 白蒺藜 牛蒡子 枸杞子各半两 白花蛇 桔梗 吴白术 山茱萸 白茯苓 晚蚕沙(炒) 黄桂 远志(去心) 牛膝各二钱半 虎胫骨 牛蒡根 干姜 干地黄 柏子仁 猪脊(去毛，焙) 天雄(去皮，炮) 萆薢 蛇床子 黑附子 肉苁蓉 菟丝子 续断 芍药(去皮) 石斛各三钱 以上共计药味一十三两五钱半

【功能主治】 不论男子妇人小儿，骨节疼痛，四肢浮肿，眼目昏暗，半身不遂，语言不利，口眼歪斜，中风失音等。

【用法用量】 早晨临午晚三时，令患者自取冷酒三盏，依时服之，每服不过一盏，不多服，亦不可添减，乱开酒瓮，久病者服不过一月，新病者十日，轻者五日见效。

【制备方法】 上药都以川广好药，依方拣择为粗末，用新绢袋盛药，用新小瓮儿一个，药放在内，以无灰酒二斗，将药浸之，密封其口，春夏浸二七日，秋冬浸三七日。

【资料来源】 明·《普济方》

消梨饮子

【药物组成】 消梨(绞取汁)三颗 酒一合 薄荷汁一合 生姜汁一合 竹沥一合

【功能主治】 治中风口噤不开、心膈壅闭。

【用法用量】 分三次温服，不计时候，拗开口灌之。

【制备方法】 上药相和，煎三两沸。

【资料来源】 明·《普济方》

黄芪天麻酒——原名"黄芪酒"

【药物组成】 黄芪(去芦) 防风(去芦) 天麻 萆薢 白芍药 当归(去芦) 云母粉 仙灵脾 甘草 川续断各一两 白术 茵芋(叶) 木香(不见火) 官桂(不见火)

【功能主治】 治风湿痹,身体顽麻,皮肤瘙痒,筋脉挛急,言语謇涩,手足不遂,时觉不仁。

【用法用量】 每次温服一盏,不拘时候,常令酒气相续为佳。

【制备方法】 上药剉散,用生绢袋盛,以酒一斗浸之,春五日,夏三日,秋七日,冬十日。

【资料来源】 明·《普济方》

鼠黏子酒

【药物组成】 鼠黏子

【功能主治】 治一切风,主大风,手足瘫痪,活动不利,亦疗历节风痛,贼风风痹顽麻,腰脚疼痛,筋节急,或因热食,体中如锥刺、口㖞面戾,头旋心闷,呕吐、风在心脏。

【用法用量】 每日早晨温服一小盏,片刻再服一盏,服前摇匀,过较长时间才可饮食。晚间再服。

【制备方法】 鼠黏子一斗,用水淘去浮者,曝干捣碎,放于净砂盆内,加入无灰酒五升,研至极烂,即以绢罗漉取白汁,其滓再以酒五升研之,白汁滤尽为度。再入酒一斗,拌匀,放入不津器中密封,春秋十四日,夏七日,冬二十一日,封之勿使气泄。

【资料来源】 明·《普济方》

愈风酒①

【药物组成】 白茯苓五两 菊花二两 生干地黄二两 瓜蒌二两 防风二两 人参一两 续断五两 天麻五两 菟丝子(淘,拣净)三两 牡丹皮二两 白术一两 黄芪二两 肉苁蓉(去粗皮)三两 石斛五分 菖

① 原无方名,今增。

蒲二两　紫菀(去苗)半两　牡蛎(烧，取粉)三两　柏子仁一升　杜仲(去粗皮)三分半　芍药三分　蛇床子(炒)三分　桔梗(去芦)半两　牛膝三两　川萆薢二两　附子(炮裂，去皮脐)一两　苍耳子(取仁)二两　牛蒡子(炒)三分　虎胫骨(醋炙)一两　金毛狗脊(去苗)一两　羌活半两　枸杞子半(斤)两　晚蚕沙(炒)三两　牛蒡根(细切)半斤　山茱萸一两

【功能主治】　骨节酸痛，行步脚弱，言语謇涩，口眼㖞斜，及中风半身不遂，悉可疗之。

【用法用量】　每日早晚饭前温服一盏，常使有酒气，不得过醉，久病服一月愈，新病者入口见效。

【制备方法】　上药共剉细，用生绢袋盛，用无灰酒三斗浸于瓷瓮内，以纸封口，满十四日可开。

【资料来源】　明·《普济方》

九藤酒

【药物组成】　青藤　钩藤　红藤　丁公藤　桑络藤　菟丝藤　天仙藤　阴地蕨[①](名地茶，取根)各四两　忍冬藤　五味子藤(俗名红内消)各二两

【功能主治】　治远年痛风，及中风左瘫右痪，筋脉拘急，日夜作痛，叫呼不已等症。

【用法用量】　每服一盏，日三服，病在上食后服，病在下空心食前服。

【制备方法】　上细切，以无灰老酒一大斗，用瓷罐一个盛酒，其用真绵包裹，放酒中浸之，密封罐口，不可泄气，春秋七日，冬十日，夏五日。

【资料来源】　明·《医学正传》

按：古人认为藤有宣通经脉的作用。本方用9种藤，意在祛风通络，体现了古人用药的一种思维方法。

---

① 阴地蕨：为阴地蕨科植物阴地蕨的带根全草，味甘，性凉，有平肝清热明目功能，可以治疗头晕、脑痛、惊痫、目翳等症。

仙传药酒

【药物组成】 茯神(去皮木) 陈皮 枳壳(去瓤) 青皮(去瓤) 牛膝(去芦) 熟地黄 肉苁蓉 白茯苓(去皮) 当归 山药 吴茱萸 防风 人参(去芦) 沉香 广木香 丁香 乳香(去芦)各七钱 没药 宿砂 小茴 大茴 红豆 白术(去芦) 草果 黄芩 杏仁 甘草 猪苓 黄芪 三棱 莪术 半夏(姜制) 南星(姜制) 牡丹皮 槟榔 青木香 官桂 大腹皮 泽泻 天门冬(去心) 栀子 红曲 白花蛇(砂土炒)各五钱 荆芥穗 苍术 川乌(炮) 白芍 桂枝 知母(酒洗) 细辛 贝母(去心) 麻黄(去节) 麦门冬(去心) 草乌(炮)各三钱 藿香 山楂 白芷 白附子 软石膏 羌活 薄荷 木瓜 木通 葛根 山茱萸(去核) 独活各四钱 香附 破故纸(炒) 虎胫骨(酥炙) 天麻 枸杞子 川芎六钱 良姜二钱半 川椒二钱

【功能主治】 治男妇左瘫右痪,口眼歪斜,手足顽麻,筋骨疼痛,一切诸风,痔漏,寒湿脚气,疝气,十膈五噎,胎前产后,子宫久冷,赤白带下,不受胎孕,经水不调,气滞痞块。

【用法用量】 每早用一小盅,久服有效,四十岁以上者方可用。

【制备方法】 上七十四味,盛入绢袋,外用蜂蜜,核桃仁,红枣去子各一斤,同小黄米烧酒共装入一大坛内竹叶封固,七日下锅煮三炷香取出,土埋十四日去大毒。

【资料来源】 明·《万病回春》

秘传药酒

【药物组成】 当归 白芍(炒) 生地黄 牛膝 秦艽 木瓜 黄柏(盐炒) 杜仲(姜炒) 防风 陈皮各一两 南芎 羌活 独活各八钱 白芷七钱 槟榔五钱 肉桂 甘草节(蜜炙)各三钱 油松节五钱 久痛加虎胫骨(酥炙)八钱 苍术(炒)一两

【功能主治】 治瘫痪腿疼,手足麻痒不能移动。

【用法用量】 早晚随量饮服。

【制备方法】 上药切碎入绢袋内,加入南酒或无灰酒,重汤煮一炷香为度。

【资料来源】 明·《万病回春》

驴头酒

【药物组成】 乌驴头一枚

【功能主治】 大风，手足瘫缓，全身动摇。

【用法用量】 任性饮服。

【制备方法】 上药洗净，如法煮熟，和汁浸曲，如家常酿酒法，候熟。

【资料来源】 明·《医方类聚》

仙酒方

【药物组成】 牛膝(洗净，切)一斤 秦艽(洗净，细切) 桔梗(洗净，切)各一两 蚕沙(净，炒) 羌活(洗净，切) 防风(洗净，切) 人参(拣净，切) 马尾当归(切)各二两 黍黏子(洗净，切) 枸杞子(净，炒) 火麻仁(洗净，炒)各半两 苍术(净过洗之，蒸过用)二斤

【功能主治】 治诸中风，半身不遂，腰脚缓弱，手臂顽麻，左瘫右痪、抽掣亸拽，一切风热等病。

【用法用量】 每日空腹，温酒一盏，一日三次。

【制备方法】 上药用无灰清糟酒二斗，浸于瓷缸内，用七层纸密封，于无人静处放七日。

【资料来源】 明·《医方类聚》

喇嘛酒

【药物组成】 核桃仁 200 g 龙眼肉 200 g 豨莶草 25 g 枸杞 50 g 首乌 50 g 熟地 50 g 白术 25 g 白芍 25 g 茯苓 25 g 丹皮 25 g 砂仁 15 g 乌药 15 g

【功能主治】 养肝肾，补气血，强筋骨，适用于中风后半身不遂，身体虚弱之风湿筋骨痛，肢体麻木等症。

【用法用量】 根据本人的酒量，早、晚各服 1 次，每次不超过 30 ml。

【制备方法】 将以上中药用绢袋装好，扎紧袋口备用。将醇酒

2 500 ml装入瓶内，然后放入药袋，隔水煎2小时，待冷，再加入烧酒7.5 L，密封浸泡7日后即成。

【资料来源】 清·《随息居饮食谱》;《大众药膳》

喇嘛归芎酒——原名“喇嘛酒”

【药物组成】 胡桃肉 龙眼肉各四两 杞子 首乌 熟地各一两 白术 当归 川芎 牛膝 杜仲 白芍 豨莶草 茯苓 丹皮各五钱 砂仁 乌药各二钱五分

【功能主治】 治中风半身不遂，麻木痹痛。

【用法用量】 适量饮服。

【制备方法】 上十六味，绢袋盛之，入瓷瓶内，浸醇酒2.5 L，隔水煎浓，候冷，加滴花烧酒7.5 L，密封七日即成。

【资料来源】 清·《随息居饮食谱》

按：本方比喇嘛酒，增加了当归、川芎、牛膝、杜仲，所以增强了补肾活血的功能，更适宜于血虚体弱患者。

海蜇愈风酒——原名“愈风酒”

【药物组成】 陈海蜇(漂净拭干，晾极燥)十二两 黑大豆 嫩桑枝松针(杵烂)各四两

【功能主治】 主治中风后遗症。

【用法用量】 适量饮服。

【制备方法】 上药用陈酒七斤，煮三炷香即成。

【资料来源】 清·《随息居饮食谱》

鹿祁酒

【药物组成】 鹿筋100 g 祁蛇100 g 当归60 g 川芎40 g 制乳没各60 g 海桐皮60 g 豨莶草60 g 赤芍60 g 片姜黄60 g 地龙60 g 牛膝60 g 丹参100 g 田七40 g

【功能主治】 祛风行湿，活血化瘀。治疗风湿性关节炎，半身不遂。

【用法用量】 每日服2次，每次内服10～15 ml。

【制备方法】 上药用白酒2.5 L密封浸1个月，取酒饮之。

【注意事项】 药酒浸的时间稍长药汁更浓，疗效更佳。不会饮酒者，可将上方之药改成常用量煎服，服时加酒数滴，可取同等疗效。

【资料来源】 《江西中医药》1981，(2)：37

巴豆酒

【药物组成】 巴豆3～5粒

【功能主治】 温经，祛痰，通络。主治面神经麻痹。

【用法用量】 外熏面瘫之手掌心劳宫穴，每次1～2小时，重者可治疗4小时，每日1次，5次为1个疗程。

【制备方法】 巴豆研细，放铝壶或玻璃瓶中，加入75%乙醇(酒精)或好烧酒500 ml，炖热外用。

【资料来源】 《安徽中医学院学报》1994，13(4)：31

按：共治疗面瘫患者17例，结果治愈13例。4例未愈改用他法。

牵正散加桂枝药酒

【药物组成】 白附子 全蝎 僵蚕各30 g 桂枝50 g

【功能主治】 温经通络，化痰熄风。治疗周围性面神经麻痹。

【用法用量】 将药酒涂于患侧，并按摩穴位：风池、翳风、牵正、地仓、承浆、迎香、攒竹、鱼腰等，每日1～2次，每穴按摩1分钟。

【制备方法】 将上药用250 ml 60度白酒浸泡，瓶装密封，3日后即可使用。

【资料来源】 《中国民间疗法》1998，(6)：55。

按：有医院以本法治疗周围性面神经麻痹30例，治疗结果痊愈15例，显效12例，好转3例，总有效率100%。

敦煌佛赐酒

【药物组成】 人参 黄芪 雪莲 僵蚕 穿山甲 何首乌 西红花 乌梢蛇 酸枣仁 当归 丹皮 天麻 丹参 海风藤 冬虫夏草 川芎 紫河车等

【功能主治】 补益元气，滋补肝肾，调和气血，疏通经络。治疗中风偏瘫，痹病。

【用法用量】 每次服15～20 ml，每日口服2次。12日为1个疗程。痹病用本药酒涂搽患部，再局部按摩。

【制备方法】 上药加白酒浸泡。

【注意事项】 有酒过敏史者、肝肾功能损害者、酒精中毒性脏器病损者及未成年人禁服，孕妇慎用。服药期间忌辛辣刺激性食物。不得与其他药物混服或同服。

【资料来源】 《甘肃中医》1998，(4)：36

按：有医院以本酒治疗中风偏瘫30例，治愈8例，占26.67%；好转19例，占65.33%。治疗痹病30例，治愈19例，占65.33%；好转11例，占36.67%。

桂防酒

【药物组成】 桂枝 川芎各30 g 防风 当归 白芍 香附 路路通各50 g 薄荷梗20 g

【功能主治】 祛风活血。治疗周围性面神经麻痹。

【用法用量】 取两组穴位：阳白，颧髎，地仓；太阳，下关，颊车；交替使用。针刺得气后出针，在针刺穴位处按上自制药罐，用针筒抽出罐内空气，使其形成负压，再经罐内注入药液3 ml，每次30分钟，每2日1次，10次为1个疗程。

【制备方法】 上药加60%乙醇(酒精)1 L，浸泡2星期。

【资料来源】 《山西中医》1998，(3)：29

按：有医院以本法治疗周围性面神经麻痹51例，结果痊愈32例，显效11例，好转6例，总有效率96.1%。

红花肉桂酒

【药物组成】 红花 肉桂各10 g

【功能主治】 温经活血。治疗面瘫。

【用法用量】 针刺采用透刺法。阳白透鱼腰、攒竹透睛明、丝竹空透太阳、地仓透颊车、迎香透四白、唇穴透迎香。用棉签蘸药酒涂擦患侧面部，干后再涂一遍，每日3次。10次为1个疗程，疗程间隔3日。

【制备方法】 用白酒 500 ml，浸泡上药 24 小时。

【资料来源】 《上海针灸杂志》1999，(3)：26

按：有医院以本法治疗顽固性周围型面瘫 124 例，结果痊愈 76 例，显效 24 例，进步 12 例，总有效率 90.3%。

九制豨莶草药酒

【药物组成】 豨莶草（九制）712 g 防己 110 g 海风藤 130 g 苍术 130 g 千年健 130 g 陈皮 130 g 油松节 130 g 威灵仙 130 g 杜仲 130 g 伸筋草 130 g 当归 130 g 川牛膝 130 g 桑寄生 130 g 续断 130 g 熟地黄 130 g 防风 130 g 茜草 130 g 白术 130 g 秦艽 130 g 狗脊 130 g 木瓜 130 g 地枫皮 80 g 玉竹 130 g 独活 80 g 乳香（醋制）80 g 川芎 80 g 没药（醋制）80 g 麻黄 20 g 红花 80 g 肉桂 60 g 白酒适量

【功能主治】 活血补肾，祛风除湿。用于肝肾不足，骨痛膝弱，四肢麻痹，腰酸腿痛，手足无力，口眼歪斜，语言謇涩。

【用法用量】 口服，每次 30～60 ml，每日 2 次，温服。

【资料来源】 《新编中成药》

【附】 本品为淡红色澄清液体，具酒香气，味微甜，微苦。

万应愈风酒

【药物组成】 金毛狗脊（炙）去毛 川牛膝 海风藤 广木香 川桂枝 左秦艽 大熟地 补骨脂 川杜仲 千年健 追地风 散红花 枸杞子 肥玉竹 西羌活 独活 生川乌 官桂 黄芪 党参 肉桂 明天麻 广陈皮 女贞子 淡附子各 30 g 威灵仙 全当归 油松节 野桑枝（切）各 120 g 红曲 15 g 大枣 250 g 桂圆肉 60 g 白蜜糖 240 g 赤砂糖 250 g 鹿角胶（炖）60 g

【功能主治】 专治气血虚损，感受风湿以致手足酸麻，腰膝骨节疼痛甚至半身不遂，口眼歪斜，无论男女老少一切远近风症，服之无不神效。

【用法用量】 随量饮服。

【制备方法】 上药装入夏布袋内先用陈酒2.5 L，将药袋炖透，再合好烧酒12.5 L，共装入坛内，加香味封固，待半月后取用。

【资料来源】《成药全书》

全蝎酒

【药物组成】 白附子30 g 僵蚕30 g 全蝎30 g

【功能主治】 中风，口眼歪斜，口目瞤动。

【用法用量】 每次饮10 ml，不拘时，常使有酒力。

【制备方法】 上3味药碎细，用醇酒250 ml浸入瓶中经3宿后开取。

【资料来源】《药酒验方选》

牵正独活酒

【药物组成】 独活50 g 大豆(紧小者，炒熟)200 g 白附子10 g

【功能主治】 口眼歪斜。

【用法用量】 每次饮4 ml，每日2次，夜1次。

【制备方法】 上3味药，粗碎，以清酒1 L，煎数沸，去药渣。

【资料来源】《药酒验方选》

黑豆丹参酒

【药物组成】 黑豆(拣紧小者淘净)250 g 丹参150 g

【功能主治】 中风手足不遂。

【用法用量】 每日早、午、晚及临睡时各1次，每次1～2杯。

【制备方法】 上2味，粗碎。黄酒2 L，同入瓶中密封，用灰火煨，常令热，待至酒减半，即去渣取酒。

【资料来源】《药酒验方选》

祛风酒

【药物组成】 大熟地 茯神 龙眼肉各60 g 全当归 潞党参 炙绵芪 米仁 甘枸各15 g 炒白芍 炒冬术 千年健 海风藤 羌活 独活 虎胫骨 钻地风 五加皮 杜仲 忍冬藤 川续断 牛膝各9 g 淡附片 瑶桂心 炙桂枝 虎头蕉 明天麻 川芎

炙甘草各6g　广木香　红花各4.5g

【功能主治】 治一切风痛，半身不遂等症。

【用法用量】 随量温服。

【制备方法】 上药用陈绍酒浸于瓷瓶，瓷盘作盖，棉纸封口，重汤炖三炷香。

【注意事项】 孕妇忌服。

【资料来源】 《珍本医书集成》

偏瘫后肩痛药酒

【药物组成】 川乌　草乌　细辛　威灵仙各15g　桑枝　鸡血藤　海风藤各20g　红花10g　当归12g

【功能主治】 祛风湿，利关节，活血通络，解痉止痛。适用于偏瘫后肩痛。也适用于老年肩周炎及各种关节软组织损伤所致的疼痛，骨质增生性疼痛。

【注意事项】 一旦患者出现肩痛，要先除外骨折及关节脱位、半脱位。对于骨质疏松者配合口服钙片；在按摩及活动时手法要轻柔，忌用力过猛。

【用法用量】 外用，以药酒少许倒入手中，先按摩关节周围的肌群和筋腱，然后轻轻地缓慢地活动关节，以患者能耐受为度，进行各方向的被动活动，连及肘、腕、手关节一同活动。每日2～4次，每次15分钟，2周为1个疗程。

【制备方法】 以上药物用高浓度白酒800 ml，浸泡1周后备用。

【资料来源】 《时珍国医国药》2002，13(10)：627

难治性面瘫酒

【药物组成】 白花蛇6条　肉桂　川乌各30g　樟脑10g　白胡椒　丁香各15g　烧酒500 ml

【功能主治】 温经散寒，行气活血，舒经通络。适用于难治性面瘫。

【用法用量】 外用，热敷。配合六合治疗仪脉冲治疗。每次

30～40 分钟，每日 1 次。

【制备方法】 将以上药物浸泡于 60 度烧酒中，7 日即可使用。

【资料来源】《甘肃中医》2007，20(7)

温药酒

【药物组成】 桂枝　红花各 12 g　马前子 4 g(捣碎)　曼陀罗子 4 g

【功能主治】 温经散寒，活血祛风，通络定痛。适用于面瘫(急性期)。

【用法用量】 外用，每日早、晚各 1 次。每次涂擦前先将药酒加热至 30～40℃，随后用棉签连续涂擦患侧面部 10 分钟为宜。

【制备方法】 上药置入瓶中，加 75%乙醇 500 ml，浸泡 7 日后使用。

【资料来源】《陕西中医》2007，28(3)：303～304

脑卒中偏瘫酒浴

【药物组成】 黄芪 90 g　鸡血藤 150 g　木瓜 45 g　红花 30 g　白酒 600 ml

【功能主治】 益气活血，化瘀通络，扩张血管。适用于脑卒中偏瘫早期康复。

【用法用量】 外用。中药酒浴，浸泡。每次坐浴 20～30 分钟后擦干浴液，4 小时后即可冲洗。每周 3 次，4 周为 1 个疗程。

【制备方法】 4 味中药加水煎煮 3 次，每次 2 小时，加水量分别为药量的 8 倍、6 倍、4 倍，依次取汁 750、600、450 ml，共约 1 800 ml，合并煎液，静置沉淀 12 小时以上，滤过，滤液浓缩至约 700 ml；静至冷却，离心，得上清液约 600 ml；缓缓加入等量白酒(38 度)，边加边搅拌，使混合均匀，静置封藏 48 小时以上，倾取上清液，沉淀离心，合并上清液，调至 1 000 ml，灌封即得。

将中医酒浴液 500 ml，置于体积 200 L 的浴桶中，加入 36～40℃的温水(用水温计测试)120 L。然后将患者置于浴桶中坐浴。

【注意事项】 根据患者具体情况调节水位及水温。水位以至患者胸部为度，如水位过高可压迫心肺、阻碍呼吸。此外水分的蒸发使散热增加，患者可出现虚脱、呼吸困难、头晕、心悸等症状，发现不良反应及时处理。

坐浴时要注意局部保暖及通风，坐浴完毕及时擦干浴液，更衣，以免感冒或加重心脑缺氧。

另外要注意安全，预防滑倒。

【资料来源】《护理学杂志》2006，21(11)：39～40

痉

仓公当归酒

【药物组成】 当归 防风各三分 独活一两半 麻黄（去节）一两一分 细辛（去苗）半两 附子（重炮去皮脐）一个（六钱）

【功能主治】 主贼风，口噤[①]，角弓反张痉者。

【用法用量】 口不开者，挟开口，纳汤一服，苏，二服，少许，三服，大汗，愈。

【资料来源】 宋·《三因极一病证方论》

【附】《赤水玄珠》用酒五升煮药，取三升。

枸杞蚕沙酒——原名“枸杞浸酒”

【药物组成】 枸杞子 晚蚕沙（炒）各半升 恶实（炒） 苍耳子（炒）各一升 防风（去叉） 大麻子（炒）各二升 茄子根（洗令净，切细，蒸一复时，须是九月九日采）二升 牛膝（酒浸，细切） 恶实根（切，炒）各一斤 桔梗（剉，炒） 羌活（去芦头，剉） 秦艽（去苗，土焙） 石菖蒲（九节者，剉）各二两

【功能主治】 治中风身如角弓反张，及妇人一切血风[②]，上攻下注，若久服可光泽容颜，滋润皮肤，祛风益血，增强体力。

---

① 口噤：为牙关紧闭。

② 血风：风湿内侵，久之邪毒攻冲，初起肌肉红肿，遍体血泡，或红片，麻木不仁，肿处穿烂，流水不止，面目浮肿，头痛脑裂，手足挛痹。

【用法用量】 每次服一盏，温服，空腹、饭前、临睡服，常使有酒容。

【制备方法】 上一十三味药，以夹绢袋盛，用好清酒三斗浸，密封闭，勿使泄气，七日开取。

【资料来源】 宋·《圣济总录》

独活大豆酒——原名“独活酒”

【药物组成】 黑豆　独活

【功能主治】 治中风舌强不语及风痓昏迷，吐沫抽掣、背脊强直，产后中痓。

【用法用量】 温服，连续服，以效为度。

【制备方法】 用黑豆炒焦，好酒淋之，取清汁酒一盏，独活锉三钱，煎七分。

【资料来源】 宋·《圣济总录》、《太平圣惠方》；明·《普济方》

乌鸡酒

【药物组成】 乌雌鸡一只

【功能主治】 中急风，背强口噤，舌直不得语，目睛不转，烦热苦渴，或身重，或身痒。

【用法用量】 分三次温服，相续服尽，汗出即愈。不汗者，用热生姜葱白稀粥投之，盖覆取汗。

【制备方法】 乌雌鸡去毛嘴脚，破开去肠肚，以酒五斗，煮取二升，去渣。

【资料来源】 宋·《圣济总录》

豨莶酒

【药物组成】 豨莶草一二两

【功能主治】 治破伤风。

【用法用量】 速煎服，被盖缓卧少顷，即可消散，能饮者纯用酒煎尤妙。

【制备方法】 水酒各半，速煎。

【资料来源】 明·《景岳全书》

荆芥豆淋酒

【药物组成】 荆芥穗四两 大豆(炒令烟出,好酒一升沃之,去豆不用)半斤

【功能主治】 摇头口噤,背强直。

【用法用量】 适量温服。

【制备方法】 上药用水三升,并酒同煮至一半,去药渣。

【资料来源】 明·《普济方》

必效酒

【药物组成】 蒜一升

【功能主治】 治金疮中风,角弓反张者。

【用法用量】 并渣每五合,顿服,须臾,得汗即瘥。

【制备方法】 用蒜擘破去心顶一升,以无灰酒四升煮烂。

【资料来源】 明·《普济方》

蝉衣酒

【药物组成】 蝉衣 15 g 黄酒半斤

【功能主治】 破伤风。

【用法用量】 分二至三次饮完。

【制备方法】 将蝉衣入黄酒内同煮,若酒少,蝉衣淹没不住,可兑少量水同煎,煎后去蝉衣,饮酒。

【资料来源】 《陕西中医函授》1984,(3):48

【附】 破伤风:现代医学的破伤风与中医痉证相似,都以项背强急、四肢抽搐、角弓反张为主要表现,病情发展较剧,可危及生命,应以医院急救为主。在急救无效或缺乏医疗设备及药品的情况下,药酒才是选用对象,但要快速,严格按照要求配制服用。

按:该酒始载于《海上方》,曾治一患者,发病后注射"破伤风抗毒血清",针刺合谷、太冲、大椎、风池等穴,并服玉真散,病情依旧。遂予该酒,夜间汗出黏稠。次晨,牙关紧闭、角弓反张等症已除。

铜屑酒

【药物组成】 赤铜屑四两

【功能主治】 治贼风反折。

【用法用量】 每次服五合，每日三次。

【制备方法】 熬令极热，投酒中，或以赤铜五斤，烧，纳酒中，百遍。

【资料来源】《历代名医良方注释》

【附】 贼风反折即破伤风强直性痉挛发作，本方用赤铜屑为末，加热后经处理，铜屑难溶或不溶于水或醇，但通过热处理仍然有微量的铜溶出。铜与强直性痉挛和铜与破伤风之间有否关系，有进一步科研的价值，故收载此方供科研工作者研究、治疗破伤风的新药时参考。

黑豆羌防酒——原名“黑豆羌活酒”

【药物组成】 羌活 11 g　防风 10 g　黑豆(去皮，炒令熟) 30 g

【功能主治】 中风口噤，四肢强直，角弓反张。

【用法用量】 分两次服灌之。

【制备方法】 上3 味共为粗末，用黄(米)酒 200 ml 浸，置火上候沸即住，去渣，候温。

【资料来源】《药酒验方选》

脚气①

礜石附豉酒

【药物组成】 白礜石二斤(或用钟乳末)　附子三两　豉三升

【功能主治】 治风毒脚弱，胸满气急。

【用法用量】 少量饮服。

【制备方法】 上药用酒三斗，浸四五日。

【注意事项】 有阴虚火旺症状者忌服。

---

① 中医脚气是以两脚软弱乏力，脚胫肿满肿直，或虽不肿满，而缓弱麻木，甚至心胸筑筑惊动，进而危及生命为特征的一种疾病。因病从脚起，故名脚气病。有湿脚气、干脚气、寒湿脚气、脚气冲心等不同类型。因其两足软弱无力而有“脚弱，软脚病”之称，又因其发病多由湿邪积聚，气血壅滞而成，故又称壅疾，包括西医所称的维生素 B_1 缺乏所致的脚气病，此外还包括营养不良，多发性神经炎等。

【资料来源】 晋·《肘后备急方》

大金牙酒

【药物组成】 金牙一斤　侧子　附子　天雄　人参　苁蓉　茯苓　当归　防风　黄芪　薯蓣　细辛　桂心　萆薢　萎蕤　白芷　桔梗　黄芩　远志　牡荆子　芎䓖　地骨皮　五加皮　杜仲　厚朴　枳实　白术各三两　独活半斤　茵芋　石楠　狗脊各三两　牛膝　丹参各三两　磁石十两　薏苡仁　麦门冬各一升　生石斛八两　蒴藋四两　生地黄(切)二升

【功能主治】 治瘴疠毒气中人，风冷湿痹，口面歪斜，半身不遂，手足拘挛，历节肿痛，甚者小腹不仁，名曰脚气。

【用法用量】 每次温服一合，每日四五次，夜一次。

【制备方法】 上药切细，用酒八斗，浸七日。

【资料来源】 唐·《千金要方》

松叶酒

【药物组成】 松叶六十斤

【功能主治】 疗风痹脚气，不能行，骨节疼痛，中风口面歪斜。

【用法用量】 量力饮之。

【制备方法】 上药切细，用水四石，煮取四斗九升，以酿五斗米，如常法。另煮松叶汁以渍米并馈饭，泥酿封头，七日发，澄清。

【资料来源】 唐·《千金要方》；明·《普济方》

钟乳丹参酒——原名“钟乳酒”

【药物组成】 钟乳八两　丹参六两　石斛　杜仲各五两　芎䓖　当归各四两　附子　桂心　天门冬五两　牛膝　防风　黄芪　秦艽　干姜各三两　山茱萸　薏苡仁各一升

【功能主治】 治风虚劳损，脚气疼痛，消瘦拘挛，弱不能行。

【用法用量】 每日二次，初服三合，逐渐增加，以知为度。

【制备方法】 上药切细，清酒三斗，浸三日。

【资料来源】 唐·《千金要方》

黄芪钟乳酒——原名“黄芪酒”

【药物组成】 乌头　黄芪　附子　干姜　秦艽　蜀椒　芎䓖　独活　白术　牛膝　苁蓉　细辛　甘草各三两　葛根　当归　菖蒲各三(二)两半　山茱萸　桂心　钟乳　柏子仁　天雄各二两　石斛　防风各二两　大黄　石楠各一两

【功能主治】 治风湿脚痛痿弱，气闷不自收摄，兼有补益作用。

【用法用量】 先服一合，不知，可加至五合，每日三次。

【制备方法】 上药切细，熬炼，清酒三斗浸。

【资料来源】 唐·《千金要方》

【附】 大虚加苁蓉；下利加女萎；多忘加菖蒲，各加三两。

术膏酒

【药物组成】 生白术一石五斗(洗净捣取汁三斗，煎取半)　青竹三十束(束别三尺围各长二尺五寸经一寸，烧取沥三斗，煎取半)　蔓荆二十五束(束别三尺围各长二尺五寸经头二寸烧，取沥三斗，煎取半)　生五加皮根三十六斤(净洗剉于大釜内以水四石煎之，去渣，澄清，取汁七斗，以铜器中盛，大釜内水上煎之，取汁三斗五升，其煎诸药法一准五加例)　生地黄根五六斗(粗大者，捣取汁三斗，煎取半)　桂心　甘草　白芷　细辛　防风　当归　麻黄　芎䓖各六两　附子五两　牛膝九两　干姜　五加皮各一斤

【功能主治】 治脚气弱风虚，五劳七伤，万病皆主。

【用法用量】 一次四合，日服二次，渐渐增加，以知为度，温酒不能过热。

【制备方法】 白术等五种药，总计得汁九斗五升，加糯米一石五斗，上小麦曲八斤，曝干为末，以药汁六斗，浸面五日，待曲起第一投净淘米七斗，令得三十遍，下米置净席上，以生布拭之，勿令不净，然后炊之下馈，以余药汁浸馈，调匀，再蒸之，待馈上痂生，然后下于席上，调匀，冷热，如常酿酒法，酝之瓮中，密盖，头三日然后第二投再淘米四斗，一如前法投之三日后，即加药桂心等十二味药，第三酘以米四斗，净淘如前法，还以余汁烧馈重蒸，待上生痂，下置席上，调冷热，如常酿法，和上件药投之，三日外，然后尝甘苦适中，密封口二七日

后，乃压取清酒。

【注意事项】 慎生冷，醋滑猪肉，鱼蒜牛肉等。

【资料来源】 唐·《千金翼方》

金牙升麻酒——原名“金牙酒”

【药物组成】 金牙 细辛 茵芋 干姜 干地黄 防风 附子(去皮) 蒴藋 升麻各四两 人参二两 独活一斤 牛膝五两 石斛五两

【功能主治】 疗脚气屈弱良，五脏心下坚满，惊悸不宁，亦疗口不能语，脚弱风冷痹令曳，使人肥健，胜旧一百倍，起三十年辫曳不能行，口不能语。

【用法用量】 每次服二三合，渐增加之。

【制备方法】 上药切细，以酒四斗，渍六七日。

【注意事项】 忌猪肉、冷水、生菜、芜荑。

【资料来源】 唐·《千金翼方》、《外台秘要》

香豉酒

【药物组成】 豉一升

【功能主治】 治脚气冲心①，兼治瘴毒脚气，利腰脚，除湿痹，去心神烦闷，岭南民间常服，极效。

【用法用量】 随性多少饮之，觉利多，即少服。

【制备方法】 上药以酒三升，浸三日。

【资料来源】 唐·《外台秘要》；明·《普济方》

香豉犀角酒

【药物组成】 香豉三升 犀角(末之)八两

【功能主治】 利腰脚，防治脚气。

【用法用量】 日三服，量性增减。其犀角末散著袋外，每服常搅，令犀角味入酒中。

---

① 脚气冲心：也称脚气入心，血气攻心，即脚气病出现气喘水肿和其他心力衰竭症状等。

【制备方法】 上二味，先取香豉三升，三蒸三曝干，内一斗酒中，另用一生绢袋盛，用好酒九升，渍之五日许，夏日勿作，多恐坏。

【资料来源】 唐·《外台秘要》

香豉橘皮酒

【药物组成】 豉三合 橘皮 生姜 葱

【功能主治】 利腰脚，防治脚气。

【用法用量】 任性饮之。

【制备方法】 将上药细切，任意调和，先熬油令香，次下诸物熬熟，以绵裹内铛中，著酒浸。

【资料来源】 唐·《外台秘要》

按：本方原意，宜在夏日服，以代替香豉犀角酒。因其制备方法简易，不需浸渍很长时间，可随制随饮，以防药酒变质。

大麻子酒

【药物组成】 大麻子[①]（研碎）一升

【功能主治】 疗脚气上，脚肿，小腹痹，兼疗头风，补益。

【用法用量】 随性温服。

【制备方法】 清酒三升渍三宿。

【资料来源】 唐·《外台秘要》

沃实酒

【药物组成】 牛蒡根（切）二大升 枳实（炙）八两 磁石一斤 薏苡仁一斤 玄参六两 乌蛇脯（炙）六两 生地黄（切）二大升 乌豆（小粒者）一大升

【功能主治】 脚气。

【用法用量】 任性多少。

【制备方法】 上药八味细切，绢袋盛，用无灰酒一大斗，浸经三日。

【资料来源】 唐·《外台秘要》；明·《普济方》

---

① 大麻子：即火麻仁，为桑科植物大麻的种仁。

侧子紫苏酒——原名“侧子酒”

【药物组成】 侧子(炮)四两 生石斛(碎)三两 磁石八两 独活三两 秦艽三两 甘草(炙)三两 紫苏茎一握 前胡四两 防风三两 茯苓八两 黄芩三两 五味子四两 防己三两 桂心三两 丹参三两 蜀椒(炒出汗)三(二)两 山茱萸(碎)四两 芎䓖二两 细辛二两 当归二(三)两 白术四两 干姜三两 薏苡仁一升三合

【功能主治】 疗脚气不随。

【用法用量】 每次服四合,每日二次,细细加至八九合,温饮。

【制备方法】 上药切,以绢袋盛,清酒四升浸五日。

【注意事项】 慎生冷、猪肉、蒜、面。

【资料来源】 唐·《外台秘要》

侧子续断酒——原名“十味侧子酒”

【药物组成】 侧子(去皮脐炮裂) 五加皮(炙剉) 丹参 续断 牛膝(切焙)各五两 白术 生姜(切焙) 桑根白皮(炙,剉)各半斤 细辛(去苗叶) 桂(去粗皮)各四两

【功能主治】 脚气。

【用法用量】 空腹适量服,每日三次。

【制备方法】 上十一味,细切如麻豆大,用生绢袋盛,放入净瓷瓮中,用无灰酒三斗浸,密封,春夏五日,秋冬七日。

【注意事项】 忌猪肉、冷水、桃李、雀肉、生葱生菜。

【资料来源】 唐·《外台秘要》

侧子石楠酒——原名“侧子酒”

【药物组成】 侧子(生用) 干姜(生者良)各五两 丹参 牛膝各六两 金牙(碎,绵裹) 磁石(如上) 生石斛各一斤八两 石楠(炙) 独活(炙)五两 萆薢 生茱萸 生地黄各十两,干者用一两 防风 茯苓各四两 五加皮 薏苡仁各一两 茵芋(炙) 椒各一两 桂心 天雄(生用) 人参 芎䓖 当归 白术 细辛各二两

【功能主治】 主脚气,春夏发,入秋肿消气定,但脚弱,不能屈

伸，二足麻木，手指胀闷，不得屈伸，四肢腰背皆废用者。

【用法用量】 每次服一小盏，每日服二三次，酌量饮服，逐渐增加，以舌麻为度。若妇人服，则去石楠，男子畏寒，加孔公孽，钟乳等，多至一二斤，少至七八两，服此酒时，须随病内外灸三两处以泄之。

【制备方法】 上二十五味药切，绢袋盛，清酒六七斗，浸之七日成。

【注意事项】 忌猪肉、冷水、醋物、生葱、桃李、雀肉、生菜、芜荑等。

【资料来源】 唐·《外台秘要》

侧子附子酒——原名“侧子酒”

【药物组成】 侧子(炮)二两 干姜二两 石斛八两 丹参三两 牛膝二两 甘草(炙)二两 防风三两 熟地黄四两 芎䓖二两 当归三两 桂心三两 五味子三两 白术二两 秦艽三两 防已二两 川椒(去汗)二两 独活三两 山茱萸四两 细辛二两 黄芩二两 茯苓四两 附子(炮)一两

【功能主治】 脚气病虽愈，至冬季间，常须服此方。

【用法用量】 一次服四合，每日二次，逐渐增加剂量，以知为度。

【制备方法】 上药切细，绢袋贮，用酒三斗五升浸，秋冬浸七日，春夏浸五日。

【注意事项】 忌海藻、菘菜、猪肉、冷水、桃李、雀肉、生葱、生菜、芜荑、酢物。

【资料来源】 唐·《外台秘要》

苏恭独活酒

【药物组成】 独活(去芦头) 生姜 白术 白茯苓(去黑皮，赤者亦可) 石斛(去根)各三两 牛膝 丹参 侧子(炮制，去皮、脐) 萆薢各二两 薏苡仁 防风(去叉) 桂心(去粗皮) 山茱萸 人参 当归(切，焙)

天雄(炮制,去皮、脐)　甘菊花　芎䓖　秦艽(去土)各一两半　生地黄(焙)四两

【功能主治】　治腰脚屈弱,兼头眩气满。

【用法用量】　量性饮酒,每日五六服,常令酒力不绝。

【制备方法】　上药细剉,用净绢袋盛,放入净瓷瓮中,以清酒三斗浸之,密封,春夏浸五日,秋冬浸七日。

【资料来源】　唐·《外台秘要》

【附】　如畏冷,加蜀椒一两,去目及闭口,炒出汗。

野椒根酒①

【药物组成】　野椒根(除上皮,细剉)一升

【功能主治】　脚气上气腹肿。

【用法用量】　每次温服一盏。

【制备方法】　上药以酒二升,入瓶中,用泥封口,烘焙,烧得一沸。

【注意事项】　忌冷、肥物,其余不禁。

【资料来源】　唐·《外台秘要》

蒜豉桃仁酒②

【药物组成】　蒜(去心,切,熬令黄色)三升　桃仁(去皮、尖、双仁,熬令紫色)一升　豉(熬令香)一大升

【功能主治】　初觉似有脚气。

【用法用量】　初服半升,渐加至二升,随性饮服,每日三四服,常令有酒气。

【制备方法】　上三味,合和,用生绢袋盛,美酒一斗渍之,夏月浸三日,冬月浸七日。

【资料来源】　唐·《外台秘要》;宋·《圣济总录》

【附】　酒尽再加五升,加椒二合尤妙。

---

① 原无方名,今增。

② 原无方名,今增。

生地黄酒

【药物组成】 生干地黄一斤　杉木节五两　牛蒡根(去皮)一斤　丹参三两　牛膝(去苗)五两　大麻仁半斤　防风(去芦头)三分　独活三两　地骨皮三两

【功能主治】 脚气,肿满,烦疼少力。

【用法用量】 食前,随性温服。

【制备方法】 上药,剉,用生绢袋盛,以酒三斛,浸六七日。

【资料来源】 宋·《太平圣惠方》

石斛参芪酒——原名"石斛酒"

【药物组成】 石斛(去根)四两　丹参二两　芎䓖二两　杜仲(去粗皮)二两　防风(去芦头)二两　白术二两　人参(去芦)二两　桂心二两　五味子二两　陈橘皮(汤浸去白)二两　当归二两　干姜(炮裂)二(三)两　薯蓣二两　黄芪二两　白茯苓二两　牛膝(去苗)三两　甘草一两

【功能主治】 治脚气痹弱,筋骨疼痛。

【用法用量】 开初温服三合,日服二次渐加至一盏如度。

【制备方法】 上药细剉,用生绢袋盛,以清酒五斗,入瓮中渍七日。

【资料来源】 宋·《太平圣惠方》

石斛薏苡酒

【药物组成】 石斛(去根)二两半　丹参二两半　侧子(炮裂去皮脐)二两　桂心一两半　芎䓖一两半　干姜(炮裂)一两　五加皮二两半　独活一两半　牛膝(去苗)二两　杜仲(刮去皱皮炙令黄)一两　秦艽(去苗)二两　薏苡仁五合　山茱萸二两　陈橘皮(汤浸去白瓤、焙)一两　黄芪一两半　白前一两半　茵芋二两半　当归一两半　钟乳粉四两　川椒(去目及闭口者,微炒去汗)一两半

【功能主治】 脚气痹挛,及风虚肿满,不能行走。

【用法用量】 饭前温服一小盏。

【制备方法】 上药均细剉,用生绢袋盛,清酒三斛于瓷瓶中渍三宿。

【资料来源】 宋·《太平圣惠方》

松节浸酒

【药物组成】 肥松节一斤 生干地黄三两 桂心一两 丹参二两 萆薢二两 大麻仁(别捣)一升 牛膝(去苗)三两 生牛蒡根(去皮)三两

【功能主治】 治风毒脚气,痹挛掣痛。

【用法用量】 每于饭前温服一中盏。

【制备方法】 上药细剉,用生绢袋盛好酒二斗,于瓷瓶中盛,密封,浸五日夜。

【资料来源】 宋·《太平圣惠方》

附子独活酒——原名"附子酒""独活酒"

【药物组成】 附子(炮裂,去皮、脐)五两 独活五两

【功能主治】 治脚气,风毒湿痹,筋脉挛急疼痛。

【用法用量】 饭前随性温服。

【制备方法】 上药剉细,以酒五升,渍五六日。

【注意事项】 阴虚火旺者忌服。

【资料来源】 宋·《太平圣惠方》、《圣济总录》

天门冬地黄酒——原名"天门冬酒"

【药物组成】 天门冬五升(去心,捣取汁,慢火煎如稀饧) 湿荆(二十五束,三尺围各长二尺五寸,当中心以火烧,两头盛取汤一升半,煎取七合) 青竹(三十束,每束三尺围各长二尺五寸,当中心以火烧,两头取汤三升,煎取一升半) 生地(剉五升,粗大者洗净控干捣取汁三升,煎取一升半) 生五加皮(三十斤净洗控干,锉大釜内,以水四石煮至五斗,去渣澄清取汁,以铜器盛入大釜内,重汤煎至三斗五升,与前四味汁合匀) 白糯米一石五斗 曲(曝干捣末)八斤

【功能主治】 治脚气疼痛。

【用法用量】 每服四合,微温饮之,一日二次,渐加至半盏,以知为度。

【制备方法】 以上药汁,取六升浸曲末,五日曲中沸起第一酘,将米七斗净淘二十遍,置净席上,以生布挼干,然后内甑中蒸之为酝,

即以前药汁倒入净盆中，拌饭使其均匀，加热，如常馈酒法，入净瓮中密封，经三日后，入第二酘，再淘米四斗，一如前法蒸炊后，放置使其冷热得所，投入前酒瓮中封头，又经三日，即入后药。

桂（去粗皮） 甘草（炙） 白芷 当归（切焙） 芎䓖 麻黄（去根节）各六两 干姜（炮） 五加皮（炙）各一斤 附子（炮裂去皮脐）五两 牛膝（去苗，锉）九两 白糯米（净淘控干）四斗

以上十一味，除米外，共挫捣如米粒，入米拌匀，同入甑中，久蒸极熟，倾出摊，待似人体冷暖，投入煎酒瓮中，三日后，可服少许尝之。若得中即密封瓮头，再过半月，压取清酒，入不津器中盛之。

【注意事项】 饮此酒只可温服，不可过热。

【资料来源】 宋·《圣济总录》

牛膝杜仲酒——原名“牛膝酒”

【药物组成】 牛膝（切，炒） 侧子（炮裂，去皮脐） 丹参 山茱萸（炒） 蒴藋 杜仲（去粗皮） 石斛（去根）各二两 防风（去叉）蜀椒（去目并合口，炒出汗） 细辛（去苗叶） 独活（去芦头） 秦艽（去苗土） 桂（去粗皮） 薏苡仁（捣碎） 芎䓖 当归（切焙） 白术 茵芋（炙）各一两半 五加皮（炙）二两半 干姜（炮）一两

【功能主治】 脚气湿痹不仁，脚弱不能行，患目昏头旋者，服之更佳。

【制备方法】 以上二十味，切碎如麻豆大，以绢袋盛，袋入净瓮中，清酒三斗浸，冬天七日，暑天三日。

【资料来源】 宋·《圣济总录》

牛膝丹参酒

【药物组成】 牛膝 丹参 薏苡仁（炒） 生干地黄各半斤 五加皮 白术各五两 侧子（炮裂，去皮脐） 萆薢 赤茯苓 防风（去芦）各四两 独活 石斛（去根）各六两 茵芋（用嫩叶） 桂 天雄（炮去皮脐） 人参 芎䓖 石楠叶（炙）各三两 细辛（去苗叶） 升麻各三两 磁石（煅，酒淬七次）一斤 生姜五两

【功能主治】 治脚气，入冬即苦脚痹弱，或筋骨痛，不能屈伸，皮肤痛痹不仁，手脚指节肿，满闷，或四肢肿，腰胫直。

【用法用量】 空腹温饮半盏，每日五次。不饮酒者，频频少服，以知为度。

【制备方法】 上药剉碎如小豆大，用绢袋盛，以无灰酒五斗，浸七日，密封勿令通气。

【资料来源】 宋·《圣济总录》

白杨皮酒

【药物组成】 白杨皮(白者佳，不要近塚墓者，用东南西北离地三尺者)一斤半

【功能主治】 治风毒脚气，手足拘挛。

【用法用量】 饮量以人酒性量多少服之，每日服五六次，常令酒力相续，以差为度。

【制备方法】 上药去皮细剉，熬令黄赤，以清酒一斗放入不津器中渍之，密封头，勿令泄气，冬月二七日，春夏一七日，开取。

【资料来源】 宋·《圣济总录》

侧子石膏酒——原名“侧子酒”

【药物组成】 侧子(半生火炮) 独活(去芦头) 丹参 五加皮(炙) 薏苡仁各三两 人参 蜀椒(去目并闭口炒出汗) 茵芋叶各一两 金牙(碎绵裹) 磁石(碎绵裹)八两 牛膝(切焙) 石斛(去根节)各四两 当归(切焙)各一两半 白术 萆薢 防风(去叉) 熟干地黄 山茱萸(生用) 白茯苓(去黑皮) 细辛(去苗叶)各二两 芎䓖 干姜(炮) 天雄(炮裂去皮脐) 石膏(碎) 桂(去粗皮)

【功能主治】 治脚气春夏盛发，入秋脚消气定，但苦脚弱无力，不能屈伸，皮肤不仁。

【用法用量】 量酒力饮，每日服五六次，常使酒气相续，以唇麻为度。

【制备方法】 上二十五味药，切细如麻豆大，用生绢袋盛，清酒

七斗浸。秋冬浸七日，春夏浸五日。

【注意事项】 服此酒须再灸三里穴、风市穴、伏兔穴，以泄毒气。

【资料来源】 宋·《圣济总录》

恶实枳壳酒——原名“恶实酒”

【药物组成】 恶实根(细切)半斤 枳壳(去瓤)四两 磁石(生，捣末)半斤 薏苡仁半升 玄参三两 乌蛇(酒浸，炙，去皮、骨)三两 生地黄(切)一升 小黑豆半斤

【功能主治】 治脚气，语言謇涩。

【用法用量】 任意服多少，下漏芦丸，再用后面的白敛汤洗脚。

【制备方法】 将药粗捣筛，用绢袋盛，无灰酒二斗浸三日。

【资料来源】 宋·《圣济总录》

【附】 漏芦丸：漏芦 萎蕤(切、焙) 乌蛇(酒浸；去皮、骨、炙)各三两 苦参四两 枳壳二两 秦艽 麦冬各一两半 防己 玄参三两 白术 黄芪各一两半 大黄三两 黄芩一两

白蔹汤洗方：白敛三两半 漏芦(切) 槐白皮(切) 蒺藜子 五加皮各半斤 甘草一两 以水一斗，煮去六升，内芒硝半升，其汤旋暖温用。

松液酒

【药物组成】 松液一斤

【功能主治】 治一切风痹脚气。

【用法用量】 饮服适量。

【制备方法】 于大松下掘坑，置瓮承取松液一斤，酿糯米五斤，取酒。

【资料来源】 明·《本草纲目》

孔子蘖酒

【药物组成】 孔子蘖①一斤 石斛五两

① 孔子蘖，疑为孔公孽之误。孔公孽即钟乳石，古人将不同形态的钟乳石分成“孔公孽”、“殷孽”。

【功能主治】 治脚气。

【用法用量】 适量饮服。

【制备方法】 上药以酒二斗浸。

【资料来源】 明·《普济方》

乌药酒

【药物组成】 土乌药(即矮樟树根)

【功能主治】 治脚气发动,乡村无处问药,特此效。

【用法用量】 温服,一服即安。

【制备方法】 取土乌药如萝卜者,干漉布揩净,用瓷片刮屑,收于瓷器内,以好酒一升,浸一宿,麝香入少许尤妙。

【注意事项】 无麝香,则多服数服后,得溏泄,病去。

【资料来源】 明·《普济方》

侧子仙灵脾酒——原名"侧子酒"

【药物组成】 侧子(去皮脐)三两 石斛(去根剉)一两 秦艽(去苗)一两 紫苏子一两 仙灵脾三分 防风(去芦头)三分 赤茯苓三分 黄芩三分 汉防己三分 桂心三分 丹参三分 川椒(去目,闭口者炒)半两 芎䓖三分 细辛半两 当归一两 白术一两 威灵仙一两 薏苡仁五合 黑豆(熟炒)三合 独活二两

【功能主治】 治脚气缓弱,疼痛无力,行履不遂。

【用法用量】 饭前适量温服。

【制备方法】 上药细剉,用生绢袋盛,清酒二斗浸六七日后。

【资料来源】 明·《普济方》

金牙酒

【药物组成】 金牙(捣碎)三两 细辛一两 茵芋二两 干姜(炮制)一两 生干地黄二两 防风(去芦头)一两 附子(炮裂,去皮、脐)二两 蛇床子一两 独活五两 牛膝(去苗)三两 石斛(去根)三两 莽草二两

【功能主治】 治脚气屈弱,言语不能。

【用法用量】 饭前随性服用。

【制备方法】 上药剉细，以生绢袋盛，用酒二斗，渍六七日。

【资料来源】 明·《普济方》

松节缓急酒——原名“松节酒”

【药物组成】 松节一斤　生干地黄五两　桂心二两　秦艽(去苗)五两　防风(去芦)二两　牛蒡根(去皮)一斤　丹参三两　萆薢三两　苍耳子三两　独活三两　火麻仁一升　牛膝(去苗)五两

【功能主治】 治脚气筋挛急，四肢掣痛，或至软脚。

【用法用量】 饭前适量温服。

【制备方法】 上药剉碎，用生绢袋盛，用酒二斗，浸六七日。

【资料来源】 明·《普济方》

独活地黄酒——原名“独活浸酒”

【药物组成】 独活(去芦头)　生干地黄(焙)各三两　海桐皮二两　生黑豆皮适量

【功能主治】 治岭南热毒风盛，湿气郁蒸，脚气发作，脾肺有虚热，心神烦闷，脚膝酸痛。

【用法用量】 不限早晚随意饮服，常令有酒气。

【制备方法】 上药以生绢袋盛，用无灰酒三斗，一同放入瓷瓮中浸，冬天浸七日，夏天浸三日，春秋浸五日。

【资料来源】 明·《普济方》

薏苡羚羊酒——原名“薏苡仁酒”

【药物组成】 薏苡仁五两　羚羊角屑三两　川升麻二两　秦艽(去苗)三两　黄芩二两　地骨皮一两　羌活二两　枳壳(麸炒微黄，去瓤)二两　牛膝(去苗)五两　五加皮三两　独活二两　牛蒡子(微炒)二两　桂心二两　火麻仁五合　生干地黄五两　防风(去芦头)三两

【功能主治】 治脚气风毒，口渴疼痛，四肢拘急，项背强直，言语謇涩。

【用法用量】 温服适量，饭前服。

【制备方法】 上药剉碎，用生绢袋盛，酒三斗，浸六七日。

【资料来源】 明·《普济方》

鹭鸶藤酒①

【药物组成】 鹭鸶藤　苍耳子(有刺者,二伏和根叶采)

【功能主治】 脚气。

【用法用量】 次日早晨内服。

【制备方法】 上药酒浸一宿,放火边。

【资料来源】 明·《普济方》

苍术豉酒

【药物组成】 豉(三蒸三曝)500 g　苍术 50 g

【功能主治】 风毒脚弱,麻木无力,腿脚肿胀,呕吐不食,腹痛下痢,头痛,发热。

【用法用量】 不拘时候,随意徐徐饮之,如急用可以酒煮豉饮之。

【制备方法】 以清酒 1 L,浸豉于瓷瓶中,经三宿后,再将苍术捣碎加入,经 4 日后开取。

【资料来源】《药酒验方选》

黑豆白芷酒

【药物组成】 黑豆(炒)250 g　白芷 30 g　薏苡仁 60 g

【功能主治】 脚气痹弱,头目眩晕,筋急,小便不利。

【用法用量】 每日随性饮服,常令酒力相续。

【制备方法】 上药碎,用黄酒 1.5 L 浸于瓶中,密封瓶口,经三宿开取,去渣备用。

【资料来源】《药酒验方选》

肩周炎

麻桂酒

【药物组成】 麻黄 15 g　桂枝 15 g　当归 20 g　鸡血藤 20 g　川乌

① 原无方名,今增。

15 g

【功能主治】 祛风通络。治疗肩周炎。

【用法用量】 每次服 25 ml,每日服 3 次。

【制备方法】 上药均分 3 包,每包用 50 度以上白酒 500 g,浸泡 7 日。

【资料来源】 《山东中医杂志》1996,(6):283

肩周Ⅰ号酒

【药物组成】 川牛膝 宣木瓜 炮姜 地骨皮各 12 g 羌活 五加皮 广陈皮 茜草 没药 肉桂各 9 g 川厚朴 当归各 15 g

【功能主治】 祛风散寒化湿。治肩周炎。

【用法用量】 每次饮用 15 ml,每日 2～3 次。

【制备方法】 上药泡酒 2 500 ml,浸 7 日后方可饮用。

【资料来源】 《新中医》1996,(3):14

舒筋止痛液

【药物组成】 制马钱子 川乌 草乌 威灵仙 血竭 苏木 五加皮 白花蛇 桂枝 冰片 樟脑等

【功能主治】 祛风散寒,活血化瘀,通络止痛。治疗肩周炎。

【用法用量】 倒药液适量,擦揉患处,致局部发热后再以热敷,每日 3～4 次,7 日为 1 个疗程。一般用 2 个疗程。

【制备方法】 上药除冰片、樟脑外,余药碾为粗末,用 50%乙醇(酒精)适量浸泡,每日搅拌 2 次,7 日后过滤取汁,药渣以同法复制 2 次,三液混合澄清,再加冰片、樟脑溶解后装瓶备用。

【资料来源】 《陕西中医》1997,(2):64

按:有单位以本法治疗肩周炎 100 例,近期治愈 62 例,显效 29 例,好转 7 例,无效 2 例。

鸡蛇酒

【药物组成】 鸡血藤 30 g 桂枝 杜仲各 30 g 乌梢蛇 20 g 红花 10 g 白酒 2 500 ml

【功能主治】 祛风散寒,行气活血。治疗肩关节周围炎。

【用法用量】 依患者酒量,20～50 ml午、晚餐饮用,并可用药酒外敷按摩治疗。7日为1个疗程,一般2～3个疗程。

【制备方法】 将中药浸入酒中,5月初封坛埋入50 cm深庭院土中,9月中旬起坛开封。

【资料来源】 《四川中医》1998,(12):42

调中解凝酒

【药物组成】 黄芪10 g 炒白术10 g 川木瓜9 g 陈皮9 g 青皮6 g 广木香6 g 龙眼肉15 g 丁香6 g 白蔻仁6 g 茯苓6 g 当归10 g 川芎9 g 白芍6 g 秦艽8 g 羌活5 g 川牛膝9 g 白冰糖180 g 白酒500 ml

【功能主治】 调补脾胃,活血养血,散寒祛湿化痰。

【用法用量】 每次服10 ml,每日服2次,饭后温服,15日为1个疗程,一般服2～3个疗程。

【制备方法】 上药为粗末,浸渍于白酒中,夏天5日,冬天10日,滤去渣,取上清液。

【资料来源】 《河南中医》1998,(3):143

乳香没药酒

【药物组成】 乳香 没药 血竭 自然铜 土鳖虫各100 g 防风 栀子各100 g 川椒50 g 细辛30 g 红花100 g 冰片30 g 透骨草100 g

【功能主治】 温经活血,祛风止痛。治肩痛弧综合征。

【用法用量】 以周林频谱治疗仪对准压痛明显处,距皮肤30～40cm(以患者能忍受热度为宜),然后将药酒摇匀,倒入弯盘内(注意随倒随用,以防挥发),用其浸透棉球,均匀地涂在肩峰及岗上窝外侧,10分钟涂1次,每日治疗1次,10日为1个疗程。

【制备方法】 上药加75%乙醇(酒精)2 500 ml,先将乳香、没药、血竭碎为小块,将栀子捣碎,再混同其他药投放入盛乙醇(酒精)的大口瓶中封口,1星期后备用。

【资料来源】《中医外治杂志》1999,(6):25

按:有医院以本法治疗肩痛弧综合征30例,治愈10例,显效16例,总有效率100%。

肩痹药酒

【药物组成】当归　防风各15 g　杜仲20 g　牛膝　秦艽　独活　续断　川芎　地黄各18 g　黄芪　人参各12 g　枸杞　威灵仙　桂枝各12 g　细辛6 g

【功能主治】益气补肾,活血祛风。治疗肩周炎。

【用法用量】每次10 ml,早晚各服1次,连服10日为1个疗程。经络导平每日治疗1次,每次30分钟,10日为1个疗程。

【制备方法】以上药物加白酒2 L,密封浸20日,每5日搅拌1次。20日后取上清液过滤,加适量白糖。

【资料来源】《中国乡村医生》1998,(2):39

按:有医院以本法治疗肩周炎152例,治疗2～3个疗程,治愈31例,显效78例,好转34例,总有效率94.06%。

乌辛酒浸液

【药物组成】川乌头300 g　细辛150 g

【功能主治】温经散寒祛湿,活血通络止痛。

【用法用量】以本品配合直流药物导入治疗仪导入治疗。每日治疗1次,每次30分钟。2星期为1个疗程,一般治疗1～3个疗程。患者自行作肩关节活动。

【制备方法】上药混合粉碎成粗粉,加入75%乙醇(酒精)1 500 ml浸泡2星期后即可使用。

【资料来源】《河北中医》2000,22(2):123

按:有医院以本法治疗肩关节周围炎38例,结果治愈14例,显效18例,好转5例,总有效率97.4%。

玉真散酒

【药物组成】南星30 g　天麻30 g　防风30 g　羌活30 g　白附子

60 g　桑枝 30 g　细辛 60 g　60 度白酒 2 000 ml

【功能主治】　祛风散寒，通络镇痛。治疗肩关节周围炎。

【用法用量】　每日行手法，同时擦涂本酒。每日行爬墙练习，同时涂擦本酒于患肩，边擦边揉。6 日为 1 个疗程。

【制备方法】　上药浸酒 1 星期。

【资料来源】　《中医正骨》2000，12(5)：41

按：有医院以本药酒治疗肩关节周围炎 104 例，并配合手法治疗，包括放松法、旋肩法，还配合针刺疗法，以及患者自行作爬墙练习。治疗结果，有 42 例所有症状消失，肩关节功能恢复正常，有 49 例症状基本消失，劳累后有轻微症状，肩关节活动自由，不影响工作。

杨氏外敷药酒

【药物组成】　川乌　草乌　马钱子各 3.8 kg　白芷 5 kg

【功能主治】　活血化瘀，温经散凝，通络止痛。适用于肩凝症(即肩周炎)。

【用法用量】　外用，外敷患处。根据患者疼痛范围大小，取纱布或棉花一块，蘸“杨氏药酒”湿敷于患肩。同时配合 TDP 治疗仪照射，每次 20 分钟，每日 1 次，10 次为 1 个疗程。病程长的患者，配合肩关节推拿，并指导患者自行锻炼。

【制备方法】　将以上药物加水熬 2 次，两次提取液合并，浓缩成稠膏状，加 75%乙醇提取 3 次(取 0. 13 kg 樟脑放于 7 L 的 75%乙醇中溶解)，将 3 次提取液合并静置 48 小时，除去沉淀，取上清液加 60 ml，白酒 250 L，稀释成总量，静置，取上清液分装即可。

【资料来源】　《四川中医》2002，20(5)：65

肩痹药酒-1

【药物组成】　制川乌　当归　川芎　葛根各 30 g　全蝎 6 g　巴戟天 20 g　白酒 1 000 g　白糖适量

【功能主治】　祛风寒，除湿痹，疏通血脉止痛。

适用于创伤性肩周炎，风湿性肩周炎。

【用法用量】　口服，每次 15 ml，每日 2 次，早、晚饭后服。

【制备方法】 将中药酌情粉碎后，置广口瓶中，加入白酒1 000 g，密封浸泡，每日搅拌2次，7日后每日搅拌1次，共浸25日。取上清液，压榨药渣，榨出液与上清液合并，加入适量的糖，搅拌溶解，密封，静置1周，滤清即得。

【资料来源】《实用中医杂志》2002，18(12)：45

肩周炎药酒-1

【药物组成】 制川乌　制草乌　全蝎各6 g　桂枝　桑枝　当归　川芎　防风　淫羊藿　乌梅　秦艽各10 g　杜仲　白术各15 g　鸡血藤30 g　蜈蚣3条　甘草9 g　白糖200 g　53～60度白酒2 000 g

【功能主治】 扶正助阳，温经活血，通络止痛。适用于肩周炎，又称"漏肩风"。

【用法用量】 口服，每次50 ml，每日3次。一剂药酒服完为1个疗程。

【制备方法】 将以上中药全部装入坛中，加入糖和酒，用干净的白布封紧坛口，扎好。然后把坛子放入水锅里，坛口朝上，锅里的水要浸没大半截坛子。煮1个半小时后，把坛子取出，立即放入室内阴凉处挖好的坑中，坛口用碗盖住，再用土埋好。埋藏48小时后，即可饮用。

【资料来源】《吉林中医药》2003，23(5)：42

肩周炎药酒-2

【药物组成】 制川乌　制草乌　乌梅　甘草各6 g　牛膝99 g

【功能主治】 祛风散寒，舒筋活血，通络止痛。适用于肩周炎。

【用法用量】 口服，每日100 ml，分次服用。5日为1个疗程，连服2个疗程。

【制备方法】 将上药用55度以上白酒2 500 ml浸泡，21日后即可服用。

【资料来源】《中国民间疗法》2004，12(1)：46～47

加味蠲痹药酒

【药物组成】 当归　姜黄　炙黄芪　葛根各30 g　羌活　川芎

淫羊藿　紫河车各 20 g　防风　赤芍　桂枝各 15 g　制乳香　制没药　升麻各 10 g　白酒 2 500 g

【功能主治】 补益气血，温阳散寒，活血祛风，通络止痛。适用于痹痛偏于颈肩臂者。

【用法用量】 口服，每次 15～20 ml，温饮，每日 2 次。

【制备方法】 将上药粉碎，浸入装白酒的容器中，浸泡 1 个月后备用。

【资料来源】 《湖北中医杂志》2004，26(11)：47

蠲痹酒

【药物组成】 人参　干姜各 15 g　黄耆　赤芍　姜黄各 30 g　当归 40 g　羌活　防风各 24 g　甘草 10 g　白酒 1 kg

【功能主治】 益气和营，驱风胜湿。适用于风湿痹痛，肩项臂痛，手足麻木等。

【用法用量】 口服，每次 10 ml，每日 2 次，早、晚饭后服用。

【制备方法】 诸药捣碎，装入布袋，置于白酒坛中，密封浸泡 1 个月后开封，去药袋过滤药渣即可饮用。

【注意事项】 感冒发烧、肺热咳嗽、虚火上炎或脾胃湿热、溃疡、肠炎者忌服。肠燥便秘者禁用。

【资料来源】 (《中国疗养医学》)2008，17(4)：220～221

肩痹药酒-2

【药物组成】 当归　黄芪　人参　枸杞　防风　威灵仙各 15 g　杜仲　牛膝　秦艽　独活　续断　川芎　地黄各 20 g　桂枝 12 g　细辛 8 g

【功能主治】 补气血，养肝肾，祛风湿，除痹痛。适用于治疗肩周炎。

【用法用量】 口服，每日 50 ml，分 2～3 次服。

【制备方法】 将上药加 48～50 度白酒 2 500 g，白糖 250 g 置适当容器内密封 20 日，每隔 3 日搅拌 1 次药液。20 日后先取上清液，再把药物渣液绞尽取液后过滤。

【资料来源】《中国现代药物应用》2008，2(19)：60

心脑血管疾病

大蒜酒

【药物组成】 紫皮大蒜 3 瓣　中国红葡萄酒 25 ml

【功能主治】 温通散结，治疗冠心病。

【用法用量】 每次服 25 ml，早、晚各 1 次。

【制备方法】 将大蒜捣成蒜泥入酒中。

【资料来源】《陕西中医》1997，(4)：175

药氧酒液

【药物组成】 麝香　石菖蒲　丹参　红花　降香　檀香

【功能主治】 理气活血化痰。治心绞痛。

【用法用量】 将配好的溶液 25 ml，装氧气湿化瓶内，心绞痛者以低流量吸氧 40 分钟，每日 2～3 次。

【制备方法】 将上药溶于高浓度酒中，后经特殊工艺制成浓汁，把浓氧汁与蒸馏水按 1∶4 的比例配成溶液。

【资料来源】《辽宁中医杂志》1998，(4)：170

按：有医院以本法治疗心绞痛患者，疼痛缓解时间最早 2 分钟，最迟 6 分钟，而单纯吸氧组最早 6 分钟，最迟 15 分钟。

银杏叶酒浸剂

【药物组成】 银杏叶

【功能主治】 活血化瘀。防治心脑血管疾病。

【用法用量】 每日服用 2 次，每次服用 20 ml，连续服用 30 日。

【制备方法】 以银杏叶浸入 39 度白酒 1 星期，制成干重 1 g/ml 的酒浸剂。

【资料来源】《天津中医》2000，17(1)：37

按：有医院对 52 名志愿者服用本酒浸剂前后血液流变学特性的改变进行观察。结果表明血液流变学各项指标均有不同程度的改善。由此说明本酒浸剂能够预防和治疗心脑血管疾病。

蝎精祛风酒

【药物组成】 全蝎 灵芝 枸杞子

【功能主治】 祛风止痛。治疗心脑血管疾病，风湿病，并具有抗疲劳作用。

【用法用量】 每日服用 50 g，分 2 次服用。

【制备方法】 用上药与低度酒经过提取精制而成，主要成分为蝎酸、蝎蛋白和牛磺酸。

【资料来源】 《中国民族民间医药杂志》2000，(1)：35

按：实验证明本酒具有显著的增强体液和细胞免疫功能。证明本酒的临床疗效与其具有的免疫调节作用有关。

活血药酒

【药物组成】 蝉蜕 地龙 生蒲黄 五灵脂 郁金 石菖蒲各 20 g 丹参 黄芪各 50 g 元胡 生山楂 白术各 30 g 瓜蒌皮 25 g 葛根 40 g 枳壳 桂枝 牛膝 川芎各 15 g 陈皮 10 g 三七粉 全蝎各 12 g 蜈蚣 5 条

【功能主治】 活血化瘀，宽胸理气，通阳化痰。能扩张冠状动脉，改善微循环，改善心肌缺血缺氧。适用于治疗冠心病，心绞痛。

【用法用量】 口服，每次 20 ml，每日 2 次。4 周为 1 个疗程，连服 2～3 个疗程。

【制备方法】 上药放入容器内加 52%～67%白酒 5 000 ml，密封放置于干燥避光处，浸泡 45 日，过滤后装瓶。

【资料来源】 《实用中医杂志》2003，12(12)：630

降脂活血药酒

【药物组成】 生蒲黄 五灵脂 蝉蜕 地龙 郁金 石菖蒲各 20 g 丹参 黄芪各 50 g 元胡 生山楂 白术各 30 g 瓜蒌皮 25 g 葛根 40 g 枳壳 桂枝 牛膝 川芎各 15 g 陈皮 10 g 三七粉 全蝎各 12 g 蜈蚣 5 条

【功能主治】 活血化瘀，通阳理气。具有良好的扩张冠状动脉、降血脂、降纤和改善微循环功能，有效地改善心肌缺血缺氧。适用于高脂血症、冠心病、心肌缺血缺氧等症。

【用法用量】 口服，每次 20 ml，每日 2 次。4 周为 1 个疗程。

【制备方法】 上药放入容器内加 52%～67% 白酒 5 000 ml，密封放置于干燥避光处浸泡 45 日，经过滤后装瓶。

【资料来源】《实用中医杂志》2004，20(3)：120

络脉通药酒

【药物组成】 人参　黄芪　红花　川芎　当归　全蝎　制首乌　熟地　杞子等

【功能主治】 益气养血，活血化瘀，宣痹通络。具有扩血管、降血压、降血脂、抗凝血作用。适用于冠心病、心绞痛。

【用法用量】 口服，每次 15 ml，每日 3 次。

【制备方法】 上药粉碎过筛后白酒浸制，过滤分装。

【资料来源】《中国中医急症》2005，14(4)：303

痛证

三宝回阳酒

【药物组成】 油条桂　樟脑　公丁香各 30 g　三花酒 500 ml

【功能主治】 补火消寒，通关利窍，化浊辟秽。主治各种痛证。

【用法用量】 采用直接将药液点舌面 5～10 滴，先含后咽。

【制备方法】 将上药剉碎，浸泡在三花酒内 1 个月，去渣，盛置于鼻眼净瓶中备用。

【资料来源】《上海中医药杂志》1990，(9)：34

按：作者共治疗 33 例痛证患者(胸痛 8 例，腹痛泄泻 10 例，胃脘痛 8 例，痛经 1 例，牙痛 3 例，其他疼痛 3 例)。结果：即刻至 3 分钟以内疼痛缓解为显效者 21 例；4 分钟至 15 分钟疼痛缓解为有效者 10 例，无效 2 例。

冰蟾酒

【药物组成】 冰片　蟾蜍　血竭　红花　乳香　没药　田七等

【功能主治】 解毒辟浊，消肿止痛。主治一切痛证。

【用法用量】 每次用棉签蘸酒外涂痛处，每日 4～5 次，必要时 3～4 小时 1 次。

【制备方法】 上药研末混合浸于白酒中，7 日后取上清液分装于小瓶内备用。

【资料来源】 《江苏中医》1995，16(8)：44

按：共治疗各种痛证 40 例，结果表明：平均起效时间 15 分钟，持续 3～4 小时，首次应用总有效率 90%，应用 1 周总有效率 77.5%。

全息止痛酒

【药物组成】 川乌　草乌各 500 g　羌活　白芷各 400 g　麻黄　肉桂各 300 g　干姜 360 g　细辛 180 g　白酒(60 度)12 L

【功能主治】 温经散寒，通络除痹。主治顽痹痛，顽固性头痛，脘腹冷痛，骨质增生，全身关节拘挛疼痛，腰腿痛，痛经，疝痛，扭伤，阴疽，瘫痪，痿证等一切寒邪所致之痛症。

【用法用量】 用镊子夹药棉蘸药酒适量，火柴点燃，将燃烧之药酒快速涂于患部，立即用手拍熄，并揉搓患部，以潮红为度。

【制备方法】 将诸药酌予碎断，置适宜容器内，加入白酒浸泡，密闭避光，每日搅拌 1 次，浸泡 15 日后过滤，取滤液分装即得。

【资料来源】 《中医外科杂志》1995，4(2)：47

按：本药酒只供外用，严禁口服。

紫金酒(李氏方)

【药物组成】 血竭 100 g　红花 100 g　樟脑 50 g　良姜 200 g　荜茇 250 g　细辛 100 g　白芥子 100 g　冰片 50 g　生地 100 g　生乳香 50 g　没药 50 g　鹅不食草 150 g

【功能主治】 祛风散寒，化瘀通络。治疗尾骨痛症。

【用法用量】 取与压痛范围大小相同的纱块，用紫金酒浸透后，贴敷于尾骨部，纱块 4 星期用衣服敷盖。用红外线灯对准纱块照射治疗，每日 1 次，每次 30 分钟，10 次 1 个疗程。

【制备方法】 将上述诸药混匀，放入 5 000 ml 50 度以上白酒中浸泡 10 日后备用。

【资料来源】《中医正骨》2000,12(6):18

按:本酒为全国名老中医李同生教授经验方。以本酒配合红外线照射治疗尾骨痛症35例,痊愈24例,占68.6%;好转9例,占25.7%;总有效率94.3%。

耳鸣

草乌酒液

【药物组成】 生草乌60 g

【功能主治】 温补元阳,益火之源。主治耳鸣。

【用法用量】 每日滴患耳1～2次,每次滴2～3滴,10次为1个疗程,可用1～3个疗程。一般4～5日即可见效。

【制备方法】 将生草乌60 g,加入200 ml 75%乙醇(酒精)中,1星期后便可使用。

【资料来源】《中西医结合杂志》1991,11(1):55

按:共治疗96例,结果显效30例,好转18例,部分缓解34例,无效14例,总缓解率85.4%。

矽肺

克矽风药酒

【药物组成】 人参 天麻 丹参 当归 独活 麻黄

【功能主治】 治疗矽肺。

【用法用量】 住院治疗:每1个疗程3个月,分住院和追踪治疗两个阶段,每次服20～40 ml,每日服3次,20～25日。

追踪治疗:服克矽风药酒20～40 ml,每日2次,65～70日(带药回家治疗)。第二年再重复治疗。

【制备方法】 上药制成药酒。

【资料来源】《辽宁中医杂志》1998,(3):122

周围神经断裂吻合术

补阳还五汤药酒

【药物组成】 生黄芪120 g 当归尾6 g 赤芍4.5 g 地龙 川芎

桃仁　红花各3 g

【功能主治】 益气活血，恢复神经功能。

【用法用量】 在周围神经断裂后，12小时内作吻合术，并在前4星期每日给予补阳还五汤煎液1剂口服（每剂煎2次混合约400 ml，分上、下午服）；4星期后改服补阳还五汤米酒浸液，每次20 ml，上午、下午及晚上各1次。

【制备方法】 以上述剂量7剂，加冰糖或蜂蜜5 000 g，浸入5 000 ml 30度米酒中（药与酒的重量比约为1∶5），浸泡2星期以上。

【资料来源】 《新中医》1998，(6)：21

按：有医院将109例周围神经断裂吻合术后的患者随机分为2组，以本法治疗，结果优良率为86.15%

鱼鳞病

五虫药酒

【药物组成】 全虫30 g　蜈蚣10 g　䗪虫25 g　白花蛇30 g　地龙30 g　黄芪30 g　黄精20 g　生麻黄25 g　生熟地各10 g　红花20 g　当归20 g　何首乌20 g等共32味中药

【功能主治】 搜风散结，益精养血，补气散瘀，疏表开窍。治鱼鳞病。

【用法用量】 每日服3次，每次服20 ml，餐后服（12岁以下患者酌减，孕妇慎服）。另取上述中药入麻油2 500 ml，浸泡10日，温火熬至药物枯黄，弃药渣后加入凡士林，水杨酸，羊毛脂等配成软膏（以凡士林调节软膏硬度），周身涂抹，每日1次，3个月为1个疗程。

【制备方法】 上药研成粗末，过2号筛，用双层消毒纱布包裹后浸入60度优质白酒250 ml中密封7日（秋冬季节时间延长），并不断搅动，以利于有效成分浸出。

【资料来源】 《中国民间疗法》1998，(3)：9

按：有医院以本法治疗鱼鳞病36例，结果治愈32例，总有效率94.4%。

癫痫

镇痫酒

【药物组成】 川牛膝 地龙各20 g 丹参30 g 穿山甲 防风 荆芥 大茴各12 g

【功能主治】 滋补肝肾，活血通络。主治顽固性癫痫。

【用法用量】 口服，每次15～20 ml，每日3次，2星期为1个疗程，间隔3～5日，可进行第二疗程。

【制备方法】 上药加清水1 500 ml，文火煎30分钟，去火加白酒(50度以上)，待凉后入瓷罐内密封半月(冬季20日)，然后滤去药渣，取液装瓶备用。

【资料来源】 《四川中医》1993，(11)：30

按：总共治疗23例，结果痊愈19例；好转3例；无效1例。

寄生虫

囊虫灵酒

【药物组成】 斑蝥 红娘子 全蝎各7个 大黄60 g

【功能主治】 解毒杀虫。治疗囊虫病。

【用法用量】 每次服10 ml，每日早、晚饭后服用。1剂为1个疗程。一般服3～4个疗程。

【制备方法】 将上药加入1.5 L白酒为1剂，装入瓷罐内，放入沸水蒸煮，将酒耗至1 L时为止。

【资料来源】 《中西医结合杂志》1988，8(12)：750

按：有医院以本酒治疗囊虫病11例，结果全部治愈，患者皮下囊虫结节消失，并发癫痫发作者9例已停止发作2年以上。

复发性口疮

黄芩泡酒

【药物组成】 黄芩20 g 冰片2 g

【功能主治】 清热燥湿，凉血解毒止痛。治疗复发性口疮。

【用法用量】 使用时用棉签蘸药酒涂于口疮处，每日3～4次。

【制备方法】 将上药研为粉，泡于100 ml高浓度白酒中，1个月后即可使用。

【资料来源】 《中国民间疗法》1998，(6)：54

其他

北地太守酒

【药物组成】 乌头 甘草 芎䓖 黄芩 桂心 藜芦 附子各四两 白蔹 桔梗 半夏 柏子仁 前胡 麦门冬各六两

【功能主治】 治万病蛊毒，风气寒热。

【用法用量】 每次空腹服一合，一日三次，以知为度。

【制备方法】 上药切碎，以绢袋盛之，沉于瓮底，七月曲十斤，秫米一斛，如酝酒法，酒熟去糟，还取药渣，以青布袋盛，沉著酒底泥头，秋七日，夏五日，冬十日。

【注意事项】 药有小毒，故以青布盛之，断勿中止。

【资料来源】 唐·《千金要方》

芫菁酒

【药物组成】 芫菁 巴豆(去皮心熬) 斑蝥(去翅足，熬)各三十枚 附子(去皮) 踯躅 细辛 乌头(去皮) 干姜 桂心 蜀椒(去目闭口者汗) 天雄(去皮) 黄芩各一两

【功能主治】 百病风邪狂走，少腹肿，癥瘕霍乱，中恶[1]，飞尸遁注，暴癥伤寒，中风湿冷，头痛身重诸病，寒热风虚及头风。

【用法用量】 每日二次，每次服半合，如出现烦闷，饮一升水解酒。

【制备方法】 上八味切，以酒一斗渍十日。

---

① 中恶：指精神过于紧张的面色苍白，手足逆冷，语言错乱，口噤昏厥。

【资料来源】 唐·《千金翼方》

● **千金鲁公酒——原名“鲁公酒”**

【药物组成】 细辛半两 茵芋 乌头(去皮) 踯躅各五分 木防己 天雄(去皮) 石斛各一两 柏子仁 牛膝 山茱萸 通草 秦艽 桂心 干姜 干地黄 黄芩一作黄芪 茵陈 附子(去皮) 瞿麦 王荪一作王不留行 杜仲(炙) 泽泻 石楠 防风 远志(去心)各三分

【功能主治】 百病风眩心乱,耳聋目瞑泪出,鼻不闻香臭,口烂生疮,风齿瘰疬,喉下生疮,烦热厥热上气,胸胁肩胛痛,手不上头,不自带衣,腰脊不能俯仰,脚酸不仁,难以久立,八风十二痹,五缓六急,半身不遂,四肢偏枯,筋挛不可屈伸,贼风咽喉闭塞,哽哽不利,或如锥刀所刺,行人皮肤中无有常处,久久不治,入人五脏,或在心下,或在膏肓,游行四肢,偏有冷处,如风所吹,久寒积聚风湿,五劳七伤,虚损万病。

【用法用量】 初服每次一合,加至四五合,以知为度。

【制备方法】 上二十五味切,用酒五斗渍十日即成。

【资料来源】 唐·《千金翼方》

二、外 科 类

乳痈

● **远志酒**

【药物组成】 远志(不以多少,汤洗去泥搥去心)

【功能主治】 能托散诸毒。治一切痈疽发背,疔毒,恶候浸大,治乳痈尤效。

【用法用量】 饮酒,以药渣敷痈处。

【制备方法】 上药研末三钱,加酒一盏,调和,取上清液。

【资料来源】 宋·《三因极一病证方论》

栝楼酒[1]

【药物组成】 黄栝楼(连皮及瓤子,剉碎)一二个

【功能主治】 乳痈疮,如觉初时,就服此药,即时痛止,便不成疮;如已成疮,服之其疮自穿,而痛自止。

【用法用量】 时时温服。

【制备方法】 上药用无灰酒一二升,在沙瓶内煮成一升,去滓。

【资料来源】 明·《普济方》

按:栝楼宽胸散结,有一定程度抑菌作用,可治疗乳痈初起,肿痛而未成脓者。

橙调酒

【药物组成】 甜橙一个　黄酒一汤匙

【功能主治】 乳腺炎,红肿硬结,疼痛等病症。

【用法用量】 一次服完,每日二次。

【制备方法】 甜橙一个,去皮、核、以洗净纱布绞汁,另加黄酒一汤匙,温开水适量。

【资料来源】 明·《滇南本草》

神效瓜蒌酒

【药物组成】 黄栝楼(子多者去皮焙为细末,如急用只研烂)一个　川当归(洗去芦,焙,切细)半两　生甘草半两　滴乳香(另研)一钱　通明没药(另研)二钱半

【功能主治】 治妇女乳痈奶痨,能杜绝病根,如果毒气已成,也能化脓为黄水,毒未成可以消散。

【用法用量】 一升清汁分为三服,饭后服。

【制备方法】 上药用无灰酒三升,一同放在银石器中,慢火熬取一升清汁。

【资料来源】 清·《种福堂公选良方》

---

① 原无方名,今增。

葱英酒

【药物组成】 新鲜蒲公英(根、蒂叶)10 g　绍酒 250 g

【功能主治】 乳痈(急性乳腺炎)。

【用法用量】 趁酒热服下,服后盖被睡一时许,再用连须葱白汤一茶盅催之,得微汗而散。渣敷乳房肿块处。

【制备方法】 取新鲜蒲公英(根、蒂叶)10 g,洗净捣烂,用绍酒 250 g 同煎煮沸,存渣。

【资料来源】《中国食疗学》

蒲公英酒

【药物组成】 蒲公英 40 g　白酒(50 度)500 ml

【功能主治】 急性乳腺炎,尤其是乳汁郁结性乳腺炎效佳。

【用法用量】 每日 3 次,每次 20～30 ml。

【制备方法】 浸泡 7 日,过滤后即可。

【资料来源】《浙江中医杂志》1958,(12):封三

【附】《江苏中医》1966,(3):18 报道、用蒲公英根 7 株,白酒 60 g,置酒内浸泡 24 小时,取酒漱口,治疗龋齿有良效。

按:蒲公英是传统的清热解毒药,近年药理证明有很强的杀菌作用,并利水消肿,故制成各种剂型广泛应用于各科临床,口服酒剂疗效确实。

米酒蜂蜜

【药物组成】 米酒　蜂蜜

【功能主治】 疏肝理气,活血通络,消肿散结。治疗乳痈。

【用法用量】 口服,每日 2 次,同时用木梳从乳根至乳头自上而下连梳 10 次,早晚各 1 次。

【制备方法】 取米酒蜂蜜 1∶1 比例(10～15 ml)混合调匀。

【资料来源】《新中医》1996,(8):39

远志药酒

【药物组成】 远志 25 g

【功能主治】 治疗急性乳腺炎。

【用法用量】 每日服1剂，温热服，3剂为1个疗程。

【制备方法】 将上药用米酒浸泡15分钟，加清水一碗，文火煮沸3分钟。

【资料来源】 《中国中西医结合杂志》1996，(10)：633

蒲金酒

【药物组成】 蒲公英15 g 金银花15 g 黄酒二杯

【功能主治】 吹乳结痈(乳腺炎)。

【用法用量】 早晚饭后各一次，以药渣敷患处。

【制备方法】 将蒲公英、金银花同黄酒煎至半，去渣候温，分二份。

【资料来源】 《药酒验方选》

漏通酒

【药物组成】 漏芦10 g 木通10 g 川贝母10 g 甘草6 g

【功能主治】 乳疖初起。

【用法用量】 每日1份，晚饭后温饮。

【制备方法】 上4味，用水酒各一大杯，煎至1杯，去渣候温。

【资料来源】 《药酒验方选》

急性乳腺炎

【药物组成】 瓜蒌 大贝母 公英 丹参 赤芍 白酒

【功能主治】 疏肝清热解毒，和营散结下乳，凉血化瘀消痈。适用于急性乳腺炎

【用法用量】 外用，每日2次，每次30分钟。

局部敷药袋，配合温熥仪熏蒸。一袋用开水浸泡后置于施术部位，另一袋置于温熥仪中加热导气外出，使中药酒剂直接喷蒸患处。温度自控，以机体耐受为度。

【制备方法】 将以上药物与酒混匀，分成2袋，分装纱布袋中备用。

【资料来源】 《宁夏医学杂志》2005，27(6)：421

蛇虫咬伤

水蓼酒①

【药物组成】 水蓼不拘多少

【功能主治】 治蜂螫及中水毒寒热。

【用法用量】 每次一合，酒斗盏，调匀服，日服三次。

【制备方法】 上药捣取汁。

【资料来源】 宋·《圣济总录》

鹧鸪酒

【药物组成】 鹧鸪　羊肉

【功能主治】 治瘴及虫气欲死。

【用法用量】 适量饮服。

【制备方法】 上药合酒煮，或单鹧鸪，以酒服之。

【资料来源】 明·《普济方》

蛇咬伤药酒（Ⅰ）

【药物组成】 了哥王根 150 g　两面针根 200 g　虾辣眼根 100～150 g　酸藤根 100 g

【功能主治】 清热解毒，用于毒蛇咬伤。

【用法用量】 口服：每次 10 ml，每日 2～3 次。外用：伤口局部消毒，切开排毒后，自外向伤口四周涂擦药酒，每日 4～5 次。

【制备方法】 上药加米酒（30 度）浸过药面，浸 7～10 日即可。

【资料来源】 《新医药通讯》1971，(3)：61

蛇伤药酒（Ⅰ）

【药物组成】 细密梳（山扁豆）（全草）25 g　瓜子金（全草）25 g　大金不换（全草）25 g　双飞蝴蝶根 25 g　洗手果树皮 25 g　白乌柏树根皮 25 g　六棱菊全草 25 g

---

① 原无方名，今增。

【功能主治】 清热解毒,利水消肿。治疗蛇咬伤。

【用法用量】 内服:成人口服每次 30～50 ml,重症加倍。银环蛇、金环蛇咬伤者,每半小时服 1 次。吹风蛇、青竹蛇咬伤者,每隔 2～3 小时服药 1 次(重症每半小时 1 次,症状好转后才改为每 2～3 小时 1 次)。

外用:用药酒自上而下涂擦伤口周围肿痛处,每日擦 4～5 次,小孩及妇女可加温开水与药酒同服。

【制备方法】 将上述草药洗净晒干切碎,用米双酒 0.5 L 浸 1 个月,去渣备用。

【资料来源】 《新医学》1971,(5):17

蛇咬伤药酒(Ⅱ)

【药物组成】 入地金 75 g 田基黄 40 g 三丫苦 75 g 半边旗 40 g 鸡骨香 75 g 半边莲适量

【功能主治】 清热解毒。用于毒蛇咬伤。

【用法用量】 口服,成人 40～50 g,小儿 25 g。外用:伤口及周围用药棉蘸蛇药酒湿敷。

【制备方法】 上药同米酒(40 度)0.5 L 浸 1 个月(急用 10 日也可)。

【资料来源】 《新医药通讯》1977,(3):61

【附】 医治 200 例眼镜蛇咬伤,均获治愈。治疗时间 1～4 日。(《新医药通讯》)

蛇伤酒

【药物组成】 山扁豆 瓜子金 一支箭 两面针果适量

【功能主治】 清热解毒。主治毒蛇咬伤。

【用法用量】 首次量以微醉为度,以后每 3 小时服 1 次,每次服 10～15 ml,小孩酌减。但尚须视病情轻重,酌情加减药量,病情控制后改为日服 3 次,至愈为止。

【制备方法】 按比例取上药共研为细末,加入米双酒浸泡 2 星期后即可服用。

【资料来源】《广西中医药》1991,14(1):4

酒精蜈蚣液

【药物组成】 活蜈蚣10条

【功能主治】 熄风,止痉,止痛。治瘰疬及毒蛇咬伤,虫伤。

【用法用量】 治黄蜂蜇伤:用棉签蘸蜈蚣液涂搽伤处,一次即可止痛、消肿。治毛虫或毛虫丝状物落在身上引起皮肤过敏,搽一次即除敏止痒。治蜈蚣咬伤:先将伤口处的瘀血挤净,再涂蜈蚣液,或用上液清洗伤口及周围,涂两次可消肿止痛。治蜘蛛及其他毒虫咬伤亦可用此药。

【制备方法】 取500 ml广口瓶一个,盛满95%乙醇,将活蜈蚣10条放入瓶中,盖严,浸泡1星期后即可使用。浸泡时间越长,药效越佳。

【资料来源】《新中医》1999,(6):43

蛇伤药酒(Ⅱ)

【药物组成】 黄连6 kg 入地金牛根皮45 kg 吴萸22 kg 黑皮蛇17 kg 细辛9 kg 白毛莲17 kg 大黄28 kg 金果榄4 kg 白芷28 kg 坑边藕56 kg 黄柏12 kg 土荆芥56 kg 五灵脂22 kg 七星剑40 kg 山白菜40 kg 巴豆叶5 kg 海底眼针60 kg 雄黄22 kg 九里香叶34 kg

【功能主治】 解毒消肿,用于各种毒蛇咬伤中毒。

【用法用量】 口服,轻症每次30 ml,每日1次;重症每次60 ml,每2~3小时1次。

外敷:可用棉花、布、纸渗药酒湿敷,敷药前切开伤口以蒜头(或辣椒)轻擦,自上至下,至出血为度。

【制备方法】 取上药2/3量,捣碎,混合,加米酒1 000 L,浸20日过滤,滤液再浸其余1/3药物,浸25日,过滤即得。

【资料来源】《中药制剂汇编》

蛇药酒（Ⅰ）

【药物组成】 三角草(全草)200 g

【功能主治】 清热凉血。治疗毒蛇咬伤，跌打肿痛，痈疮脓肿。

【用法用量】 口服，每次 20～40 ml。

【制备方法】 三角草用 40 度米酒 0.5 L 浸渍 2 星期即得。

【资料来源】 《中药制剂汇编》

蛇药酒（Ⅱ）

【药物组成】 小叶蛇总管 100 g　寮刁竹 25 g　米双酒(或米三花酒)250 g

【功能主治】 清热解毒，散瘀消肿。用于各种蛇毒咬伤。

【用法用量】 口服：首次量 50～100 ml，以后每次 25～50 ml，每日 3～4 次，连服 3～4 日。

【制备方法】 将药混合浸 3 星期即可。

【注意事项】 个别患者服药后有呕吐。

【资料来源】 《中药制剂汇编》

复方山扁豆酒

【药物组成】 山扁豆(全草)25 g　金牛远志(全草)25 g　瓜子金(全草)25 g　卵叶娃儿藤根 25 g　无患子 25 g　乌桕根 25 g　六棱菊(全草)15 g

【功能主治】 清热解毒，消肿止痛。用于毒蛇咬伤。

【用法用量】 口服，成人每次 2 汤匙，每隔 1 小时 1 次，每日 3～4 次，儿童酌减。

【资料来源】 《全国中草药汇编》

蛇不见酒

【药物组成】 蛇不见 15 g　滴水珠 15 g　七叶一枝花 6 g　青木香 10 g　异叶茴芹 10 g

【功能主治】 解毒消肿祛瘀。治疗蛇咬伤。

【用法用量】 每次口服 10～30 ml，每日服 2 次，连服 7～10 日。局部用拔火罐吸出毒液，另将蛇不见 25 g，滴水珠 25 g 加食醋 20 ml

捣烂敷局部，每日换药 1 次，直至肿消。

【制备方法】 上药煎汤，或加白酒 10 ml，黄酒 30 ml（发热者不加酒）。

【资料来源】 《中国中西医结合杂志》1996，(9)：543

四味蛇药酒

【药物组成】 大叶山扁豆　节节花　紫背金牛　白花蛇舌草各 500g

【功能主治】 清热解毒，消肿止痛。适用于毒蛇咬伤。有控制毒物扩散、缓解中毒症状的作用。

【用法用量】 (1) 口服，每次 20 ml，每日 3 次，小儿酌减。

(2) 外用，用药酒浸泡消毒纱布，伤口局部湿敷。

【制备方法】 将以上药物干燥全草，加 50 度米酒 2 000 ml，浸泡 3 个月，过滤，罐封于 250 ml 的盐水瓶中，流通蒸汽灭菌 30 分钟备用。

【资料来源】 《中国民间疗法》2004，12(7)：50

外科虚证

长春药酒

【药物组成】 黄芪(蜜炙，煎膏)十二两　大生地(钢刀切片)六两　金银花　当归各四两　甘草(去皮，蜜炙)两半　地骨皮　甘草(水洗)二两　广陈皮(去白)一两

【功能主治】 外科虚证及劳伤虚损。

【用法用量】 适量饮服。

【制备方法】 用白糖米二斗，做酒酿一瓮，将上药后六味用绵包好，入瓮内，隔汤煮三炷香，将黄芪膏倾入，再煮三炷香，将瓮埋地下三尺余深，七日七夜，取起滤液待用。

【资料来源】 清·《成方切用》

【附】 《成方切用》作者吴仪洛说：此酒不特外科虚证极妙，凡劳伤虚损服之，无不神效。所以苏州陆德敷家以此酒驰名于天下也。

脱疽

通脉管药酒

【药物组成】 走马胎50 g　七叶一枝花50 g　归尾50 g　桑寄生50 g　威灵仙50 g　牛膝25 g　桂枝25 g　红花25 g　桃仁25 g　皂角刺25 g　乳香15 g　没药15 g　黄芪25 g　党参25 g

【功能主治】 适用于无心脏疾患的阴寒型和气滞血瘀型(偏寒型)的血栓闭塞性脉管炎。

【用法用量】 每次20～100 ml、每日4～6次,酒量大可多服,以不醉为度,1个月为1个疗程,停3～5日后可再服。

【制备方法】 上药用三花酒2.5～3 L浸泡3星期(全州酒厂产湘山酒较桂林三花酒为佳)。

【资料来源】《广西卫生》1974,(6):25

乌芎酒

【药物组成】 草乌　川芎　紫草各30 g

【功能主治】 温经活血止痛,解毒消肿。治疗糖尿病足坏疽者。

【用法用量】 将酒装入喷雾瓶,每日数次喷涂疮面,或把药液浸湿无菌纱布外敷疮面。

【制备方法】 将上述中药用60%乙醇500 ml浸泡20日后过滤。每100 ml滤液加10 ml甘油,装入喷雾瓶内备用。

【资料来源】《长春中医学院学报》1996,12(9):40

祛寒通络药酒

【药物组成】 熟附子45 g　细辛15 g　红花60 g　丹参60 g　土元30 g　苏木30 g　川芎30 g　大枣20枚

【功能主治】 治血栓闭塞性脉管炎。

【用法用量】 每日2次,每次30 g。

【制备方法】 将上述药物浸于1 500 ml白酒中,1星期后即可使用。

【注意事项】 如局部红肿溃烂坏死，属湿热壅滞者，切不可用该酒，因本酒性温偏热，只宜寒湿血瘀者使用。

【资料来源】《治疗与保健药酒》

按：据现代实验研究，附子、细辛、红花、川芎、丹参均有扩张血管作用。有的还有抑制凝血、抗血栓形成的作用，故全方对治疗血栓闭塞性脉管炎是十分有益的。

白花丹参酒

【药物组成】 白花丹参

【功能主治】 化瘀通络，止痛，有改善肢体血液循环、扩张血管作用。适用于气血瘀滞型的脉管炎。

【用法用量】 每次20～30 ml，每日3次。

【制备方法】 将白花丹参晒干，切碎或制成粗末，用55度的白酒浸泡15日，制成5%～10%的药酒。

【资料来源】《山东中医学院学报》；《治疗与保健药酒》

【附】 临床对113例患者的观察结果表明，以白花丹参酒为主，辅以其他剂型中药治疗脉管炎的总有效率高达96.4%。白花丹参酒的功效值得重视，配合使用的方药有：通脉丸（丹参、赤芍、土茯苓、当归、银花、丹皮、大青叶、川芎、桃仁、川牛膝、冬瓜仁）以加强活血通络、清热解毒的作用。也有配用解毒清利湿热汤剂（银花、玄参、当归、赤芍、川牛膝、黄柏、黄芩、山栀、连翘、苍术、防己、紫草、生草、红花、木通）合用，治疗湿热下注的脉管炎。或配用益气活血的中药复方白花丹参丸（黄芪、白花丹参）或汤剂（黄芪、白花丹参、银花）治疗气血两虚的患者等（《山东中医学院学报》）。

脉管炎酒

【药物组成】 爬山猴350 g　白酒1 000 ml

【功能主治】 通络消炎，用于脉管炎。

【用法用量】 口服，每次15 ml，每日3次。

【制备方法】 将爬山猴研成细粉，先用白酒湿润后，置于密器内，加入白酒，按冷浸法，浸渍7日即得。

【注意事项】 高血压患者忌用。

【资料来源】《中药制剂汇编》

按:爬山猴又名红孩儿、野海棠，为秋海棠科植物叶秋海棠的全草及根茎。其味涩微酸，性温无毒，有舒筋活血、消肿逐瘀功效。民间服本酒治疗跌打损伤有瘀患者；或捶绒敷患处。

头虱

百部浸酒

【药物组成】 百部 50 g 白酒 250 ml

【功能主治】 治头虱。

【用法用量】 临睡前，取浸泡之白酒擦患者头发全部揉湿匀适，再用布巾包裹束紧。

【制备方法】 百部切碎，放入白酒中，瓶装密封置三昼夜。

【资料来源】《湖北中医杂志》1981，(5)：54

【附】 治疗同时，须将患者卧具、衣具及梳子等煮沸曝晒 1 次，疗效更佳。

脱肛、痔疮、直肠息肉

槐酒

【药物组成】 槐东南枝(细剉)一石 槐白皮(细剉)一石 槐东南根(细剉)三石 槐子一斗

【功能主治】 痔疮。

【用法用量】 适量饮服，常令小小醉。

【制备方法】 上四味，入大釜中，加十六斛水，煮取五斛，澄去清，再煎取一石六斗，炊两斛黍米、上曲二斗酿之，搅令封口，七日酒熟。

【资料来源】 唐·《千金翼方》

按:《千金要方》槐子酒，少槐白皮一味，余同。

槐枝苍耳酒——原名“槐枝酒”

【药物组成】 槐枝叶(细研)二斛 槐子仁(捣碎)二升 苍耳茎叶(细

剉)一斛

【功能主治】 痔疮,数年不差。

【用法用量】 任性温饮,常令似醉,久服神效。

【制备方法】 上药入于釜中,以水一硕,煮取五斛,去滓澄清,入曲末五斤,糯米五斛,蒸熟拌和,入瓮覆盖,酒熟取汁。

【资料来源】 宋·《太平圣惠方》

茄子酒方

【药物组成】 茄子种(大者)三枚

【功能主治】 久患肠风泻血。

【用法用量】 分次空腹温服,如果再发,再制酒服用三次便愈。

【制备方法】 上药,先将一枚湿纸裹于煻火内,煨熟取出,入瓷罐子,乘热以无灰酒一升半沃之,便以蜡纸封闭,经三宿。去茄子。

【资料来源】 宋·《圣济总录》

石榴茜根酒[①]

【药物组成】 石榴皮　茜根各一握

【功能主治】 治脱肛不缩。

【用法用量】 分二次温服。

【制备方法】 上药切碎,用好酒一大盏,煎至七分,去滓。

【资料来源】 明·《普济方》

愈痔酒[②]

【药物组成】 血三七[③] 31 g　白酒 1 L

【功能主治】 活血通经,祛瘀止痛,主治痔疮。

【用法用量】 每晚临睡前口服 15～20 ml。

【制备方法】 上药入酒浸泡 1 星期。

【资料来源】 《中草药通讯》1978,(6):44

---

① 原无方名,今增。
② 原无方名,今增。
③ 血三七:即红三七。

鳝鱼炭泡酒

【药物组成】 鲜鳝鱼1.5 kg　白酒0.5 L

【功能主治】 直肠息肉。

【用法用量】 每日2次,每次15～20 ml,15～20日服完。

【制备方法】 鲜鳝鱼置于瓦上火焙烤焦,浸泡于白酒中。

【资料来源】 《四川中医》1984,(5):封三

白梅花酒

【药物组成】 白梅花肉(泡洗)五钱　红花二两　苍术二两　当归二两　核桃白肉一斤

【功能主治】 痔漏脓血淋漓。

【用法用量】 适量饮服。

【制备方法】 上药入老酒一斗,浸七日。

【资料来源】 《珍本医书集成》

褥疮

十一方酒

【药物组成】 田七　血竭　琥珀　生大黄　桃仁　红花　泽兰　归尾　乳香　川断　骨碎补　土鳖　杜仲　制马钱子　苏木　秦艽　自然铜　没药　七叶一枝花　无名异

【功能主治】 活血化瘀,消肿止痛,收敛防腐生肌。

【用法用量】 外用:药酒纱布填塞伤口,每日滴药酒1次。也可内服。当发现皮肤潮红时,将十一方酒10 ml倒入手中用手掌按摩患处,每日2～3次,局部有水疱形成者,用无菌注射器抽吸水疱内液后再涂擦十一方酒,每日2～3次。如皮肤有溃疡、渗液,应立即用十一方酒纱布湿敷,每日3～4次。

【制备方法】 上药各适量放入米三花酒7 500 ml,浸泡3～6个月后备用。

【资料来源】 《广西中医药》1984,(3):16

【附】 皮肤潮红一般3～4日可以恢复正常颜色,水疱4～5日

可干燥结痂，溃疡面需1～2周愈合，治疗92例，无一例发生Ⅲ°疱，原有皮损无一例继续加深发展。(《广西中医药》)

复方红花酒

【药物组成】 红花50 g　黄芪30 g　白蔹20 g　75%乙醇500 ml

【功能主治】 褥疮，扭伤血肿，皮肤灼伤等。

【用法用量】 外搽或用纱布蘸药水罨包。

【制备方法】 上药浸泡酒内七昼夜，去渣装瓶。

【资料来源】 《四川中医》1986，(10)：封底

红花消结酒

【药物组成】 干红花30 g　70%的乙醇100 ml

【功能主治】 活血化瘀，消结止痛。主治：①因注射而致局部硬结肿块。②外伤肿痛。③褥疮形成。

【用法用量】 用纱布或脱脂棉蘸30%的红花消结酒，局部涂擦患部，日2～3次，每次5分钟。

【制备方法】 每100 ml 70%的乙醇中，放入干红花30 g，浸泡密封1星期，滤去药渣，即可使用。

【资料来源】 《河北中医》1990，12(3)：18

按：药酒密封浸泡时间越长效果越佳。

芎参花酒

【药物组成】 川芎10 g　丹参10 g　红花10 g

【功能主治】 祛瘀活血，行气通络。主治褥疮。

【用法用量】 预防褥疮组：在骨骼隆起受压处，每2～4小时翻身涂擦药液一次，3～5分钟后用滑石粉外敷。治疗褥疮组：早期(即瘀血红润期)每日涂擦药液4～6次。对水疱或者局部皮肤已溃烂(即褥疮期)，在其周围每日涂擦药液6～8次，保持疮面清洁，同时用棉圈保护疮面，防止局部再次受压。

【制备方法】 上药共研末置50%乙醇500 ml中密闭浸泡1个月以上，滤出药液备用。

【资料来源】《甘肃中医》1993,6(5):42

红当酒

【药物组成】 红花 30 g　当归尾 30 g

【功能主治】 活血祛瘀,通络止痛,消散瘀肿。主治褥疮。

【用法用量】 用红花酒少许涂于受压部位,用大小鱼际肌在受压部位由轻至重环形按摩 3～5 分钟,再用滑石粉或爽身粉,每日 4～6 次。

【制备方法】 上两药浸入 50%乙醇 1 000 ml 中,浸泡 1 个月滤取清液备用。

【资料来源】《云南中医杂志》1994,15(4):79

软组织炎

蝮蛇地丁酒

【药物组成】 蝮蛇 1～2 条　紫花地丁 50 g

【功能主治】 清热消炎。用于软组织化脓性感染。

【用法用量】 用脱脂棉蘸取药液敷患处,再以塑料布盖于药棉之上,指(趾)用废橡皮手套,在手指部分套上。每日可换数次,保持药棉湿润。

【制备方法】 取活蝮蛇置于瓶中,加入 70%乙醇或 60 度白酒 1 000 ml,加紫花地丁,封口。放置于阴凉处,约 3 个月后即可使用。放置时间越长越好,药液用完后可随时添加,但添加量不宜超过 1 000 ml,以免影响药效。

【资料来源】《新医学》1974,(5):249

紫金藤酒

【药物组成】 紫金藤 50 g　白酒 0.5 kg

【功能主治】 纤维组织炎。

【用法用量】 每次 5～15 ml,每日 3 次。根据体质强弱及病变轻重而定。

【制备方法】 上药浸泡 7 日后取出药渣,再加白酒半升,浸泡 7 日。

【资料来源】《新医药学杂志》1976,(14):504

【附】 本方治疗21例年龄在20～34岁之间的男性患者,病程最长7年,结果痊愈14例,显效4例,好转3例。

按:紫金藤,又名雷公藤、紫金皮、昆明山海棠,味苦性寒有毒。

瘿瘤、瘰疬

柞木酒①

【药物组成】 柞木皮②五升

【功能主治】 鼠瘘③。

【用法用量】 适量饮服。

【制备方法】 上药以酒一斗合煎,候熟,去皮取汁。

【资料来源】 晋·《肘后备急方》

海藻昆布酒④

【药物组成】 昆布(洗) 海藻(洗)各一斤

【功能主治】 治瘿⑤。

【用法用量】 量酒力而服,酒尽,另用酒再浸两遍。

【制备方法】 上二味细切,用好酒五升浸七日。

【资料来源】 唐·《外台秘要》

海藻酒⑥

【药物组成】 海藻一斤

---

① 原无方名,今增。

② 柞木皮:以柞木作凿柄敲击后翻转者。

③ 鼠瘘:即颈、腋部的淋巴结核,也为瘰疬。

④ 原无方名,今增。

⑤ 瘿:是指甲状腺增大的一类疾病。为颈部肿块,俗称大脖子病。多由饮食中含碘不足,或恼怒忧思过度,心情不畅,气滞郁结而成。古文献中有多种名称,如气瘿、肉瘿、血瘿、筋瘿、石瘿等。主要临床表现为颈前生长肿物,有的呈弥漫性,有的呈结节性,或红而高突,或下垂似囊,可伴有吞咽障碍,或易怒、多汗、恶热等。多属地方性甲状腺肿,甲状腺功能亢进,甲状腺癌和多种甲状腺疾病的统称。

⑥ 原无方名,今增。

【功能主治】 治疗颈下生疮，瘰疬如梅李，气瘿。

【用法用量】 每次少量，细细含咽，以瘥为度。

【制备方法】 上一味，洗去咸味，切碎，以酒三升，渍数日，滤去滓。

【资料来源】 唐·《外台秘要》

按：药理研究证明海藻所含碘化物可预防和纠正由于缺碘所引起的甲状腺功能不足。

柳根酒

【药物组成】 柳根(须水所经有露出者)三斤

【功能主治】 治瘿瘤。

【用法用量】 每次服半升，空腹中午及临卧时各服一次。

【制备方法】 上药加水一斗，煮取五升，用米三升酿酒。

【资料来源】 唐·《外台秘要》；宋·《圣济总录》；明·《普济方》

海藻乌蛇酒[1]

【药物组成】 海藻(洗去咸味、焙干)五两　乌蛇(酒浸去皮骨、炙令色黄)五两

【功能主治】 风毒所攻，绕颈项生瘰疬如连珠。

【用法用量】 每次服酒半盏，每日二次。

【制备方法】 上药捣为细末，用酒七升，浸五七日。

【资料来源】 宋·《太平圣惠方》

玄参酒

【药物组成】 玄参(细剉)三斤　磁石(烧，令醋淬七遍，细研水飞)

【功能主治】 治瘰疬寒热，先以颈腋诸处起者。

【用法用量】 每服一盏，空腹临卧温服。

【制备方法】 以上二味，以生绢袋盛，酒三斗，浸六七日。

【资料来源】 宋·《圣济总录》

---

① 原无方名，今增。

内消瘰疬酒

【药物组成】 仙人杖(草、根并苗)一斤　羌活(去芦头)二两　杏仁(去皮尖研炒)二两

【功能主治】 治风热毒气,结成瘰疬。

【用法用量】 每日空腹暖服一盏,临睡再服。

【制备方法】 上三味,将前二味细剉,入研杏仁,以醇酒一斗,于瓶内密封,七日后取。

【资料来源】 宋·《圣济总录》

消瘿酒

【药物组成】 昆布三钱　海藻五钱　沉香　雄黄(研末)各一钱　海螵蛸二钱

【功能主治】 消瘿。

【用法用量】 每次服一二钟。

【制备方法】 上药切细,用好酒一升煎煮或浸十余日亦可。

【资料来源】 明·《景岳全书》

秫米白杨皮酒

【药物组成】 秫米三升　圆叶白杨皮十两　曲末五两

【功能主治】 疗瘿。

【用法用量】 空腹服一大盏,每日服二次,三日即见效。

【制备方法】 上药去土黑者,慎令勿见风,细切五升,煮取二升,浓汁渍曲末五两,用秫米三升,依酒法酿造,等熟后,封塞十七日。

【资料来源】 明·《普济方》

立效酒

【药物组成】 皂角刺(炒赤)半斤　粉草二两　乳香　没药(研末)各二两　黄栝楼(连皮研碎)五两

【功能主治】 治痈疽瘰疬。

【用法用量】 每次服一两。

【制备方法】 上药以好酒煎。

【资料来源】 明·《赤水玄珠》

白头翁酒

【药物组成】 白头翁 150 g　白酒 1 000 ml

【功能主治】 解毒散结，排脓敛疮，主治瘰疬久败疮，溃后脓水清稀，久不收口者。

【用法用量】 每次饮 1～2 酒盅，每日早、晚 2 次，食后 1 小时服用，一般 1～2 个月为 1 个疗程，以后视病情需要可连续服用。

【制备方法】 先将白头翁根用水洗去泥土，趁潮润剪成寸段，用白酒装坛内，外用厚布和线绳严封坛口，隔水放锅中、煮数沸，取出后放地上阴凉处，出火毒 2～3 日，然后开坛，捞出白头翁渣，将药酒装瓶密封收贮即可。

【注意事项】 一切生冷油腻辛辣刺激性食物，均宜禁忌。

【资料来源】 《江苏中医》1966，(2)：37

梓木草酒

【药物组成】 梓木草 30 g

【功能主治】 温中健胃，消肿止痛。主治胃痛、吐血、跌打损伤、骨折，淋巴结核。

【用法用量】 每日服 2 次，每次 30～40 ml，老人、妇女及儿童，用量酌减，以饭后服为宜。连服 2 个月为 1 个疗程，一般需 1～2 个疗程。

【制备方法】 取梓木草干品 30 g，加 40 度白酒 450 ml，在 500 ml 盐水瓶中，密封减压，置于锅中蒸煮至瓶内药酒沸腾出气，改用文火再煮 1 小时即可。

【资料来源】 《新中医》1997，(1)：19

按：梓木草，在南京地区俗称"疬子颈草"，说明民间用其治淋巴结核的传统。

老蛇盘酒

【药物组成】 老蛇盘 100 g　白酒 500 ml

【功能主治】 散结消肿。主治淋巴结结核，甲状腺肿大。

【用法用量】 每服 15 ml，每日 2 次。

【制备方法】 浸泡 5 日，去滓。

【资料来源】《陕甘宁青中草药选》

疔疮

五圣酒

【药物组成】 大黄一两　生姜　皂角刺　金银花各二两　栝楼一枚　甘草一两

【功能主治】 疔疮。

【用法用量】 不拘时，适量内服。

【制备方法】 用好酒二升，煎八分。

【资料来源】 明·《赤水玄珠》

槐花酒

【药物组成】 槐花

【功能主治】 治发背及一切疔疮肿毒，不问已成未成，但焮痛毒并治之，乳痈尤佳。

【用法用量】 适量饮服。

【制备方法】 用槐花洗净，微炒黄，乘热入好酒二盅，煎十余沸。

【资料来源】 明·《仁术便览》

痈疽疮疡

车螯酒

【药物组成】 车螯(紫色光厚者以黄泥固济煅赤，候冷为末)三钱匕　腻粉一钱匕　甘草末二钱匕　栝楼实(剉)一枚

【功能主治】 发背伴寒热。

【用法用量】 适量饮服，勿令碎。

【制备方法】 以上四味，先将前三味和匀，次将栝楼用酒二盏，

煎至一盏，去滓调下前药三钱匕。

【资料来源】 宋·《圣济总录》

金星酒方

【药物组成】 金星草（和根洗净，慢火燉干）四两　甘草一钱

【功能主治】 治五毒发背。

【用法用量】 随时饮服。

【制备方法】 上二味，捣细为末，分作四帖，每帖用酒一升，煎三两沸后，再以冷酒二升相和，入瓶器中封却。

【资料来源】 宋·《圣济总录》

按：金星草又名凤尾草，为水龙骨科植物大果假密网蕨的全草，味苦性寒，清热凉血解毒，能治痈疡、肿毒、瘰疬、恶疮；甘草和中解毒，合用可加强清热解毒作用。

大豆疗痈酒——原名“大豆酒方”

【药物组成】 大豆（紧小者）三升　麻子仁（捶碎）一升　乌蛇（去头尾皮骨，重四两，捶碎）一条

【功能主治】 热毒风肿，疽，日夜热痛。

【用法用量】 量性饮之，常带酒气，佳。

【制备方法】 上三味药，相和令匀，就入甑内蒸，将熟去甑底汤，用好酒一斗五升，甑中淋、候酒热又淋。共七八遍，入瓶内密封。

【资料来源】 宋·《圣济总录》

海桐皮干蝎酒——原名“海桐皮浸酒”

【药物组成】 海桐皮（剉）　五加皮（剉）　独活（去芦头）　防风（去叉）　干蝎（炒）　杜仲（去粗皮，切）　牛膝（去苗，酒浸，切，焙）　薏苡仁（炒）各一两　生干地黄（焙）三两

【功能主治】 治热毒风结成疽，肿痛行走不得。

【用法用量】 不拘时服，每次温服三合，可加至四五合，病重者常使酒气相续。

【制备方法】 上九味药，粗捣筛，生绢囊贮，用好酒一斗五升，浸

于瓷瓶中密封，秋夏浸三日，春冬浸七日开取。

【资料来源】 宋·《圣济总录》

皂荚乳香酒

【药物组成】 皂荚刺(剉，作十余片，拣大者)一枚　乳香(鸡头实大)一块

【功能主治】 肿毒，服后肿未成脓便消，已成者则脓毒自破。

【用法用量】 一次服完。

【制备方法】 乳香炒使起烟，放入皂荚刺同炒，候香，缠在刺上，便倒入醇酒一盏，一同煎沸，滤去药渣即成。

【资料来源】 宋·《圣济总录》

栝楼甘草酒——原名"栝蒌酒"

【药物组成】 栝楼一枚　甘草三寸

【功能主治】 治痈疖多日不熟，无头者。

【用法用量】 临睡温服，半夜稍作行走或活动，其疮自消。

【制备方法】 上药剉碎，用酒一盏，根据患者体质虚实，加入腻粉少许，煎三五沸，去药渣。

【资料来源】 宋·《圣济总录》

仙方活命饮

【药物组成】 白芷　贝母　防风　赤芍　当归尾　甘草节　皂角刺(炒)　穿山甲(炙)　天花粉　乳香　没药各一钱　金银花　陈皮各三钱

【功能主治】 止痛消毒，治一切疮疡，未成者即散，已成者即溃。

【用法用量】 适量饮服。

【制备方法】 上药用酒一大碗，煎至七沸服。

【资料来源】 宋·《妇人良方》

按：本方以金银花清热解毒；归尾、赤芍、乳香、没药活血散瘀以止痛；防风、白芷疏风散结以消肿；陈皮理气行滞；贝母、天花粉清热排脓以散结；穿山甲、皂角刺解毒透络、消肿溃坚；甘草清热解毒，调和诸药，加酒活血，共奏清热解毒、消肿散结、活血止痛之效。脓未成者，服之可消散，脓已成者，服

之可使之外溃。

忍冬酒

【药物组成】 忍冬藤　大甘草节

【功能主治】 治痈疽发背，不问发在何处，发眉发颐，或头或项，或背或腰，或胁或乳，或手足，皆有奇效。

【用法用量】 一日一夜吃尽，病势重者，一日二剂。服至大小肠通利，则药力到。

【制备方法】 忍冬藤生取一把（如无生者，只用干者，然力终不及生者），以叶入砂盆研烂，入生饼子酒少许，稀稠得所，涂于四周，中留一口泄气。其藤只用五两，木槌捶损，不可犯铁，大甘草节生用一两，同入沙瓶内，以水二碗，文武火慢煎至一碗，入无灰好酒一大碗，再煎十数沸，去滓分为三服。

【资料来源】 明·《本草纲目》

神效酒

【药物组成】 人参　没药（另研）　当归尾各一两　甘草三钱　栝楼（半生半炒）一个

【功能主治】 消毒活血，托毒散毒。治一切疮疡。

【用法用量】 分四次服完。

【制备方法】 上药以酒三碗，煎至二碗。

【资料来源】 明·《景岳全书》

车螯灯芯酒——原名“车螯酒”

【药物组成】 车螯壳[1]（泥固济火煅过为细末）一二个　灯芯三十茎　蜜一大匙　栝楼一个

【功能主治】 治发背痈疽。

【用法用量】 适量饮服，勿令醉。

---

① 车螯壳：为海产软体动物车螯（帘蛤科文蛤的一种）的壳。味甘咸，性寒，消积块，解酒毒，能治痈疽发背焮痛。

【制备方法】 上药切碎，剥栝楼，用酒一升，煎后三味微熟，调车螯末二大钱。

【资料来源】 明·《普济方》

藤黄煮酒

【药物组成】 鹭鸶藤(茎叶干用，花尤妙)二两 生地黄(干者)一两

【功能主治】 治痈、疽、恶疮、深附骨在腹，虽肿皮肤不热，颜面危恶，或瘘或痔，妇人乳疽，一切血气不和，留畜疙疽挛皮于筋骨，不能行步。

【用法用量】 每次一盏，每日四次。

【制备方法】 上为粗末，酒四升，共入大瓶内，油纸竹叶牢封瓶口，悬釜内煮二三百沸，香熟后令冷，就瓶纱滤出酒。

【资料来源】 明·《普济方》

藤花酒

【药物组成】 鹭鸶藤(茎叶花附) 黄芪 甘草(生)各半两 栝楼根半两

【功能主治】 补虚托毒，理气活血。治痈疽疮毒，内附筋骨。

【用法用量】 温服，一日三次。

【制备方法】 上为粗末，每服五钱，酒二盏，煎至一盏，纱绢拗捩，去滓即成。

【资料来源】 明·《普济方》

按：本方鹭鸶藤即忍冬藤，栝楼根又名天花粉，故名藤花酒。二药有清热排脓消肿的功能，加之黄芪，甘草补中托毒，故宜用于痈疽虚证。

神效托里酒——原名“神效托里散”

【药物组成】 黄芪(盐水炙) 忍冬叶 当归各五钱 粉草二钱

【功能主治】 一切痈疽发背、肠痈。

【用法用量】 适量服酒，药渣敷患处。

【制备方法】 上药酒煎。

【资料来源】 明·《赤水玄珠》

按：黄芪补气养脾，托疮生肌，当归养血和血，二药用于气血不足，疮痈内陷，脓成不溃，或溃后久不收口。忍冬叶、甘草清热解毒，全方可局限病灶，防止深陷，使脓出毒泄，肿痛消退。

内托黄芪汤——原名"内托酒煎黄芪汤"

【药物组成】 柴胡一钱半 连翘一钱 肉桂一钱 黍黏子(炒)一钱 黄芪二钱 当归尾二钱 黄柏五分 升麻七分 甘草(炙)五分

【功能主治】 治附骨痈①。

【用法用量】 晨起空腹温服，服后片刻，用早膳压之，使不令大热上攻中、上二焦也。

【制备方法】 上药切细，好糯米酒一盏半，水一大盏半，同煎至一盏，去滓即成。

【资料来源】 明·《普济方》

绿云散酒

【药物组成】 凤尾草(形如凤尾，叶背有金星，炙干)一两 粉草一钱

【功能主治】 治五发②毒疮于背脑或手足。

【用法用量】 适量饮服，以醉为度，立效。

【制备方法】 上药酒一碗，煎三五沸，入冷酒一碗。

【资料来源】 明·《赤水玄珠》

三物煮酒——原名"三物酒"

【药物组成】 牡蛎 大黄 山栀子各等份

【功能主治】 便痈③。

【用法用量】 空腹适量温服。

【制备方法】 上药为末，酒水一大盏，煎七分。

---

① 附骨痈：即今骨髓炎。后世多作附骨疽，说明当时对痈疽的分类还不十分明确。

② 五发：见《素问·宣明五气》谓阴证、阳证发病的好发部位和季节。即"阴病发于骨，阳病发于血，阴病发于肉，阳病发于冬，阴病发于夏，是谓五发"。

③ 便痈：即血疝之俗称。血疝，病名出《诸病源候论》因瘀血内结少腹而致。症为小腹结痛，硬满有形，甚或大便秘结而黑，小便自利，月经不调等。

【资料来源】 明·《赤水玄珠》

阳春酒

【药物组成】 人参(切片) 白术 熟地各五钱 当归身(切片) 天门冬 枸杞各三钱 柏子仁 远志各二钱五分

【功能主治】 生长肌肉，强健脾胃，美悦颜色，滋润皮肤。治脑疽已溃，流脓腐尽时，脾胃虚弱，肌肉生迟；或气血原不足，以致肉色淡白，不能长发收敛。宜服此酒。凡大疮后饮此，不惟却病，亦且延寿。

【用法用量】 每早、午、晚各饮一杯，热服。如夏月天炎易坏，不堪久服，将药分作五分，每次用酒 500 ml 随便浸服亦效。如酒将完，药尚有味，再添酒浸饮之，一次以后，药淡无味，不必再浸用之。

【制备方法】 上药，用绢袋宽贮，以无灰好酒 2.5 L，磁罐内浸至一伏时。

【资料来源】 明·《外科正宗》

两皮酒

【药物组成】 海桐皮 五加皮 独活 玉米(炒) 防风 干蝎(炒) 杜仲 牛膝各 30 g 生地 90 g 好酒 1 250 g

【功能主治】 热毒风结成疡肿，痛不得安。

【用法用量】 每食前温服一二杯，甚者不拘时候饮之，常令酒气相续。

【制备方法】 将上药共碎细，夏白布袋盛，同酒浸于瓷瓶中密封，秋夏三日，春冬七日，开封去渣。

【资料来源】 明·《证治准绳》

桂归香芷酒——原名“当归酒”

【药物组成】 辣桂(去粗皮)半两 当归四钱 木香 白芷各二钱 乳香末半钱

【功能主治】 治痈疽阴证，疮头平向内，色沉黯不疼，浑身患处不热。

【用法用量】 不饥不饱时温服，以排脓内补散，加味不换金正气散为佐，以米馆猪蹄膂肉为养，荞麦面结发起，可煮食。如再不发起，用局方姜附汤加当归、木香、炙甘草煎服。

【制备方法】 前四味药剉细，每次服三钱半，用醇酒一碗，慢火煎七分，加入乳香末半钱。

【资料来源】 明·《医方类聚》

金银花酒

【药物组成】 金银花五两　甘草一两

【功能主治】 一切痈疽恶疮，不论发生在何处，或肺痈、肠痈，初起便服奇效。

【用法用量】 初起者，一昼夜内分三次服尽，病重者一日二剂，服至大小肠通利，则药力到，外以生药捣烂，酒调敷疮毒四周。

【制备方法】 水二碗，煎一碗，再倒入酒一碗略煎。

【资料来源】 清·《医方集解》

阳和解凝酒

【药物组成】 马钱子　木鳖子　白芥子　五灵脂　穿山甲　川乌　草乌　南星　牙皂各 30 g　生狼毒 120 g　大戟　甘遂　肉桂　干姜　麻黄各 15 g

【功能主治】 解毒，祛寒，除湿，涤痰，通络。适用于因寒湿、痰凝、阴毒所致的疽证。

【用法用量】 治未溃阴疽①，将此酒调其他药②敷患处；治已溃阴疽，将此酒浸消毒纱布条入疮口内。

【制备方法】 上药置于白酒中，浸泡 1 个月而成。

【资料来源】 《上海中医药杂志》1984，(6)：30

---

① 阴疽：疽，出自《灵枢·痈疽》，指疮面深而凹的化脓性炎症。宋以前仅指无头的脓肿，自宋《卫济宝书》始有有头、无头之分，此阴疽指疽属阴寒症者。

② 其他药：是指根据不同的疾病而取不同的药物，用本酒调敷患处。本文报道为附骨疽(骨髓炎)，取生硫黄、麦面、荞面等份，用此酒调敷患处而获愈。

大黄栀子酒

【药物组成】 大黄　栀子各30 g　红花10 g　75％乙醇1 000 ml

【功能主治】 清热解毒，凉血活血。主治甲沟炎未溃或甲下有少量脓液者。

【用法用量】 用大黄栀子酒 100 ml，浸泡患指，每日不少于 10 小时。

【制备方法】 上药(大黄碎为豆粒大，栀子捣)入乙醇中浸泡 1 星期后(冬季半月)，滤渣装瓶备用。

【资料来源】 《四川中医》1990，(5)：40

黄马酒

【药物组成】 黄连60 g　生马前子(碎)120 g

【功能主治】 清热燥湿，泻火解毒，散血消肿，解毒镇痛。主治脱疽。

【用法用量】 用适量黄马酒浸湿纱布外敷在局部创面上(以一昼夜纱布转干为度)，每日换药 1 次，必要时夜间可局部浸湿一次以镇痛。

【制备方法】 上药用 75％乙醇或白酒 5 L 浸泡，1 星期后使用。

【资料来源】 《实用中医药杂志》1992，(1)：6

藤黄酒

【药物组成】 藤黄15 g

【功能主治】 清热解毒。主治多发性疖病。

【用法用量】 藤黄酒外搽，每日 2～3 次。

【制备方法】 将藤黄 15 g 打碎后置入 75％乙醇 100 ml 中浸泡，1 星期后使用。

【资料来源】 《中医外治杂志》1995，4(2)：24

如意酒

【药物组成】 如意草(新鲜肥大者)50 g　酒70 ml

【功能主治】 痈疽、疮毒。

【用法用量】 取汁温服,渣敷肿处,用纱布盖。

【制备方法】 将如意草捣烂,滚酒冲入,少顷挤汁。

【资料来源】《药酒验方选》

麻醉

局麻酒

【药物组成】 生川乌30 g 生草乌30 g 生南星30 g 生半夏30 g 蟾酥3 g 细辛3 g

【功能主治】 为局部麻醉药。

【用法用量】 以脱脂棉蘸局麻酒,敷切口处,15 分钟后取去棉花,立即手术排脓。

【制备方法】 上6味共为粗末,加95%乙醇1 500 ml,密封浸泡,每日搅拌1次,浸泡10日后滤过,残渣压榨,榨出液与滤出液合并,静置1个月后滤过即得。

【注意事项】 切忌入口,擦作后必须洗手。

【资料来源】《历代名医良方注释》

【附】《历代名医良方注释》中药麻醉药起源甚早,汉代名医华佗就曾用麻沸散为患者施行手术,后世医籍如《医宗金鉴》等亦间有外用麻醉制剂的记载。本方系综合古今类似处方,经济型改进而来,对局部小手术有一定的实用价值,特别是农村或边远地区,可以自行加工使用。

九里香酒

【药物组成】 九里香(鲜)0.5 L

【功能主治】 麻醉,用于扁桃体挤切术。

【用法用量】 用时直接涂于咽喉部黏膜表面,涂后数分钟出现麻醉作用,药效持续10分钟左右。

【制备方法】 取鲜九里香洗净,捣烂,加三花酒(或50%乙醇)1 000 ml,浸泡24小时,取滤液备用。

【资料来源】《全国中草药汇编》

烧伤

枣黄液

【药物组成】 酸枣仁皮　黄柏等量

【功能主治】 收敛，消炎，镇痛，抗感染。治烧烫伤。

【用法用量】 暴露烧烫伤创面，有水泡者，剪除水泡，局部用3%双氧水及生理盐水冲洗，待创面清洁后，用枣黄液直接喷洒，再用无菌纱布覆盖。每3小时喷洒1次，保持药液湿润。

【制备方法】 上药研粗末，泡在75%乙醇中，使液面高出药末1cm为宜，1星期后滤去药渣，密封备用。

【资料来源】 《四川中医》1988，6(8)：41

按：曾以本酒治疗一个7岁女孩，上肢被开水烫伤，Ⅱ度烫伤占其体表面积4%。治疗2星期，皮肤创面无渗液及分泌物。2星期后痊愈，无瘢痕遗留，表面光滑，功能良好。

当紫芷酒

【药物组成】 全当归22 g　西紫草19 g　生白芷18 g

【功能主治】 生肌活血，消炎止痛。主治烧伤。

【用法用量】 用棉棒蘸药液，涂于患处，每日4～6次。

【制备方法】 95%乙醇200 ml，将以上药物装入大口瓶中，然后倒入乙醇，盖住瓶口浸泡24小时即可使用。

【资料来源】 《山西中医》1990，6(2)：56

复方虎杖酒精液

【药物组成】 虎杖1 500 g　地榆1 000 g　黄柏500 g

【功能主治】 消炎杀菌，收敛止痒，保护创面，预防感染。治疗水火烫伤。

【用法用量】 清除创面异物，以无菌针头刺破水泡，放掉水泡内积液，然后将本品喷雾在患处。首次喷雾时，患者疼痛可给予止痛剂。每隔10～20分钟喷雾1次，数次后自然形成药膜，然后适当减少喷雾次数。

【制备方法】 将上药粉碎成粗粉，用95%乙醇渗漉，取渗漉液6 L即可，用盐水瓶分装备用。

【资料来源】 《基层中药杂志》1999，(3)：42

前列腺增生

补肾活血酒

【药物组成】 生地 熟地 龟板胶 鹿角胶 海狗肾 黄狗肾 四骨 海龙海燕 蛤蚧 枣皮 龙骨 茯神 上桂 菟丝子 金樱子 益智仁 合欢皮 山药 杜仲 牛膝 五味子 枸杞 鹿茸 冬虫夏草 覆盆子 锁阳 酸枣仁 何首乌 女贞子 旱莲草 当归 川芎 红花 紫梢花等

【功能主治】 补肾活血。治疗前列腺增生症。

【用法用量】 每次饮用50 ml，每日饮服2次，视患者酒量及体质状况酌作加减。1个月为1个疗程。一般服1～3个疗程。

【制备方法】 将上药研为细末，与酿制好的酒冲兑而成。药酒38%，每瓶500 ml装。

【资料来源】 《湖南中医杂志》1999，(3)：50

按：有医院以本法治疗前列腺增生症60例，结果临床控制10例，显效23例，有效20例，总有效率88.3%。

前列腺增生酒

【药物组成】 生黄芪 天花粉各30 g 党参 生三棱 生莪术 生鸡内金 威灵仙各15 g 当归 桃仁 知母 生水蛭各12 g

加减：(1) 脾虚便溏者，去知母、桃仁，加白术、山药。

(2) 肾虚怕冷者，加肉桂、补骨脂。

(3) 小便失禁者，加益智仁、桑螵蛸。

(4) 小便涩痛明显者，加竹叶、黄柏。

(5) 血尿者，加白茅根。

【功能主治】 补气行气，活血散瘀，消肿散积。适用于前列腺增生症。

【用法用量】 口服,每次30 ml,每日2次。30日为1个疗程。一般服用2～4个疗程。

【制备方法】 将上药浸入白酒2 000 ml中,1周后饮用。

【资料来源】 《江苏中医》2001,22(1):25

肠梗阻

麸荚葱姜酒

【药物组成】 麦麸500 g 皂荚250 g 葱白10～15根 生姜30 g 白酒150 ml

【功能主治】 辛散温通,蠕动肠道,解除肠道梗阻。

【用法用量】 以上药液与麦麸装布袋热敷腹部,冷后再制一袋轮流热敷,直至肛门排气,腹胀消失。

【制备方法】 上3味药加入麦麸中于热锅中炒热约10分钟,将白酒徐徐兑入拌匀,使麦麸湿润,装入布袋中。

【资料来源】 《四川中医》1998,(3):32

按:有医院以本法治疗肠梗阻50例,结果痊愈43例,好转5例。

三、妇 科 类

闭经

桂心牡丹酒——原名桂心酒

【药物组成】 桂心 牡丹 芍药 牛膝 干漆 土瓜根 牡蒙[1]各四两 吴茱萸一升 大黄三两 黄芩 干姜各二两 虻虫二百枚 䗪虫 蛴螬 水蛭各七十枚 乱发灰 细辛各一两 僵蚕五十枚 火麻仁 灶突墨三升 干地黄六两 虎杖根 鳖甲各五两 菴蕳子二升

① 牡蒙:牡荆,或紫参之别称。

【功能主治】 月经不通，结成癥瘕。

【用法用量】 初服二合，每日二次，加至每次三四合。

【制备方法】 上二十四味，切细，以酒四斗分两瓮，浸七日，并为一瓮，搅匀，再分作两瓮。

【资料来源】 唐·《千金要方》

通经酒

【药物组成】 牛膝一斤　麻子仁(蒸)三斤　土瓜三两　桃仁(熬、去皮尖双仁)二升

【功能主治】 通经，治疗闭经。

【用法用量】 每日一次，每次服五合，渐增至一升，多饮更佳。

【制备方法】 上药以酒一斗五升渍五宿。

【资料来源】 唐·《千金翼方》

桂心通经酒

【药物组成】 火麻仁　菴蕳子　牛膝(去指)　射干　土瓜根　桃仁(捣浸去皮尖双仁，麸炒微黄)　桂心　穷底墨各二两

【功能主治】 妇人月经不通，无子。

【用法用量】 温服每次一小盏。

【制备方法】 上药剉细，以酒二升，浸三日。

【资料来源】 宋·《太平圣惠方》

白鸽煮酒

【药物组成】 白鸽(去毛，洗净，去肠)一只　血竭 30 g

【功能主治】 干血痨[①]。

【用法用量】 将鸽肉分二次食用。酒徐饮完。

【制备方法】 将血竭纳入白鸽肚中，用针线缝住，用好酒 1 L 煮百沸令熟。取下待温备用。

---

① 干血痨，因血少不足(血枯)而造成的痨病，多见于妇女。表现为面目暗黑，肌肤粗糙，肌体消瘦，骨蒸潮热，盗汗颧红以及月经涩少，甚则经闭。

【资料来源】 清·《串雅内编》

按:本方白鸽调精益气,治妇女干血痨,经闭。血竭其味甘咸,甘主补,咸主消,为散瘀血、生新血之要药,加酒之温通助阳,是一张食疗良方,有出奇制胜之功。

牛膝参归酒

【药物组成】 牛膝 50 g 香附 25 g 党参 25 g 红花 15 g 当归 25 g 肉桂 15 g

【功能主治】 行气活血,养血调经。用于闭经。

【用法用量】 早、晚各服 1 次,早上 5～10 ml,晚上 10～20 ml,服至月经来潮时为止。体强者可增加服药剂量至 20～30 ml,以缩短治疗时间。

【制备方法】 上药切碎,用白酒 500 ml 浸泡 7 日即成。

【注意事项】 孕妇、心脏病、支气管哮喘,白带过多等疾病不宜使用。

【资料来源】 《四川中草药通讯》1977,(1):46

按:本方党参、肉桂,益阳健脾;香附、红花、当归,理气活血;牛膝引药下行。所以本方适用于阳虚气弱造成的血凝经闭。

常春酒

【药物组成】 常春果 200 g 枸杞子 200 g

【功能主治】 羸瘦虚弱,腹中冷痛,妇女经闭。

【用法用量】 每日 3 次,每次空腹饮一二杯。

【制备方法】 上二味,捣碎裂,盛于瓶中,用好酒 1 500 ml 浸泡 7 日开取。

【资料来源】 《药酒验方选》

痛经

当归元胡酒

【药物组成】 当归 15 g 元胡 15 g 制没药 15 g 红花 15 g

【功能主治】 月经欲来腹中胀痛。

【用法用量】 每日早、晚空腹温饮一杯。

【制备方法】 上4味药，共捣碎，白夏布包，用白酒1 000 ml浸泡于净器中，1星期后取用。

【资料来源】 金·《儒门事亲》

胡桃酒

【药物组成】 胡桃壳500 g 黄酒1 000 ml 红糖250 g

【功能主治】 痛经，小肠气，腰腿疼痛。

【用法用量】 每饮10 ml，每日2次。

【制备方法】 胡桃壳敲碎，置容器内，倒入黄酒，加盖密封2～3旬后，滤取酒浆，复加红糖，煮沸(一沸即可)溶化，装瓶备用。

【注意事项】 痛经者，行经前5日开始服。

【资料来源】 明·《普济方》;《中国食疗学》

玄胡酒

【药物组成】 玄胡(炒香为末)一两

【功能主治】 妇人气血攻窜疼痛，连于胁膈者，可用于痛经。

【用法用量】 温服适量。

【制备方法】 炒香玄胡淬入清酒一升。

【资料来源】 明·《医方考》

按:《本草纲目》曰:“延胡索能行血中气滞，气中血滞，故专治一身上下诸痛，用之中的，妙不可言。”

红归酒

【药物组成】 红花10 g 益母草60 g 当归10 g 川芎5 g 黑胡椒7粒 白酒500 ml

【功能主治】 活血祛瘀，通经止痛。主治痛经。

【用法用量】 每日早、晚各服1次，每次服20 ml。连服1个月经周期为1个疗程。

【制备方法】 以上诸药，用白酒500 ml浸泡48小时即可服用。

【资料来源】 《成都中医学院学报》1990，13(4):37

按:作者用此方法治疗痛经284例,其中服药1个疗程经来疼痛消失者221例,占74.30%;服药2个疗程疼痛基本消失者66例,占23.24%;服药3个疗程症状无改善者7例,占2.46%。

草红花酒

【药物组成】 草红花1 kg 黄酒10 L

【功能主治】 活血化瘀,通经止痛。主治痛经。

【用法用量】 口服,每日早晚各服1次,每次25 ml,于经前1星期开始服药,连服7日为1个疗程,每一月经周期只服1个疗程,连用3个疗程后停药。

【制备方法】 取草红花1 kg,加黄酒10 L,回流提取3小时,滤出提取液;药渣再加黄酒5 L,回流提取2小时,滤出提取液,将两次提取液合并,浓缩至8 L,低温放置48小时,过滤,用黄酒调至10 L,加1%的苯甲酸钠及少量甜菊苷,分装于250 ml的瓶中即得。

【资料来源】 《北京中医药大学》1995,18(4):37

按:共治疗痛经110例,结果痊愈56例,显效43例,有效8例,无效3例,总有效率为97.0%。

当归红花酒

【药物组成】 当归15 g 红花10 g

【功能主治】 活血止痛,补血调经。治疗痛经。

【用法用量】 月经来潮前4日开始服用,每日服3次,每次服10 ml,重症患者可服15~20 ml,月经来潮后再继续服用3日,7日为1个疗程,连服3个月经周期。

【制备方法】 将当归、红花二药粉碎成粗粉,用白酒(55%)少许湿润48小时,然后装渗漉桶,用250 ml白酒进行渗漉,漉液用砂滤棒抽滤,分装即得。

【资料来源】 《黑龙江中医药》2000,(5):49

按:有医院以本酒治疗痛经200例,治愈133人,好转39人。

山楂酒

【药物组成】 山楂 白酒

【功能主治】 劳动过度，身痛，疲倦，妇女痛经等。并可帮助消化，降血脂。

【用法用量】 每日 2 次，每次 10～20 ml。最后所剩的山楂可拌白糖食用。

【制备方法】 干山楂洗净，去核，放入 500 g 装的细口瓶内约半瓶，再添加 60 度白酒至满瓶（约 300 ml）密封瓶口，每日振摇 1 次，1 星期后可饮用。边用边添加白酒（约 200 ml）。

【资料来源】《药膳食谱集锦》

按：现代药理表明，山楂有增加胃液消化酶，帮助消化，及轻度降血脂作用，乙醇提取物给兔静脉注射，可使血压缓慢、持久地下降。

归芪酒

【药物组成】 当归 黄芪各 150 g 红枣 100 g 酒 500 ml

【功能主治】 痛经。

【用法用量】 每饮 10 ml，每日 3 次，7 日为 1 个疗程，行经前 5 日始服。

【制备方法】 当归、黄芪洗净，切片，加红枣 100 g 置绢袋内，投入盛酒容器，加盖密封。

【资料来源】《中国食疗学》

【附】 1. 每料可用 3 个疗程。

2. 宜供能饮酒妇女服用。

按：本方即李东垣“当归补血汤”加红枣。“当归补血汤”是黄芪 5 倍于当归，意在补益阳气，达到阳生阴长而补血的目的。本方当归计量与黄芪持平，意在加强活血，以益气活血，达到通则不痛的目的，可用于气虚经闭者。

胡椒酒

【药物组成】 白胡椒 1 g 白酒 1 盅

【功能主治】 温中止痛。适用于痛经，脾胃虚寒的腹痛吐清水等症。

【用法用量】 烫热白酒冲服。

【注意事项】 阴虚火旺者忌用。

【资料来源】《中国食疗学》

刘寄奴酒

【药物组成】 刘寄奴　甘草各等份

【功能主治】 破血通经,散瘀止痛。适用于痛经。

【用法用量】 食前随量温饮。

【制备方法】 上2味药,共碎细,每次用10 ml,先以水二小杯,入药煎至一小杯,再入酒一小杯,再煎至一小杯,去渣。

【资料来源】《药酒验方选》

香附根酒

【药物组成】 香附根60 g　白酒250 ml

【功能主治】 理气解郁,调经止痛。适用于痛经之症。

【用法用量】 不拘时候,频频饮之。

【制备方法】 将香附根洗净切碎,用水,白酒各250 ml,浸泡3～5日,去渣。

【资料来源】《药酒验方选》

红花酒

【药物组成】 红花100 g　60度白酒400 ml

【功能主治】 治妇女血瘀性痛经症;跌打损伤,风湿性关节炎,冠心病。

【用法用量】 必需时服用10 ml,也可兑凉开水10 ml,加红糖适量。

【制备方法】 将洗净的红花100 mg放入细口瓶口,加60度白酒400 ml,浸泡1星期,每日振摇1次。

【资料来源】《大众药膳》;《中药制剂汇编》

痛经药酒

【药物组成】 三七6 g　小茴香　川芎　元胡　五灵脂　仙灵脾　肉桂　附子各10 g　当归　狗脊15 g　菟丝子30 g　细辛3 g

【功能主治】 温经散寒，理气活血，祛瘀止痛。适用于下焦虚寒之痛经。

【用法用量】 口服，每次 15 ml，经前 1 周开始服。连服 3 个周期。

【制备方法】 将上药浸泡于 1 000 ml 白酒中，1 个星期后即可饮用。

【资料来源】 《内蒙古中医药》2004，(3)：22

崩漏

丹参艾叶酒——原名“丹参酒”

【药物组成】 丹参　艾叶　地黄　忍冬　地榆各五斤

【功能主治】 治崩中去血及产后余疾。

【用法用量】 初次服四合，以后逐渐增加。

【制备方法】 上药剉细，用水渍三宿，倒出滓，煮汁，黍米一斛，炊饭酿酒，酒热酢之。

【资料来源】 唐·《千金要方》

芎䓖酒[1]

【药物组成】 芎䓖八两

【功能主治】 妇人崩漏，昼夜十数次。

【用法用量】 分三次服完。

【制备方法】 上药切细，用酒五升，煮成三升。

【资料来源】 唐·《外台秘要》

按：妇女经行之后，淋沥不止，名曰经漏。经血忽然大下不止，名为经崩。究其原因，以阴虚血热、脾肾气虚、气滞血瘀三者较常见。川芎辛温，行气活血，通常认为适用于由气滞血瘀引起的崩漏。

芎䓖生地酒——原名“芎䓖酒”

【药物组成】 芎䓖一两　生地黄汁二合

---

① 原无方名，今增。

【功能主治】 治崩漏昼夜不止。

【用法用量】 分为一二服，不耐酒者，逐渐增加剂量。

【制备方法】 上药先用酒五升，煮芎䓖一升，去滓，放入地黄汁，再煮三二沸。

【资料来源】 明·《普济方》

按：本方出自明代《普济方》，较《小品方》芎䓖酒增加了生地黄汁，说明了明代对崩漏多血热病机有了进一步认识。

蓟根酒

【药物组成】 大小蓟根各200 g

【功能主治】 妇女暴崩，下血不止。

【用法用量】 适量饮服。

【制备方法】 上药用酒600 ml，浸于瓶中，经5日开取。

【资料来源】 《药酒验方选》

月经不调、不孕

麻子酿酒

【药物组成】 麻子一石　法曲一斗

【功能主治】 服之令人肥健。治伤寒风湿，手足疼痹，妇人带下，经来不调，产后恶露不净。

【用法用量】 适量温服。

【制备方法】 上药先捣麻子为末，用水二石放入釜中，蒸麻子极熟，炊一石米倒出去滓，随汁多少如常酿法，候熟取清。或麻子浸酒一宿，去滓饮酒。

【资料来源】 唐·《千金要方》

按：《历代名医良方注释》认为，麻子酒用治"产后血不去"，即是应用其活血化瘀作用，凡产后血瘀兼有大便干结者，适用本方治疗。

种子药酒

【药物组成】 淫羊藿250 g　怀生地120 g　枸杞子60 g　胡桃肉120 g　五加皮60 g

【功能主治】 振奋肾阳，补益精血。用于肾阳虚衰、肾精不足所致的不孕(不育)症。

【用法用量】 适量饮服。

【制备方法】 上药切片，以适量的白酒浸泡，容器封固后，隔水加热至药片蒸透，取出放凉，再浸数日，即可启用。

【注意事项】 酒性温热，阴虚火旺者不宜使用，在服酒期间应慎房事，并采取避孕措施，避免乙醇伤及胎儿。

【资料来源】 清·《冯氏锦囊秘录》

按：种子药酒适用于某些后天病理变化造成的不孕或不育，若属于因先天性生理缺陷而致的不孕或不育者，治疗无效。

调经酒

【药物组成】 当归 川芎 吴萸(泡去苦味)各四两 白芍(炒) 白茯苓 陈皮 延胡索 丹皮各三两 熟地六两 香附末(醋炒)六两 小茴香(盐炒) 砂仁各二两

【功能主治】 调经。

【用法用量】 适量饮服。

【制备方法】 上药入火酒三十斤，南酒二十斤同煎。

【资料来源】 清·《奇方类编》

种玉酒

【药物组成】 全当归(切片)五两 远志肉(用甘草汤洗一次)五两

【功能主治】 治妇女经水不调，气血不和，不能受孕，或生育一胎之后，停隔多年，服此酒百日即能怀妊，如气血不足，经滞痰凝者，服半年自能见效。

【用法用量】 晚上温服，随量饮之，慎勿间断，服完，照方再制。另月经干净之后，每日用青壳鸭蛋一个，以针刺孔七个，用蕲艾五分，水一碗，将蛋安于艾水碗内，饭锅上蒸熟食之，每月多则吃五六个，少则二三个亦可。

【制备方法】 上二味，用稀夏布袋盛，以白酒 5 L 浸药，盖好，浸七日。

【资料来源】《历代名医良方注释》

按:本方是治妇人不孕方,主药当归是中医调经要药。现代药理表明,当归有调节子宫功能、活血化瘀作用,并能促进小鼠子宫总核酸含量的改变,促使脱氧核糖核酸DNA的显著增加。远志为安神滋补兼有祛痰活血作用,合当归调节全身神经系统的正常功能。药性平和,安全有效。

参茸补血露

【药物组成】 当归15 g 川芎12 g 丹参30 g 鹿茸6 g 枸杞子9 g 五味子9 g 白豆蔻9 g 焦白术15 g 莲子肉15 g 茯神12 g 远志15 g 石菖蒲15 g 甘草12 g 首乌12 g 生地15 g

【功能主治】 温阳,祛瘀,补血添精,安神健脾。适用于因肾阳虚、精血不足、瘀血停滞所致的经闭、月经过多、带下诸症。阳虚精血不足的不孕、不育症。

【用法用量】 每次1盅,每日3次,口服。

【制备方法】 上药盛入绢袋,用白酒2 500 ml,白糖适量同置罐中,密封,放锅中隔水煮3小时,取出晾冷,埋土中3日出火毒,5日后即可过滤取酒液服用。

【注意事项】 该酒性偏温热,凡虚而有热者不宜使用该酒。

【资料来源】《全国中药成药处方集》;《治疗与保健药酒》

按:该酒以丹参、鹿茸为主药温肾阳,益精血,故名冠参茸。配以养血活血、滋肝肾、补精血、敛精气、理气健脾、交通心肾、安神定志的药物,故可治疗闭经及经带过多。

玫瑰酒

【药物组成】 玫瑰花根6~10 g

【功能主治】 月经不调。

【用法用量】 早、晚各服1次。

【制备方法】 上药水煮后,冲入黄酒和红糖。

【资料来源】《中国食疗学》

大佛酒

【药物组成】 大砂仁　大佛手　大山楂各30 g　黄酒(或米酒)500 g

【功能主治】 疏肝理气。主治经期延后，量少色暗有块，小腹及胸胁乳房胀闷不舒，时有叹息、精神忧虑等症。

【用法用量】 每次饮15～30 g，早、晚各1次。

【制备方法】 将上药洗净，置酒瓶中，浸泡3～6日，即可饮用。

【资料来源】 《百病饮食自疗》

带下

厚朴酒——原名“厚朴汤”

【药物组成】 厚朴如手指大长四寸　桂一尺

【功能主治】 治妇人下焦虚冷，膀胱肾气损伤虚弱，白带过多。

【用法用量】 空腹一次服完。

【制备方法】 以酒五升，煮两沸，去药渣，并将桂研粉调入酒中一夜。

【资料来源】 唐·《千金要方》

芍药酒

【药物组成】 芍药　黄芪　生地黄各三两　艾叶一两

【功能主治】 治妇人血伤兼赤白带下。

【用法用量】 饭前随量温饮之。

【制备方法】 上药切细，如麻豆大，用绢袋盛酒，一斗，浸一宿。

【资料来源】 宋·《圣济总录》

按：中医认为带下有虚实之分。虚者责之脾肾，实者不离于湿，方中地黄、芍药、黄芪，滋阴柔肝健脾，艾叶温中除湿，所以本方是治疗以脾肾两虚为主的带下方。

带下酒

【药物组成】 鹿茸5 g　菟丝子　芡实　山药30 g　肉桂　仙茅　仙灵脾　蜂房　乌药各10 g　金樱子　苁蓉　桑螵蛸　益智仁各15g　黄芪20 g

【功能主治】 温补肾阳，固涩止带。适用于脾肾阳虚、带下清稀者。

【用法用量】 口服，每次 15 ml，每日 1～2 次。

【制备方法】 将上药浸泡于 1 000 ml 白酒中，7 日后开始服用。

【资料来源】 《内蒙古中医药》2004，(3)：22

先兆流产

乌鸡安胎酒——原名“乌雌鸡酒”

【药物组成】 乌雌鸡(治如食法)一只 茯苓二两 吴茱萸一升 芍药 白术各三两 麦门冬五合 人参三两 阿胶二两 甘草一两 生姜一两

【功能主治】 安胎，妊娠一月，举重腰痛腹满胞急，卒有所下。

【用法用量】 每服一升，每日三次。

【制备方法】 上药细切，用水一斗二升，煮鸡取汁六升，去鸡下药煎取三升，内酒三升，并胶，烊尽取三升，放温。

【资料来源】 唐·《千金要方》

葱白当归酒

【药物组成】 葱白一虎口 当归三两

【功能主治】 妊娠腹痛，胎动不安。

【用法用量】 分二次服完。

【制备方法】 上二味切，以水酒共五升，煮取二升。

【注意事项】 药理研究表明，本方对孕妇不宜，有待进一步研究。

【资料来源】 唐·《外台秘要》

按：当归煎剂或醇浸膏对在体子宫有兴奋作用，使子宫呈慢向有节律的收缩。按此而论，本方不宜用于孕妇。其效果尚有待进一步研究。

先兆流产包括胎漏与胎动不安。酒能助阳，总有化热之嫌，孕妇宜忌、尤其阴虚阳盛者，更为不妥。何况药酒中有的是古人的个案验方，现在看来并非适宜。但为了使中医学宝库中的宝藏不轻易丢失，在没有作深入研究之前不轻易删去，以供参考。各方多以水酒合用，亦有多为煮酒，故乙醇含量较轻，也是值得注意的特点。

安胎当归酒——原名“小品当归汤”

【药物组成】 当归 阿胶(炙) 芎䓖 人参各一两 大枣十二枚 艾一把

【功能主治】 适用于妊娠五月，因活动不慎或受惊吓，胎动不安，小腹痛引腰络，小便疼，下血。

【用法用量】 分三次服。

【制备方法】 上药以酒水各三升，煮至三升，去药渣，放入阿胶。

【资料来源】 唐·《外台秘要》

安中酒——原名“安中汤”

【药物组成】 甘草(炙) 芍药各三两 当归 人参 生地黄 芎䓖各二两 五味子五合 麦门冬(去心)一升 大枣(擘)三十五枚 生姜六两 大麻仁五合 黄芩一两

【功能主治】 曾伤五月胎者预服此方。

【用法用量】 分四次服，日三次夜一次，七日再服一剂。

【制备方法】 上药以水七升，清酒五升，煮取三升半。

【注意事项】 忌海藻、菘菜。

【资料来源】 宋·《妇人良方》

菊花安胎酒——原名“菊花汤”

【药物组成】 菊花(如鸡子大)一枚 麦门冬(去心)一升 麻黄(去节) 阿胶(炙)各三两 生姜五两 甘草(炙) 当归 半夏(洗)各二两 人参一两五钱 大枣(擘)十二枚

【功能主治】 安胎。适用于妊娠四月，有寒，泛泛欲吐，胸满不食，小便如淋，脐下苦急，卒中风寒，颈项强痛，或腰背腹痛，或时胎上，胸烦不安，卒有所下症。

【用法用量】 分三次服，温卧，当汗，以粉扑之，避风寒四五日。

【制备方法】 上药用水八升，煮减一半，内清酒三升，并阿胶，煎取三升。

【注意事项】 忌海藻、菘菜、酢物、桃李、雀肉等。

【资料来源】 宋·《妇人良方》

蜡酒

【药物组成】 蜡一钱

【功能主治】 治妊娠胎动，腹痛下血。

【用法用量】 一次服完。

【制备方法】 上一味，用清酒二盏，煎三五沸，投蜡。

【资料来源】 宋·《圣济总录》

竹茹酒

【药物组成】 青竹茹二合　好酒一升

【功能主治】 治妊娠误有失坠、损伤、胎损疼痛，或八九月胎动。

【用法用量】 分作二次服，即安。

【制备方法】 上药煮三五沸。

【资料来源】 明·《普济方》

银苎酒

【药物组成】 苎根(去黑皮)　好银各一斤

【功能主治】 妊娠下黄汁，或如赤豆汁。

【用法用量】 分二次服完。

【制备方法】 水五升，煮取四升，每服入酒半升。

【资料来源】 明·《赤水玄珠》

黄酒煮鸡蛋

【药物组成】 黄酒 500 ml　鸡蛋黄 14 枚

【功能主治】 滋阴润燥，养血安胎。治妊娠胎动，胎漏出血。

【用法用量】 频频适量内服。

【制备方法】 上药放在铝锅中，以小火炖煮，至稠黏时即可，待冷，存瓶罐中备用。

【资料来源】《药膳食谱集锦》

妊娠诸疾

鹿角酒[1]

【药物组成】 鹿角

【功能主治】 妊娠腰背痛，急性腰扭伤。

【用法用量】 取酒适量饮服。

【制备方法】 用鹿角长六寸，烧令赤，酒中淬，再烧再淬，以角碎为度。

【资料来源】 晋·《肘后备急方》；明·《普济方》

胶艾酒

【药物组成】 阿胶二两 艾叶三两 芎䓖 芍药 甘草 当归各二两 干地黄四两

【功能主治】 治妊娠二三月，上至七八月，其人顿仆失踞，胎动不下，伤损，腰腹痛欲死。若有所见及，胎奔上抢心，短气。

【用法用量】 分三日服，日三，不差更作。

【制备方法】 上七味㕮咀，以水五升，好酒三升，合煮取三升，去滓、内胶，更上火令消尽。

【资料来源】 唐·《千金要方》

芍药参归酒——原名“芍药汤”

【药物组成】 芍药四钱 人参 当归 甘草(炙)各二两 白术一两 厚朴(制)二两 薤白(切)一升 生姜(切)四两

【功能主治】 妊娠八个月，若中风寒，有所犯触，全身疼痛，乍寒乍热，胎动不安，眩晕头痛，绕脐下寒，时时小便，面色如米汁，或青或黄，或寒慄，腰背冷痛，目光呆滞。

【用法用量】 分四次服，日三夜一。

【制备方法】 上药以水五升，酒四升，煮取三升。

---

① 原无方名，今增。

【注意事项】 忌海藻、菘菜、桃、李、雀肉等。

【资料来源】 宋·《妇人良方》

艾叶参归酒——原名“艾叶汤”

【药物组成】 丹参 当归 人参 麻黄(去节) 艾叶 阿胶(炙)各二两 甘草(炙)一两 大枣十二枚 生姜六两

【功能主治】 妊娠二月,突然感受风寒,胎动不安,心满,脐下悬急,腰背强痛,时有漏红,时寒时热。

【用法用量】 分三次服。

【制备方法】 上药以酒三升,水一斗入药煮减半,去渣入胶,煎取三升。

【注意事项】 忌海藻、菘菜。

【资料来源】 宋·《妇人良方》

白术独活酒——原名“白术酒”

【药物组成】 白术一两半 独活一两 黑豆(炒)一合

【功能主治】 治妊娠中风,口噤不能言语,亦治通身冷直。

【用法用量】 分四次温服。口噤者,拗开灌之,得汗即愈。

【制备方法】 上药细剉,用酒三升,煎取一升半,去渣。

【注意事项】 此中风是指外邪引起的牙关紧闭,不能言语,并非指脑血管意外引起的中风口噤不语,一般产后较多,妊娠期间由于各种原因也可能出现,症状危急严重,当及时送医院抢救。本方有待进一步研究,暂不宜服用。

【资料来源】 宋·《妇人良方》

艾叶酒[①]

【药物组成】 艾叶如鸡子大

【功能主治】 妊娠七月,若伤寒壮热,赤斑变为黑斑,溺血。

【用法用量】 分为二服。

---

① 原无方名,今增。

【制备方法】 上药用酒三升煮取一升半。

【资料来源】 明·《普济方》

鸡翎[①]酒

【药物组成】 鸡翎

【功能主治】 疗妊娠胎漏尿不禁。

【用法用量】 调服方寸匕。

【制备方法】 用鸡翎烧灰末，温酒调。

【资料来源】 明·《普济方》

阿胶酒[②]

【药物组成】 阿胶二两

【功能主治】 疗妊娠血痢。

【用法用量】 一次服完。

【制备方法】 上药用酒一升半，煮取一升。

【资料来源】 明·《普济方》

难产

马齿苋酒

【药物组成】 马齿苋

【功能主治】 催生。

【用法用量】 微温饮服。

【制备方法】 用马齿苋捣绞取自然汁三分，入酒三分。

【资料来源】 宋·《圣济总录》

按：李时珍认为，马齿苋散血消肿，利肠滑胎。而用该酒进行医疗实践，更是远在宋代之前，现代药理证实，该药对子宫有明显的兴奋作用，产妇口服鲜马齿苋汁 6～8 ml，可见子宫收缩增多。

---

① 鸡翎：即鸡尾毛。

② 原无方名，今增。

蒲黄酒

【药物组成】 蒲黄(炒)一合　槐子(为末)十四枚

【功能主治】 妊娠坠胎,胞衣不出。

【用法用量】 分二次温服,未下再服。

【制备方法】 上二味,以酒三盏,煎至二盏,去渣。

【资料来源】 宋·《圣济总录》

按:药理研究表明,蒲黄煎剂、酊剂,对离体及在位子宫均表现兴奋作用,剂量增大可呈痉挛性收缩,使产后子宫收缩力加强或紧张性增加。

地黄蒲黄酒——原名“地黄酒”

【药物组成】 生地黄(以钢竹刀切,炒)半两　蒲黄(炒)　生姜(切、炒)各一钱

【功能主治】 治妊娠坠胎,胞衣不出。

【用法用量】 分三次温服,未下再服。

【制备方法】 上药切细,用无灰酒三盏,于银器内同煎至二盏,去渣。

【资料来源】 宋·《圣济总录》

酸浆酒

【药物组成】 酸浆(挼自然汁)

【功能主治】 难产,也治小便不通,气满闭。

【用法用量】 一次服完。

【制备方法】 上药每服半盏,暖酒半盏调之。

【资料来源】 宋·《圣济总录》;明·《普济方》

归芍酒——原名“当归酒”

【药物组成】 当归(炙令香,剉)　芍药(剉,炒)二两

【功能主治】 治妊娠坠胎后血不出。

【用法用量】 温服,以恶血下为度。

【制备方法】 上药切细,每服三钱,以无灰酒一盏,入生地汁一合,于银器内,慢火煎至七分去药渣。

【资料来源】 宋·《圣济总录》

姜汁鸡子黄酒

【药物组成】 生姜汁三分盏，作三服　鸡蛋黄三枚，作三服

【功能主治】 胎死腹中，气血凝冷难下。

【用法用量】 微温饮服片刻，胎不下，饮尽此三服。

【制备方法】 上二味先用酒三分盏，醋二分盏，同煎沸，入姜汁二分盏，又煎令沸倒出，用鸡蛋黄一枚乘热打转。

【资料来源】 宋·《圣济总录》

鸡子酒

【药物组成】 鸡子一枚或三枚

【功能主治】 疗难产二三日不下。

【用法用量】 适量饮服。

【制备方法】 鸡子去清，以苦酒半盏投鸡子酒中饮之。

【资料来源】 明·《普济方》

胶酒

【药物组成】 好胶(炙令得所)二两　酒一升半　白盐一钱匕

【功能主治】 治难产，经六七日，母困甚。

【用法用量】 服一盏，未产再服。

【制备方法】 上以微火，同酒炼胶化，打鸡子一枚相和。

【资料来源】 明·《医方类聚》

产后诸疾

生牛膝酒

【药物组成】 生牛膝

【功能主治】 活血化瘀，壮筋骨，补虚损，除久疟，消癥坚。适用于产后腹中苦痛，小户嫁痛连日；久疟；卒暴癥，腹中有物坚如石，痛如斫刺，昼夜啼呼，小儿口疮等症。

【用法用量】 分二次服。

【制备方法】 上药五两，以酒五升，煮取二升，去渣，若用干牛膝根，酒渍一宿，然后可煮。

【资料来源】 晋·《肘后备急方》；唐·《千金要方》、《外台秘要》；明·《普济方》、《本草纲目》

【附】 牛膝含有皂苷，水解后生成齐墩果叶酸，有活血消炎的作用，本方用酒剂，有助牛膝药力之发挥。产后腹中痛多为子宫收缩不正常或瘀血停滞，治疗以活血化瘀为主，必要时配合当归、益母草合用，疗效尚可进一步提高。

催乳酒[1]

【药物组成】 猪蹄(熟炙捶碎)二枚 通草(细切)八两

【功能主治】 催乳，治无乳汁。

【用法用量】 慢慢饮完，不愈再饮。

【制备方法】 上二味，用清酒一斗浸之，《外台秘要》猪蹄不炙，以水一斗煮取四升，入酒四升，再煮饮之。

【资料来源】 唐·《千金要方》

按：本方猪蹄甘咸，补血通乳；通草甘淡，下乳，所以本方是一张治疗以虚证为主的下乳方。

桂心酒

【药物组成】 桂心三两

【功能主治】 治产后腹痛及卒心痛。

【用法用量】 分三次服，每日三次。

【制备方法】 上药用酒三升，煮取二升，去渣。

【资料来源】 唐·《千金要方》

【附】 《历代名医良方注释》："桂心即桂枝木，有芳香、开窍、辛温解表和活血化瘀的作用。本品含挥发油，不溶于水，入煎疗效较差。《千金要方》用酒提取，十分科学。本方所指的卒心痛包括现代

---

① 原无方名，今增。

的冠心病、心绞痛和胃痉挛性疼痛，用桂心均能缓解。

茱萸酒

【药物组成】 吴茱萸一升

【功能主治】 治产后心腹内外痛，盗汗恶寒，亦治腹泻、腹绞痛及中风口偏不能语，又治癥块。

【用法用量】 空腹温服适量，或热酒布裹熨癥上可消癥。

【制备方法】 上药用酒三升，煎取一升。

【资料来源】 唐·《千金要方》、《外台秘要》；明·《普济方》

按：吴茱萸辛苦大热，有温中散寒、降逆止呕、疏肝解郁、行气止痛之功，故能治疗脘腹冷痛，胁痛，疝痛，脚气疼痛，及经行产后腹痛。药理实验证实，吴茱萸有显著的抗菌杀虫、收缩子宫及镇痛作用。

大补当归酒——原名"大补中当归汤"

【药物组成】 当归 续断 桂心 芎䓖 干姜 麦门冬各三两 芍药四两 吴茱萸一升 干地黄六两 甘草 白芷各二两 大枣四十枚

【功能主治】 治产后虚损，腹中拘急，或溺血少腹苦痛。或从高坠下体内受损，及金疮血多内伤。

【用法用量】 分五次服，日三次，夜二次。

【制备方法】 以上十二味切碎，用酒一斗，渍药一宿，明旦以水一斗，合煮，取五升去渣。

【资料来源】 唐·《千金要方》

独活秦艽酒——原名"独活酒"

【药物组成】 独活一斤 桂心三两 秦艽五两

【功能主治】 治产后中风。

【用法用量】 饮五合，不能多饮则随性服。

【制备方法】 上三味切细，以酒一斗半，浸三日，渐加至一升。

【资料来源】 唐·《千金要方》

防风独活酒——原名"防风酒"

【药物组成】 防风 独活各一斤 女萎 桂心各二两 茵芋一两

石斛五两

【功能主治】 治产后中风。

【用法用量】 初次服一合，稍加至三四合，每日三次。

【制备方法】 上六味切细，以酒二斗，渍三宿。

【资料来源】 唐·《千金要方》

大豆祛风酒——原名“大豆汤”

【药物组成】 大豆(炒令微焦)五升　葛根　独活各八两　防己六两

【功能主治】 主产后卒中风发病，倒闷不知人，及妊娠挟风，兼治在蓐诸疾方。

【用法用量】 分六次服，日四次，夜二次。

【制备方法】 上四味切碎，用酒一斗二升，煮豆取八升，去渣，内药，煮取四升，去渣。

【资料来源】 唐·《千金要方》

五加丰腴酒——原名“五加皮酒”

【药物组成】 五加皮一斤　枸杞子一斤　蛇床子一升　杜仲(炒)一升　乱发半斤　干地黄　丹参各二两　干姜三两　天门冬四两

【功能主治】 治产后癖瘦，胞宫冷。

【用法用量】 口服二次，每次五合，渐加至十合为佳。

【制备方法】 上药切碎，用绢袋盛，以酒三斗浸三宿。

【资料来源】 唐·《千金要方》

鲁公酿酒

【药物组成】 干姜五两　踯躅五两　桂心五两　甘草五两　芎劳五两　续断五两　细辛五两　附子五两　秦艽五两　天雄五两　石膏五两　紫菀五两　葛根四两　石龙芮四两　石斛四两　通草四两　石楠四两　柏子仁四两　防风四两　巴戟天四两　山茱萸四两　牛膝八两　天门冬八两　乌头二十枚　蜀椒半升

【功能主治】 主风偏枯半死，行劳得风，若鬼所出，四肢不遂，不能行步，不自带衣，挛躄，五缓六急，妇人带下，产乳中风，五劳七伤。

【用法用量】 先食服半合，一日三次，待米消尽，乃去渣曝干末服。

【制备方法】 上二十五味切细，用水五升渍三宿，清曲一斤合渍，秫米二斗合酿，三宿去渣，炊糯米一斗，酿三宿药成。

【资料来源】 唐·《千金要方》

归芍姜桂酒[1]

【药物组成】 当归二两　生姜三两　桂心三两　芍药二两

【功能主治】 产后恶露下多少得所，冷热得调，更无余状，但觉腹内切痛，时缓时痛。

【用法用量】 分三次服用。

【制备方法】 上四味药切细，以水、酒各三升半，煮取二半三合，去药渣。

【注意事项】 忌生葱。

【资料来源】 唐·《外台秘要》

白术生姜酒[2]

【药物组成】 白术五两　生姜六两

【功能主治】 产后食欲不振。

【用法用量】 分二次温服。

【制备方法】 上药切，以水酒各二升，缓火煎取一升半。

【资料来源】 唐·《外台秘要》

地黄煮酒

【药物组成】 黄酒 200 ml　生地黄 6 g　益母草 10 g

【功能主治】 产后崩漏，出血不止，心神烦乱。

【用法用量】 每次温饮 50 ml，每日 2 次。

【制备方法】 黄酒倒入瓷杯中，再加后二药，把瓷杯放在有水的蒸锅中加热蒸炖 20 分钟。

---

① 原无方名，今增。
② 原无方名，今增。

【资料来源】 宋·《太平圣惠方》;《药膳食谱集锦》

杜仲寄生酒——原名“杜仲酒”

【药物组成】 杜仲(去粗皮,炙微黄,剉)二两 桂心 丹参 当归 菴蔺子 芎䓖 牛膝(去苗) 桑寄生 附子(炮裂,去皮、脐) 熟干地黄(剉)各一两 川椒(去闭口及目,微炒)半两

【功能主治】 治产后脏虚,腰间疼痛,肢节不利。

【用法用量】 每日空腹及午食前,温饮一盏。

【制备方法】 上药细剉,用生绢袋盛,用好酒一斗,瓷瓶中浸七日,密封后开取。

【注意事项】 阴虚火旺者忌。

【资料来源】 宋·《太平圣惠方》

菴蔺子酒

【药物组成】 菴蔺子一斤 桃仁(汤浸,去皮尖仁)二斤 火麻仁一斤

【功能主治】 产后脏腑风虚,恶血凝滞,致月水不通。

【用法用量】 每日晨起空腹温饮一小盏,午饭前再服。

【制备方法】 上药用好酒三升,共放入黄瓷中,用泥密封口,以糠火养斗日久。

【资料来源】 宋·《太平圣惠方》

没药酒

【药物组成】 没药半两

【功能主治】 产后血晕及腹痛。

【用法用量】 温服,每次服一盏。

【制备方法】 上一味,用酒三盏,将没药磨尽,每服一盏,煎沸。

【注意事项】 本方适用于瘀血上攻引起的血晕、腹痛。

【资料来源】 宋·《圣济总录》

黄土酒

【药物组成】 灶中黄土 干姜(炮)

【功能主治】 产后风痉。

【用法用量】 以温酒调一指撮服。

【制备方法】 上药等份，捣罗为散。

【资料来源】 宋·《圣济总录》

产后黄芪酒——原名“黄芪酒”

【药物组成】 黄芪 独活(去芦头) 桂(去粗皮) 蜀椒(去开口并目，炒出汗) 牛膝(去芦头) 白术 葛根各三分 防风(去叉)四两 芎䓖 甘草(炙，剉) 细辛(去苗、叶) 山茱萸 附子(炮裂，去皮脐) 秦艽(去苗土) 干姜(炮) 当归(切，焙) 乌头(炮裂，去皮脐) 人参各三两

【功能主治】 治产后中风偏枯，半身不遂，言语不利，疼痛时作。

【用法用量】 每次温服一盏，不拘时。

【制备方法】 上药切细如麻豆，用生绢袋盛于四斗醇酒中，浸三日。

【资料来源】 宋·《圣济总录》

排风酒

【药物组成】 羌活(去芦头) 防风(去叉)各一石 大豆(拭去土，熬令皮裂声出)半升

【功能主治】 产后中风，言语不清，四肢麻木疼痛或角弓反张。

【用法用量】 乘热一次服完，如不能饮，即根据酒量服之，使令微似醉状。

【制备方法】 上三味，用醇酒三升，浸羌活、防风经一宿，即炒大豆至有声，乘热投于酒中，搅匀封盖，经半日，于铛中重汤文火煮一时。

【注意事项】 若要急用，即以酒煎羌活、防风，汁淋豆服之，亦得。

【资料来源】 宋·《圣济总录》

红曲酒

【药物组成】 红曲

【功能主治】 治腹中及产后瘀血。

【用法用量】 煮饮。

【制备方法】 红曲浸酒。

【资料来源】 明·《本草纲目》

地黄姜汁酒——原名“地黄酒”

【药物组成】 生地黄汁一升 生姜汁一合 清酒二升

【功能主治】 逐血调中。适用于产后恶露不净。

【用法用量】 每次温服一小盏，每日三次。

【制备方法】 上药先煎地黄汁三五沸，次入生姜汁，并酒再煎一二沸。

【资料来源】 明·《普济方》

黑豆羌活酒——原名“黑豆酒”

【药物组成】 黑豆一升 羌活一两

【功能主治】 祛风邪，养阴血，去恶露，通乳脉。治疗产后恶露不净、乳少。

【用法用量】 适量饮服。

【制备方法】 净黑豆炒令甚熟，以无灰酒五升淋之，加羌活同浸即得。

【资料来源】 明·《普济方》

红蓝花酒

【药物组成】 红蓝花二两

【功能主治】 疗血晕绝，神志不清，烦闷，言语错乱及产后恶血不尽，腹中绞痛，及治胎死腹中不下。

【用法用量】 分二次服。

【制备方法】 上药为末，分二服，每服温酒二盏。

【资料来源】 明·《普济方》

按:本方适用于瘀血上攻引起的血晕及腹痛。

王瓜酒

【药物组成】 王瓜

【功能主治】 治乳汁不下。

【用法用量】 饮酒嚼王瓜下，其乳自通。

【制备方法】 王瓜不计多少，用酒煮至烂熟。

【资料来源】 明·《普济方》

羌活酒

【药物组成】 羌活(切)四两

【功能主治】 产后腹痛不止。

【用法用量】 分数次服。

【制备方法】 上药以酒二升煮取一升。

【资料来源】 明·《普济方》

乌雄鸡酒

【药物组成】 黑雄鸡[1]一只

【功能主治】 治新产妇。

【用法用量】 饮服。

【制备方法】 用黑雄鸡一只，理如食法，和五味炒熟香，即投二升酒中，封口，经宿。

【资料来源】 明·《普济方》

豆淋独活酒——原名“独活紫汤”

【药物组成】 黑豆(净)半斤　独活(切碎)半两

【功能主治】 治产后中风，形如角弓反张，口噤涎潮，烦热身重，呕吐直视。

【用法用量】 温服不拘时，以瘥为度。

【制备方法】 于铁铫中炒黑豆令焦黑，候烟起，以无灰酒二升沃之，放瓷器中，每用酒一盏，去豆入独活同煎，约至八分，去药渣温服。

【资料来源】 明·《普济方》

川乌酒

【药物组成】 川乌(剉)五两　黑豆(炒半黑)半升

---

① 黑雄鸡:《千金要方》有方作“乌雌鸡”。

【功能主治】 治产后中风，身如角弓反张，口噤不语。

【用法用量】 温服一小盏，若口不开者，拗开口灌之，未效，加乌粪一合炒，加入酒中服之，以瘥为度。

【制备方法】 上药用酒三升，泻于铛内急搅，用绢滤取汁。

【资料来源】 明·《普济方》

红糖酒①

【药物组成】 黄酒 250 ml 红糖 120 g

【功能主治】 产后单纯性腹泻，或受冷至腹痛腹泻。

【用法用量】 趁热一次服下，最好在早晨空腹时服之。

【制备方法】 先将黄酒置煮锅中，加热至沸后再加入红糖，继续煮沸 2～3 分钟，以杀灭红糖内细菌，然后倾入碗中。

【资料来源】 《中华妇产科杂志》1957，(4)：312

红花益母酒——原名"红蓝花酒"

【药物组成】 红花 15 g 益母草 30 g 酒 60 ml

【功能主治】 辛温通瘀。主治产后恶露不净。

【用法用量】 分次饮服。

【制备方法】 同煎。

【资料来源】 《四川中医》1986，(11)：35

川椒白酒

【药物组成】 川椒 50 g 白酒 250 ml

【功能主治】 温经散寒，活血通乳。治疗产后初起乳汁不通。

【用法用量】 将酒壶煮沸后，壶中热气熏蒸患部。

【制备方法】 川椒研细末，和白酒一起装入酒壶内，用时先将酒壶以文火煮沸，然后壶中热气熏蒸患部。

【资料来源】 《湖北中医杂志》1991，13(2)：48

按：共治疗 8 例，全部获愈，治疗最短时间 30～50 分钟，最长为 4 小时。

---

① 原无方名，今增。

九节菖蒲酒

【药物组成】 九节菖蒲 250 g

【功能主治】 通血脉。治疗产后痹证。

【用法用量】 每日早晚各服二三杯(10～15 ml),连服 1 个月为 1 个疗程。

【制备方法】 上药浸入 1 000 ml 60 度白酒内,密封 15 日后启用。

【资料来源】 《甘肃中医》1995,(2):32

毛鸡药酒

【药物组成】 干毛鸡 160 g(或鲜毛鸡 320 g,均除去毛,内脏) 当归 160 g 红花 160 g 赤芍 15 g 桃仁 15 g 白芷 160 g 茯苓 20 g 川芎 160 g 千年健 160 g

【功能主治】 具有活血通经、祛风除湿等作用。治疗妇女产后血晕,或肢体疼痛,及痛经、经闭等症。

【用法用量】 口服每日 3 次,每次 15～30 ml。

【制备方法】 以上 9 味药,干毛鸡(鲜毛鸡不蒸)用蒸汽蒸 15 分钟,放凉,用白酒适量浸泡 25 日后,与当归等 8 味置容器内,加白酒(前后两次共 16 960 ml)密闭泡 45～55 日,滤过即得。

【注意事项】 感冒发烧、喉痛、目赤禁用。

【资料来源】 《治疗与保健药酒》

按:产后血晕是产科的危重证之一,应高度重视,积极救治。毛鸡酒适用于瘀血上攻中的轻证。

地榆菖蒲酒

【药物组成】 菖蒲 20 g 地榆 50 g 当归 40 g

【功能主治】 产后血崩。

【用法用量】 饭前分 3 次温服。

【制备方法】 上3 味药捣为细末,黄酒 500 ml,同煎取 1 杯去药渣。

【资料来源】 《药酒验方选》

涌泉酒

【药物组成】 王不留行10 g　天花粉10 g　当归7 g　穿山甲(炙黄)5 g　甘草10 g

【功能主治】 产后乳汁不通。

【用法用量】 温服,每日2次。

【制备方法】 上5味,共研细末,每服7 g,同黄酒2杯煎取1杯。

【资料来源】 《药酒验方选》

按:本方王不留行能走血分,属阳明、冲任之药,穿山甲软坚散结,俗有“穿山甲、王不留,妇人服了乳长流”。所以本方宜用于气血郁滞造成的乳汁不下。

鱼灰酒

【药物组成】 鲤鱼头(瓦上烧灰)5枚

【功能主治】 乳汁不下。

【用法用量】 早、午、晚各温饮15～20 ml。

【制备方法】 上1味,细研为散,用黄酒500 ml,同煎数沸,去渣备用。

【资料来源】 《药酒验方选》

黑桂酒

【药物组成】 黑豆(炒热,去皮)30 g　肉桂30 g　当归30 g　芍药30 g　炮姜30 g　生地30 g　炙甘草20 g　蒲黄(纸上炒)30 g

【功能主治】 产后气血瘀滞,身体肿满,或泻痢寒热。

【用法用量】 每服15～20 ml,每日3次。

【制备方法】 上8味,共碎细,置净瓶中,以酒1 500 ml浸7宿后开封。

【资料来源】 《药酒验方选》

僵蚕豆淋酒

【药物组成】 黑豆250 g　僵蚕250 g

【功能主治】 产后中风诸痛。

【用法用量】 每温服 50 ml，每日 3 次，日 2 次，夜 1 次。

【制备方法】 将黑豆炒焦，用酒 1 000 ml 淋之，后去渣，贮净瓶中，加入僵蚕，经 5 日取用。

【资料来源】《药酒验方选》

按：产后可发生四肢抽搐，项背强直，甚则口噤，角弓反张，称为“产后痉证”，又称“产后中风”，其中包括创伤引起的“破伤风”，症情危急，应该及时送医院抢救。在没有抢救设备及药品的情况下，药酒仅作为可以选择的一种方法来加以考虑。

寄生黑豆酒

【药物组成】 黑豆 250 g 桑寄生 200 g

【功能主治】 产后中风，腰背疼痛，口噤。

【用法用量】 不拘时候，每温服一小杯。

【制备方法】 将桑寄生碎细，置净器中，用酒 1 500 ml 浸之，再将黑豆炒香，投入酒中，浸 5 日，去渣备用。

【资料来源】《药酒验方选》

毛鸡益母酒——原名“毛鸡酒”

【药物组成】 干毛鸡(除去毛，内脏)500 g 当归 150 g 防风 25 g 炮姜 75 g 羌活 75 g 益母草 100 g 红花 25 g 钩藤 50 g 白酒 10 000 ml 白糖适量

【功能主治】 祛风活血，去瘀生新。用于妇女产后体弱，手足麻痹。

【用法用量】 口服，每次 9～15 ml，每日 2 次。

【资料来源】《新编中成药》

产后身痛药酒

【药物组成】 当归 黄芪 狗脊各 15 g 川芎 独活 川断 炒杜仲 桑寄生 防风 仙茅 仙灵脾各 10 g 肉桂 6 g 鸡血藤 30 g 细辛 3 g

【功能主治】 益气养血，补肾强筋，祛风散寒，通络止痛。适用于产后肾亏血虚，周身关节疼痛。

【用法用量】 口服，每次10 ml，每日2～3次。

【制备方法】 将上药浸泡于1 000 ml黄酒中，7日后即可服用。

【资料来源】 《内蒙古中医药》2004，(3)：22

妇人嫁痛

芍草姜桂酒

【药物组成】 甘草二两　芍药半两　生姜十八铢　桂心六铢

【功能主治】 治小户①嫁痛连日。

【用法用量】 一次服完。

【制备方法】 以上四味切碎，用酒二升，煮三沸，去渣。

【资料来源】 唐·《千金要方》

将军酒

【药物组成】 大黄十八铢

【功能主治】 嫁痛。

【用法用量】 一次服完。

【制备方法】 用好酒一升，煮上药三沸。

【资料来源】 唐·《千金要方》

妇人杂病

石楠细辛酒

【药物组成】 石楠(一方用石韦)　细辛　天雄　茵芋各二两　山茱萸　干姜各二两　薯蓣　防风　贯众　独活　蘼芜②各二两

【功能主治】 治妇人自少患风，头眩眼疼。

【用法用量】 初饮二合，日三，稍稍加之。

【制备方法】 以上十一味切碎，用酒三斗渍五日。

---

① 小户：女子生殖器小者。

② 蘼芜：为伞形科植物川芎的苗叶。又名川芎苗，辛温无毒，主头风、风眩，流泪，多涕唾。

【资料来源】 唐·《千金要方》

仙灵杜仲酒——原名“仙灵脾浸酒”

【药物组成】 仙灵脾二两　牛膝(去苗)二两　附子(炮裂,去皮脐)二两　石楠叶一两　杜仲(去粗皮,微炙)二两

【功能主治】 妇人风痹,手足不遂。

【用法用量】 每次温饮一小盏。

【制备方法】 上药细剉,用生绢袋盛,用好酒一斗五升,浸七日。

【资料来源】 宋·《太平圣惠方》

狗脊浸酒方

【药物组成】 狗脊(去毛)二两　牛膝(去苗)五两　丹参三两　当归(剉,微炒)一两　芎䓖一两　桂心二两　防风(去芦头)二两　萆薢二两　仙灵脾二两　天蓼木半斤　川椒(去目及闭口者微炒去汗)一两

【功能主治】 妇人风痹,手足不随,肢节急强。

【用法用量】 每次温饮一小盏,常令有酒气,每饮取一升,即添酒一升,总量至五斛即住。

【制备方法】 上药,细剉,以生绢袋盛,用好酒二斛五升,浸七日。

【资料来源】 宋·《太平圣惠方》

晚蚕沙浸酒

【药物组成】 晚蚕沙一升　茄子根二两　牛膝(去苗)二两　大麻子半升　牛蒡子(微炒)二两　防风(去芦头)一两　羌活一两　秦艽一两　枸杞子一两　当归(剉,微炒)一两　桂心一两　虎胫骨(涂酥炙黄)二两　海桐皮一两　鼠黏子二两

【功能主治】 治妇人中风偏枯,手足挛急,顽痹不遂。

【用法用量】 温服,每日不计时,一次一小盏。

【制备方法】 上药细剉,用生绢袋盛,好酒二斗浸七日。

【资料来源】 宋·《太平圣惠方》

椒附酒

【药物组成】 蜀椒(去目并闭口者)　附子(去皮脐)　生干地黄

(焙)　当归　牛膝(去苗)　细辛(去苗叶)　薏苡仁　酸枣仁　麻黄(去根节)　杜仲(去粗皮)　萆薢　五加皮　原蚕沙　羌活(去芦头)各一两

【功能主治】　治妇人半身不遂，肌肉偏枯，或言语微涩，或口眼㖞斜，举动艰辛。

【用法用量】　每日不拘时温饮一盏，常觉醺醺为妙，或病势急，即将酒煎沸，乘热投入药，候冷即随饮之。

【制备方法】　上十四味，生用，切细，用好酒二斗，浸五日。

【资料来源】　宋·《圣济总录》

天麻酒

【药物组成】　天麻(切)二两　牛膝二两　附子二两　杜仲二两

【功能主治】　治妇人风痹，手足不遂。

【用法用量】　每次温饮一小盏。

【制备方法】　上药细剉，以生绢袋盛，用好酒一斗五升浸七日。

【资料来源】　明·《普济方》

附子皂角酒——原名"附子酒"

【药物组成】　生附子(不去皮)一两一枚　皂角刺二十一根

【功能主治】　治痛风，妇人血风，身上瘙痒[①]。

【用法用量】　每次温服一盏，不拘时候，无效再服。

【制备方法】　上药细剉，分为二处，用好酒二瓶，入上件药，慢火煨，候干至半瓶，再合作一处，用泥密封口二宿即可。

【注意事项】　阴虚火旺者忌。

【资料来源】　明·《普济方》

枣子酒

【药物组成】　斑蝥一枚　肥枣一枚

---

① 血风瘙痒：《普济方》卷317，由体寒受风邪，风入腠理，与血气相搏，而俱往来于皮肤之间，邪气微不能为痈，但瘙痒也。

【功能主治】 治奔豚气①。

【用法用量】 去斑蝥不用，将枣子细嚼，热酒送下，空腹服之。

【制备方法】 用斑蝥一枚，去足头翅，好肥枣一枚，劈开去核，安斑蝥在内，用湿纸包，文武火中煨熟。

【资料来源】 明·《普济方》

人流综合征

扩宫药酒

【药物组成】 细辛10 g　荜茇30 g　乌药15 g　乳香30 g　没药30 g　三七30 g　蜈蚣5条　75%乙醇500 ml

【功能主治】 止血止痛，镇静消炎。用于人工流产术中扩张子宫颈，预防人工流产综合征。

【用法用量】 在人工流产手术中，用棉球蘸药酒放入患者脐中，并在消毒后，用无菌棉签蘸药酒塞入子宫颈内口处，2分钟后取出棉签，再进行手术。

【制备方法】 将上药研成粗末，加入75%乙醇中浸泡20日，过滤后备用。

【资料来源】 《中医外治杂志》2000，9(4)：43

按：人工流产综合征系指在人工流产手术中，受术者出现心动过缓、心律紊乱、血压下降、颜面苍白、大汗淋漓、头晕胸闷等症状。有医院以本酒预防人流综合征650例，其中成功114例，占76%；有效27例，占18%。

更年期综合征

金丙药酒

【药物组成】 熟地　杜仲　吐丝子　紫河车　三棱　莪术　赤芍　大黄　远志　石菖蒲

① 奔豚：五积之一，为肾积，脏躁证的一种，类似于癔病，如神经症。妇女多患之，精神受刺激而诱发，症状为自觉有气从小腹部发出，经胸部，向咽喉游走性的冲撞和腹部绞痛等。可反复发作，有时可出现幻听、幻视、语言荒诞错谬等。

【功能主治】 补益肾精，活血化瘀。适用于更年期综合征之属于瘀滞心窍，心神失养者。

【服用方法】 口服，每次 10～20 ml，每日 3 次。

【制备方法】 重庆市金丙上酒业公司生产。

【资料来源】《中国中医药现代远程教育》2009，(11)：7

四、儿 科 类

常山桂心酒——原名“常山酒”

【药物组成】 常山二两 桂心一两 甘草半两

【功能主治】 小儿疟疾。

【用法用量】 分数次服：致吐，病愈即止。不能自饮者，母含药与之饮。

【制备方法】 上三味切，用酒一升，煎取七合，去渣。

【资料来源】 唐·《外台秘要》

半夏细辛酒

【药物组成】 半夏 芎䓖各一升 细辛二两 桂心三尺 乌头十枚

【功能主治】 少小脑长头大，囟开迟闭，臂胫小不能胜头。

【用法用量】 晬[①]时温之，用絮熨儿囟门上，朝暮各二三次。

【制备方法】 以上五味切碎，用凉酒四升渍之。

【资料来源】 唐·《外台秘要》

当归猪肉酒——原名“当归酒”

【药物组成】 当归(切，焙，粗捣)一分 猪肉(薄切小片)一两

【功能主治】 治小儿五十日以来，胎寒腹痛，微发热，聚唾沫，弄舌[②]躽[③]啼上视。

---

① 晬：婴儿周岁。

② 弄舌：又名吐舌、舒舌。(a)因热而不断伸舌于外的现象。(b)即吐弄舌。

③ 躽(yǎn 眼)：曲身。

【用法用量】 每次服半呷许，令患儿咽下，日三夜一，根据患儿年龄加减。

【制备方法】 上药用清酒一碗，煮至七分，去药渣。

【资料来源】 明·《普济方》

牛黄酒

【药物组成】 牛黄　钟乳(研)各八分　麻黄(去节)　秦艽　人参各八分　桂心七分　龙角　白术　甘草　当归　细辛各五分　杏仁四分　蜀椒　蜣螂(炙)九枚

【功能主治】 治少惊痫①，经年小劳辄发。

【用法用量】 每次半合，日服三次。

【制备方法】 上药切碎，用绢袋盛，酒五升浸之。

【资料来源】 明·《普济方》

木防己酒

【药物组成】 木防己一钱四分　铅丹　防风　桂心　龙齿各八分　丹砂　甘草(炙)各六分　独活二分　细辛　当归　干姜各五分　莽草②一分

【功能主治】 治小儿风痫③发作，手足不仁。

【用法用量】 初服半合，每日三次。

【制备方法】 上药切碎，入绢袋中，酒五升浸五熟。

【资料来源】 明·《普济方》

独活防己酒——原名“独活酒”

【药物组成】 独活　甘草　木防己各四分　干姜　细辛各五分　鸱头一枚许　桂心二两　铁精一两　人参三钱

---

① 惊痫：(a)泛指小儿因惊吓而发生的神志异常；可伴有肢体拘急、痉挛、抽搐等症状，即所谓急惊风。(b)指惊恐诱发的癫痫。(c)泛指引起小儿抽搐和神志异常的多类疾病。

② 莽草：又名兰草、春草，为木兰科植物狭叶茴香的叶，辛温有毒，功能祛风消肿。

③ 风痫：小儿癫痫的一种，其性多变的称风痫。

【功能主治】 治小儿风痫，屡经发作。

【用法用量】 每次服半合，每日服二次。

【制备方法】 上药放入绢袋中，用酒四升半，浸五夜。

【资料来源】 明·《普济方》

紫石附子酒——原名“紫石酒”

【药物组成】 紫石英八分 附子(炮)三分 铁精 茯神 独活各五分 远志(去心) 桂心各六分 蜂房(炙) 牛黄各二分 干姜 甘草(炙) 人参各三分

【功能主治】 治少小风痫发作，言语谬错。

【用法用量】 每服一合，每日二次。

【制备方法】 上药用绢袋盛，清酒五升，浸五宿。

【资料来源】 明·《普济方》

栀子酒

【药物组成】 黄栀子 30 g 白酒 30～60 ml

【功能主治】 小儿过敏性阴茎包皮水肿。

【用法用量】 用煮沸消毒过的鸭毛浸制备好的栀子酒涂患处反复多次。

【制备方法】 黄栀子打碎，浸泡在白酒中(以浸过药面为度)0.5小时可用。

【资料来源】 《新医学》1974，5(7)：355

栀地酒

【药物组成】 栀子 50 g 黄柏 地肤子 苍术各 15 g 白酒 250 ml

【功能主治】 清热解毒，利湿通络。主治小儿阴茎包皮水肿。

【用法用量】 用脱脂棉签，蘸药酒涂抹患处，每日 4～5 次。

【制备方法】 将前 4 味中药碾成粗末，浸泡在白酒内，1 小时后即可使用。

【资料来源】 《大众中医药》1995，(3)：52

温热药酒

【药物组成】 吴茱萸　丁香　肉桂　鲜葱白各25 g

【功能主治】 温中散寒，化湿止泻，健脾和胃，理气消食。适用于小儿寒湿型腹泻。

【用法用量】 外用，取上述药酒适量，加热，趁热将手帕浸透后绞干折成四方形，待温度适宜时置于手掌中摩腹6～8分钟，并施以震颤法，以使患儿腹部温热。

【制备方法】 将以上药物置于玻璃容器中，用95%的医用乙醇加蒸馏水配成60%的酒精浸泡，密封备用。

【资料来源】 《陕西中医》2007，28(11)：1534

五、皮 肤 科 类

疥疮

蚺蛇酒

【药物组成】 蚺蛇肉一斤　羌活一两　糯米二斗

【功能主治】 治诸风瘫痪，筋挛骨痛，麻木瘙痒，杀虫辟瘴及疠风疥癣恶疮。

【用法用量】 随量温饮数杯。

【制备方法】 上二味药，羌活用绢袋盛，糯米蒸熟安曲于缸底，置蛇于曲上，乃下饭密盖，待熟取酒，以蛇焙研和药。亦可袋盛浸酒。

【注意事项】 忌风及欲事。

【资料来源】 明·《食物本草》

剪草酒[①]

【药物组成】 剪草

【功能主治】 治虫疮疥癣。

① 原无方名，今增。

【用法用量】 适量饮服。

【制备方法】 用剪草浸酒。

【资料来源】 明·《普济方》

● **黄白酒**

【药物组成】 黄柏一两　猪肚[①]四两

【功能主治】 治疥疮及肌肤不泽。

【用法用量】 适量饮服。

【制备方法】 上药生用，酒浸。

【资料来源】 清·《寿世青编》

【附】 一味猪肚浸酒，令妇人多乳，催乳更妙。

● **苦白酒**

【药物组成】 苦参　白鲜皮各10 g　百部30 g　川楝子　萹蓄　蛇床子　石榴皮　藜芦各10 g　皂角刺20 g　羊蹄根(土大黄)20 g　白酒2 L

【功能主治】 疥疮。

【用法用量】 每晚临睡前用纱布块蘸此药酒搽全身皮肤，每日1次，连用7～10日。

【制备方法】 将上药浸于白酒内，1星期后启用。

【资料来源】 《四川中医》1986，(7)：56

【附】 用本方治2例患者，均在7～10日痊愈。

疮、疹、癣

● **鸱头酒**

【药物组成】 飞鸱头五枚　茯神(一方无)　防风　芎䓖　薯蓣各四两　葛根　桂心　细辛　人参　天雄　干姜　枳实　贯众　蜀椒各三两　独活二两　麦门冬(一作天门冬)　石楠(一作石膏)各五两　山茱萸一升

① 肚：与胰同。《类篇》：肚，亦作胰。

【功能主治】 治头风眩转，面上游风①。

【用法用量】 初次服二(三)合，每日二次，逐渐增加，以知为度。

【制备方法】 上药捣细绢囊盛，清酒四斗，浸六宿。

【资料来源】 唐·《千金要方》

苦参酒

【药物组成】 苦参五斤

【功能主治】 治疮疹，癞疾，手足肿痛。

【用法用量】 每次饮一合，一日二次，常服不绝，觉痹即瘥。

【制备方法】 上药切细，以好酒一斗，浸三十日。

【资料来源】 唐·《外台秘要》

石斛枸杞酒——原名“石斛浸酒”

【药物组成】 石斛(去根)二十四两 黄芪(炙)一两半 丹参(微炒)一两 牛膝(去苗)三两 生姜三两 人参一两半 杜仲(去粗皮，剉，炒) 五味子各二两 白茯苓(去黑皮)二两 山茱萸二两 山芋二两 萆薢(微炒)二两 枸杞子(微炒)一升半 防风(去叉)一两半 细辛(去黄叶，炒)一两 薏苡仁(炒)半升 天门冬(去心，焙)三两

【功能主治】 补虚劳，益气力，利关节，坚筋骨。治肾中风，下注腰脚痹弱及头面游风。

【用法用量】 初次温服三合，白天三次夜一次，逐渐加至六七合、一升，常有酒气，不至大醉。

【制备方法】 上药细剉如麻豆，用生绢囊盛，以酒五斗，于净瓷器中浸七宿。

【资料来源】 宋·《太平圣惠方》；明·《普济方》

枳壳秦艽酒——原名“枳壳浸酒”

【药物组成】 枳壳(麸炒微黄，去瓤)五两 秦艽(去苗)四两 独活四两 肉苁蓉四两 丹参五两 蒴藋五两 松叶(切)一升

① 面上游风：相当于脂溢性皮炎等病。

【功能主治】 风瘙痒,皮中如虫行之状。

【用法用量】 不计时候,每次温饮一小盏。

【制备方法】 上药细剉,用生绢袋盛,以清酒二斛五升,浸五七宿。

【资料来源】 宋·《圣济总录》、《太平圣惠方》

枳壳柏皮酒——原名“枳壳酒”

【药物组成】 枳壳(去瓤,麸炒) 柏白皮各半斤 五叶草一斤

【功能主治】 治刺风[1]。

【用法用量】 每次温饮一盏,常令有酒力佳。

【制备方法】 上三味细剉,生绢袋盛,以酒一斗浸七日。

【资料来源】 宋·《圣济总录》

恶实根酒

【药物组成】 恶实根(洗去土,控干) 生蒴藋根(洗去土,控干)各一斤

【功能主治】 治刺风,游风。

【用法用量】 每次温饮一盏,每日三四次。

【制备方法】 将药细剉,用酒一斗浸七日。

【资料来源】 宋·《圣济总录》

甘草酒

【药物组成】 甘草(炙) 升麻 沉香(剉) 麝香(别研)各半两 豉一两半

【功能主治】 治毒气肿,当头上如刺痛。

【用法用量】 早晚饭前各一服,其渣热敷肿上。甚者取豉半升、栀子仁十四枚、荠菜二两,三味用水二升半,煎至一升,滤去渣,温分三服,空心日午晚间,服尽为度。

【制备方法】 以上五味,除麝香外,粗捣筛,入麝香拌匀,每服五

---

① 刺风:《圣济总录》载刺风者,以气血为风寒所浸,不得宣利,则蕴滞而生热,寒热相搏于皮肤之间。淫跃不能发泄,故遍身如针刺也。

钱匕，酒一盏斗，煎至八分去渣。

【资料来源】 宋·《圣济总录》

菖蒲疗癣酒——原名“菖蒲酒”

【药物组成】 菖蒲五斗

【功能主治】 治一切癣。

【用法用量】 取酒饮令极醉。

【制备方法】 以菖蒲切细，加水一石五斗，煮取三斗，去渣，入酝米二斗，如酒酿熟。

【资料来源】 宋·《圣济总录》

蜜酒

【药物组成】 沙蜜①

【功能主治】 治风疹、癣。

【用法用量】 适量饮服。

【制备方法】 用沙蜜一斤，糯饭一升，面曲五两，熟水五升，同入瓶内，封七日成酒。寻常以蜜入酒代之，亦良。

【资料来源】 明·《本草纲目》

濒湖花蛇酒

【药物组成】 白花蛇一条　真羌活二两　当归身二两　真天麻二两　真秦艽二两　五加皮二两　防风一两

【功能主治】 治中风伤湿，半身不遂，口眼㖞斜，肤肉瘰痹，骨节疼痛，及年久疥癣恶疮、风癞诸证。

【用法用量】 每次饮酒一二杯。以药渣晒干碾末，酒糊丸如梧子大小，每次服五十丸，用煮酒吞下。

【制备方法】 用酒洗润透的白花蛇（取龙头虎口，黑质白花，尾有佛指甲，目光不陷者为真），去骨刺，取肉四两，余药各剉匀，以生绢袋盛，放入金华酒坛内，悬起安置，入糯米生酒醅五壶浸袋，箬叶密

① 沙蜜：即蜂蜜。

封，把坛安于大锅内，水煮一日，取起，埋阴地七日取出。

【注意事项】 切忌见风犯欲，忌羊、鱼、鹅、面发风之物。

【资料来源】 明·《本草纲目》

胡荽酒

【药物组成】 胡荽三两

【功能主治】 令疱疹速出。治体虚小儿痘疹已出未出，不起发，不红润。

【用法用量】 微微从项以下喷患儿背腹及两足，不足喷头面，再喷房内床帐，常挂胡荽以辟秽恶，或令乳母饮酒。

【制备方法】 上药先以好酒二盏，煎至数沸，入胡荽再煎，便用器盖定，不令气出，候冷去滓。

【注意事项】 若患儿体质壮实，热毒壅盛则不可用。

【资料来源】 明·《普济方》

硫黄酒

【药物组成】 硫黄二钱

【功能主治】 治恶风，头面肢体瘾疹[①]魁瘰。

【用法用量】 空腹适量饮酒，渣研细，入酒同饮，连续数日。

【制备方法】 用透明锋芒硫黄二钱，乳钵内研细，放入醇酒再研。

【资料来源】 明·《普济方》

地龙藤酒

【药物组成】 地龙藤

【功能主治】 治风邪袭击，血虚生风，腹内及腰脚寒冷，食欲不振，肌肤瘙痒。

【用法用量】 适量饮服。

【制备方法】 上药酒浸。

---

① 瘾疹：多指荨麻疹和其他过敏性皮疹。

【资料来源】 明·《普济方》

生姜浸酒

【药物组成】 生姜250 g　50～60度烧酒500 ml

【功能主治】 鹅掌风，甲癣。

【用法用量】 鹅掌风：用脱脂棉球蘸药酒，每日早晚搽患手（足）数遍，或每日早晚将患手（足）浸入药酒中1～2分钟，然后用甘油涂患部，1星期可见效。

甲癣：用棉花蘸药酒搽患甲，每日早、午、晚3次，连续不断，直至新甲长出。

【制备方法】 将生姜捣碎后加于烧酒中浸泡2日后即使用。

【资料来源】 《中级医刊》1966，(3)：175

复方九里香药酒

【药物组成】 九里香　一枝黄花(大叶七星剑)　羊蹄草　半边莲　毛射香　漆大姑　了哥王　三椏苦　入地金牛　蛇总管各五钱

【功能主治】 水稻性皮炎。

【用法用量】 皮肤以瘙痒、糜烂及渗液为主者，用药酒外搽患处，每日3～4次；以肿痛为主，用药渣外敷患处，每日1次。

【制备方法】 上药均用干品，研成粉末混合后，加入60度米酒或75%乙醇1 L浸泡7日后启用。

【资料来源】 《新医药通讯》1973，(6)：18

茄根酒

【药物组成】 白茄根(干者)50 g(或用鲜者100 g)　白酒(60度)30 ml

【功能主治】 过敏性荨麻疹。

【用法用量】 外用搽患处。

【制备方法】 白茄根先用清水洗净泥沙，然后用刀切成碎片放入白酒内浸泡1星期备用。

【注意事项】 对酒类过敏引起的荨麻疹患者无效。

【资料来源】 《赤脚医生杂志》1979，(1)：8

鲜背蛇草酒

【药物组成】 鲜背蛇草100 g(干品用30 g) 米酒300 ml

【功能主治】 清热凉血,利湿解毒。治疗带状疱疹。

【用法用量】 每日1剂,分3次服完。同时将药渣外敷患处。儿童酌减。忌食热燥酸辣之品。

【制备方法】 将上2味置锅中隔水炖。

【资料来源】 《新中医》1979,(3):61

蝉蜕糯米酒

【药物组成】 蝉蜕3 g 糯米酒50 ml

【功能主治】 荨麻疹。中医学称"瘖瘰"、"瘾疹"。

【用法用量】 适量温服,小儿酌减。

【制备方法】 先将蝉蜕研成细末,后将糯米酒加清水250 ml,在锅内煮沸,取碗装好水酒,再加蝉蜕粉搅匀。

【资料来源】 《新中医》1980,(4):43

【附】 蝉蜕甘寒,疏风散热,透疹解痉;糯米酒性热性甘,能祛风醒神,促进血液循环,行于肌肤,加速药效。曾治2例,均一日内疹消。

樟冰酒

【药物组成】 冰片10 g 樟脑3 g 95%乙醇100 ml

【功能主治】 消炎止痛止痒。

【用法用量】 每次用纱布蘸药水于患处摩擦10~20分钟。

【制备方法】 上药混合均匀即可应用。

【资料来源】 《河北中医》1984,(1):10

连花酒

【药物组成】 黄连(冲细)30 g 花椒15 g 乙醇(或白酒)100 ml

【功能主治】 烂脚丫。

【用法用量】 用时先将患部用苯扎溴铵(新洁尔灭)液消毒揩干净,再用纱布浸润连花酒敷盖;或用棉球蘸连花酒放入趾缝烂处固定愈后,最好再用好醋250 ml(热至20~30℃)泡洗患足。

【制备方法】 将黄连、花椒放入酒内，浸泡1星期。

【资料来源】 《四川中医》1984，(5)：58

硫雄蜈蚣酒

【药物组成】 硫黄20 g 雄黄10 g 石炭酸4 g 蜈蚣1条 5%乙醇100 ml

【功能主治】 毛囊炎。

【用法用量】 先将头部用2%～3%的盐水洗净，揩干，再涂搽此药，每日1～2次。

【制备方法】 将硫黄、雄黄、蜈蚣研末，再与石炭酸、乙醇混匀为稀糊状，装棕色瓶内备用。

【资料来源】 《四川中医》1985，3(5)：45

冰黄酒

【药物组成】 生大黄6 g 黄连5 g 冰片4 g

【功能主治】 痱疮。

【用法用量】 用棉签蘸药酒涂于患部，每日3～5次。

【制备方法】 3药装入瓶内，加白酒(或75%乙醇)150 ml浸泡，加盖徐徐摇动使其充分溶解，即可使用。

【资料来源】 《四川中医》1985，3(7)：37

南山蚤酒

【药物组成】 生南星10 g 山慈姑12 g 蚤休10 g

【功能主治】 清热解毒，消炎止痛。主治带状疱疹。

【用法用量】 用药汁搽患处，每日3次。

【制备方法】 上等好酒200 ml，将酒放入粗碗内，再用上药磨酒，磨完后备用。

【资料来源】 《江西中医药》1990，(4)：38

苦参白酒

【药物组成】 苦参60 g 白酒或乙醇(45%)500 ml

【功能主治】 清热燥湿，祛风止痒。主治湿疹。

【用法用量】 湿疹患处若有糜烂、结痂者，先用双氧水棉球反复擦洗干净，然后涂敷药糊，再用浸过药液的纱布敷上做开放治疗，亦可用纱布裹之，早、晚各 1 次。局部痒甚者，可先用醋椒水（花椒皮 20 g，入香油 20 g 于锅中炸焦后兑醋 200 ml，煮沸，待凉，装瓶备用）棉球反复擦洗，然后按上法治疗。

【制备方法】 苦参捣成粗末，加白酒或 45％乙醇500 ml 密封浸泡 1 星期成糊状备用。

【资料来源】 《国医论坛》1994，(1)：46

白铁酒

【药物组成】 白鲜皮 50 g(碾碎) 铁锈 樟脑各 5 g

【功能主治】 祛风燥湿，清热解毒。主治顽癣。

【用法用量】 以药酒搽擦患处，每日 2 次。

【制备方法】 上药同入玻璃容器内，加入白酒 250 ml，静置 3 日，压榨过滤为药酒。

【资料来源】 《陕西中医》1995，16(5)：223

三黄二白醇

【药物组成】 雄黄 白矾各 100 g 黄连 黄柏各 50 g 冰片 12 g 75％乙醇 1 000 ml

【功能主治】 清热化湿，治疗带状疱疹。

【用法用量】 用药棉蘸取药液涂抹患处，每日 6 次，一般 2～3 日痊愈。

【制备方法】 将黄连、黄柏碎成粗粉，雄黄、白矾、冰片研成细粉，混合，加乙醇浸泡于密闭容器内，7 日后过滤，取滤液备用。

【资料来源】 《甘肃中医》1996，(5)：18

疱疹液

【药物组成】 紫草 1 份 大黄 5 份

【功能主治】 清热凉血解毒。治带状疱疹。

【用法用量】 以棉签将本品涂于疱疹表面，每日 5～6 次，5 日为

1个疗程。

【制备方法】 以75%的乙醇50份将上药浸泡，72小时后取出备用。

【资料来源】《国医论坛》1996，(1)：31

新会蛇药紫草酒

【药物组成】 新会蛇药酒100 ml 紫草(研末)20 g 冰片(研末)2 g

【功能主治】 治疗带状疱疹。

【用法用量】 取本品适量，涂擦患处，每日4次，连用1星期。

【制备方法】 将上3药混匀即可使用。

【资料来源】《新中医》1997，(2)：31

癣酒

【药物组成】 川槿皮60 g 大枫子 白鲜皮 海桐皮 百部 苦楝皮 地肤子 蛇床子 猪牙皂各30 g 斑蝥0.6 g 蟾酥12 g 75%乙醇500 ml

【功能主治】 治头癣。

【用法用量】 将配好的癣酒用消毒纱布或棉签直接涂于患者病灶处，涂抹时应按从周边向中心顺序进行，每日4～6次，连续用药1个月为一疗程。

【制备方法】 前9味药共为粗末，与斑蝥共浸入75%乙醇500 ml，隔日振摇1次，10日后过滤，加入蟾酥即可使用。

【注意事项】 治疗期间禁食辛辣温燥及鱼虾等物，忌触碱类、机油等对皮肤有刺激之品。

【资料来源】《河南中医药学刊》1997，(6)：57

杜鹃花酒

【药物组成】 新鲜黄杜鹃花100 g

【功能主治】 除湿止痒。治足癣。

【用法用量】 将患足浸泡其中，每日2次，每次20分钟，持续用药7日，未愈者再行第二个疗程。治疗期内忌辛辣、忌饮酒，停用任何药物和化学品，孕妇幼儿慎用。

【制备方法】 取新鲜黄杜鹃花 100 g，捣烂，加水约 150 ml，煎15～20 分钟；然后加入白酒约 300 ml。

【资料来源】 《安徽中医临床杂志》1999，(6)：437

按：有医院以本法治疗足癣 25 例，治愈 20 例，占 80%。显效 4 例，占 16%。

黑芝麻泡黄酒

【药物组成】 黑芝麻 300 g

【功能主治】 补精益血。治疗顽固性荨麻疹。

【用法用量】 每次服用一汤匙，黑芝麻约 10 g，黄酒须没过黑芝麻。服前在汤匙中加白糖，置锅中蒸 10 分钟。每日早、晚空腹服下，轻者每日服 1 次，重者每日服 2 次。15 日为 1 个疗程。

【制备方法】 将芝麻微炒研碎，加入黄酒中，置容器中加盖，浸泡 2 小时。

【资料来源】 《黑龙江中医药》2000，(1)：45

按：这是一个民间验方。有个医院 8 年中治疗顽固性荨麻疹 52 例，结果治愈 45 例，好转 5 例。

石楠肤子酒

【药物组成】 石楠叶(去粗茎)50 g 地肤子 50 g 当归 50 g 独活 60 g

【功能主治】 风毒瘾疹。

【用法用量】 每次用末 5～6 g，用酒 15 ml，相煎数沸，候温，空腹连末饮服，每日依法服 3 次。

【制备方法】 上4 味，捣为末，收贮备用。

【资料来源】 《药酒验方选》

浮萍酒

【药物组成】 鲜浮萍(洗净)60 g

【功能主治】 风热性瘾疹，皮肤瘙痒。

【用法用量】 取适量，涂擦患处。

【制备方法】 将上药细捣烂，用醇酒 500 ml，浸于净器中，经 5 日后开取，去渣备用。

【资料来源】《药酒验方选》

苦参天麻酒

【药物组成】 苦参 500 g　露蜂房 75 g　天麻 80 g　白鲜皮 200 g

【功能主治】 治遍身白屑，搔之则痛。

【用法用量】 饭后饮一小杯，每日白天 2 次，晚 1 次。

【制备方法】 上4 味，用水 7.5 L，煮取 3.75 L，去渣，浸法曲 0.75 L，经三宿，饮黍米 5 L 酿如常法，酒熟压去糟渣，贮存备用。

【资料来源】《药酒验方选》

地龙酒

【药物组成】 地龙(去泥，洗净)50 条　乌芋[①] 20 g

【功能主治】 出疹，治血热毒盛，黑陷不起。

【用法用量】 一次服完。

【制备方法】 上2 味拌绞取汁，同酒适量合和煎数沸，去药渣候温。

【资料来源】《药酒验方选》

碧桃酒

【药物组成】 鲜嫩桃叶 500 g　胆矾 0.6 g　薄荷水 3 g　冰片 3 g　鲜鱼腥草 60 g　白酒(75%)适量

【功能主治】 荨麻疹。

【用法用量】 每用少许，视患处大小而定，以棉球蘸药，涂敷患处，每日 5～7 次，以愈为度。

【制备方法】 鲜碧桃叶洗净，切碎，加入胆矾粉末，按渗漉法操作，贮取渗出液 1 000 ml，溶入薄荷水、冰片，过滤，瓶贮。

---

① 乌芋：即荸荠。

【注意事项】 本品为外用药，不可内服。

【资料来源】 《历代名医良方注释》

按:《历代名医良方注释》:碧桃系指桃之带绿色者，一般桃叶均可入药，应选其鲜嫩者，最好新鲜桃叶立即制备，不然干燥发黄，既影响剂量外观，也影响疗效。

桃叶含有大量叶绿素，溶于乙醇后呈美丽的碧绿色，但放存后容易发黄，加入少量胆矾(即硫酸铜)后，可保持溶剂长期呈鲜绿色，用其他可溶性铜盐亦可。

本方主要为外治药，有较好的止痒和促进风疹块的透发。鱼腥草露对荨麻疹的止痒作用也很好，对蚊叮虫咬后的止痒亦有特效。

复方蛇床子酒

【药物组成】 蛇床子 248 g 苦参 248 g 明矾 124 g 防风 124 g 白鲜皮 124 g 白酒 4 L

【功能主治】 祛湿止痒。用于神经性皮炎，皮肤瘙痒，慢性湿疹，扁平疣，汗疱疹。

【用法用量】 外用涂擦，每日 2～3 次。

【制备方法】 将上药研成粗粉，加白酒 4 L，密封浸泡，每日搅拌 1 次，浸泡 7 日后，改为每星期搅拌 1 次，30 日后，取上清液，再将残渣压榨，压出液过滤与上清液合并，静置澄清，过滤后密封，置于阴凉干燥处。

【资料来源】 《中药制剂汇编》

白鲜皮酒

【药物组成】 白鲜皮 150 g 白酒 500 ml

【功能主治】 清热解毒，祛风化湿。用于老年慢性气管炎，湿疹，疥癣等病。

【用法用量】 口服。每次 10 ml，每日 3 次。

【制备方法】 上药浸泡 3 日，取液即得。

【资料来源】 《中药制剂汇编》

五倍子白矾酒

【药物组成】 五倍子 250 g 白矾 100～200 g

【功能主治】 收敛，止痒，防护。用于预防水稻性皮炎。

【用法用量】 下水田劳动前，外涂手足及小腿皮肤。

【制备方法】 以上药物放入白酒 1 000 ml 中，浸泡 5～7 日，过滤去渣，即得。

【资料来源】 《中药制剂汇编》

雄黄酒

【药物组成】 雄黄 40 g　75％乙醇 100 ml

【功能主治】 消炎，解毒，燥湿，止痒，止痛。适用于带状疱疹，能有效地阻止病毒复制，及时地控制病情发展，迅速缓解疼痛，缩短病程。

【用法用量】 用生理盐水棉球清洗患处，将浸泡过此药的双层消毒纱布敷于患处，然后用无菌纱布块覆盖，以胶布固定。

【制备方法】 将雄黄研成粉倒入 75％乙醇中，使用前将此药液摇匀。

【资料来源】 《中国乡村医药杂志》2003，10(2)：38

顽固性手足癣酒

【药物组成】 苦参　白鲜皮　百部　防风　黄芩　黄柏　薄荷　地骨皮　乌梅　石榴皮各 50 g

【功能主治】 清热除湿，消风止痒。

【用法用量】 外用，涂于患处。每日 2 次。

【制备方法】 将以上药物浸泡在 50 度白酒 2 500 ml 中，1 周后使用。

【资料来源】 《中医临床选萃》2007，(20)：38

牛皮癣

斑蝥酒

【药物组成】 斑蝥 2 g　65 度白酒 100 ml

【功能主治】 神经性皮炎。

【用法用量】 轻涂患处，每日1～2次。

【制备方法】 浸泡7日，取上清液备用。

【资料来源】 《浙江中医杂志》1982，(11，12)：559

按：斑蝥酒有良好的止痒作用，可阻断瘙痒引起的恶性循环，使已紊乱的大脑皮质功能得到调整，并消除因瘙痒对皮肤的刺激；同时斑蝥酒的引赤作用，可加速局部血循环，促进新陈代谢，从而改善局部营养，使苔藓化的病理组织吸收消退。

斑蝥青皮酒——原名“斑蝥酒”

【药物组成】 斑蝥30个　青皮6g　白酒250 ml

【功能主治】 牛皮癣。

【用法用量】 以棉签蘸取此酒，反复搽癣上，直至患部感到发热及痛痒并起白疱时，然后刺破白疱，用清洁水洗去脱皮，如不易脱去，可再搽药酒2～3次，皮脱乃愈。

【制备方法】 上药共入瓶内浸2～7日。

【资料来源】 《四川中医》1984，(4)：封三

五毒酒

【药物组成】 斑蝥　红娘　樟脑各6g　全蝎　蜈蚣各6条

【功能主治】 神经性皮炎，干癣。

【用法用量】 保护好周围健康皮肤，每日2～3次，用小棉签或毛刷浸蘸药液涂擦于受损之皮肤，用药24小时后局部可出现水泡，未发水疱者可继续用药。

【制备方法】 上5药混合用60％乙醇或白酒浸泡，以浸淹为量，2星期后取浸液，密存备用。

【注意事项】 ①涂药时要保护好周围健康皮肤，不慎流上随即擦去。②避免搔抓，防止感染，炎性渗出较多时可涂紫药水。③皮损范围大或多处者，可分数次治疗，一般一次不超过3处。④有溃疡、糜烂、感染、渗出者不宜用本法。⑤本药有毒，不可内服。⑥药液应密闭存放，存放过久或浓度过低时影响疗效。

【资料来源】 《陕西中医》1985，6(8)：366

五蛇酒

【药物组成】 蕲蛇 2.5 kg　金环蛇 2.5 kg　银环蛇 5 kg　乌梢蛇 10 kg　眼镜蛇 5 kg　木防己 5 kg　闹洋花 12.5 kg　七叶莲 5 kg　石南藤 2.5 kg　鸡血藤 5 kg　豨莶草 5 kg　钻肾风 5 kg

【功能主治】 祛风止痒，通络润肤。用于银屑病。

【用法用量】 内服每次 9～15 g，每日 2～3 次，饭前或饭后服均可，不能饮酒者，可用冷开水冲淡服。

外擦每日 2～3 次，每次可用少量药棉浸少量蛇酒，敷于最严重之处，上面用塑料布或纸覆盖，再用胶布绷带固定。3～5 个晚上见局部明显转色，不起白屑。

【制备方法】 药洗净沥干切碎，用 75 度纯粮酒 250 L 放容器内浸渍封好，1 年后使用。

【资料来源】《中草药制剂汇编》

牛皮癣一号酒

【药物组成】 白及 0.5 kg　土槿皮 0.5 kg　槟榔 0.5 kg　生百部 0.5 kg　川椒 0.5 kg　大枫子仁 0.25 kg　斑蝥(去翅，去足)二两　水杨酸　苯甲酸

【功能主治】 软坚，散结，杀虫，止痒。用于牛皮癣，亦用于神经性皮炎，手足癣。

【用法用量】 外用搽擦。

【制备方法】 取白及、土槿皮、槟榔、生百部、川椒 5 味，分别碎断和碾压，置渗漉器中(细粉在上，粗粉在下)，另将斑蝥研细与大枫子仁混合，捣成泥状，置渗漉器最上层，上加特制的木孔板，然后加白酒或 60%～75%乙醇高出生药 10 cm，加盖，浸泡 5～7 日，渗漉，共用白酒或乙醇 15 L，最后在渗漉液中按比例加入 5%水杨酸、10%苯甲酸，搅拌，溶解即得。

【注意事项】 急性期忌用。

【资料来源】《中药制剂汇编》

止痒酒

【药物组成】 白鲜皮150 g　土荆芥150 g　苦参150 g　白酒适量

【功能主治】 利湿，杀虫，止痒。用于神经性皮炎、牛皮癣。

【用法用量】 外用，搽患处。

【制备方法】 将上述药材粉碎成粗粉，加白酒适量，置有盖容器内浸渍7～14日，过滤，压榨残渣，滤液与压榨液合并，静置24小时，过滤，添加适量白酒至1 000 ml即得。

【资料来源】《中药制剂汇编》

愈癣药酒

【药物组成】 苦参子　土槿皮　花椒　洋樟　木通　白及　申姜　百部　方八[①]　槟榔各50 g

【功能主治】 治一切癣疮，不论干湿新久，但皮肤顽厚浸淫作痒，走串不定者。

【用法用量】 用笔蘸拂，每日2次，至愈为度。

【制备方法】 上药用高粱酒浸之。

【注意事项】 药性甚烈，不可误拂好肉上。

【资料来源】《成药全书》

牛皮癣酒

【药物组成】 明天麻　白僵蚕各10 g　生马钱子　桂枝　千年健　防风各9 g　乳香　当归　红花　石菖蒲　香附　郁金各12 g　追地风　秦艽　黄柏各15 g　红、白糖各200 g　蜂蜜100 g　白酒(55度以上)1 500 ml

【功能主治】 驱风通经活血，清热燥湿止痒。适用于牛皮癣。

【用法用量】 口服，酒量高者，每次20 ml，每日2次；酒量低者，宜少量多次服用，每日40～60 ml。2周为1个疗程。

【注意事项】 忌食葱、蒜等辛辣之品。

---

① 方八：疑有误。

【制备方法】 将上药置沙锅内，加水煎煮成 300 ml，过滤，同样再煎 2 遍，混合滤液。再将红糖、白糖、蜂蜜、白酒(55 度以上)加入药液中，搅匀装瓶即可。

【资料来源】《陕西中医学院学报》2002，25(6)：31

梅毒

止痛妙绝酒

【药物组成】 人参五钱　大黄五钱　乳香末　没药末各一钱

【功能主治】 治便毒[1]肿硬，不消不溃，疼痛不已，一服立即止痛。

【用法用量】 空腹适量饮服。

【制备方法】 人参、大黄合酒、水各一钟，煎至一钟，入乳香末、没药末即可。

【资料来源】 明·《赤水玄珠》

金蝉脱壳酒

【药物组成】 醇酒 2 500 ml　大虾蟆(去内脏)一个　土茯苓 150 g

【功能主治】 杨梅疮，结毒筋骨疼痛。

【用法用量】 饮酒，以醉为度，无论冬夏，盖暖出汗为效，余存之酒，次日随量饮之，酒尽疮愈。

【制备方法】 上药同贮于瓶中，瓶口封严，重汤煮 40 分钟左右，香气出时取出，去渣备用。

【注意事项】 忌房事。

【资料来源】《药酒验方选》

杨梅疮酒

【药物组成】 无灰酒　小磨麻油

① 便毒：又称横痃，见《外科正宗》。指性病引起的腹股沟淋巴结肿大，多在下疳疮愈后出现。初起较小，渐次长大，坚而稍痛，皮色不变，日久可以破溃，不易收口，是第一期梅毒的表现。

【功能主治】 治杨梅疮。

【用法用量】 每日清晨隔汤炖热饮服。

【制备方法】 用无灰酒一大盅，上好小磨麻油一茶杯，隔汤炖热。

【资料来源】《精选集验良方》

斑秃

闹羊花毛姜浸酒

【药物组成】 闹羊花21朵　鲜毛姜17片　高粱酒一中碗

【功能主治】 治斑秃。

【用法用量】 每日用酒涂擦患处，每日4～5次。

【制备方法】 上药酒浸，外用纸将碗口封固，放锅中隔水蒸1小时左右。

【资料来源】《浙江中医杂志》1965，8(12)：393

斑蝥侧柏酒

【药物组成】 斑蝥5 g　侧柏叶10 g　辣椒10 g　干姜5 g　白僵蚕10 g

【功能主治】 清热解毒，活血化瘀，祛风止痒。主治斑秃。

【用法用量】 外擦，使用时以脱脂消毒棉蘸少许药液反复涂擦脱发处，直至出现微热或轻微刺激痛为度。

【制备方法】 上药按比例研为粗末，以75％乙醇浸泡1星期备用。

【资料来源】《内蒙古中医药》1993，(1)：21

按：本药液有毒，切勿入眼、口黏膜处，用时蘸少许药液，以不流淌至正常皮肤为宜。3个月为1个疗程，半年内不见效可改用他法治疗。

银花酒

【药物组成】 金银花100 g　白酒500 ml

【功能主治】 治疗斑秃。

【用法用量】 先用鲜生姜片擦斑秃处数遍，然后用纱布块蘸药酒擦病灶部位2～3分钟，待斑秃处皮肤发红为度，每日擦洗2次。

【制备方法】 将上2味装大口瓶浸泡1星期后，待酒色呈棕黄色备用。

【资料来源】 《新疆中医药》1996,(4):60

冻伤

樱桃酒

【药物组成】 樱桃适量 稀醇(30%～50%)适量

【功能主治】 冻伤，风湿关节疼痛及风湿性瘫痪。

【用法用量】 Ⅰ～Ⅱ度冻伤，用樱桃酒涂患处轻轻擦之，每日数次。Ⅲ度冻伤(有溃疡面或坏死组织)，可将樱桃去蒂去核，剖开果肉，或将果肉在消毒乳钵中研成果肉泥，敷于患处，次数根据实际情况而定。

【制备方法】 在樱桃成熟季节，选购质好未烂的鲜樱桃(民间称为八分熟)，用冷开水洗净，放入瓶中，加入30%～50%的稀醇至浸没樱桃为度，加盖用蜡密封，埋于不见阳光的背阴处49～66cm深，候冬季冷冻时取出，将樱桃和药(稀醇)分别装瓶(药酒宜过滤至澄明)，并加三合红等染料着成樱桃红色备用。

【资料来源】 《药学通报》1965,11(9):396;《治疗与保健药酒》

桂椒樟冰酒

【药物组成】 肉桂30 g 红辣椒15 g 樟脑9 g 冰片3 g 白酒250 ml

【功能主治】 冻疮。

【用法用量】 用棉球蘸药酒涂患处，每日3～5次。

【制备方法】 先将肉桂捣碎，辣椒去籽切丝，共入白酒中浸泡5日，过滤，将樟脑、冰片各研细。放滤液中混匀，装瓶备用。

【资料来源】 《新医药学杂志》1975,(11):26

冻疮川乌酒

【药物组成】 川乌　草乌　樟脑各 30 g　红花 20 g　桂枝 15 g

【功能主治】 温经活血。治疗冻疮红肿，瘙痒未溃。

【用法用量】 先将患处用手摩擦至发热，再蘸药酒反复揉搓，每次 5～10 分钟，每日 2～3 次。

【制备方法】 上药共为粗末，装入广口瓶中，加入白酒，以淹没药物一指为度，1 星期后即可应用。

【资料来源】 《四川中医》1988，6(11)：41

红灵药酒

【药物组成】 当归 20 g　肉桂 20 g　红花 20 g　花椒 20 g　干姜 10 g　樟脑 10 g　川芎 20 g　荆芥 10 g

【功能主治】 温经活血，通络止痛。主治冻伤。

【用法用量】 先以生姜频擦患处，再用棉花球蘸红灵酒擦患处，每日数次。

【制备方法】 用乙醇 1 000 ml，将以上诸药纳入乙醇内浸 1 星期后使用。

【注意事项】 溃后不宜。

【资料来源】 《国医论坛》1989，(6)：30

桂苏酒

【药物组成】 桂枝 100 g　苏木 100 g　细辛 60 g　艾叶 60 g　当归 60 g　生姜 60 g　花椒 60 g　辣椒 6 枚　樟脑 30 g　75％乙醇 3 000 ml(白酒亦可)

【功能主治】 温经通阳，行血祛瘀，止痛消肿。主治冻伤。

【用法用量】 用药棉反复蘸擦患处，每日 3 次。

【制备方法】 将以上药物放入玻璃瓶内封口，浸泡 7 日 7 夜后备用(浸泡时间越长越好)。

【资料来源】 《新疆中医药》1989，(4)：24

按：此方去樟脑粉、乙醇(有皮损者去辣椒)，水煎洗患处效果也很显著

(在未冻伤前用药亦有很好的预防作用)。

红椒酒

【药物组成】 当归 肉桂各60 g 红花 花椒 干姜各30 g 樟脑 细辛各15 g

【功能主治】 温经活血,祛寒通络。主治冻伤。

【用法用量】 用棉签蘸药酒擦患处。

【制备方法】 上药浸泡于75%乙醇1 000 ml,1星期后备用。

【资料来源】 《湖北中医杂志》1994,(6):24

红灵酒

【药物组成】 当归 肉桂各60 g 红花 川椒 干姜各30 g 樟脑 细辛各15 g

【功能主治】 温阳祛寒。治疗冻疮。

【用法用量】 三伏天中午用药棉蘸红灵酒涂擦患处,每次10～20分钟,连用30日。晴天比阴天效果好。一般1年即效,重者涂2个伏天。

【制备方法】 上药入95%乙醇1 000 ml,浸泡7日,去渣装瓶备用。

【资料来源】 《中医外治杂志》1996,(4):47

按:有单位以本法治疗冻疮36例,二年未发者28例,占78%;当年未发5例,占14%。

冻疮一涂灵

【药物组成】 肉桂 当归 桂枝各12 g 小茴香 大茴香 白芷 防风各10 g 川芎 丁香 独活 羌活 荆芥各8 g 红花 樟脑各5 g 二锅头白酒400 ml

【功能主治】 温经散寒,活血通络,除湿止痛痒。治疗冻疮。

【用法用量】 用棉签蘸药液搽于冻疮处。本方法适用于Ⅰ～Ⅱ度冻疮。Ⅲ度冻疮溃破者和孕妇慎用。

【制备方法】 上药共研末,放白酒中浸泡3日,塞紧瓶盖,以防泄气和乙醇挥发。3 日后即可使用，用时摇匀药液。

【资料来源】《新中医》1997，29(10)：54

冻疮酒(宝鸡)

【药物组成】 大黄 黄柏 天冬 麦冬 麻黄 辣椒各 10 g 干姜 12 g 甘草 6 g

【功能主治】 温中散寒，滋阴解毒，治疗冻疮(未出现水疱、糜烂、溃疡、破裂时用)。

【用法用量】 用温水洗净患处，然后用冻疮酒外擦，并用手反复按摩，使局部病变部位皮肤发热为止。病轻者每日 2～3 次，重者每日 4～5 次。

【制备方法】 上药粉碎成粗末，用少量白酒浸泡 15 分钟，装入渗漉筒内加足量白酒，静置 7 日，收集药液 500 ml。

【注意事项】 若患处发生水疱、糜烂、溃疡及破裂时，不宜用本酒外擦，而应用冻疮膏施治。

【资料来源】《陕西中医》1998，(6)：275

冻疮酒

【药物组成】 白酒 30 ml 花椒 15 g 生姜汁 3 ml 甘油 6 ml

【功能主治】 冻疮。

【用法用量】 搽患处。

【制备方法】 先将花椒浸酒内，1 星期后取出花椒，加入姜汁、甘油，摇匀。

【资料来源】《中国食疗学》

白癜风

乌蛇天麻酒——原名“乌蛇浸酒”

【药物组成】 乌蛇(酒浸，去皮、骨，炙微黄)六两 防风(去芦头)二两 桂心二两 白蒺藜(炒，去刺)二两 天麻三两 五加皮一两 羌活三两 牛膝(去苗)二两 枳壳(麸炒微黄，去瓤)三两 熟干地黄四两

【功能主治】 治风及白癜、紫癜。

【用法用量】 每日三次，每次温饮一小盏。

【制备方法】 上药细剉，生绢袋盛，以无灰酒二斛，于瓷瓮中浸，密封七日。

【注意事项】 忌毒滑物、猪、鸡肉。

【资料来源】 宋·《太平圣惠方》

菖蒲酝酒

【药物组成】 菖蒲(九节者，去须节，米泔浸，切)一斤 天门冬(去心)一斤 天雄(炮裂，去皮、脐)三两 麻子仁(生用)一升 茵芋(去粗茎)一两 干漆(炒烟出) 生干地黄(切、焙) 远志(去心)各三两 露蜂房(微炒)一两 苦参一斤 黄芪(炙、剉)八两 独活(去芦头) 石斛(去根)各五两 柏子仁(生用)二升 蛇蜕皮(微炙)长三尺 天蓼木(剉)二两

【功能主治】 治白驳举体斑白，经年不差。

【用法用量】 每次温服四至五合，每日三次。另煮菖蒲并药滓，取汤淋洗患处尤佳。

【制备方法】 上十六味，粗捣筛，用水二石五斗，煮菖蒲等取汁，一石以酿一石二斗秫米，蒸酝如常法，用六月六日细曲于七月七日酿酒，酒成去糟取清，收于净器中，密封。

【资料来源】 宋·《圣济总录》

麻风

蛮夷芎䓖酒——原名"蛮夷酒"

【药物组成】 独活 丹参 礜石 干地黄各一两 附子 麦门冬各二两 白芷 乌喙 乌头 人参 狼毒 蜀椒 防风 细辛 矾石 寒水石 牛膝 麻黄 芎䓖 当归 柴胡 芍药 牡蛎 桔梗 狗脊千金翼作枸杞 天雄各半两 苁蓉 茯神千金翼作茯苓 金牙 薯蓣 白术 杜仲 石楠 款冬各十八铢 干姜 芫荑各一合 山茱萸 牡荆子各十八铢 芫花 柏子仁各一合 石斛 桂心各六铢 甘遂二两 苏子一升 赤石脂二两半

【功能主治】 治久风枯挛三十年著床，及诸恶风眉毛坠落。

【用法用量】 内服，一次半合。

【制备方法】 上四十五味切细，用酒二斗渍，夏浸三日，春秋浸六日，冬浸九日。

【资料来源】 唐·《千金要方》

枳实独活酒[1]

【药物组成】 枳实三升 独活 茯蓉 黄芪 秦艽各四两 丹参 蒴藋各五两 松叶(切)一升

【功能主治】 治瘙痒皮中风虚。

【用法用量】 每次服二合，每日二次，逐渐增加剂量。

【制备方法】 上八味切细，以酒二斗浸六宿。

【资料来源】 唐·《千金要方》

石灰松脂酒——原名"石灰酒"

【药物组成】 石灰(拌水和湿，蒸令气足)一石 松脂(成炼末之)十斤 上曲一斗二升 黍米一石 枸杞根(剉)五斗

【功能主治】 长毛发，眉须。

【用法用量】 适量饮服。

【制备方法】 先于大铨内炒石灰，以木札著灰中火出为度，以枸杞根剉五斗，水一石五升，煮取九斗去渣，以淋石灰三遍，澄清，以石灰汁和渍曲，用汁多少，一如酿酒法，封四七日。此酒九月作二月止。

【注意事项】 膈上热者，服后进三五口冷饭压之，妇人不能食。

【资料来源】 唐·《千金要方》

牛膝乌头酒——原名"牛膝酒"

【药物组成】 牛膝 石楠 乌头(去皮) 天雄(去皮) 茵芋各二两 细辛五分

---

① 原无方名，今增。

【功能主治】 主八十三种风著人头，面肿痒，眉发陨落，手脚拘急不得行步，梦与鬼神交通，或心烦恐怖，百脉自惊，转加羸瘦等，及治风癫宿澼。

【用法用量】 每次服半合，服之即吐下，强人每日三次，老、小每日一次，不知稍加。

【制备方法】 上六味切细，用酒一斗二升渍之，春秋浸五日，夏浸三日，冬浸七日。

【注意事项】 禁房室及猪肉等。

【资料来源】 唐·《千金翼方》

蛮夷酒

【药物组成】 独活　乌头(去皮)　干姜　地黄　礜石(烧)　丹参各一两　白芷二两　芜荑　芫花　柏子仁各一两　人参　甘遂　狼毒　苁蓉　蜀椒(去目、闭口，汗)　防风　细辛　矾石(烧汁尽)　牛膝　寒水石　茯苓　金牙(烧)　麻黄(去节)　芍药　当归　柴胡　枸杞根(千金作狗脊)　天雄(去皮)　乌喙(去皮)各半两　附子(去皮)二两　薯蓣　杜仲(炙)　石楠　牡蛎(熬)　山茱萸　桔梗　牡荆子　款冬各三两　白术三分　石斛二分　桂心一分　苏子一升　赤石脂二两半

【功能主治】 主久风枯挛三十年著床及诸恶风眉毛坠落。

【用法用量】 饮服，每次半合。

【制备方法】 上四十三味切细，用酒二斗渍之，夏浸三日，春秋浸六日，冬浸九日。加麦门冬二两、大枣四十枚，更佳。

【资料来源】 唐·《千金翼方》

丹参天雄酒——原名“丹参酒”

【药物组成】 丹参　前胡　细辛　卷柏　天雄(去皮)　秦艽　茵芋　干姜　牛膝　芫花　白术　附子(去皮)　代赭　续断　防风　桔梗　茼茹　矾石(烧汁尽)　半夏(洗)　白石脂　石楠　狼毒　桂心　菟丝子　芍药　龙胆　石韦　常山　黄连　黄芩　玄参　礜石(烧)　远志(去心)　紫菀　山茱萸　干地黄　紫苏　甘草(炙)各一两

石膏二两　杏仁(去皮、尖、双仁)二十枚　麻黄(去节)　大黄各五分　菖蒲一两半　白芷二两　蜈蚣(赤豆者,炙)二枚

【功能主治】 主恶风,疼痹不仁,恶疮不差,无痂,须眉秃落。

【用法用量】 每次服半合,逐渐增加至一二合,每日二次,以瘥为度。

【制备方法】 上四十五味切,以酒四斗渍五宿。

【资料来源】 唐·《千金翼方》

苦参蜂房酒

【药物组成】 苦参二斤　露蜂房(炙)五两

【功能主治】 白癞①。

【用法用量】 饭后服,每次一合,每日三次,逐渐加至三合,以瘥为度。

【制备方法】 上二味切细,以水三斗,法曲二斤,和药同浸,经二宿,绞去滓,煮黍米二斗,按常法酿酒,候熟压取酒。

【资料来源】 唐·《外台秘要》

白癞酒

【药物组成】 苦参五升　露蜂房(炙)五两　猬皮(炙,剉之)一具　曲三升

【功能主治】 白癞。

【用法用量】 饭后饮服,每次三五合,逐渐增加剂量,以知为度。

【制备方法】 上四味药细切,以水三斗五升,同药渍四宿,去渣,煮米二斗,如常法酿酒。

【资料来源】 唐·《外台秘要》

崔氏苍耳酒

【药物组成】 苍耳(和茎、叶、花、实,八月收,剉)一石　牛膝根一升　松

---

① 白癞:病名。初起皮色逐渐变白,四肢顽麻,肢节发热,手足无力,患部肌肉针刺样疼痛,声音嘶哑,两眼视物不清。为麻风病的一种类型,相当于结核型麻风。

叶二斗　商陆根(白色者)二升　鼠黏根一斗　生地黄(细切)三斗　杏仁(去皮、尖,碎捣如泥)一斗　木麻子(捣碎)一斗　胡麻(捣碎)一斗

【功能主治】 补养,令人充悦,益精神,使人先天健,大去风疾。疗大风恶疾及一切风,甚至骨髓中毒风。

【用法用量】 每次半升,根据酒量适量服用,常使有酒气逼,夜饮最是所宜。

【制备方法】 上药前五味皆切细,用水二石五斗,煮取六斗汁,如釜小可分煮之,即分三斗汁,浸曲一斗二升,余三斗汁,拌馈料,糯米一石二斗,分作五酘,淘净漉干,以上并成大斗。第一酘一日炊四斗米,取药汁九升拌馈熟,生地黄和米下,第二酘三日炊三斗米,取药汁七升拌馈熟,下杏仁;第三酘五日炊二斗米,取药汁六升半拌馈熟,和下木麻子;第四酘七日炊二斗米,取药汁四升半拌馈熟,和下胡麻;第五酘九日炊一斗米,取药汁三升拌馈下之。上用前五酘法,须候米消尽,即炊酘之,不必隔日,其酒如米少味薄,更炊一二斗米下之,使味足,然后去糟取清。

【资料来源】 唐·《外台秘要》

【附】《历代名医良方注释》:本方是用发酵法制备药酒的名方之一。发酵法制备药酒的工艺已经失传,现代中成药已经没有这种类型的产品,本方对发酵工艺介绍甚详,可供药剂工作者研究参考。所谓"大风"包括现代的麻风病在内,较难治疗,处方也可供临床研究参考。

艾蒿酒

【药物组成】 艾蒿(切)一握

【功能主治】 治大风癞病,身体面目俱有疮,恶汁自出,及诸鱼骨鲠在喉中。

【用法用量】 温服。每次少量,常令醺醺然。

【制备方法】 上药以水煎取浓汁,拌曲米,酿酒,候熟,去滓取清酒。或上药用水酒各一盏,煎至八分。

【资料来源】 宋·《太平圣惠方》、《圣济总录》

桂芎酒——原名“桂枝酒”

【药物组成】 桂枝 芎䓖 独活 牛膝 薯蓣 甘草各三两 附子二两 防风 茯苓 天雄 茵芋 杜仲 蒴藋根 白术各四两 干姜五两 大枣四十枚 踯躅 猪椒 桑根皮各一升

【功能主治】 治肝虚寒，卒然喑哑不声，踞坐①不得，面目青黑，四肢缓弱，遗尿泄泻，厉风所积，大风疾。

【用法用量】 每次服四合，每日二次，加至五六合。

【制备方法】 将上药切细，用酒四斗，浸七日。

【资料来源】 宋·《太平圣惠方》；明·《普济方》

商陆酒

【药物组成】 商陆根(削去皮，剉)二十五斤

【功能主治】 治癞大风，眉须坠落，筋脉拘急，肢节缓弱，手足痹痛，及风水水肿，癥癖，酒癖。

【用法用量】 每次温服三至五合，白日二次，夜一次。

【制备方法】 上药用水一石五斗，煮取八斗，去渣浸细曲十五斤，炊黍米一石，酝如常法，酒熟即可。

【注意事项】 忌大肉。宜食鹿肉羹。

【资料来源】 宋·《圣济总录》

露蜂房酒

【药物组成】 露蜂房五两 苦参四斤

【功能主治】 乌癞②。

【用法用量】 每次服三至五合，每日三次，稍增无妨。

【制备方法】 上二味剉细，用水三斗，煮取一斗五升，去渣浸曲四斤半，炊黍米二斗，如常酿酒。

【资料来源】 宋·《圣济总录》

---

① 踞坐：足跟与臀部着地，双膝耸起的坐法。

② 乌癞：病名。表现为皮肤变黑，类似瘾疹，有蚁走感，重时手足顽麻，刺之不痛。为麻风病的一种类型，相当于瘤型麻风(包括麻风反应)。

防风天麻酒——原名“防风酒”

【药物组成】 防风(去叉,剉碎)一斤　天麻(剉碎)三两　黍米一石　枸杞根(刮去皱皮,去心,剉碎)五斤　好面曲十五斤　槐白皮(细剉)一斤　三年纯黑猫儿一斤

【功能主治】 治恶风癞病。

【用法用量】 每次温饮三四合至五合。

【制备方法】 将防风、天麻、枸杞根三味,用水六斗,煮成三斗,去药渣,放入不津器中,将黍米依造酒蒸馈,蒸讫放入曲末拌,分三酘如常法可取槐白皮一斤,并用三年纯黑猫儿一斤,去皮肠肚煮烂,同锉槐白皮相调和入酒,酒熟压去糟。

【资料来源】 宋·《圣济总录》

松脂酝酒

【药物组成】 松脂(太山川谷者六月采)二斗五升　黍米二斗五升　细曲十五斤半　糯米五斗

【功能主治】 治大风癞,皮肤瘙痒,搔之落如麸皮,宜安脏腑,去胃中伏热,解咽干舌涩,除风痹虚羸,治眉须堕落,久服轻身延年不老。

【用法用量】 每服五合,细饮,日夜可四五服,渐渐加至一斤,温温任性饮之,常令醺醺,酒势相接。

【制备方法】 上四味,以水一石,煎松脂浮上,掠取入冷水中,即减入汤,如此四五度,每五度煮,即须换汤,曝干捣研作粉,汤一斗一升二合半。用炼松脂初酝法,用水四斗浸曲,曲发黍米一斗五升,以松脂粉拌饭,一如常酝法,相次成料,每曲随常酝法,入更炊。一斗黍米,拌松粉下第一料,又相次更炊糯米三斗,入松粉和,答酘又相次更炊糯米二斗,同松粉拌和匀,取其松脂粉,并须和饭用尽,每一斗米入松脂粉一升五合相拌,入酘后压去渣取清酒。

【资料来源】 宋·《圣济总录》;明·《普济方》

【附】 又有一方加杏仁五升,去皮及双仁者,随料均分,汤退去皮,捣破研如膏入之佳。

柏脂酝酒

【药物组成】 炼成柏脂（研为末，练如柏脂状）十斤　糯米一石　细曲十五斤　石灰一石

【功能主治】 长头发，坚眉鬓，治大风癞。

【用法用量】 每次服五合至七合，常使酒气相接取效。

【制备方法】 上药先炒石灰，以木札著灰中试之，生出为度，以地骨皮剉五斗，以水一石五斗，煮取九斗去渣，以此淋石灰三遍，澄，灰汁和曲与柏脂粉拌末，用汁米曲柏脂粉多少，一如常酝法，浸于净器，著曲米汁、粉在内，密封三七日，开，压去渣，取清酒。

【注意事项】 忌触外风冷，其药米泔及糟，不得令牲畜食之。

【资料来源】 宋·《圣济总录》

蝮蛇酒

【药物组成】 活蝮蛇一条

【功能主治】 治恶疮诸瘘，恶风顽痹癞疾。

【用法用量】 每服数杯，当身体习习而愈。

【制备方法】 上药同醇酒一斗，封埋马溺处，周年取出，蛇已消化。

【资料来源】 明·《本草纲目》

苦参消石酒

【药物组成】 苦参　消石　清酒

【功能主治】 疠风①，赤白二风②。

【用法用量】 空腹缓缓饮服，一日三次，初七日中一次服如半鸡蛋大小，七日后可饮一升，任情饮服，多则为喜，患去则速，但勿使醉吐。

---

① 疠风：即麻风病。

② 赤白二风：为病名。见《保婴撮要》卷十二。风热之邪滞于血分则发赤色，名赤游风；滞于气分则发白色，名白游风。症状常突然发作，游走不定，皮肤光亮、浮肿，形如云片，触之坚定，自觉灼热麻木及轻度微痒，多发于口唇、眼睑、耳垂或胸腹后背等处。

【制备方法】 上三味药先用清酒放入消石浸二七日或三七日，然后与苦参一同放入酒瓮中盛，浸三七日。

【注意事项】 忌房事，暴怒，大热食，禁黏食五辛生冷，大醋酪，白酒，猪鱼鸡犬驴马牛羊等肉。

【资料来源】 明·《证治准绳》

皮肤瘙痒

破石珠酒剂

【药物组成】 鲜破石珠 1 000 g　三花酒 2 500 ml

【功能主治】 清热祛湿，解毒消肿。治疗皮肤瘙痒。

【用法用量】 用时取消毒棉签或棉球蘸药液在皮肤瘙痒处涂搽，至皮肤微热为度，数分钟后再重复 1 次。若瘙痒顽固者连用 3～5 日。

【制备方法】 上药与酒共浸 15 日后即可使用。

【资料来源】《广西中医药》1995，(5)：6

雄黄百片酒

【药物组成】 雄黄 6 g　敌百虫 25 片　冰片 4 g

【功能主治】 止痒。治疗皮肤瘙痒症。

【用法用量】 每日涂搽 2 次，早晚各 1 次。

【制备方法】 将上 3 味药共为细末，混合后备用。用时把散剂溶于白酒 500 ml 浸泡 4 小时后即成。

【资料来源】《中医外治杂志》1997，(4)：55

按：有医院以本法治疗 32 例皮肤瘙痒症患者，结果治愈 29 例，显效 2 例。

疣

鸦胆子散酒

【药物组成】 鸦胆子 50 g　蛇床子 10 g　大黄 10 g　米仁 10 g

【功能主治】 清热解毒，腐蚀赘疣。主治扁平疣。

【用法用量】 用药液外洗扁平疣，每日 3～5 次，连续外洗 7～14 日。

【制备方法】 将上药研末，用 75％乙醇 250 ml 浸泡 1 星期后备用。

【资料来源】《中医外治杂志》1995,4(1):26

按:共治10例,用药7日以内扁平疣消失者9例,用药10日扁平疣消失者1例,治愈率为100%。

参芪活血酒

【药物组成】 黄芪60 g 党参30 g 当归 延胡索各15 g 丹参50 g 川芎 桃仁各12 g 红花 香附各9 g 全蝎6 g 甘草5 g

【功能主治】 益气固卫,活血化瘀,散结解凝,疏风祛湿,治传染性软疣。

【用法用量】 成人每次服5 ml,每日服3次;儿童酌减或每次0.1 ml/kg,每日3次;饭后服用。15日为1个疗程。

【制备方法】 上药加38度食用白酒1 500 ml,浸泡7日后过滤备用。

【资料来源】《新中医》1997,(12):61

按:有医院以本法治疗传染性软疣46例,结果治愈34例,好转9例,未愈3例,总有效率93.5%。

骨碎补酒

【药物组成】 骨碎补50 g

【功能主治】 止血活血。治疗寻常疣。

【用法用量】 每日6次涂擦患处。涂药前用温水敷患处。

【制备方法】 骨碎补50 g放入75%乙醇500 ml中浸泡14日后即可供使用。

【资料来源】《中国民间疗法》2000,8(7):22

按:有医院以本酒外用治疗寻常疣39例,结果39例均获痊愈,治疗1星期脱落者26例,治疗2星期脱落者8例,治疗3星期脱落者5例。

疥疮

百鲜酒

【药物组成】 百部 白鲜皮各50 g

【功能主治】 清热化湿，治疗疥疮。

【用法用量】 用周林频谱治疗仪，调至离皮肤 25～35 cm 距离，以皮肤能耐受热度为宜，照射 40 分钟，同时将药酒均匀涂抹在患处，反复多次，1 星期为 1 个疗程。

【制备方法】 上药加 75%乙醇 250 ml，浸泡 1 星期。

【资料来源】 《中国民间疗法》1998，(1)：30

按：有医院以本法治疗疥疮 36 例，治疗 3～5 次，均痊愈。

六、伤骨科类

跌打损伤

大黄蚯蚓酒[①]

【药物组成】 大黄如鸡子一枚　蚯蚓矢一合

【功能主治】 治宿血在诸骨节及胁肋外不去者。

【用法用量】 随量饮服。

【制备方法】 以上二味，酒半升，煮取三沸。

【资料来源】 唐·《外台秘要》

按：中医认为虫类有搜剔功能，所以用蚯蚓能祛宿血在诸骨节及胁肋外不去者。这也体现了中医用药的一种思维方法。

没药鸡子酒

【药物组成】 没药(研末)半两　生鸡蛋三枚　细酒一升

【功能主治】 坠落车马，筋骨疼痛不止。

【用法用量】 不计时候温服。

【制备方法】 先将鸡蛋开破，取白去黄，盛碗内，入没药，以酒暖令热，投于碗中令匀。

【资料来源】 宋·《太平圣惠方》

① 原无方名，今增。

杏枝酒

【药物组成】 东引杏枝不限多少

【功能主治】 马坠伤。

【用法用量】 饭前温服。

【制备方法】 上药细剉，每服半两，以酒一大盏，煎至五分，去药滓。

【资料来源】 宋·《太平圣惠方》

橘子酒

【药物组成】 橘子(炒去皮)

【功能主治】 治打扑腰痛，恶血蓄瘀，痛不可忍。

【用法用量】 每次服二钱匕，酒调服，未知，再作。

【制备方法】 上药研细。

【资料来源】 宋·《三因极一病证方论》

地黄桃仁酒——原名“地黄酒”

【药物组成】 生地黄汁一升　酒一升　桃仁(去皮尖，制研膏)一两

【功能主治】 倒扑踢损筋脉。

【用法用量】 每次服一盏，温服，不拘时候。

【制备方法】 上三味药，先将地黄汁并酒煎沸后，下桃仁膏，再煎数沸。

【资料来源】 宋·《圣济总录》

苏木酒

【药物组成】 苏木(捶令烂碎)二两

【功能主治】 被打伤损。

【用法用量】 分三次服，空腹午时夜卧各一次。

【制备方法】 上药用酒二升，煎取一升。

【资料来源】 宋·《圣济总录》

麻根汁酒

【药物组成】 大麻根及叶(生者去皮土)三斤

【功能主治】 打伤、跌伤等引起的多种疼痛。

【用法用量】 每次药汁与酒各半盏，温服。

【制备方法】 上一味，细切，捣绞取汁，酒煎服。

【资料来源】 宋·《圣济总录》

蚕子酒

【药物组成】 蚕子不拘多少

【功能主治】 跌打伤损，因疮中风，破伤风。

【用法用量】 暖酒三合，至五合调服之，如人行十里，再一服。

【制备方法】 上药一味，将刀于纸上量剚[1]，刮取约一钱匕细研。

【资料来源】 宋·《圣济总录》

化瘀止痛酒

【药物组成】 生地黄汁 250 ml 酒 0.5 L 丹皮 30 g 肉桂(去粗皮) 30 g 桃仁(去皮尖炒)30 g

【功能主治】 伤损瘀血在腹。

【用法用量】 每日 3 次，每次温饮一二小杯，不拘时。

【制备方法】 将桃仁、丹皮、肉桂捣为细末，与生地汁用酒煎数十沸，取下候冷，去渣，收贮备用。

【注意事项】 孕妇禁服。

【资料来源】 宋·《圣济总录》

地黄丹皮酒——原名“地黄酒”

【药物组成】 生地黄汁半斤 酒一升 桃仁(去皮、尖、双仁炒) 牡丹(去心) 桂(去粗皮)各一两

【功能主治】 治伤损瘀血在腹。

【用法用量】 温饮一盏，不拘时。

【制备方法】 上五味药，以后三味捣罗为细末，与前二味一处煎熟去渣。

---

① 剚(zì“自”)：刺入，插入。

【资料来源】 宋·《圣济总录》

鹿角棘针酒[1]

【药物组成】 棘针(剉微炒)一升　鹿角屑(微炒)三升

【功能主治】 治臂腰痛及胜痛。

【用法用量】 饭前温服一中盏。

【制备方法】 上以生绢袋盛,用酒一斗,于瓷瓶中浸七日。

【资料来源】 明·《普济方》

茴香故纸酒——原名“茴香酒”

【药物组成】 破故纸(炒香)　茴香(炒)　辣桂各等份为末

【功能主治】 治打坠,瘀血凝滞,腰胁疼痛。

【用法用量】 每次服二钱,热酒调,饭前服。

【资料来源】 明·《医方类聚》

《伤科补要》药酒方

【药物组成】 参三七 15 g　红花 15 g　生地黄 15 g　川芎 15 g　当归身 15 g　乌药 15 g　落得打 15 g　乳香 15 g　五加皮 15 g　防风 15 g　川牛膝 15 g　干姜 15 g　牡丹皮 15 g　肉桂 15 g　延胡索 15 g　姜黄 15 g　海桐皮 15 g

【功能主治】 活血行气,祛风除湿,消肿定痛。适用于跌打损伤,气滞血瘀,筋骨疼痛,活动受限等。

【用法用量】 每日 2 次,适量饮用。

【制备方法】 上药粉碎,盛入绢袋,以 2.5 L 好酒浸泡,容器封固,隔水加热,煮 1.5 小时,取出放凉后,再浸数日即可饮用。

【资料来源】 清·《伤科补要》;《治疗与保健药酒》

按:方中参三七活血祛瘀,理伤定痛,并有良好的止血作用,为主要药物。佐以行气止痛、祛风除湿、滋阴养血、温阳散寒之品,对跌打损伤有一定疗效。

---

① 原无方名,今增。

跌打损伤药酒

【药物组成】 当归30 g 生地30 g 五加皮30 g 破故纸24 g 紫荆皮24 g 十大功劳24 g 猴姜24 g 薏苡仁24 g 广木香24 g 羌活24 g 莪术24 g 桃仁24 g 川芎24 g 杜仲24 g 虎骨(酥炙)36 g

【功能主治】 活血理气，强筋壮骨，祛风除湿。治跌打损伤所致的局部肿胀疼痛等症，此外，也适用于风湿性筋骨疼痛等症。

【用法用量】 饮服，每次25～50 g。

【制备方法】 以好酒10 L浸泡上述药物，容器封固，隔水加热约1.5小时，取出后静置数日，压榨过滤后，即可。

【资料来源】 清·《伤科汇纂》;《治疗与保健药酒》

按：该酒行气活血，促进组织修复，用于软组织损伤有效。若遇出血，脱臼，骨折，则须先止血，整复固定，该酒仅作辅助治疗。

闪挫止痛酒

【药物组成】 当归6 g 川芎3 g 红花1.8 g 茜草1.5 g 威灵仙1.5 g

【功能主治】 活血化瘀，和营通络止痛。

【用法用量】 饮用，以不醉为度。其渣外用敷伤处。

【制备方法】 以适量白酒煎。

【注意事项】 该酒多活血药，凡有明显出血者不宜使用。

【资料来源】 清·《疑难急症简方》;《治疗与保健药酒》

按：本方针对损伤引起疼痛与血肿，配制了活血化瘀、和营止痛方药，减少炎性反应的刺激，及血管神经受压引起的疼痛，达到通则不痛的目的。

紫金酒

【药物组成】 官桂 明乳香 没药 广木香 羊踯躅 川羌各五钱 川芎 玄胡 紫荆皮 五加皮 丹皮 郁金 乌药各30 g

【功能主治】 活血定痛，善通经络，治一切风气，跌打损伤，寒湿疝气，血滞气凝，沉疴久病，无不获效。

【用法用量】 每次饮三五杯，立见痛止，若预饮之，跌伤亦不痛。

【制备方法】 上药共为粗末，入绢袋，将好酒0.5 L药袋悬挂酒中，煮三炷香，分作十小瓶。

【资料来源】 清·《种福堂公选良方》

苏木红花酒

【药物组成】 苏木（搥碎） 红花 当归各三钱

【功能主治】 散其瘀血。能治跌打损伤疼痛，及妇女血气心腹痛，血滞经闭，产后瘀阻腹痛等症。

【用法用量】 空腹饮用。

【制备方法】 上药用酒三碗，煎一碗半。

【资料来源】 清·《灵验良方汇编》

酸痛药酒

【药物组成】 泽泻 12 g 赤芍 10.5 g 桂枝尖 乳香 没药 川乌 草乌 杏仁 木红花 五加皮 正锦纹 牛膝 骨碎补各 9 g 木瓜 小金英 白芷各 7.5 g 归尾 生地黄 羌活 栀子 黄柏各 6 g 樟脑 苏木各 3 g 95％乙醇 800 ml

【功能主治】 用于非炎症所致的四肢酸痛，如打伤、压伤、击伤所致皮下出血扭伤，剧烈运动和长途步行所致的酸痛。

【用法用量】 将患肢用热水洗净擦干，用棉球或棉签浸药酒涂擦患部（面积须超过 3～5 cm）每日 1～5 次。

【制备方法】 先将上列草药投入锅内加水 1 L 煮沸 1 小时（约剩 200 ml）。取出该药装入大口瓶内加 95％乙醇 500 ml 泡 3 日（应经常摇动），滤出药酒即可应用，然后再将此药渣投入锅内加水 0.5 L 煮沸 1 小时（约剩 150 ml），再取出该药装入瓶内加 95％乙醇 300 ml 泡 3 日（也应经常摇动），过滤后就可应用（最好是把两次的药酒混合在一起应用）。

【资料来源】 《中级医刊》1957，(5)：49

河蟹酒

【药物组成】 活河蟹雌雄各 1 只 陈酒 1 L

【功能主治】 跌伤疼痛。

【用法用量】 上酒分1～3次服完，每于服后，宜盖被酣睡2小时。

【制备方法】 共煮熬半小时，然后取酒待温。

【资料来源】 《江苏中医》1966，(5)：17

擦酒

【药物组成】 草乌(或乌头)1 000 g 红根(或生南星，海芋)1 000 g 姜黄500 g 天文草(或血满草)500 g 土三七(或七叶一枝花)500 g 紫菀200 g 八角枫200 g 苏木200 g 黄柏500 g 山栀500 g 茜草200 g 百灵草300 g 五香藤100 g 毛茛300 g 荜茇500 g 雷公藤300 g 青骨藤200 g 四块瓦300 g 韭菜根500 g 乳没各100 g 扁竹兰(或射干)200 g 商陆100 g 冰片50 g

【功能主治】 消肿止痛，舒筋活血。治跌打劳损，风湿麻木，不明肿毒，毒虫咬螫，龋齿牙痛等。

【用法用量】 用纱布蘸酒或做成擦酒棉球，揉擦患处及附近有关穴位，每10～20分钟，每日1～2次，无名肿毒，毒虫咬螫只涂擦不揉按，龋齿牙痛用一小棉球填塞。

【制备方法】 诸药磨成粗粉，用75%乙醇浸泡10日后，滤过取酒，余渣加酒再泡，5日后滤过，两次药酒合并装瓶。

【资料来源】 《新医学》1973，4(7)：371

【附】 ①此酒含有不少剧毒药物，用于接触后要洗手，以免染食入口。②凡伤口创面勿涂此剂，以免吸收中毒。③龋齿牙痛用药时，以小棉球浸药扭干准确地填塞孔洞内，上下牙咬紧，疼痛消失后取出棉球。④此剂药味较多，组方如感困难时，仅选12味亦可以产生相当好的疗效，或只用草乌、南星、五香藤、紫菀、山栀也有疗效。⑤如有麝香加入少许，疗效更优。

跌打损伤酒(Ⅱ)

【药物组成】 柴胡12 g 续断6 g 当归12 g 马钱子(去毛)6 g 川芎12 g 骨碎补(去毛)6 g 黄芩6 g 红花4 g 桃仁6 g 三棱4 g

五灵脂6 g　乳香(醋制)3 g　赤芍6 g　苏木6 g　白酒(65度)1 000 ml

【功能主治】 舒筋活血，消肿止痛。用于跌打损伤，瘀血凝滞，肿痛不消，筋络不舒。

【用法用量】 口服每次30～60 ml，每日2次。外用涂患处。

【制备方法】 上药共研为粗末，混匀，装入布袋内扎紧，与白酒1 000 ml共入罐内，罐口密封，浸泡约30日取出，压榨过滤，静置沉淀，取上清液分装入瓶。

【资料来源】《药剂学及制剂注释》第三分册(下册)1976，北京医学院药学系编

【附】《药剂学》江西药科学校制药系编载"跌打损伤酒"处方同上，制法略异。其制法为：将上药共研细粉，混合均匀，取56%白酒按渗漉法先湿润，再浸渍72小时，以每分钟1～3 ml流速收集漉液，另取红糖120 g制成单糖浆，将单糖浆加入渗漉液中，搅拌均匀，静置，过滤，灌装。

红花浸酒

【药物组成】 红花(辽宁红花)50 g　凤仙花50 g　白矾少许

【功能主治】 消肿止痛。用于跌打损伤。

【用法用量】 用纱布浸于过滤液中20分钟取出，敷于肿胀部位，若纱布浸液干时，可随时再往纱布敷料上洒红花浸液，以保持湿润，隔日或每日1次。

【制备方法】 将上药加60度白酒1 L，浸泡24小时，取出过滤液备用。

【资料来源】《辽宁中医》试刊号1977

按：红花活血通经，去瘀止痛；凤仙花活血通经，祛风止痛；白矾止血，故用于治疗跌打损伤有效。

舒活酒

【药物组成】 血竭　三七　麝香　樟脑　冰片　薄荷　红花

【功能主治】 活血化瘀，消肿止痛，舒筋活络。广泛适用于各种

新旧闭合性跌打损伤。

【用法用量】 ①组织损伤严重，有内出血者，可用药棉浸透舒活酒敷患部，加压包扎。②陈旧性损伤，用舒活酒外擦并预按摩，每日1～2次，每次5～10分钟。

【制备方法】 上药共溶于乙醇或白酒即成。

【资料来源】 《中成药研究》1979,(3):13

双牛跌打酒

【药物组成】 大草乌(钻山牛)150 g 小草乌(小黑牛) 雪上一枝蒿 红花各50 g 制草乌 金铁锁 断肠草 黑骨头各100 g 雷公藤根500 g

【功能主治】 活血化瘀，消肿止痛。主治跌打损伤。

【用法用量】 用止血钳夹消毒棉球浸透药酒后，在已清洗过的患处反复擦致药棉干燥为止，每日外擦3～4次，用量根据肿痛面积大小而定，7日为1个疗程，可连续使用至肿消痛减为止。有破口患者，先无菌清洗包扎伤口，再在伤口四周肿痛处外擦药酒。

【制备方法】 除制草乌外其余8味均生用，以7 L 75%的乙醇浸泡30日，用力搅拌后滤去药渣分装于小瓶内密封备用，亦可长期浸泡，随用随取。

【资料来源】 《云南中医杂志》1992,13(3):38

按:此药酒严禁内服和直接接触伤口，发药必须标签醒目，注明有毒外用，并嘱咐妥善保管，防止他人误服误用。若有皮肤药物过敏史者慎用，出现较重的过敏反应者停止使用。

骨伤药酒

【药物组成】 丹参30 g 当归20 g 乳香10 g 没药10 g 刘寄奴30 g 延胡索20 g 血竭10 g 路路通30 g 透骨草30 g 牡丹皮10 g 桃仁10 g 红花10 g 泽兰20 g 川乌20 g 草乌20 g 地龙10 g 姜黄20 g 木瓜30 g 赤芍20 g 青皮10 g 陈皮10 g 马钱子10 g 王不留行30 g

【功能主治】 活血祛瘀，行气通络，消肿止痛。治骨伤科瘀血肿痛实证。

【用法用量】 外搽：将药酒加热后直接外搽患处，每日 3 次，每次 15 分钟，7 日为 1 个疗程，一般用药 1～2 个疗程。湿热外敷，将药酒 100～150 ml 煮热敷于患处，每日 2 次，每次 15 分钟，7 日为 1 个疗程，一般用药 1～2 个疗程。

【制备方法】 上药洗净炒干，加酒 50 ml 搅匀加盖再煮 30 分钟，取出按药量与酒量 1∶2 的比例浸酒，酒吸干后适当加入，泡 2～3 星期。

【资料来源】 《广西中医药》1995，(1)：28

舒筋乐

【药物组成】 细辛 50 g　羌活　姜黄　商陆各 100 g　桂枝　生川乌　生草乌各 60 g　香薷　寻骨风各 150 g　丹皮 90 g　冰片 30 g　四大天王 20 g　蟾酥　辣椒各 10 g

【功能主治】 祛风温阳止痛。治外伤疼痛。

【用法用量】 先轻揉按摩患部至皮肤发热，用药棉浸沾药液涂擦，若患部有皮下出血，涂擦忌用力过猛，以免出血增多，还可用本药热敷患部，每次 10～15 分钟，日 3～4 次。不宜用于皮肤破溃、孕妇腹部。

【制备方法】 上药制成酊剂，每毫升含生药为 0.27 g。

【资料来源】 《江西中医药》1996，(3)：63

舒筋止痛灵

【药物组成】 当归　红花　细辛　川芎　五加皮　威灵仙　乳香　没药

【功能主治】 舒筋活络，温经止痛。治疗创伤性关节炎。

【用法用量】 药液涂擦关节及周围组织，可配合按摩舒筋和关节摇动手法，使局部皮肤红晕为度，日 2～3 次，10 日为 1 个疗程。

【制备方法】 上药按比例，浸泡于 65%乙醇中，1 个月后除去药渣，过滤备用。

【资料来源】《安徽中医学院学报》1996,(5):30

按:有单位以本法治疗创伤性关节炎 42 例,结果治愈 22 例,好转 17 例,无效 3 例,一般治 2～3 个疗程,最长 5 个疗程。

紫金酒 (李氏正骨验方)

【药物组成】 血竭 30 g 樟脑 30 g 红花 60 g 细辛 60 g 生地 60 g 白芥子 60 g 冰片 30 g 生乳没各 45 g 鹅不食草 90 g 荜茇 90 g 良姜 120 g

【功能主治】 温经活血止痛。治疗跌打损伤,慢性劳损。

【用法用量】 外搽患处。

【制备方法】 上药共碾细末,加白酒 5 000 ml,浸泡 10 日,过滤分装密封。

【资料来源】《中国中医骨伤科杂志》1997,(1):61

大力药酒

【药物组成】 紫丹参 30 g 当归尾 10 g 红花 20 g 白芷 20 g 川乌(制)20 g 没药 30 g 乳香 30 g 大黄 30 g 白芍(炒)30 g 骨碎补(砂炒)30 g 脆蛇 30 g 青皮(炒)20 g 续断(炒)40 g 三棱 40 g 莪术 40 g 生地黄 60 g 三七 60 g 五加皮 60 g 牛膝 60 g 自然铜(煅)40 g 土鳖虫 120 g 茜草 160 g

【功能主治】 舒筋活血,祛风除湿,止痛。用于跌扑损伤,风寒湿痹。

【用法用量】 口服,新伤轻伤每次 5～10 ml,旧伤重伤每次 10～20 ml,每日 3 次。

【注意事项】 孕妇忌用,身体虚弱者慎用。

【资料来源】《新编中成药》

【附】 本品为黑褐色澄清的液体,味苦,麻。

三七药酒

【药物组成】 三七 30 g 莪术 40 g 全蝎 10 g 土鳖虫 30 g 补骨脂 50 g 淫羊藿 50 g 四块瓦 60 g 叶下花 80 g 当归 60 g 牛膝

50 g　五加皮 60 g　川乌(制) 20 g　苏木 40 g　大血藤 60 g　川芎 30 g　血竭 10 g　红花 20 g　乳香 30 g　没药 30 g　元胡 40 g　香附 40 g　加白酒

【功能主治】 舒筋活络，散瘀镇痛，祛风除湿，强筋壮骨。用于跌打损伤，风湿骨痛，四肢麻木。

【用法用量】 口服，每次 10～15 ml，每日 2 次。

【注意事项】 孕妇忌用。

【资料来源】《新编中成药》

舒筋活血药酒

【药物组成】 老鹳草 1 250 g　红花 500 g　桂枝 750 g　牛膝 750 g　当归 500 g　赤芍 500 g　白糖 25 kg　50 度白酒 50 L

【功能主治】 舒筋活血，健筋骨，通经活络。用于跌打损伤，风湿痹症，腰膝腿痛，风寒麻木。

【用法用量】 每次 10～15 ml，每日 2～3 次。

【注意事项】 孕妇忌服。

【资料来源】《新编中成药》

跌打药酒

【药物组成】 破天菜 15 g　丢了棒 15 g　两面针 13 g　了哥王 13 g　山香 13 g　吹风散 10 g　桂枝 5 g　生草乌 2.5 g　九龙川 2.5 g　薄荷油 5 g　冰片 3 g　樟脑 2.5 g

【功能主治】 祛风止痛，消炎。用于跌打扭伤，瘀血肿痛，风湿性关节炎，腰腿酸痛。

【用法用量】 外用，擦患处，每日 4～5 次。

【注意事项】 伤口忌用，孕妇慎用。

【资料来源】《新编中成药》

【附】 本品为淡绿褐色的澄清液体，气香。

跌打损伤酒(Ⅰ)

【药物组成】 柴胡 100 g　当归 100 g　川芎 100 g　赤芍 50 g　黄

芩50 g　桃仁50 g　五灵脂50 g　马钱子(炒)50 g　续断50 g　骨碎补(烫)50 g　苏木50 g　红花35 g　三棱35 g　莪术35 g　乳香(醋制)25 g

【功能主治】 舒筋活血，散瘀止痛。用于跌打损伤，瘀血凝滞，红肿疼痛，筋络不舒。

【用法用量】 口服。每次20～30 ml，每日3次。

【注意事项】 孕妇忌服。

【资料来源】 《新编中成药》

丢了棒药酒

【药物组成】 丢了棒皮2份　鹅不食草2份　山大颜1份　麻骨风1份　十八症1份　宽筋藤1份　水泽兰1份　枫香寄生1份　胡荽1份　钩藤1份　鸡血藤1份　短瓣石竹1份　毛老虎1份

【功能主治】 舒筋活血，散风缓痛。用于各种跌打损伤，骨折，扭伤，关节僵硬，急、慢性风湿性关节炎，风湿性心脏病，坐骨神经痛等。对类风湿、肌肉风湿，骨结核、骨质增生，鹤膝风，腰腿痛，小儿麻痹，瘫痪等病，亦有一定疗效。

【用法用量】 外用、局部外擦及湿敷，如加热温敷效果较好。内服每次15～30 ml，每日2～3次。严重者可加至每次50 ml。

【制备方法】 上药泡于50度或60度米酒中，以酒过药面为准。泡7日以上即可使用(如热泡2日后即可使用)。

【注意事项】 孕妇忌服。因丢了棒、水泽兰、鸡血藤三味药有堕胎作用。

【资料来源】 《中药制剂汇编》

复方红花药酒

【药物组成】 红花100 g　当归50 g　赤芍50 g　桂皮50 g　40%乙醇适量

【功能主治】 活血祛瘀，温经通络。治跌打损伤，经闭腹痛。

【用法用量】 口服，每次10～20 ml，每日3～4次。外用主治红肿未破，搽敷患处，反复搓揉。

【制备方法】 将上药干燥粉碎成粗末，用45%乙醇1 000 ml浸渍10～15日，过滤，补充一些溶剂继续浸渍药渣3～5日，过滤，添加至1 000 ml即得。

【资料来源】《中药制剂汇编》

岩龙风湿酒

【药物组成】 岩陀17 g　过山龙17 g　五香血藤17 g　透骨草13 g　玉带草3 g　大枣35 g

【功能主治】 祛风除湿，舒筋活络。用于跌打损伤，风湿关节炎。

【用法用量】 内服每次10～50 ml，每日2次。外擦，擦痛处。

【制备方法】 将上药捣碎，用白酒1 000 ml浸泡10日，滤取浸液，药渣继续用白酒500 ml浸泡5日，滤取浸液，合并两次滤液，混匀装瓶。

【资料来源】《中药制剂汇编》

小花五味子酒

【药物组成】 小花五味子根100 g

【功能主治】 祛风利湿，理气止痛。用于风湿骨痛，跌打损伤。

【用法用量】 口服，每次服10 ml，每日3次。

【制备方法】 上药用酒0.5 L，浸泡5～7日。

【资料来源】《中药制剂汇编》

外用扭伤药酒

【药物组成】 肉桂2.4 g　川乌36 g　红花2.4 g　草乌36 g　苏梗60 g　防风36 g　麻黄60 g　木香36 g　白附子60 g　乳香36 g　伸筋草60 g　没药36 g　舒筋草60 g　台乌36 g　海风藤60 g　木通36 g　威灵仙60 g　当归50 g　蔓荆子60 g　五加皮40 g　荆芥36 g　土牛膝60 g　川芎50 g　白酒1 kg

【功能主治】 活血散瘀，行气止痛。用于跌打损伤。

【用法用量】 外用。

【制备方法】 上药混匀，用白酒分2次浸泡，第一次以淹过药面少许为度，7 日过后过滤，所余白酒全部加入药渣内浸泡 3 日以上过滤，合并两次滤液，混匀即成(浸泡过程中应随时搅动)。

【资料来源】《中药制剂汇编》

菊三七药酒

【药物组成】菊三七 100 g　30%乙醇适量

【功能主治】散瘀止血，解毒消肿。治大骨节及跌打损伤，腰腿疼痛。

【用法用量】口服每次 10～15 ml，每日 3 次。

【制备方法】将菊三七干燥，粉碎成粗末，用 30% 乙醇 1 000 ml 浸渍 7～10 日，过滤，补充少许溶剂继续浸渍药渣 3 日，过滤，添加至1 000 ml 即得。

【资料来源】《中药制剂汇编》

跌打万应药酒

【药物组成】田七 6 g　羌活 6 g　独活 6 g　续断 6 g　三棱 6 g　莪术 6 g　红花 6 g　归尾 6 g　生地 6 g　五加皮 6 g　木瓜 4.5 g　桂枝 6 g　苏木 4.5 g　香附 6 g　沉香 6 g　木香 4.5 g　乳香 4.5 g　骨碎补 6 g　没药 4.5 g　牛膝 6 g　杜仲 6 g　破故纸 6 g　青皮 6 g　枳壳 6 g　首乌 6 g　白茯苓 6 g　熟地 9 g　炙黄芪 9 g　酒白芍 9 g　白术 4.5 g　枸杞 6 g　川芎 4.5 g　虎骨 15 g　鹿筋 15 g　远志 6 g　乌枣 6 g　乌豆 500 g　龙眼肉 120 g

【功能主治】有行气活血、理气定痛、补肝肾、健脾胃、扶助正气、促进康复的作用。对跌打宿伤，损伤正气或素体禀赋不足，发生跌打损伤，肿胀疼痛者，有良好的治疗作用。

【用法用量】内服适量。

【制备方法】上述药物，以适量黄酒拌，闷润，将酒吸尽后，蒸透，再以 5 L 白酒浸泡 1 个月，取澄清酒液饮用。

【注意事项】如果平素体质尚好，受伤后正气损伤不重，虚象不显著的，饮酒量宜少。此外，阴虚火旺者应慎服。

【资料来源】《治疗与保健药酒》

按:本方中除了有止血行瘀、消肿止痛的药物外,还有黄芪、白术、龙眼肉等扶正药,所以适应于跌打损伤性虚证患者。

续筋接骨酒

【药物组成】 透骨草10 g 大黄10 g 当归10 g 芍药10 g 丹皮6 g 生地15 g 土狗(捣碎)10 g 土虱30 g 红花10 g 自然铜末3 g

【功能主治】 跌伤,打伤。

【用法用量】 每日用一份药酒送服自然铜末1 g。

【制备方法】 上10味,除自然铜,其余粗碎,用好酒50 ml煎取一半,去渣,候温,分作3份。

【资料来源】《药酒验方选》

内伤药酒

【药物组成】 红花 桃仁(炒) 秦艽 续断 广木香 砂仁 牡丹皮 威灵仙各30 g 当归 五加皮 怀牛膝各90 g 骨碎补(捣碎忌铁晒干) 胡桃肉(炒) 杜仲(炒) 丹参各60 g

【功能主治】 治跌打及劳伤太过,腹胁腰膝及筋骨肢体疼痛无力,不拘远年近日,男女老少皆效。

【用法用量】 每日早、晚随意温服1～2杯。

【制备方法】 上药晒干,用陈酒10 L,将一半,同药隔汤煮大线香3炷,待冷定取开,将所存之酒,冲入封固。

【资料来源】《珍本医书集成》

三角枫酒

【药物组成】 三角枫[①] 60 g 白酒250 ml

【功能主治】 骨折,跌打损伤。

【用法用量】 每服10～20 ml,每日服3次。

【制备方法】 浸泡7～10日后服用。

---

① 三角枫:即《中药大辞典》三帖风。

【资料来源】《陕甘宁青中草药选》

见肿消酒

【药物组成】见肿消二两　白酒一斤

【功能主治】活血化瘀。主治跌打损伤内有瘀血，风湿腰腿痛。

【用法用量】每服 10 ml，每日 3 次。

【制备方法】浸泡 5 日饮服。

【资料来源】《陕甘宁青中草药选》

民间药酒

【药物组成】五加皮　归尾　桂皮各 150 g　白芥子　细辛　白芷　红花　苏木各 100 g

【功能主治】活血散瘀，行气止痛消肿。适用于跌打损伤，局部皮肤红肿或青紫瘀斑。

【用法用量】外用，取药酒在伤处涂擦或加推拿。

【制备方法】将上述药物浸泡在米酒中(用陶瓷类容器)，3 个月后即可。

【资料来源】《中国民间疗法》2001，9(6)：36

跌打药酒

【药物组成】鲜大驳骨　鲜小驳骨　鲜大风艾　鲜九里香　千斤拔　两面针各 100 g　鲜榕树须　鲜鹅不食草　鲜青蒿　鲜九里明各 50 g　鲜冬青叶 150 g　鲜三叉苦 200 g　冰片　樟脑　薄荷油　95％乙醇 10 000 ml

【功能主治】温经散寒，祛风通络，活血化瘀，消肿止痛。适用于跌打损伤，腰肌劳损，筋络酸痛，神经痛等。

【用法用量】外用。用 5～6 ml 药酒，浸湿干棉花后，贴敷在内外膝眼穴上，加清艾条施以温和灸，温度以患者感觉舒适为宜，使药物充分渗入患处。

每次敷灸 30 分钟，每周 5 次。4 周为 1 个疗程。

【制备方法】除冰片、樟脑、薄荷油外，将上述其余药材切碎置于陶瓷容器内，加95%乙醇10 000 ml，用冷浸法制备。半个月内，每日搅拌1次，半个月后每周搅拌1次。浸泡3个月滤过，滤液放置备用。待分装时，每1 000 ml加入冰片4 g、樟脑12 g、薄荷油5 ml，搅匀，分装成100 ml/瓶，备用。

【资料来源】《中医药学报》2001，19(6)：45

侗医活血莲药酒

【药物组成】 龙芫荽　年筋　活血莲　乳香　红藤各17 g　麝香2 g　当归15 g　50度纯米酒500 ml

【功能主治】 活血祛风，消肿排脓，破瘀止痛，续筋接骨。适用于骨折者。能促进骨痂形成，加快骨折愈合的速度，快速恢复肢体功能。

【用法用量】 口服，每次20 ml，成人每日3次，儿童酌情减量5～10 ml。

严重患者原药液连续用1 000～1 500 ml即可。

【制备方法】 将上药碾末，密封于600 ml高压玻璃瓶中，7日药酒成青红色，不需过滤。

原药液用完500 ml后其药渣再次加50度白酒500 ml浸泡，连续服用。剂量可增至每次30 ml。

【资料来源】《中国民族医药杂志》2007，(11)：12

颈椎病

风伤酊

【药物组成】 上骨片5 g　蛤蚧(去头风)10 g　蕲蛇(去头)30 g　白酒600 ml

【功能主治】 神经根型颈椎病。

【用法用量】 每服10～20 ml，每日3次，15日为1个疗程，间隔7～10日后，继服第二个疗程，一般2～3个疗程痊愈。

【制备方法】 上药入酒中浸7日，去渣过滤，贮瓶备用。

【资料来源】《浙江中医杂志》1984，(7)：317

白花蛇酒

【药物组成】 小白花蛇1条(约10 g) 羌活20 g 独活20 g 威灵仙20 g 当归10 g 川芎10 g 白芍10 g 桂枝10 g 鸡血藤20 g

【功能主治】 祛风胜湿,活血化瘀,治疗颈椎病。

【用法用量】 每日服二三次,每次30～60 ml。

【制备方法】 取白酒2.5 L浸泡上药,3日后服用。

【资料来源】 《山东中医杂志》1996,(12):568

龟板酒

【药物组成】 龟板 黄芪各30 g 肉桂10 g 当归40 g 生地 茯神 熟地 党参 白术 麦冬 五味子 山茱萸 枸杞 川芎 防风各15 g 羌活12 g

【功能主治】 益气健脾,补肾活血。治疗颈椎病。

【用法用量】 早、晚各饮20 ml,1个月为1个疗程。

【制备方法】 以上各药研为粗末,放入布袋,浸在44度或60度酒内,酒以淹住布袋为宜,封闭半日即可饮用,饮完再用酒浸泡。

【资料来源】 《内蒙古中医药》1999,(2):11

按:有医院以本酒治疗颈椎病45例,治疗结果显效24例,好转16例,总有效率88.9%。说明全方可促进局部血液循环,消除组织水肿及神经根水肿,增强新陈代谢,从而达到治疗本病的目的。

茄皮鹿角酒

【药物组成】 茄皮120 g 鹿角霜60 g 烧酒适量(约500 ml) 赤砂糖适量

【功能主治】 颈椎病。

【用法用量】 每日2～3次,适量饮服。

【制备方法】 上药烧酒浸泡10日,去渣过滤,加赤砂糖。

【资料来源】 《中国食疗学》

颈椎病外用药酒

【药物组成】 川乌 草乌 红花 川椒 威灵仙 当归等20

余味中药。

【功能主治】 疏通经络，活血祛瘀，行气除邪。适用于各种颈椎病。

【用法用量】 外用，外涂颈椎患部。每日3次，每次按摩10分钟，10日为1个疗程。一般治疗3个疗程。

【制备方法】 将上药浸泡于50%乙醇内，1周后过滤装瓶，备用。

【资料来源】 《中国疗养医学》2001，10(2)：43～44

颈痛灵药酒

【药物组成】 熟地黄　何首乌　黑芝麻　当归　丹参　黄芪　天麻　葛根　千年健　地枫皮　枸杞子　白芍　骨碎补　威灵仙　狗脊　蛇蜕　桂枝　牛膝　木瓜　乳香　没药　山药　槲寄生　甘草　人参　鹿茸各10 g　麝香1 g

【功能主治】 滋补肝肾，活络止痛。适用于各种颈椎病引起的疼痛。

【用法用量】 口服，每次10～15 ml，每日2次。

【制备方法】 将以上诸药用酒浸渍即成。

【资料来源】 《养生药酒-东方药膳》2009.10

颈椎病药酒-1

【药物组成】 桑枝　五加皮各60 g　红花　当归　制首乌各100 g　川芎50 g　鸡血藤140 g

【功能主治】 补血活血，舒筋通络，祛风湿，强筋骨。适用于神经根型颈椎病。

【用法用量】 口服，每次10～20 g，每日2次。饭后半小时服用。

【制备方法】 上药置于40～50度白酒3 000 g中，浸泡14日左右(期间经常摇晃)，滤出药液即可。

【资料来源】 《中国社区医师·医学专业半月刊》2009，(16)：139

活血除痹药酒

【药物组成】 独活　秦艽　白芍　党参各30 g　寄生　防风　川芎20 g　当归　生地　杜仲各50 g　云苓40 g　肉桂　甘草各15 g　细辛12 g　红花15 g

加减:(1) 痹邪偏胜者,加川乌、草乌各10 g。

(2) 偏寒胜,加羌活15 g、桂枝6 g、制川乌10 g。

【功能主治】 补肝肾,强筋骨,补血活血,祛风胜湿。适用于风寒湿痹日久不愈之神经根型颈椎病。

【用法用量】 口服,每日100～150 g,分3次服用。30日为1个疗程。

【制备方法】 将上药碾碎成粗粉,置干燥瓶中,用40～50度的白酒1 500 g浸泡,密封,经14日后开取。

【资料来源】 《现代中西医结合杂志》2006,15(19):2592

颈椎病药酒-2

【药物组成】 炙川乌　狗脊　丹参　杜仲　鸡血藤　羌活　威灵仙15 g　伸筋草　葛根　红花各20 g

【功能主治】 温经散寒,活血祛风,通络止痛。适用于颈椎病。

【用法用量】 外用,将纱布用药酒浸湿后,放置在颈项部,加用神灯照射15～20分钟。每日1次。

若能配合针刺后外敷,疗效更佳。

【制备方法】 将上药加入750～1 000 ml低度白酒中,浸泡24小时即可使用。

【资料来源】 《针灸临床杂志》2001,17(9):9

急性扭挫伤

神曲酒

【药物组成】 神曲

【功能主治】 治挫闪腰痛,不能转侧。

【用法用量】 服后仰卧片刻,见效再服。

【制备方法】 陈久神曲一大块，烧通红，淬老酒，去神曲。

【资料来源】 明·《普济方》

韭菜酒①

【药物组成】 生韭菜或韭菜根 30 g　黄酒 100 ml

【功能主治】 行气活血，治急性闪挫性扭伤的气滞血阻，心痛及赤痢。

【用法用量】 趁热服之，每日一二次。

【制备方法】 煮沸，或韭汁调酒。

【资料来源】 清·《寿世青编》

按：韭之名始见于《诗经》，性味辛温，有温中、行气、散血、解毒之功，能治胸痹、痢疾、跌打损伤等症，亦治吐血、衄血、尿血，故可作食治。

穿山龙药酒

【药物组成】 穿山龙 600 g

【功能主治】 舒筋，活血，止痛。用于跌打损伤，扭腰岔气，风温证等。

【用法用量】 口服，每次服 10 ml，每日 2 次。

【制备方法】 取穿山龙切成片，加 50％乙醇 1 000 ml（或白酒 1 000 ml），浸泡 15 日，过滤，滤过液放置室温下，静置 48 小时，再过滤，得滤液分装，每瓶 100 ml 或 200 ml。

【资料来源】 《辽宁医药》1975，(2)增刊

建曲酒

【药物组成】 建曲 100 g　黄酒 200 g　白酒 200 ml

【功能主治】 急性腰扭伤。

【用法用量】 每日 1 次，每次 50 ml，也可依自己酒量饮用。

【制备方法】 上3 味共合一处，泡 2 小时即成。

【资料来源】 《山东中医学院学报》1981，(2)：39

按：建曲常用于消化不良症，用治腰痛者甚少，查李时珍《本草纲目》有“闪挫腰痛者，煅过淬酒温服有效”的记载。

土鳖虫酒[1]

【药物组成】 土鳖虫7个 白酒30 ml

【功能主治】 闪腰挫伤。

【用法用量】 上酒分作3分内服，每日3次。

【制备方法】 先将土鳖虫焙干，白酒泡浸一昼夜后，去土鳖虫渣。

【注意事项】 孕妇忌服。

【资料来源】 《河北中医》1984，(3)：29

按：土鳖虫即䗪虫，始载于《本经》，具有破坚逐瘀、疗伤止痛的功效，故入酒能治闪挫。

栀黄酒

【药物组成】 栀子60 g 大黄 乳香 没药 一支蒿各30 g 樟脑饼1个(约7 g) 白酒适量

【功能主治】 治疗各种闭合性软组织损伤，挫伤，撞伤，无名肿毒，肋间神经痛。

【用法用量】 以软组织损伤的范围、疼痛面积的大小，剪相应大小的敷料块浸入药液，拧成半干，敷于患处，再盖以敷料，用胶布固定，24小时换药1次，轻者1～2帖愈。重者2～4次即愈，用4次以上无效者则停用。

【制备方法】 将上药装入瓶内，加白酒适量(以淹没药物为度)浸泡2星期，密闭。

【注意事项】 禁内服，孕妇慎用。

【资料来源】 《四川中医》1986，(6)：21

桂枝当归酒

【药物组成】 桂枝15 g 当归10 g 川芎10 g 红花10 g 透骨草30 g

【功能主治】 活血温经，消瘀止痛。主治急性扭挫伤。

【用法用量】 用棉球蘸酒浸液，搓洗患处，每日4～6次。

---

① 原无方名，今增。

【制备方法】 75%乙醇300 ml,将以上诸药放入乙醇内浸泡24小时后备用。

【资料来源】《河南中医》1989,(3):34

红花酒煎

【药物组成】 红花30 g　栀子20 g　桃仁20 g　芒硝60 g

【功能主治】 活血祛瘀,消肿止痛。治疗关节扭伤。

【用法用量】 将本品以纱布浸之湿敷,伤后24小时内冷敷,每日4～6次,10日为1个疗程。同时施以柔顺按摩法,即采取与纤维方向平行的手法,由近端向远端或由远端向近端理顺肌纤维,之后用石膏托、纸板或胶布、绷带等外固定损伤关节,限制活动。

【制备方法】 上药共研粗末,加白酒适量,浸泡30分钟许,微火煎煮10分钟,取其滤液。

【资料来源】《实用中西医结合杂志》1996,9(4):230

无敌药酒

【药物组成】 黄芪　人参　菟丝子　熟地　杜仲　续断　血竭　炙乳香　炙没药　桂枝

【功能主治】 补气养血,强筋健骨,祛风除湿,消肿止痛。主治急性扭挫伤,风湿性关节炎,骨质增生。

【用法用量】 适量饮服。

【制备方法】 上药用白酒浸泡而得。

【资料来源】《中国民族民间医药杂志》1998,(31):34

按:本药系王子荣老中医临床应用多年的经验方。

三七红花酒[①]

【药物组成】 三七　红花各10 g　乳香　没药各20 g　梅片5 g　生川乌　生草乌各15 g

【功能主治】 温经活血。主治急性踝关节扭伤。

---

① 原无方名,今增。

【用法用量】 用棉球将药酒涂于患处，再用红外线灯直接照射20分钟，其间每隔5分钟涂药液1次。再以手法理筋整复。外敷自制新伤膏药。以大黄、黄柏、黄芩各20 g，血通①、延胡索、白芷各10 g。上药共为细末，再加麝香0.5 g，用医用凡士林调成膏。将膏药摊于纱布上外敷，再用绷带包扎固定，隔日换药1次。并嘱患者行走时宜足平地行走，不能用足尖或足跟着力，夜间睡时适当抬高患足。

【制备方法】 上药用60度红高粱酒1 000 ml，浸泡10日以上。

【资料来源】 《四川中医》1998，(3)：41

按：有医院以本法治疗急性踝关节扭伤75例，治疗1次痊愈21例，2次痊愈39例，3次痊愈15例。

跌打风湿药酒

【药物组成】 勒党根 75 g　小颗蔷薇根 7.5 g　山花椒根 40 g

【功能主治】 散风祛湿，活血止痛。用于急性挫伤，风湿性关节痛，腰部劳损。

【用法用量】 急性扭挫伤，口服。首次100 ml，以后每次50 ml，每日2次。同时适量外擦。风湿关节痛，腰部劳损，晚睡时服100 ml，或每日2次，每次50 ml。20日为1个疗程，病重者可连续服1～2个疗程。出现咽喉燥热，停药数日后，可继续服用。

【制备方法】 上药用三花酒（50度白酒）0.5 L浸半个月后即可用。

【资料来源】 《中药制剂汇编》

骨折

鈆蛇龟酒

【药物组成】 鈆蛇龟一枚　糯米(蒸)五斤(升)　好酒二斛

【功能主治】 治伤折疼痛不可忍。

① 通：疑为"竭"之误。

【用法用量】 每次温服一中盏饮，每日三五次。

【制备方法】 上药细剉，酿饭，同入酒瓮中，密封七日。

【资料来源】 宋·《太平圣惠方》

接骨草酒

【药物组成】 接骨草叶 0.5 kg

【功能主治】 消肿，止痛，促患部末梢血管扩张，改善局部血液循环，促进骨痂生长，有助骨折愈合。

【用法用量】 用纱布包敷骨折部，小夹板或石膏固定，然后将接骨草酒滴入小夹板下纱布浸湿为宜，每日 2～3 次，成人每次 50 ml，儿童酌减。

【制备方法】 ①简单制作法：将新鲜接骨草叶 0.5 kg 捣烂，加少许乙醇，炒至略带黄色，然后文火煎 6～8 小时，搓挤出药汁过滤，配成 45％乙醇浓度的药酒 500 ml(1∶1 浓度)便可应用。②药房制作法：取接骨草叶，洗净，切碎、加水过药面煮，第一次煮 2 小时，第二次煮 1.5 小时，合并两次药液，过滤，浓缩成适量，加 95％乙醇使含醇量为 45％，药液浓度为1∶1 或2∶1，放置 24 小时，过滤即得。

【资料来源】 《新医药学杂志》1978，(37)：17

茴香丁酒

【药物组成】 茴香 15 g　丁香 15 g　樟脑 15 g　红花 15 g

【功能主治】 散寒，活血，化湿。治疗骨折后期局部肿胀。

【用法用量】 用棉球沾药汁涂于伤处，以红外线治疗灯照射距离 20～30cm，每日 1 次，每次 20 分钟，7 次为 1 个疗程。

【制备方法】 取白酒 300 g，把药物浸于酒中，1 星期后取汁使用。

【资料来源】 《中国骨伤》1997，(1)：56

按：有单位治疗四肢骨折愈合期肢端肿胀 105 例，结果治愈率 100％。

七叶红花酒

【药物组成】 七星草 1 000 g　叶下花 1 000 g　小黑牛 500 g　岩芋

500 g　红花 200 g　苏木 250 g　紫荆皮 250 g　伸筋草 200 g　自然铜 500 g　雪上一枝蒿 250 g　马钱子 500 g　丹皮 250 g　大黄250 g　栀子 500 g　木瓜 500 g　血竭 100 g　牛膝 200 g　杜仲 250 g　冰片(后下)酌量　75%乙醇 20 L

【功能主治】　化瘀止痛,续筋接骨,祛风除湿。主治跌打损伤,骨折脱臼,风湿性关节疼痛。

【用法用量】　外擦患处,每日 4～5 次。剧毒,严禁口服。

【制备方法】　将以上中草药粗研后装入瓷器内密封浸泡在 20 L 75%乙醇内,每日摇荡,搅拌 1 次,15 日即可使用,使用时加冰片 2 g。

【资料来源】　《中国民族民间医药杂志》1998,(5):21

风伤药酒

【药物组成】　四块瓦 50 g　蚤休 75 g　姜黄 75 g　山栀 75 g　茜叶 30 g　阿利藤 15 g　射干 30 g　云实 30 g　商陆 15 g　土黄柏75 g　驳骨丹 75 g　蛇芍 50 g　星宿叶 50 g　毛茛 50 g　紫菀 150 g　冰片 7.5 g　百两金 30 g

【功能主治】　祛风湿健骨。用于促进骨折的愈合及功能的恢复。

【用法用量】　外擦,每日擦 3 次,连用 1 星期。

【制备方法】　将上药共研成细末,用适量的 75%乙醇浸泡大约 10 日后,过滤取液,药渣加乙醇浸泡 5 日后,过滤,弃渣,两次药液合并,装瓶备用。

【资料来源】　《中药制剂汇编》

腰椎间盘突出症

紫荆活血酒

【药物组成】　紫荆皮　四块瓦　九节风　血三七　生川乌　生草乌　樟脑　冰片各等份

【功能主治】　祛风散寒,温经通脉,活血止痛。治疗腰椎间盘突出。

【用法用量】 用药酒作推拿。患者俯卧，胸上部垫枕，两上肢放于枕侧，全身肌肉放松。术者立于患者床边，手握拳蘸上药酒，沿腰到受累一侧肢体的坐骨神经，由轻渐重自上而下用药酒反复推拿15～20分钟，疼痛明显处稍加按压，重点推拿。每日1次，1个月为1个疗程。

【制备方法】 上药等份浸泡于50度以上白酒内，月余后取酒备用。

【资料来源】 《湖南中医药导报》1997，(2～3)：90

痹灵药酒

【药物组成】 杜仲　乳香　没药　三七　䗪虫　丹参各30 g　血竭20 g　红花10 g　蜈蚣2条　全蝎12 g　白花蛇2条

【功能主治】 通络活血，壮腰消肿，疏筋止痛。

【用法用量】 每日服50 ml，分2次服用。服1个月。

【制备方法】 上药用2 500 ml白酒浸泡半月。

【资料来源】 《湖北中医学院学报》1999，(2)：37

按：以本酒治疗腰椎间盘突出手术后患者84例，并指导患者作腰背肌锻炼，3星期后带腰围下床活动。治疗结果治愈72例，有效9例，总有效率96.4%。

腰椎间盘突出症药酒

【药物组成】 方1. 急性期疼痛明显时

桃仁　红花　当归　川芎各40 g　白芍80 g　茯苓　续断　川牛膝各50 g　制没药　制川乌(先煎)　甘草各30 g

方2. 疼痛缓解后

独活50 g　桑寄生　白芍各60 g　牛膝　防己　杜仲　续断　当归　丹参　威灵仙各40 g　制乳香　制没药各20 g　乌蛇　地龙各30 g

【功能主治】 方1. 活血止痛作用较强，可迅速减轻受刺激神经根的炎症水肿。适用于腰椎间盘突出症的急性期疼痛明显时。

方2. 祛风除湿，壮腰补肾，活血化瘀。适用于腰椎间盘突出症急性期后症状缓解期。

【用法用量】 口服，每次 20 ml，每日 2 次。

【制备方法】 将上药碾成粗末，加高度白酒 2 500 ml，浸泡 1 个月，过滤，沉淀，加调味剂后备用。

【资料来源】 《中国临床康复》2002，(6)：24

傣药方“暖雅”——睡药疗法

【药物组成】 喝贡(九翅豆蔻) 喝嘎(草蔻) 喝哈(红豆蔻) 喝辛(姜头) 喝毫命(黄姜头) 喝补累(野姜) 喝带哼(姜花根) 比比娘(红花丹) 比比蒿(白花丹) 莫哈蒿(大鸭嘴花) 莫哈郎(鸭嘴花) 合罕郎(长序岩豆树) 竹札领(宽筋藤) 卖麻密(饭树菠萝叶) 卖保聋(光叶巴豆) 卖保囡(炮弹果叶) 卖龙娘(腊肠树) 卖管底(蔓荆子叶) 皇杖(火焰花) 皇曼(马兰叶) 皇旧(旱莲草)

【功能主治】 散瘀消肿，祛风除湿，疏通经络，活血止痛，强身健体。适用于腰椎间盘突出症。

【用法用量】 将患者直接包睡于药上，盖上被子蒸熏至出汗。每次 30～50 分钟，每日 1 次。连续 7 日为 1 个疗程。休息 3～4 日进行下 1 个疗程。

【注意事项】 睡药时要注意室内温度，炎热季节要防止汗出过多。

临睡药前适当饮水。结束后腰注意休息。心脏病、高血压、哮喘患者禁忌。严寒季节要注意保暖。

【制备方法】 将上药干品各 500～600 g 切碎晒干混合放入锅内，加水 5 000 ml 浸泡 20 分钟后，煎煮或炒热(温度以能耐为宜)后铺于睡药床上，临时放入“劳雅栊梅”(外用祛风镇痛酒)500 ml。

【资料来源】 《云南中医中药杂志》2003，24(4)：39

腰椎间盘突出症药酒

【药物组成】 川乌 草乌 怀牛膝 金银花各 15 g 白花蛇 1 条 红糖 125 g

【功能主治】 祛风除湿，温经散寒，消肿止痛。适用于腰椎间盘突出症。

【用法用量】 口服,每次15～40 ml,每日3次,饭前饮用。可根据患者个人酒量酌量服用。可服用多个疗程。

【制备方法】 将上药加入50度以上的白酒1 500 ml中,浸泡7日即可,以上为1个疗程量。

【资料来源】 《中国民间疗法》2004,12(6):28

舒筋活络药酒

【药物组成】 当归 牛膝 白芍各60 g 防风 风车藤 土元 大红袍 秦艽各25 g 桃仁 红花 乳香 没药各15 g 蜈蚣8条 白花蛇2条 甘草10 g 冰糖100 g

【功能主治】 祛风除湿,疏通经络,活血止痛。适用于腰椎间盘突出症。

【用法用量】 口服,每次30～50 ml,每日2～3次。

一般服药酒3日可好转,服5～10 kg药酒可见效。顽固患者服用10～20 kg。

【制备方法】 将上药浸泡于45～60度白酒2 500 ml中,7日后即可服用。饮完后加酒复浸。

【资料来源】 《中国民族民间医药杂志》2004,(68):162

杜马四藤药酒

【药物组成】 红参(切片) 海马(切片) 木瓜 枸杞子各30 g 制杜仲90 g 青风藤 络石藤 鸡血藤 五加皮 淮牛膝 狗脊 海风藤各60 g 黄芪50 g 全蝎20 g

加减:(1) 阳虚者,加附片30 g、巴戟天30 g、补骨脂60 g、淫羊藿30 g。

(2) 血虚者,加当归60 g、山萸肉60 g、大枣60 g。

(3) 寒湿重者,加独活30 g、苍术30 g、生麻黄30 g。

(4) 脾胃虚寒者,加苏叶15 g、砂仁20 g、广木香20 g。

【功能主治】 补肝肾,强筋骨,益气活血,搜风通络。适用于腰椎间盘突出症。

【用法用量】 口服,每次25～75 ml,每日晚上睡前服1次,连服

2个月为1个疗程。

【制备方法】 取一罐类容器，倒入上药后，再加入35～54度白酒3 000 ml，以酒浸过药面5 ml为度，密封。夏7日、冬10日，滤出药酒，另装备用。剩下的药渣第二次浸泡。以白酒浸过药面即可，夏20日、冬30日，取出药酒，药渣废弃。

【资料来源】《江西中医药》2005，1(1)

蠲痹药酒

【药物组成】 当归　天麻　羌活　独活　防风　牛膝各2.4 g　川芎　制川乌　制草乌0.8 g　桑白皮　杜仲3.2 g　地枫皮　桂枝各1.6 g　熟地黄　仙茅　千年健各2.4 g　蜈蚣0.5 g　西红花　金钱白花蛇各0.4 g

【功能主治】 补肾气，强筋骨，活血化瘀，祛风除湿。治疗腰椎间盘突出症，尤其以急性期、病程短者疗效明显。

【用法用量】 口服，每次10 ml，每日3次，饭前服用。1个月为1个疗程。

【注意事项】 治疗期间停用其他药物，仅辅以功能锻炼。

【制备方法】 除西红花外，其余20味药物制成粗粉，加入西红花搅匀，白酒浸24小时后，继续用白酒按3 ml/小时的速度渗漉，收集续漉液浓缩至约1 000 ml，加白糖100 g，溶解，静置，滤过，添加白酒至1 000 ml，搅匀分装即可。

【资料来源】《中国药业》2006，15(13)：49

腰椎间盘突出药酒-1

【药物组成】 当归　川芎　杜仲　续断　桑寄生　金毛狗脊　天麻　广三七(打碎)　白花蛇10条　木瓜　鸡血藤　骨碎补　巴戟天各150 g　红花　川牛膝　五加皮　苏木各120 g

【功能主治】 活血通络化瘀，补肾壮骨强筋，祛风散寒除湿，舒筋通络止痛。适用于腰椎间盘突出症。

【用法用量】 口服，每次30 ml，每日1～2次。

配合电动牵引治疗，可提高疗效。

【制备方法】 将上述药物同时浸泡入50度以上10 kg的白酒内，密封1个月即可服用。

【资料来源】《中国中医急症》2009，18(1)：131

强直性脊柱炎

消痹药酒-2

【药物组成】 洋金花10 g 川断 淫羊藿 桂枝 独活 赤芍各50 g 红花 穿山甲 当归 忍冬藤各30 g 威灵仙50 g 川乌 草乌 制乳香 制没药 地龙 全蝎各20 g 白花蛇3条

【功能主治】 温肾散寒，化瘀壮骨，活血通终，祛风止痛。适用于强直性脊柱炎等骨痹。能减少关节的渗出，促进关节积液的吸收，减少致痛物质堆积。

【用法用量】 口服，每次10～20 ml，每日2次，餐后服用。

有效后改为每日1次。6个月为1个疗程。

【制备方法】 将上药浸泡于2 000 ml白酒中1个月，备用。

【资料来源】《辽宁中医学院学报》2001，(12)：281

坐骨神经痛

坐骨神经痛酒

【药物组成】 小茴香6 g 木香6 g 陈皮10 g 玄胡12 g 穿山甲5 g 川牛膝5 g 独活5 g 甘草3 g

【功能主治】 活血化瘀，通络柔筋，祛痹止痛。用于坐骨神经痛日久痛缓，或巩固疗效之用。

【用法用量】 每次服10～20 ml，每日服2～3次，以饭前服为宜。

【制备方法】 上药共为细末，加入500 ml白酒中，浸泡1星期后开始服用。

【资料来源】《国医论坛》1997，12(5)：37

青海蛇药酒

【药物组成】 青风藤10 g　海风藤　穿山甲　桑寄生　续断　川牛膝　追地风各30 g　独活20 g　生地　当归　鸡血藤各60 g　小白花蛇6条　川木瓜　艾叶各30 g

【功能主治】 补肾强筋，祛风化湿，活血化瘀，通络止痛。适用于坐骨神经痛。

【用法用量】 口服，每次15～20 ml，每日2次。

【制备方法】 将以上药物盛于玻璃或瓷器容器中，倒入酒1 000 g，浸泡7～10日。过滤，滤液备用。

【资料来源】 《辽宁中医杂志》2002，29(10)：607

消痹药酒

【药物组成】 当归　川芎　防风　威灵仙　红花　甘草各9 g　杜仲　全蝎　乳香　没药　羌活　独活　桂枝　秦艽　苍术　透骨草　地龙各12 g　蜈蚣7条　川牛膝15 g　蔗糖200 g　60度白酒3 kg

【功能主治】 补血活血，温经散寒，搜风通络，化瘀止痛，补肝肾，强筋骨。适用于坐骨神经痛。

【用法用量】 口服，饭后服用。年老体弱不耐酒者，每次20 ml，每日2次。年轻体壮者或耐酒力者，每次40 ml。1个月为1个疗程。配合推拿按摩可提高疗效。

【制备方法】 将药物洗净晾干后切成碎片，放入大小适宜的酒坛中，将白酒倒入坛中，摇匀后密封。再用大小适宜的铁锅或铝锅，将酒坛放入锅中加水至淹没2/3处，加火至水沸10分钟后停火，过30分钟取下酒坛，用石蜡封固坛口。室内常温20℃以上放置20日，20℃以下放置1个月后即可使用。开启酒坛用纱布滤去药渣，将药酒装入玻璃瓶中封口备用。

【资料来源】 《实用中医内科杂志》2005，19(4)：355

侗医药酒

【药物组成】 安痛藤　独活　木瓜　王灵官　红牛膝　巴岩香

白芍　血母　钩藤根　蜈蚣藤　赶风柴　飞茶　血人参　伸筋草　威灵仙　破骨风　白风藤　老鼠豆藤等

加减：(1) 风热者加桑枝、黄柏；

(2) 寒湿痹痛剧烈者，加过夺虽(制)、马蹄香、铁甲片、铜甲片。

(3) 患肢麻木不仁、僵硬者，加红禾麻根、蜈蚣、乌梢蛇。

(4) 肝肾不足者加杜仲、寄生。

(5) 气滞血瘀者加血风藤，重用王灵官。

(6) 腰椎间盘突出加精制马钱子。

(7) 腰椎骨质增生者，加地鳖虫、巴岩姜、续断。

【功能主治】 养血活血，祛风除湿，通络止痛。适用于坐骨神经痛。

【用法用量】 口服，每日 2 次，10 日为 1 个疗程。

【制备方法】 口服，水酒各半煎服，一剂服 3 日。或泡酒内服，每次 10 ml，每日 2 次，10 日为 1 个疗程。

【资料来源】 《中国民族医药杂志》2009，7(7)：16

骨刺、骨质增生

抗骨刺酒

【药物组成】 伸筋草　透骨草　杜仲　桑寄生　赤芍　海带　落得打各 15 g　追地风　千年健　防己　秦艽　茯苓　黄芪　党参　白术　陈皮　佛手　牛膝　红花　川芎　当归各 9 g　枸杞子 6 g　细辛　甘草各 3 g

【功能主治】 益肾健脾，活血行气，祛风湿。治疗骨质增生症。

【用法用量】 每次服 10 ml，每日服 3 次，1 000 ml 为 1 个疗程。

【制备方法】 上药加入白酒 1 750 ml 浸泡 1～2 星期，去渣留汁饮用。

【资料来源】 《上海中医药杂志》1989，(9)：24

按：有医院以本酒治疗骨质增生症 31 例，结果显效 4 例。骨质增生症状得到控制，恢复原工种工作，有效 21 例。临床症状改善，参加正常工作。无效5例。服本酒1个疗程,症状无改善。总有效率83.9%。治疗时间最短1个月,最长8.5个月,平均2.5个月。

螃蟹酒

【药物组成】 螃蟹(山蟹、河蟹均可,小者为佳,先置盆水中1夜,使其吐尽泥沙)150 g

【功能主治】 活血逐瘀,清热散结。治疗骨质增生。

【用法用量】 每次服10～30 ml,每日服3次。

【制备方法】 上述螃蟹泡优质白酒1.5 kg。

【资料来源】 《实用中西医结合杂志》1997,10(5):492

强骨灵

【药物组成】 熟地 骨碎补各30 g 淫羊藿 肉苁蓉 鹿衔草 鸡血藤 莱菔子 延胡索各20 g

【功能主治】 通经活血,补骨理气镇痛。治疗增生性膝关节痛。

【用法用量】 口服,每次10 ml,每日服2次。连续服用2～4个疗程,每个疗程15日。

【制备方法】 将上药切碎,加定量白酒,密闭浸渍,每日搅拌1～2次,1星期后,每星期搅拌1次,共浸渍30日,取上清液,压榨药渣,榨出液与上清液合并,加适量白糖,密封14日以上,滤清装250 ml瓶。

【资料来源】 《安徽中医临床杂志》1998,(4):214

按:有医院以本品治疗因膝关节骨质增生引起疼痛120例,治疗4个疗程,治愈31例,显效57例,好转29例,总有效率97.5%。

复方威灵仙药酒

【药物组成】 威灵仙 淫羊藿 五加皮 狗脊 防风 骨碎补 五味子 白芍 土鳖虫 地黄 枸杞子 紫石英 白酒

【功能主治】 祛风散寒除湿,通经散瘀,补肝肾。治疗骨质增生。

【用法用量】 每次服30 ml,每日服2～3次,3个月为1个疗程。

【制备方法】 上药浸入白酒1个月。

【资料来源】《中国中医药信息杂志》1999,6(3):40

按:有医院以本酒治疗骨质增生185例,结果显效114例,有效67例,总有效率为97.8%。

细辛蜈蚣酒

【药物组成】 细辛12 g 蜈蚣10 g 乳香20 g 没药20 g 红花12 g 桂枝20 g 樟脑100 g

【功能主治】 温经活血止痛。治疗骨质增生。

【用法用量】 取中药威灵仙30 g、红花10 g、乳香30 g、没药30 g、血竭30 g、黑胡椒30 g。将上药共为细末,过筛备用。根据患病部位,取5～7 g药末,用加醋药酒搅拌成膏状敷于患处,其上用塑料薄膜覆盖,再贴上胶布,最后用绷带包裹固定。每日1次,每次3小时,10日为1个疗程。皮肤病患者,过敏体质者及孕妇禁用。敷药后局部红、痒、热为正常,甚者可用淡盐水搽洗或缩短敷药时间。

【制备方法】 将细辛、蜈蚣等7味中药放入容器中,加上50度白酒2 000 ml,浸1个月,过滤取汁即成。从其中取200 ml加入米醋100 ml调匀,置瓶内备用。

【资料来源】《中医外治杂志》1999,(5):34

按:有医院以本法治疗骨质增生65例,治愈16例,基本治愈39例,好转8例,总有效率96.92%。

复方威灵仙酒

【药物组成】 威灵仙 淫羊藿 五加皮 狗脊 防风 骨碎补 五味子 白芍 土鳖虫 地黄 枸杞子 紫石英 白酒等

【功能主治】 祛邪,固本,扶正。治骨质增生。

【用法用量】 每次服30 ml,每日服2～3次,3个月为1个疗程。

【制备方法】 上药制成酒剂。

【资料来源】《中国中医药信息杂志》1999,(7):40

按:有医院以本酒治疗骨质增生症185例,治疗结果显效114例,有效

67 例,总有效率 97.8%。

增生风湿药酒

【药物组成】 白花蛇 肉桂 川乌 钩藤 千年健 甘草 炮姜 木香 钻地风各 10 g 丁香 葛根 羌活 独活各 8 g

【功能主治】 祛风胜湿。治骨质增生及风湿性关节炎。

【用法用量】 每日服二酒盅,分 3 次口服。轻者口服 2 星期,重者服 1 个月。

【制备方法】 上药装入纱袋,放入坛子,加白酒 1 500 ml,红糖 100 g,以小火炖至余药液 500 ml 即可。

【资料来源】 《中国民间疗法》1999,(1):44

按:有医院以本酒治疗骨质增生症及风湿性关节炎 98 例,均获痊愈。

腰椎骨质增生

【药物组成】 制川乌 制草乌 牛膝 甘草各 15 g 首乌 30 g 高度白酒 500 ml

【功能主治】 补肾强筋健骨,养血祛风散寒,温经通络止痛。适用于腰椎骨质增生等症。

【用法用量】 口服,每次 10 ml,每日临睡前服 1 次。

【制备方法】 将以上中药洗净,置于适当的酒瓶中,浸泡 1 周启用。

【资料来源】 《陕西中医》2003,24(7):593

腰椎骨质增生药酒

【药物组成】 天麻 乌梅 乌蛇各 20 g 川乌 草乌 紫草 牛膝各 15 g 全虫 10 g 甘草 6 g

【功能主治】 补肝肾,祛风湿,活血化瘀,通络止痛。适用于腰椎骨质增生等痹症。

【用法用量】 口服,每次 50 ml,每日 2 次,早晚各服 1 次。3 剂为 1 个疗程。

【注意事项】 对酒过敏者忌用。

【制备方法】 以上药物用40度以上白酒600 ml浸泡1周即可。饮时摇匀。

【资料来源】《中国民康医学》2008,20(14):1579

骨质增生药酒-1

【药物组成】 炒桃仁　川牛膝　全蝎　川楝子　甘草20 g　红花30 g　蜈蚣6条　穿山甲10 g

【功能主治】 行气活血化瘀,通络止痛。适用于气滞血瘀型的骨质增生症。

【用法用量】 口服,每次30 ml,每日2次。1剂为1个疗程。

【制备方法】 将上药用50度以上的白酒2 500 ml浸泡,放置1周,去渣取汁,即可。

【资料来源】《中国民间疗法》2009,17(8):19

骨刺宁酒

【药物组成】 威灵仙　急性子　山楂　砂仁　白芷　红花　乌梅各10 g

【功能主治】 祛风通络,活血止痛。适用于骨刺、风寒湿痹引起的疼痛及四肢麻木等。

【用法用量】 口服,每次20～25 ml,每日2次。

【制备方法】 将以上7味粉碎成粗粉,置容器内,加入白酒浸渍,加白糖搅拌即成。

【资料来源】《养生药酒—东方药膳》

壮骨健膝药酒

【药物组成】 金钱白花蛇1条　蜈蚣10条　枸杞子　怀牛膝　姜黄各150 g　全蝎　制草乌各10 g　50度以上白酒适量

【功能主治】 补肾散寒,活血通络,强筋健骨,抗炎镇痛。适用于膝关节骨性关节炎,如膝关节骨质增生、关节隙变窄、软骨下骨软化等症。

【用法用量】 口服,每日50 ml,每日晚上饮用1次。60日为1

个疗程。用酒量不必固定,可根据患者酒量大小而增减。

【制备方法】 将上药置于白酒中,密封浸泡10日,即可饮用。饮完后可再加酒浸泡10日。

【资料来源】《长春中医药大学学报》2009,25(2):244

无敌止痛搽剂

【药物组成】 生川乌 生草乌 生南星 红花 莪术 冰片 乳香 没药 姜黄 丁香 细辛 赤芍各10 g

【功能主治】 软坚散结,消肿止痛,活血化瘀,通利经脉。适用于骨质增生,急、慢性扭、挫伤,冻疮及腰椎间盘突出疼痛。

【用法用量】 外用,搽患处,每日3~4次。

【制备方法】 将以上12味,除冰片外,其余11味粉碎成粗粉,加72%乙醇适量浸泡,滤过,滤液加入冰片使溶解,制成即得。

【资料来源】《养生药酒—东方药膳》

骨友灵擦剂

【药物组成】 红花 川乌 制何首乌 续断 威灵仙 延胡索 防风 鸡血藤 蝉蜕各10 g

【功能主治】 活血化瘀,消肿止痛。适用于骨质增生引起的功能性障碍,软组织损伤及大骨节病引起的肿胀、疼痛。

【用法用量】 外用,每次用药酒2~5 ml,涂于患处,热敷20~30分钟。每日2~3次。14日为1个疗程,间隔1周进行第二疗程。一般用药2个疗程或遵医嘱。

【制备方法】 将以上10味粉碎成粗粉,用75%乙醇浸渍,加入二甲基亚砜、陈醋、乙醇适量即得。

【资料来源】《养生药酒—东方药膳》

骨痛灵酊

【药物组成】 雪上一枝蒿 干姜 血竭 乳香 没药 冰片各等量

【功能主治】 温经散寒,祛风活血,通络止痛。适用于骨质增生，风湿性关节炎，类风湿关节炎之疼痛、关节不利、活动受限、麻木等。

【用法用量】 外用，敷患处。每次取本品 25 ml，浸湿纱布，贴患处，覆盖一层塑料薄膜，再盖 3～4 层毛巾，用热水袋（水温 90℃左右）置于毛巾上热敷。胸、腰椎部位敷 40 分钟，其余部位敷 30 分钟，每日 1 次，20 日为 1 个疗程。

【制备方法】 将以上 6 味研制成粗粉，用 50％乙醇适量浸渍即得。

【资料来源】《养生药酒—东方药膳》

骨质增生药酒-2

【药物组成】 制川乌 90 g 肉苁蓉 伸筋草 红花各 30 g 骨碎补 鹿衔草 40 g 桂枝 狗脊各 60 g 牛膝 80 g 熟地 120 g 海风藤 100 g 鸡屎藤 100 g 黄藤 250 g 陈皮 100 g 等

【功能主治】 调补肾气，强筋健骨，活血化瘀，祛风散寒，消肿止痛。适用于骨质增生症。

【用法用量】 口服，每次 20 ml，每日 3 次。饭后服用。一剂服用 1 个月，1 个月为 1 个疗程。

【制备方法】 将以上药物放入不锈钢锅内，加水 5 000 ml，泡 2 小时后，再用慢火煎 3 小时，把水煎至 1 000 ml，将药水滤出，趁热放入冰糖 250 g，待糖完全溶解放凉后，再加入 55 度以上的白酒 1 000 ml 与其混合，然后装瓶备用。

【资料来源】《河北医药》2010，32（1）：92

半月板损伤

温经活血酒

【药物组成】 洋金花 红花 当归 制川乌 制草乌 川芎 三棱 莪术 小茴香 续断 羌活 独活 白芷 姜黄 桂枝 儿茶 血竭 鹿茸

【功能主治】 温经活血。治疗半月板损伤。

【用法用量】 将纱块浸本酒搭于患膝关节偏外前侧处，再将TDP治疗器于膝关节前侧处进行辐射，每次45分钟，其间每15分钟用本酒将纱块浸湿1次。治完后再对膝部及周围按摩1次，每次10～20分钟。每日治疗1次，每15次1个疗程。可治4个疗程。

【制备方法】 上药以白酒浸泡而成。

【资料来源】 《实用中医药杂志》2000，(4)：31

按：有医院以本酒治疗半月板损伤17例，治愈8例，好转9例，有效率为100%。

颞下颌关节功能紊乱

透骨伸筋酒

【药物组成】 透骨草15 g　伸筋草15 g　木瓜15 g　赤芍12 g　穿山龙15 g　川芎6 g　当归9 g　细辛6 g　维生素B_1注射液500 ml

【功能主治】 温经散寒，通络止痛。主治颞颌关节功能紊乱。

【用法用量】 选无底青霉素小瓶，纳入上述浸泡液5 ml，保留其原有铝封口，仅暴露穿刺抽吸用的小块橡皮盖，在小瓶底的边缘涂少许凡士林，以便与皮肤密切接触，小瓶的无底边缘应紧贴于所需的治疗穴位，如颊车、下关、合谷等，再用注射针从瓶口抽出瓶内的空气，形成负压而吸附于皮肤上，使药液与皮肤完全接触，留罐20分钟，再注入少许空气于小瓶内，即可将小瓶取下。每日1次，5次为1个疗程。

【制备方法】 将上药浸入白酒1 kg 2个月后备用。

【资料来源】 《上海针灸杂志》1995，14(2)：75

按：共治疗本病34例，结果：痊愈25例，好转6例，无效3例，有效率为91%。

骨质疏松

补肾壮骨酒

【药物组成】 人参40 g　当归60 g　熟地60 g　枸杞60 g　制首乌80 g　鸡血藤100 g　桑葚60 g　女贞子60 g　黄精60 g　山茱萸50 g

龟胶50 g　鹿胶50 g　蛤蚧10 g　仙茅50 g　补骨脂50 g　杜仲60 g　乌梢蛇10 g　白花蛇10 g　续断60 g　金狗脊50 g　五加皮50 g　野猪骨100 g　桑寄生80 g　独活50 g　怀牛膝50 g　丹参80 g　海马10 g　红花50 g　冰糖1.5 kg　50度白酒15 L

【功能主治】 补肾壮阳，祛风除湿，活血行气。治疗骨质疏松症。

【用法用量】 每日服2次，每次服30～50 ml，可在进膳时饮用，2个月为一疗程，久服更佳。

【制备方法】 用浸渍法或渗漉法制备。

【资料来源】 《湖南中医药导报》1997，(6)：82

软组织损伤

肿痛灵药酒

【药物组成】 透骨草30 g　乳香　没药　泽兰　艾叶各15 g

【功能主治】 行血消肿，温经通络。治软组织损伤。

【用法用量】 用时取大小适宜的敷料浸透药液，贴敷于患处，外用绷带包扎，并用热水袋热敷受伤局部，每日更换1次，7日为1个疗程。皮肤破损者伤口愈合后再行此法。

【制备方法】 上药浸于60度白酒500 ml中，浸泡2～3日，贮药液备用。

【资料来源】 《新中医》1996，(7)：47

赤芍当归酒

【药物组成】 赤芍40 g　当归25 g　生地25 g　泽泻25 g　泽兰25 g　川芎25 g　桃仁25 g　莪术20 g　刘寄奴25 g　三棱25 g　红花20 g　苏木20 g　土鳖虫12 g　三七3 g

【功能主治】 活血化瘀，消肿止痛，舒经活络。治疗软组织损伤。

【用法用量】 将配好的药酒蘸少许涂于按摩之部位，根据伤情及患者体质，循经取穴，灵活选用不同手法，反复推拿。

【制备方法】 上药置于坛中用50度白酒3 L,浸泡约2星期后,过滤去渣,取出澄清液,备用。

【资料来源】 《按摩与导引》1997,(2):44

按:有单位以本法治疗447例,痊愈247例,占55.3%;显效104例,占23.3%;好转90例,占20.1%;无效6例,占11.4%;总有效率达98.6%。

舒筋活络酒(钦州)

【药物组成】 生大黄　生半夏　当归　川芎　白芷　红花　姜黄　山栀　三七　陈皮　樟脑等药

【功能主治】 消肿止痛。治疗急性软组织损伤。

【用法用量】 用时以药棉蘸取药液涂擦患处,每日3次,8日为1个疗程。

【制备方法】 上药碾成粗末,置50度三花米酒内浸泡1个月。

【资料来源】 《广西中医药》1998,(4):32

按:该药酒源于民间验方,有医院以本酒治疗急性软组织损伤151例,治疗结果痊愈91例,有效55例,总有效率96.7%。

新伤药酒

【药物组成】 黄芩40 g　大黄　木通各30 g　三棱　莪术各20 g　黄柏　白芷　独活　羌活　红花　玄胡　川芎各15 g

【功能主治】 活血化瘀,消肿止痛,舒筋活络。适用于闭合性新伤肿痛、腰肌劳损等症。

【用法用量】 外用,用消毒纱布浸药液外敷,涂擦患处。4日为1个疗程。

【注意事项】 皮肤破损者慎用。

【制备方法】 将以上药材饮片置于有盖容器中,加45%乙醇2 500 ml,浸渍7日,过滤,静置12小时,取上清液即得。

【资料来源】 《世界今日医药杂志》2000,1(5):546～547

药酒喷剂

【药物组成】 乳香　没药　川芎　地龙　骨碎补　自然铜　川

乌　草乌　干姜　肉桂各15 g　当归10 g　二甲基亚砜450 ml　薄荷脑50 g

【功能主治】 行气和血，祛瘀消肿止痛。适用于各种软组织损伤，局部肿胀、压痛、有瘀斑，活动功能障碍等症。

【用法用量】 外用，喷涂法。每日喷涂患处4～5次。

【制备方法】 将以上药物放入1 500 ml 95％乙醇中浸泡，每日振摇1次，7日后滤出药汁，再将乙醇加足1 500 ml，再取二甲基亚砜450 ml，薄荷脑50 g，加入乙醇药液中，混匀后分装喷瓶中，备用。

【资料来源】 《中医正骨》2001，13(11)：46

伤筋药酒

【药物组成】 当归　威灵仙　桑寄生　透骨草各15 g　丹参20 g　川芎　独活　元胡　乌梢蛇　生地各10 g　木瓜9 g　地龙6 g　蜈蚣3条　乳香　没药各3 g　冰片　麝香各0.3 g　白酒5 000 ml

【功能主治】 活血化瘀，祛瘀生新，舒筋通络，散风祛湿，松解粘连，滑利关节，加速损伤组织的恢复。适用于各种伤筋。无论外伤劳损或风寒湿邪侵袭所致者，均可用。

【用法用量】 外用配合推拿。每次15～25分钟，每日或隔日1次。10次为1个疗程。用手蘸药酒涂擦于患处。根据伤情及患者体质强弱，灵活选用推、摩、揉、擦等手法，轻而缓慢地施术。

【制备方法】 将前13味浸泡于5 000 ml 40～60度白酒中，约2周后，过滤去渣，取出澄清药液，再加入乳香、没药、冰片、麝香，待溶解后备用。

【资料来源】 《中医研究》2001，14(5)：53～54

肿痛一扫光药酒

【药物组成】 活血丹150 g　青蛇藤　重楼各100 g　紫金龙20 g　白酒1 000 ml

【功能主治】 清热解毒，活血化瘀，消肿止痛，止血拔毒生肌。适用于因受暴力或慢性劳损等造成的跌打损伤，风湿疼痛，颈椎病，骨质增生无名肿毒，软组织损伤，大骨节病引起的肿胀疼痛瘀肿，功能障碍而无骨折者。

【用法用量】 (1) 口服，每次 10 ml，每日 3 次。

(2) 外用，有伤口者，局部用棉签蘸药酒外搽；无伤口者，在疼痛部位用药酒棉球外敷即可。

【制备方法】 将以上药物粉碎，置于有盖容器中，加白酒 1 000 ml，密封，搅拌或振摇，浸渍 10 日，倾取上清液，静置 24 小时，过滤即得。

【资料来源】《云南中医药杂志》2004，25(6)：55

软组织损伤药酒(Ⅰ)

【药物组成】 三七 薄荷各 3 g 樟脑 红花 生地 血竭各 30 g 冰片 麝香各 0.5 g 50％乙醇 2 000 ml

【功能主治】 活血散瘀，消肿止痛，舒筋活络。用于软组织损伤。

【用法用量】 用配好的药酒反复涂擦患处，然后进行推拿、揉擦、捏压、推搓、弹拨、拍打等手法，直至患处有灼热感为止。每次 10～15 分钟，每日或隔日 1 次，10 日为 1 个疗程。

【制备方法】 将上药浸泡于 50％乙醇 2 000 ml 中 10 日左右，至药液色泽呈鲜红后，即可备用。

【资料来源】《中国学校卫生》2005，26(2)：158

麝香祛痛搽剂

【药物组成】 麝香 血竭 三七各 3.3 g 红花 独活 10 g 樟脑 300 g 冰片 地黄各 200 g 薄荷脑 100 g

【功能主治】 活血祛瘀，疏通经络，消肿止痛。适用于各种风湿瘀阻，关节疼痛，跌打损伤，瘀血肿痛等。

【用法用量】 外用，涂搽患处。按摩 5～10 分钟至患处发热，每日 2～3 次。软组织扭伤严重或有出血者，将药液浸湿的棉垫敷于患处。

【制备方法】 将以上9味,用50%乙醇浸泡滤过,即得。

【资料来源】《养生药酒-东方药膳》

舒筋止痛药酒

【药物组成】 红花　田三七　樟脑各625 g　泽兰　刺五加各300 g　生川乌　生草乌　续断　桃仁　川芎　莪术　三棱各250 g　木瓜　栀子　当归尾　骨碎补325 g　生大黄150 g　怀牛膝125 g

【功能主治】 行气活血,疏经通络,温经散瘀,消肿止痛。适用于踝关节扭伤,肿胀疼痛。

【用法用量】 先用冰块敷于踝关节肿胀处30分钟,然后用纱布或药棉蘸药酒,涂擦患部及附近有关穴位。每日涂擦3次。连续用1周。

【注意事项】 治疗期间减少活动,注意休息。该药酒严禁内服,使用后注意洗手。

【制备方法】 将上述诸药(除樟脑)磨成粗粉,用80%乙醇10 L浸泡10日,滤过取汁,余渣加80%乙醇5 L再泡,5日后滤过,两次药酒合并,再加樟脑,混匀装瓶备用。

【资料来源】《中国学校卫生》2005,26(2):168

软组织损伤药酒(Ⅱ)

【药物组成】 红花　血竭各30 g　生地150 g　冰片　广三七各3 g　樟脑75 g　薄荷冰20 g　麝香2份。

【功能主治】 舒筋活血,温经通络,祛瘀生新,促进软组织修复。适用于四肢或躯干部位软组织损伤,局部肿胀,疼痛,瘀血,压痛和关节功能障碍。

【注意事项】 排除损伤部位有皮肤破损、骨折及脱位。皮肤过敏者禁用。

【用法用量】 外用,根据损伤范围大小,取一叠大小适当的5～6层清洁纱布或白布一块,浸泡药液,稍拧一下,使之不滴药液为度,敷患处痛点,外加一层塑料布,以胶布或绷带包扎2～3层固定,每天换药1次，7日为1个疗程。

【制备方法】 红花、广三七分别用500 ml白酒浸泡；生地用1 500 ml白酒浸泡；血竭、樟脑、冰片分别用95%的白酒500 g浸泡。以上各药泡至15日后，提取不等量药酒，混合后再加适量薄荷冰，使之充分溶解即可。

【资料来源】 《中医外治杂志》2006，15(4)：31

网球肘

药棒药水

【药物组成】 川乌 草乌 田三七 细辛 乳香 没药等

【功能主治】 疏通气血，通经活络。治疗网球肘，类风湿性关节炎，肩周炎。

【用法用量】 治疗时，用棒蘸药水叩击患处，即曲池穴，外加合谷穴，90～120次/分钟，由轻到重，根据患者身体状况采取轻者为补，重者为泻，15次为1个疗程，采用点叩。

【制备方法】 上药用市售白酒浸泡7日。

【资料来源】 《新中医》1996，(8)：39

脑外伤后遗症

脑外伤后遗症酒

【药物组成】 (1) 熟地黄 党参30 g 当归 白芍 川芎 白术 白芷 乳香 没药各10 g 茯苓 葛根 天麻各15 g

(2) 生地黄30 g 当归 白芍 乳香 没药 白芷 葛根各15 g 川芎 半夏 田三七各10 g

【功能主治】 (1) 益气养血，活血通络。适用于气血虚弱型的脑外伤后遗症。

(2) 行气活血，祛瘀止痛。适用于气滞血瘀型脑外伤后遗症。

【用法用量】 口服，每次10 ml，每日2次。早、晚各1次。

【制备方法】 将上药浸泡于1 000 g酒中，密封1周后即可服用。

【资料来源】《中国乡村医药杂志》2002,9(11):38

增生性脊椎炎

闪火拍打药酒

【药物组成】 血竭3 g 当归10 g 红花10 g 桂枝10 g 甘松15 g 田七5 g 玄胡10 g 七叶一枝花15 g 苏木15 g 鸡血藤30 g 川乌10 g 土鳖虫10 g

【功能主治】 活血化瘀,温经止痛。治疗增生性脊椎炎。

【用法用量】 将药酒30 ml左右置搪瓷盆内,点火使燃,术者以手蘸酒液,在患者疼痛麻木处进行快速拍打,手法由轻渐重,直至火焰熄灭为止。每日或隔日1次,10次为1个疗程。术者蘸药酒后,即应迅速拍打,才不至烧伤。

【制备方法】 上药以50度以上白酒1 000 ml浸泡2星期以上,过滤。

【注意事项】 高血压、心脏病患者,妇女经期,妊娠期及局部皮肤病患者忌用本法。

【资料来源】《中国民间疗法》1996,(4):4

七、五官科类

口齿病

齿肿酒

【药物组成】 松叶一粒 盐二合

【功能主治】 治齿肿。

【用法用量】 含之,冷吐,瘥即止。

【制备方法】 及上药,以好酒三升,煮取一升。

【资料来源】 唐·《外台秘要》

杉叶酒

【药物组成】 杉叶三两 芎䓖 细辛各二两

【功能主治】 齿肿。

【用法用量】 含酒漱口。

【制备方法】 上药三味切细，以酒四升，煮取二升半。

【资料来源】 唐·《外台秘要》

头风齿痛酒①

【药物组成】 椒一合 莽草(熬)十叶 白术 崔李根(郁李根也) 独活 芎䓖各二两 细辛 防风各一两

【功能主治】 头面风，口齿痛。

【用法用量】 口含之，以症状缓解为度。勿咽汁。

【制备方法】 以上八味切碎，以酒三升煮三五沸，去渣。

【资料来源】 唐·《外台秘要》

松节细辛酒②

【药物组成】 肥松节四分 细辛二分 蜀椒二分 胡桐律四分

【功能主治】 牙齿疼痛，牙断肿痒，齿根宣露。

【用法用量】 趁热含之，冷即吐却，不愈再含，直到痛止。

【制备方法】 上四味切细，以清酒四升煮十沸。

【资料来源】 唐·《外台秘要》

矾石牙痛酒③

【药物组成】 矾石(烧令汁尽) 藜芦(炙) 防风 细辛 干姜 白术 椒(汗) 甘草(炙) 蛇床子 附子(炮)各八分

【功能主治】 治牙齿疼痛，龋齿，牙根宣露，或齿已落出。

【用法用量】 将药酒搅调后含漱，每日三次，不可咽下，再以酒漱去药气。

---

① 原无方名，今增。

② 原无方名，今增。

③ 原无方名，今增。

【制备方法】 上十味药捣筛成散，温半升酒，放入药散方寸匕，搅调。

【资料来源】 唐·《外台秘要》

必效牙痛酒

【药物组成】 防风　附子　蜀椒各二两　芥草(炙)一两

【功能主治】 齿痛。

【用法用量】 上药温清酒一盏，含少许酒漱口，勿咽汁。

【制备方法】 上四味捣筛为散。

【资料来源】 唐·《外台秘要》

连柏栀子酒①

【药物组成】 黄连半两　黄柏三两　栀子二十枚

【功能主治】 治舌上出血如簪孔，齿龈出血、便血。

【用法用量】 一次服完。

【制备方法】 上药用酒二升，渍一宿，去渣，煮三沸。

【资料来源】 唐·《外台秘要》

蒴藋独活酒②

【药物组成】 蒴藋三两，加水五升，煮取四升，去渣　蜀椒一两　吴茱萸　独活　乌贼鱼骨　桃胶各一两　桂心半两　酒一合

【功能主治】 牙龈肿痛，口急不开，面目虚肿。

【用法用量】 含于病处，一日三次，以瘥止为度。

【资料来源】 唐·《外台秘要》

乌头独活酒

【药物组成】 乌头　独活　郁李根白皮各一两

【功能主治】 疗牙痛。

【用法用量】 含口内，冷热适中，以治愈为度。

---

① 原无方名，今增。

② 原无方名，今增。

【制备方法】 上三味，切碎，绵裹，以好酒一大升半，渍一宿，缓火蒸，取一升，去渣。

【注意事项】 只可口含，不可下咽，有毒恐伤人也。

【资料来源】 唐·《外台秘要》

独活酒

【药物组成】 独活四两　酒二升

【功能主治】 治齿根空，肿痛困毙及中风口噤不开。

【用法用量】 热含之，或温服三合，未差再服，口噤灌之，一日三次。

【制备方法】 上药浸于净器中。用煻火煨暖，稍稍沸，煎至半量，去渣。

【资料来源】 宋·《圣济总录》；明·《普济方》

【附】 《圣济总录》另增大豆五合，治中风口噤不开。

按：药理研究表明独活有镇痛、抗炎作用。

独活细辛酒——原名"独活酒"

【药物组成】 独活　莽草　细辛各半两　附子　防风各半两

【功能主治】 治牙齿疼痛。

【用法用量】 热漱冷吐。

【制备方法】 上药细剉，以酒一升半，煎至一升。

【资料来源】 宋·《圣济总录》

【附】 一方无防风。

半夏酒

【药物组成】 半夏二十枚

【功能主治】 治重舌[1]满口。

【用法用量】 取酒乘热含，冷时即吐，又含热者，以瘥为度，内服

---

① 重舌：见《疮疡经验全书》：(a)舌下黏膜炎症，肿胀突起、状若小舌，由心脾湿热，热重于湿所致。(b)舌下腺囊肿，隆起突出如小舌，为心脾湿热，湿重于热所致。两者均位于舌下，与舌相叠，故称"重舌"。

亦有效。

【制备方法】 上药水煮，再在水中泡片刻，乘热用好酒一升浸，密封容器。良久。

【资料来源】 明·《普济方》

细辛酒

【药物组成】 细辛二两　柳枝皮四两

【功能主治】 治牙齿动摇，疼处齿断宣露，不能咬物。

【用法用量】 暖一大盏，热含冷吐，以瘥为度。

【制备方法】 上药细剉，在铫中炒至黄，放入大豆一升，和柳皮再炒。等爆声绝，盛于瓷器中，用好酒五升，浸一宿。

【资料来源】 明·《普济方》

按：柳枝含水杨苷，有止痛麻醉作用，细辛含挥发油，也有镇静麻醉作用，故本方治牙痛有良效。

地黄独活酒

【药物组成】 生地黄　独活各三两

【功能主治】 治牙根肿痛。

【用法用量】 含漱。

【制备方法】 上药切细，用酒渍一宿。

【资料来源】 明·《普济方》

郁李酒

【药物组成】 郁李根　细辛　椒半两　槐白皮　柳白皮

【功能主治】 治齿风肿痛，呼吸风冷，其痛愈甚，断膻肿赤。

【用法用量】 热漱冷吐。

【制备方法】 上药细剉，每次用药一两，酒半升，蒸三五沸，去药渣。

【资料来源】 明·《普济方》

枳壳根酒——原名“枳壳方”

【药物组成】 枳壳根

【功能主治】 齿痛痰多。

【用法用量】 口含,伴有气逆者加量。

【制备方法】 以枳壳根浸酒蒸热。

【资料来源】 明·《普济方》

止痛酒

【药物组成】 川乌3 g 草乌3 g 良姜3 g 细辛3 g 白芷3 g 白酒100 ml

【功能主治】 镇静止痛麻醉。适用于龋齿。

【用法用量】 用其液体含漱于龋齿处,一般连用2～3次即可止痛。

【制备方法】 将各药磨成粗末同酒共置酒壶内,稍浸片刻煨热。

【资料来源】 《新中医》1982,(6):31

按:川草乌均含乌头碱,对各种神经末梢有麻醉止痛作用;细辛含多种挥发油,有镇静麻醉作用,但应慎重运用,以免中毒,治疗20余例,止痛效果满意。

羊胫骨酒

【药物组成】 羖羊胫骨1.5 kg 曲150 g 糯米5 kg

【功能主治】 脾肾虚弱,筋骨挛痛,牙齿动摇。

【用法用量】 每日3次,每次饮服1～2杯。

【制备方法】 将羊胫骨煮汁,同曲、米如常法酿造酒。

【资料来源】 《药酒验方选》

复方止痛酒

【药物组成】 川乌3 g 蜂房3 g 细辛3 g 白芷6 g 白酒100 g

【功能主治】 温经止痛。治龋齿。

【用法用量】 用其液体含于龋齿处,含漱一二次,或用棉球蘸药液塞于龋齿处数分钟,即可止痛。

【制备方法】 将各药研磨成粗末,同药酒共置密闭玻璃容器内,稍浸片刻,煨热。

【资料来源】 《中医函授通讯》1997,(6):23

咽喉病

蘘荷根酒[1]

【药物组成】 蘘荷根(研绞取汁)二两

【功能主治】 中风及大声咽喉不利。

【用法用量】 温服半盏。

【制备方法】 酒一大盏，相和合匀。

【资料来源】 晋·《肘后方》

紫苏子酒

【药物组成】 紫苏子(微炒)一升　清酒三斗

【功能主治】 祛风，吸气，利膈。

【用法用量】 少量饮服。

【制备方法】 上药捣碎，用生绢袋盛，放入酒中，浸二宿即得。

【资料来源】 宋·《太平圣惠方》

鳜鱼酒

【药物组成】 腊月取鳜鱼胆，悬北檐下使干。

【功能主治】 治骨鲠或竹木签刺喉中不下。

【用法用量】 温啜，若得逆便吐骨即随出，若未吐再饮，以吐为度，虽鲠在腹中且以久疼痛黄瘦甚者，服之皆出。

【制备方法】 取皂子样大小的鳜鱼胆用酒一合煎化。

【资料来源】 宋·《鸡峰普济方》

丹砂酒

【药物组成】 丹砂　桂(去粗皮)　绛矾各半钱

【功能主治】 治狗咽[2]，喉中忽觉结塞。

---

① 原无方名，今增。

② 狗咽：病名。见《诸病源候论》卷三十："唯内忽有气结塞不通，世谓之狗咽。此由风热所作，与喉痹之状相似"。似指因各种咽喉疾患（如喉痛、喉痹等）所致之气道阻塞于咽喉，而呼吸声如狗喘之状。

【用法用量】 含之，即愈。

【制备方法】 上三味，研末，绵裹，用好酒少许，浸良久。

【资料来源】 宋·《圣济总录》

白芥子酒①

【药物组成】 白芥子(研碎)五合

【功能主治】 伤寒后身体虚肿，失音不语。

【用法用量】 熨项颈周遭，冷则易之。

【制备方法】 上药用酒煮半熟，注壶中，带热包裹。

【资料来源】 宋·《圣济总录》

人乳酒②

【药物组成】 酒五合　人乳汁半升

【功能主治】 治喉痹卒不得语。

【用法用量】 分二次服。

【制备方法】 上药和合。

【资料来源】 明·《普济方》

槐肉泡酒

【药物组成】 槐肉 20～30 g

【功能主治】 治疗慢性咽炎，中医称梅核气。

【用法用量】 每日服 3 次，每次 10～15 ml，一般服 7 日即愈。

【制备方法】 上药用白酒浸泡 7 日即可饮用。

【资料来源】 《湖南中医药导报》1997，(2～3)：112

按：槐肉乃是老槐树的枝体损伤后，其渗出物逐渐形成如蘑状物体。以本法治疗慢性咽炎 125 例，有效率 100%，治愈率达 95%以上。

牛蒡蝉蜕酒

【药物组成】 牛蒡根 500 g　蝉蜕 30 g　黄酒 1 500 ml

---

① 原无方名，今增。

② 原无方名，今增。

【功能主治】 咽喉肿痛，咳嗽，喉痹，吐痰不利，麻疹风疹，疮痈肿痛。

【用法用量】 每次饮1～2杯。

【制备方法】 将牛蒡根切片（小者打碎）同蝉蜕浸酒于瓶中，经3～5日开封，去渣。

【资料来源】《药酒验方选》

青果酒

【药物组成】 白酒1 000 g 干青果50 g 青黛5 g

【功能主治】 清热利咽，凉血解毒。治咽喉肿痛，口渴，烦热等症。

【用法用量】 适量饮服。

【制备方法】 将干青果洗净，晾干水气，逐个拍破，青黛青口，浸泡15日，每隔5日摇动1次。

【资料来源】《中国药膳》

鼻病

莱菔酒

【药物组成】 莱菔

【功能主治】 治鼻衄血不止。

【用法用量】 候温，滤去渣，一次服完。

【制备方法】 莱菔不拘多少，每细剉一合，用酒盏。先煎酒沸后再下莱菔，再蒸一两沸。

【资料来源】 宋·《圣济总录》；明·《普济方》

麻黄酒

【药物组成】 生麻黄节、生麻黄根各80 g 白酒1 500 ml

【功能主治】 主治酒渣鼻。

【用法用量】 口服，早、晚各服25 ml，10日为1个疗程。

【制备方法】 先将麻黄节、麻黄根切碎，然后用水冲洗干净，放入干净铝壶内，加进白酒 1 500 ml，加盖，即用武火煎 30 分钟后，置于阴凉处 3 小时，用纱布过滤装入瓶内备用。

【资料来源】《湖北中医杂志》1991，13(3)：14

按：作者共治疗此病 18 例，结果治愈 15 例，好转 3 例。一般服药5～8日后，患部出现黄白色分泌物，随后分泌物结痂，脱落，局部变成红色。20～30 日后，皮肤逐渐变为正常，其他症状随之消失。

轻硫酒

【药物组成】 轻粉　硫黄各 15 g　生大黄　百部各 50 g

【功能主治】 清热解毒，凉血杀虫。主治酒渣鼻。

【用法用量】 外用，每日早晚用温开水洗脸擦干后，毛笔蘸药液少许在皮损处涂抹 3～5 分钟。1 个月为 1 个疗程，一般用药 1～2 个疗程可痊愈。

【制备方法】 将上药共研细末，溶于 95％乙醇 300 ml 中，每日摇荡 2 次，浸泡 6～10 日即可外擦患处。

【资料来源】《陕西中医》1992，13(2)：80

按：共治疗 37 例酒渣鼻患者。结果：痊愈 34 例，有效 2 例，无效 1 例。

葫芦酒

【药物组成】 苦葫芦子(捣碎)30 g

【功能主治】 鼻塞，眼目昏痛，胸闷。

【用法用量】 少少纳鼻中，每日 3～4 次。

【制备方法】 将上药置于净瓶中，用醇酒 150 ml 浸之，经 7 日后开口，去渣备用。

【资料来源】《药酒验方选》

过敏性鼻炎按摩酒

【药物组成】 麻黄　附子　细辛　辛夷　红花　黄芪　白术　防风

【功能主治】 扶正祛邪，温经散寒，活血通窍。适用于过敏性鼻炎。

【用法用量】 外用，按摩。

取穴：足三里、三阴交、风池、迎香、合谷五穴。

方法：(1) 每天晨起迎风站立或坐位。

(2) 指法：在足三里、风池穴上用示、中指叠指增加力度。迎香单示指或单中指，合谷、三阴交用拇指，各指着力点以指腹为佳。

(3) 按压时以该穴位酸沉痛感强烈为准。

(4) 按压穴位前先用手指蘸药酒轻轻揉按穴位以轻度潮红后，再加压按摩，每穴正倒转各100周为至。

(5) 各穴位按摩完毕后以两手掌对擦发热按摩面部数次，尤以鼻部为重。

【制备方法】 将上药浸泡于95%乙醇中，半月后备用。

【资料来源】 《河南中医》2000，20(6)：18

耳病

磁石酒

【药物组成】 故铁三十斤　磁石一斤

【功能主治】 治三十年久聋。

【用法用量】 饮取醉，用绵裹磁石纳耳中，覆头卧，酒醒去磁石即瘥。

【制备方法】 用故铁三十斤，水七斗，浸三宿取汁，曲酿米七斗，如常造酒法，候熟，取磁石一斤，研末浸酒中三日即成。

【资料来源】 唐·《千金要方》；明·《普济方》

大豆疗聋酒——原名"大豆酒方"

【药物组成】 大豆(拣)一升　鸡屎白(捣，炒)半升

【功能主治】 耳聋，产后腰背反折，四肢不遂，男子一切风。

【用法用量】 分三次温服，厚衣盖取汗。

【制备方法】 上二味，先炒大豆声绝，入鸡屎白，取酒三升，沃之，良久去渣。

【资料来源】 唐·《千金要方》；宋·《圣济总录》

牡荆愈聋酒[①]

【药物组成】 牡荆子二升

【功能主治】 耳聋。

【用法用量】 任性服尽。

【制备方法】 上药切碎,酒三升。

【资料来源】 唐·《千金要方》

【附】《本草纲目》用牡荆子(炒热)半斤,入酒一盏,煎一沸,热服,治疗小肠疝气。

蔓荆子酒[②]

【药物组成】 蔓荆子一升

【功能主治】 头风头痛,耳聋。

【用法用量】 温服三合,每日三服。

【制备方法】 上药为末,绢袋盛,以酒一半浸七宿即成。

【注意事项】 血虚有火之头痛、目眩及胃虚者慎服。

【资料来源】 唐·《外台秘要》

聪耳酒[③]

【药物组成】 鸡矢白(熬尽黄色)半升　乌豆(熬令暴声绝)一升

【功能主治】 耳聋。

【用法用量】 适量温服。

【制备方法】 上二味,先取无灰酒二升,及热沃之良久,滤去渣。

【资料来源】 唐·《外台秘要》

栝楼根酒

【药物组成】 栝楼根三十斤

【功能主治】 治二三年耳聋,产后无乳。

【用法用量】 适量饮服。

---

① 原无方名,今增。
② 原无方名,今增。
③ 原无方名,今增。

【制备方法】 上药切细，水煮，用平常酿酒法酿酒或栝楼根一升，酒四升，煮三沸，去渣，分三次服。

【注意事项】 脾胃虚寒、大便滑泄者慎服。

【资料来源】 唐·《千金方》；明·《普济方》

菖蒲聪耳酒——原名“菖蒲浸酒方”

【药物组成】 菖蒲三两 木通（剉）二两 磁石（捣碎，水淘去赤汁）五两 防风（去芦头）二两 桂心二两 牛膝（去苗）二两

【功能主治】 虚劳耳聋。

【用法用量】 每日饭前，温服一小盏。

【制备方法】 上药细剉，生绢袋盛，用酒一斛，浸七日即成。

【资料来源】 宋·《太平圣惠方》

柘根酒①

【药物组成】 柘根三十斤 菖蒲（切），各用水一石煮，取五斗，去渣澄清五斗 故铁（烧赤水五斗浸三宿去铁澄清）三（二）十斤

【功能主治】 治肾虚引起的耳聋耳鸣或有耳溢。有的三十年不愈。

【用法用量】 常饮取小醉而眠，至能闻人语乃止。

【制备方法】 上药汁合一石五斗，同米二石并，曲二斗，酿酒如常法，酒熟一月后，封头开清，用磁石吸铁者三斤捣为末，放入酒中，浸三宿饮服。

【资料来源】 宋·《太平圣惠方》；明·《普济方》

磁石山萸酒方——原名“磁石浸酒”

【药物组成】 磁石（捣碎，水淘去赤汁）五两 山茱萸二两 木通一两 防风（去芦头）一两 薯蓣一两 菖蒲一两 远志（去心）一两 天雄（炮裂，去皮脐）一两 蔓荆子一两 甘菊花一两 芎䓖一两 细辛一两 肉桂（去粗皮）一两 干姜（炮裂，制）一两 白茯苓一两 熟干地黄三两

① 《太平圣惠方》名为“铁浆酒方”。

【功能主治】 治风邪入脑，或入于耳，久而不散，缠络壅塞，不能宣利，使人耳中倥倥闹，耳聋不闻人语声，或作眩晕。

【用法用量】 每日适量饮服，以瘥为度。

【制备方法】 上药细剉拌和，用生绢袋盛，以酒三斗浸，经七日即可。

【资料来源】 宋·《太平圣惠方》

磁石木通酒——原名“磁石酒”

【药物组成】 磁石(捣碎，绵裹)半两　木通　菖蒲(米泔浸一两日，切焙)各半斤

【功能主治】 治肾虚耳聋耳鸣，耳内如有风水声。

【用法用量】 每饮三合，一日二次。

【制备方法】 上药切细，绢囊盛，用酒一斗浸，寒七日，暑三日。

【资料来源】 宋·《圣济总录》；明·《本草纲目》

石英磁石酒——原名“白石英浸酒方”

【药物组成】 白石英(碎如大麻粒)　磁石(火煅令赤，醋淬，如此五次捣)各五两

【功能主治】 益精髓，保神守中，治风湿周痹，肢节疼痛，不可动抬，行动无力，耳聋及肾脏虚损。

【用法用量】 每服二三盏，不计时，随时温服，常令体中微有酒气，将尽再添酒。

【制备方法】 上药捣筛，生绢囊贮，以酒一升，浸五六日。

【资料来源】 宋·《圣济总录》

苍耳愈聋酒——原名“苍耳酒”

【药物组成】 苍耳(净拣)　防风(去叉)　恶实(炒)各三两　独活(去芦头)　木通各三(二)两　生地黄(洗)三两　人参一(三)两　薏苡仁三(二)两　黄芪三两　桂(去粗皮)一两半　白茯苓(去黑皮)二两半

【功能主治】 治肾间风热、骨痛耳聋，及肾中实邪。

【用法用量】 空腹饮服，初服每次一盏，每日二次，以后量性加

至二三盏。

【制备方法】 上药切细，用酒一斗，浸七宿。

【资料来源】 宋·《圣济总录》

马钱冰片酒

【药物组成】 马钱子5只 冰片0.3 g 50度白酒100 ml

【功能主治】 清热散郁火，芳香通诸窍，消肿止痛，防腐生肌。治急、慢性化脓性中耳炎。

【用法用量】 用时将患耳脓液拭净，滴入2～4滴，每日2次，一般用5～7日即可。

【制备方法】 将马钱子用温水浸润后，剥净表皮，切成薄片。冰片研末，共浸在白米酒中，密封备用。

【资料来源】 《浙江中医杂志》1981，(10)：416

黄连滴耳酒——原名"黄连酒"

【药物组成】 雅川连9 g 冰片0.5 g 高粱酒100 ml

【功能主治】 化脓性中耳炎。

【用法用量】 按常规滴入少许双氧水清洗并擦干耳道后，用已消毒的塑料眼药瓶吸药液滴入耳道，每日2次，每次1～2滴。

【制备方法】 将原药拣净杂质装入瓶内，然后加入高粱酒浸泡7日，过滤后再加入冰片即可使用。

【注意事项】 本法用于单纯性中耳炎，一般连续用药3～5日即见效，用药后一般无不良反应，个别患儿稍有刺激感，但片刻即消失。

【资料来源】 《云南中医杂志》1984，(2)：33

泡酒方

【药物组成】 鲜石菖蒲20 g 鲜木瓜20 g 桑寄生30 g 小茴香10 g 九月菊20 g

【功能主治】 眩晕，耳鸣，阳虚恶风，消化不良，行走无力。

【用法用量】 每日早晨温饮一小盅。

【制备方法】 上5味，用纱袋贮，悬于净器中，用烧酒1.5 L浸之，经7日取用。

【资料来源】《药酒验方选》

眼病

松膏酒

【药物组成】松脂十斤

【功能主治】补肝，治肝虚寒，或高风眼泪等。

【用法用量】每次服一合，每日二次。

【制备方法】上药细锉，以水淹浸一星期后，煮之，细细接取上膏，水竭更添之，脂尽，更水煮，如同烟尽去火，等冷脂当沉下，取一斤，酿米一石，水七斗，好曲末二斗，如家常酿酒法，仍冷下，饭封一百日，脂米曲并消；酒香满生，细细饮之，此酒须一倍加曲。

【资料来源】唐·《千金要方》

蓼酒

【药物组成】蓼

【功能主治】治胃脘冷不能饮食，耳目不聪明，四肢有水气，冬卧脚冷，服此酒十月后，目既精神，体又充壮。

【用法用量】根据酒量饮服。

【制备方法】取蓼曝干，每把五升，六十把，用水六石煮一石，去滓，酿酒如常法。

【注意事项】《千金要方·食治》："蓼食过多有毒，发心痛。和生鱼食之，令人脱气，阴核疼痛。妇人月事来，不用食蓼及蒜"。

【资料来源】唐·《千金要方》

按：唐代《千金要方·食治》对蓼草有不宜多食之论，然在"风毒脚气"中对蓼酒评价却甚高。明代《本草纲目》及《普济方》亦认为"久服能聪明耳目，脾胃健壮"，此是否与制酒后蓼的药性有所改变有关，尚待进一步研究。

生枸杞子酒

【药物组成】生枸杞子五斤

【功能主治】主补虚，长肌肉，益颜色，肥健，能去劳热，抗早衰，适用于肝肾虚损型目暗，目涩，迎风流泪等目疾，以及早衰。

【用法用量】 初以三合为始，后即任性饮之。

【制备方法】 上药以好酒二斗，研捣勿碎，浸七日，漉去渣。

【资料来源】 宋·《太平圣惠方》；明·《普济方》

还睛神明酒

【药物组成】 黄连(去须)五两 石决明 草决明 生姜 石膏 黄硝石 蕤仁 秦皮 山茱萸 当归 黄芩(去黑心) 沙参 朴硝 甘草(炙) 芍药 泽泻 桂(去粗皮) 荠子 车前子 淡竹叶 柏子仁 防风(去叉) 乌头(去皮脐) 辛夷 人参 芎䓖 白芷 瞿麦穗 桃仁(去皮尖双仁，炒) 细辛(去苗叶) 地肤子(炙)三两 龙脑三钱 丁香二钱 真珠(无孔者)二十五颗

【功能主治】 治眼昏暗及内外障失明。

【用法用量】 饭后服半合，勿使醉吐，稍稍增加。

【制备方法】 上三十四味，切细绢袋盛，用好酒五斗，瓮中浸之。春夏一七日，秋冬十四日。

【资料来源】 宋·《圣济总录》

地黄年青酒

【药物组成】 熟地黄 100 g 万年青 150 g 黑桑葚 120 g 黑芝麻 60 g 淮山药 200 g 南烛子 30 g 花椒 30 g 白果 15 g 巨胜子 45 g

【功能主治】 肝肾亏损，须发早白，视力听力下降，未老先衰。

【用法用量】 每早、晚各服一次，每次空腹温饮一二杯。

【制备方法】 上9味药，共捣细，用夏白布包贮，置于净器中，用好酒 2 L 浸 7 日后开取，去渣。

【注意事项】 服药酒期间勿食萝卜。

【资料来源】《药酒验方选》

枸杞石决明酒

【药物组成】 枸杞根白皮 石决明各 75 g 白酒 1 500 ml

【功能主治】 清肝明目。适用于感受时邪，引起肺火亢盛侵犯

肝经，上攻于目之目赤翳痛，或肝肾阴虚有热而致视物昏花等症。

【用法用量】 口服，不拘多少，随量饮用，勿醉为度。

【制备方法】 将石决明捣碎，枸杞根白皮细切，装入纱布袋内，与白酒同置入容器中，密封浸泡7日，即可饮用。

【资料来源】《营养饮食》

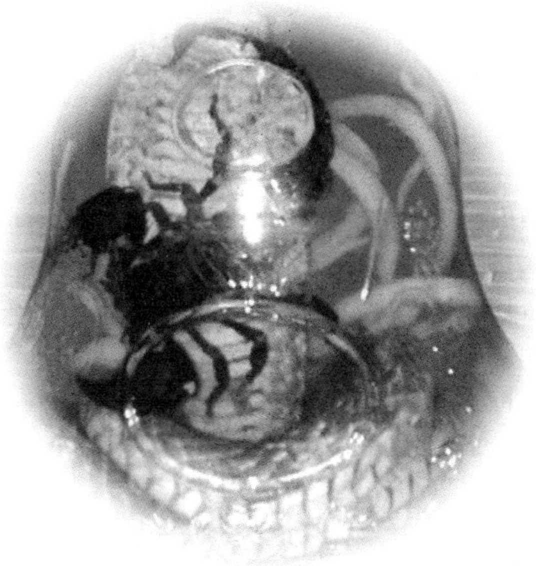

附　篇

一、解 酒 方

治饮酒积热、遂发黄方

【药物组成】 鸡子七枚

【功能主治】 治饮酒积热，遂发黄。

【用法用量】 取吞二三枚，渐至尽、验。

【制备方法】 取鸡子七枚，苦酒渍之器中，密封，内井底一宿，当饮。

【资料来源】 晋·《肘后方》

人参饮

【药物组成】 人参 芍药 栝楼根 枳实 知母各二两 甘草一两 生地黄八两 酸枣仁半斤 茯神三两 白薇二两

【功能主治】 专治饮酒、房劳虚受热、积日不食。四月中热饮酒不已，酒入百脉，心气虚，令人错谬失常。

【用法用量】 分三次饮服。

【制备方法】 上㕮咀，以水一斗，煮取三升，分三服，一方茯神作茯苓。

【资料来源】 唐·《千金要方》

诃黎勒散

【药物组成】 诃黎勒皮一两 草豆蔻(去皮)半两 人参半两 桔梗半两 干木瓜半两 桂心半两 甘草(炙，微赤)半两 木香(研)一分

【功能主治】 专治饮酒后痰滞，心膈不利，腹胁胀满。

【用法用量】 去滓温服，细呷之。

【制备方法】 上粗捣为散，每服三钱，以水一钟，入生姜半分，煎至八分。

【资料来源】 宋·《太平圣惠方》

豆蔻丸

【药物组成】 草豆蔻(去皮)二分 丁香 小豆 人参 木香 高

良姜　槟榔　陈皮(泡去白,焙)各半两

【功能主治】　专治饮酒太过,心闷腹满,吐逆喘急。

【用法用量】　去滓温服不拘时。

【制备方法】　右粗捣筛,每服三钱,以水一盏,入生姜一分,煎七分。

【资料来源】　宋·《太平圣惠方》

治饮酒大醉、中毒方

【药物组成】　生葛根　葛藤(干葛、干蒲亦佳)

【功能主治】　解酒。

【用法用量】　适量饮之。

【制备方法】　捣生葛根及葛藤,和绞汁。

【资料来源】　宋·《太平圣惠方》

草豆蔻散

【药物组成】　草豆蔻(去芦)十枚　高良姜(剉)三分　人参七两半　白茯苓二两　青皮(浸去白,炒)三分

【功能主治】　专治饮酒过度,呕逆不止,心腹胀满。

【用法用量】　去滓,点少盐,搅匀服之。

【制备方法】　上捣为散。每服三钱,以水一中盏,入生姜半分,煎六分。

【资料来源】　宋·《太平圣惠方》

高良姜散

【药物组成】　高良姜(剉)三两　人参(去芦)一两　草豆蔻(去皮)三分　白术半两　沉香三分　干紫苏半两　陈皮(汤浸去白瓤,焙)半两

【功能主治】　专治饮酒后脾虚,心胸腹胀满,不能消化,头疼心闷。

【用法用量】　去滓,不拘时温服。

【制备方法】　上捣为散。每服三钱,以水一中盏,煎至六分。

【资料来源】　宋·《太平圣惠方》

益智子散

【药物组成】 益智子(去皮)三分　砂仁(去沙)三分　茅根二分　草豆蔻(去皮)二分　丁香半两　干木瓜三分　陈皮(汤浸去白,焙)半两

【功能主治】 专治饮酒过多,肚腹胀满,不消。心下痞急妨闷。

【用法用量】 去滓,微温呷之。

【制备方法】 上捣罗粗散,每服一钱,水一中盏,入生姜半分,煎六分。

【资料来源】 宋·《太平圣惠方》

人参汤

【药物组成】 人参二两　芍药　楼实　枳实(去瓤,麸炒)　茯神(去木)　生地黄(洗)　甘草(炙)　葛根　酸枣仁各一两

【功能主治】 专治饮酒过多,大热烦躁,言语错谬,及治房劳。

【用法用量】 不拘时候,去滓温服,每服三钱。

【制备方法】 上药剉如麻豆大,每次三钱,以水一盏,煎至七分。

【资料来源】 宋·《三因极一病证方论》

千钟酒

【药物组成】 枳椇子(研为膏)二两　白附子末一两　砂仁一两　白姜炮(为细末)一两

【功能主治】 解酒毒。

【用法用量】 每服三十丸,热盐汤下,少顷便苏醒。

【制备方法】 枳椇子、白附子,研和作饼,悬于风处,阴干作曲。与砂仁、白姜稀糊面糊为丸,如梧桐子大。

【资料来源】 宋·《魏氏家藏方》

加味败毒散

【药物组成】 人参败毒散一帖　斑蝥一个　枇杷叶十片

【功能主治】 专治酒过度,面黑肚饱。

【用法用量】 临睡通口服。

【制备方法】 上后二味同炒黄色，去斑蝥，将枇杷叶入败毒散，水一碗，煎至七分。

【资料来源】 宋·《海上方》

葛花解醒汤

【药物组成】 白豆蔻仁半两　缩砂仁半两　葛花半两　木香半钱　白术二钱　橘皮(去白)一钱半　青皮(去瓤)三钱　干生姜二钱　白茯苓一钱半　泽泻二钱　猪苓(去皮)一钱半　神曲(炒)二钱　人参一钱半

【功能主治】 治饮酒太过，呕吐痰逆，心神烦乱，胸膈痞塞，手足战摇，饮食减少，小便不利。

【用法用量】 每次服药末三钱，以白汤调下，但得微汗，酒病去矣，此盖不得已而用，盖药味辛辣，对酒服之，不损元气，敌酒故耳，不可顿服，恐损天年。

【制备方法】 上为极细末秤匀。

【资料来源】 元·《济生拔萃》

济生百杯丸

【药物组成】 橘皮(去白)三两　木香　广莪(炮)三钱　干姜三两　白丁香五十个　甘草炙二钱　茴香　京三棱(炮)三钱　砂仁三十个　白豆蔻三十个　生姜(去皮切作片子，盐二两淹一夜，焙干)一两

【功能主治】 专治酒停腹中，膈气痞满，面色黑黄，将成癖病，饮食不进，日渐羸瘦，如饮酒先服此药，百杯不醉，亦无诸痰。

【用法用量】 随时细嚼药丸，生姜汤下。

【制备方法】 上药为细末，炼蜜为丸，朱砂为衣，每一两作五丸。

【资料来源】 元·《济生拔萃》

天南星丸

【药物组成】 南星(端正者)一斤

【功能主治】 能去痰，治酒积，化酒毒。

【用法用量】 每次服五十丸，至百丸，生姜汤下，不拘时。

【制备方法】 于平地上，掘一窟，阔五寸，深一尺五寸，仍略捧窟中，次用刚灰于窟内簇起，烧过大半，除火去灰令净，以煮酒一斗浇之，将南星放其中，复以瓦盆，用元土泥封固盆缝，勿令吐气，一宿早取出，用酒水各二升和洗，切作片，焙干碾末，入飞过辰砂一两，姜汁糊为丸。桐子大，又以朱砂为衣。

【资料来源】 明·《普济方》

五灵脂丸

【药物组成】 五灵脂(为末)一两　麝香(研)少许

【功能主治】 醒酒。

【用法用量】 每服十丸，米饮下，不拘时。

【制备方法】 上研匀，饭丸如小豆大。

【资料来源】 明·《普济方》

六和汤

【药物组成】 人参　赤茯苓　厚朴　白扁豆　木瓜　半夏　白术　藿香　砂仁　杏仁　甘草　香薷等份为末

【功能主治】 治饮酒烦渴。

【用法用量】 适量饮服。

【制备方法】 上药㕮咀，用生姜三片，枣子一枚水煎。

【资料来源】 明·《普济方》

石膏汤

【药物组成】 石膏五钱　葛根(剉)　生姜(细切)，各三两

【功能主治】 治饮酒过多，大醉不醒。

【用法用量】 去滓温服，不拘时候。

【制备方法】 上剉如麻豆大，每服五钱，以水二盏，煎至一盏。

【资料来源】 明·《普济方》

四黄丸

【药物组成】 宣连　大黄　山栀　黄芩

【功能主治】 治酒毒肺热咳红。

【用法用量】 冷含。

【制备方法】 上药为末，蜜丸。

【资料来源】 明·《普济方》

全真丸

【药物组成】 黑牵牛头末三两 大黄半两 南木香半两 陈皮半两 甘草半两 皂角一两，净去皮弦，用文武火炙黄色

【功能主治】 治男妇酒食过伤，胸膈痞闷。

【用法用量】 每服三十、五十丸，食后温汤送下，日进三服。

【制备方法】 上为细末，用米醋打糊为丸，如桐子大。

【资料来源】 明·《普济方》

百杯散

【药物组成】 甘遂 橘皮去白 葛花(净)一两

【功能主治】 治停酒、胸膈痞闷，饮食不快，凡一切酒病，并宜服之。

【用法用量】 每服一钱，用温酒卧调服，至夜利下，酒病方愈，未知再服，忌食甘草药物一二日。

【制备方法】 上为细末。

【资料来源】 明·《普济方》

谷神丸

【药物组成】 木香半两 砂仁二两 檀香一两 甘松一两 白豆蔻二两 姜黄(片子者)，半两 甘草(剉)一两

【功能主治】 治酒食后，胸膈痞闷。

【用法用量】 细嚼药丸，熟水送下，适量。

【制备方法】 上为细末，用甘草汁为丸，每一两作十丸。

【资料来源】 明·《普济方》

芦根汤

【药物组成】 芦根 地榆 五加皮各一握

【功能主治】 若已服安和药，仍不退者，及小触动，服葱豉等汤

不解者，可服之。

【用法用量】 服之即解。

【制备方法】 上切，以水三升，煎取二升。

【资料来源】 明·《普济方》

治饮酒中毒不醒方

【药物组成】 大豆三升

【功能主治】 治饮酒中毒，不醒，服后立吐，即愈。

【用法用量】 去滓，每服一盏，不拘时候温服。

【制备方法】 用大豆三升，以水三升，煮取二升。

【资料来源】 明·《普济方》

治饮酒中毒方

【药物组成】 干桑葚二合

【功能主治】 治饮酒中毒。

【用法用量】 取酒渐饮之即解。

【制备方法】 用干桑葚二合，以酒一升，浸一时久。

【资料来源】 明·《普济方》

治酒醉醒方

【药物组成】 菘菜子

【功能主治】 治酒醉不醒。

【用法用量】 以井花水一盏调服。

【制备方法】 用菘菜子不拘多少，每研半合。

【资料来源】 明·《普济方》

治饮酒头痛方

【药物组成】 竹茹五两　鸡子清三枚

【功能主治】 治饮酒后头痛。

【用法用量】 饮二升尽，瘥。

【制备方法】 用竹茹五两，以水八升，煮取五升去滓令冷。内破鸡子清五枚，搅匀，更煮二沸。

【资料来源】 明·《普济方》

柑皮煎散

【药物组成】 柑子皮二两

【功能主治】 治酒毒，昏闷烦渴，或醉不醒。

【用法用量】 温服，未效再服。

【制备方法】 洗净焙干，捣罗为散，每服三钱，以水一盏，煎三五沸或入盐少许，沸汤点。

【资料来源】 明·《普济方》

枳术黄连丸

【药物组成】 枳实　半夏　白术　白茯苓　黄皮　黄连　南星　陈皮　青皮　黄芩用半　大黄用半

【功能主治】 治酒太过，眼热，口疮，去痰。

【用法用量】 每服六七十丸，临睡温水送下。

【制备方法】 上各等分为末，糊为丸、桐子大。

【资料来源】 明·《普济方》

栝楼汤

【药物组成】 栝楼根三两　麦门冬(去心，焙)一两　葛根二两　桑根白皮(细切)三两

【功能主治】 治饮酒发渴，又欲饮酒。

【用法用量】 去滓温服之，不拘时候。

【制备方法】 上粗捣筛，每服三钱，以水一盏煎至七分。

【资料来源】 明·《普济方》

麻仁丸

【药物组成】 火麻仁一升　黄芩(《肘后方》作黄柏)二两

【功能主治】 治连日饮酒，咽喉烂，舌生疮。

【用法用量】 含之。

【制备方法】 上为末，蜜如丸，一方用黄柏二两。

【资料来源】 明·《普济方》

葛花丸

【药物组成】 葛花半两 砂仁半两 木香一两 沉香一分 豆蔻一分 毕澄茄一分 陈皮(去皮)一两 乌梅十四个 半夏(汤泡七次,汁浸煮晒干,切作片,另用姜炒干用)二十一枚 山果半两 茯苓一分 枳实(去瓤,麸炒)一两 葛粉末半两 甘草(炙)一分

【功能主治】 醒酒,解毒,消痰。

【用法用量】 每次服一丸,含化。

【制备方法】 上药为末,炼蜜为丸,如龙眼大。

【资料来源】 明·《普济方》

橘皮汤

【药物组成】 陈皮(去白,汤,浸炒) 葛根(剉) 甘草(炙剉) 石膏(打碎)各一两

【功能主治】 治饮酒过度,酒毒积在肠胃,或呕吐、不食汤水。

【用法用量】 去滓温服,不拘时服之。

【制备方法】 上粗捣筛,每服三钱,以水一盏,煎至七分。

【资料来源】 明·《普济方》

麝香丸

【药物组成】 麝香当门子不拘多少

【功能主治】 治饮酒稍多,及伤瓜果,虚热在脾,饮水无度,状似消渴。大抵消中之疾,往往脾气既衰,元气耗散,土不制水,故水益不收冷,脾有热而元气不衰者,非消渴也,此药主之。

【用法用量】 每服一十丸,煎枳椇子汤送下,明日再服,以不渴为度,枳椇子,亦谓之癞汉指头,小儿喜食之,食前服。

【制备方法】 上药研细,以好酒濡之为丸,如绿豆大。

【资料来源】 明·《普济方》

百杯丸

【药物组成】 沉香细切 红豆 甘葛 陈皮(去白) 甘草(炙)各半两 丁香六钱 砂仁一两半 白豆蔻二两 干生姜(捣碎)一两

【功能主治】 专治酒不散，胸膈滞闷，呕吐酸水，心腹疼痛。

【用法用量】 每次服一丸，生姜汤送下，不拘时候。

【制备方法】 上九味为末，炼蜜和成剂，每两作二十丸。

【资料来源】 明·《御药院方》

橙香饼

【药物组成】 橙皮 白豆蔻一两 木香 橘红 白檀 甘松各半两 荜澄茄 沉香各三两 龙脑一钱 姜黄(研)四两

【功能主治】 温脾益胃，降气宽中，生津液，止烦渴，消痰，及治中酒不散。

【用法用量】 每次服二三饼细嚼，用白汤下。

【制备方法】 上药为细末，用甘草膏，和作饼子。

【资料来源】 明·《御药院方》

酒仙胶囊

【药物组成】 雄黄 全蝎 白豆蔻 丁香 麦芽 薏苡仁 莱菔子等

【功能主治】 温中解毒，燥湿化痰，通窍醒神。主治急、慢性酒精中毒。

【用法用量】 治疗急性中毒时，每服二三粒，症状严重者每 2 小时服一粒。若治疗慢性酒精中毒性疾病，则每日 2 次，每次 2 粒，20 日为一疗程。

【制备方法】 上药研为极细粉末，装胶囊，每粒胶囊内含药末 0.3 g。

【资料来源】 《湖南中医学院学报》1991，11(2)：27

藿香正气散

【药物组成】 半夏 藿香 苏叶各 12 g 白术 茯苓 大腹皮各 15 g 生甘草 白芷各 6 g 生姜 3 片 大枣 5 枚 砂仁 厚朴 桔梗 木香各 10 g 葛根 30 g

【功能主治】 专治急性酒精中毒所致呕吐恶心，腹痛，酒臭味等症。

【用法用量】 口服，每日1～2剂。

【制备方法】 上药为1剂的量，水煎成半小碗后温服。

【资料来源】《四川中医》1993，(3)：29

按：若见抽搐昏迷，饮酒量超过400 ml时（以55度白酒计），则需先用清水4 000 ml洗胃，继服上方去白术、木香，加钩藤20 g、珍珠母30 g、石菖蒲15 g、天麻10 g(2方)。

醒酒方

【药物组成】 茅根30 g　大黄10 g　葛根30 g　鲜竹沥二三支

加减：毒闭心包加清开灵40 ml静滴，气阴两亏型加参麦针。

【功能主治】 清利解毒，解肌生津。主治急性酒精中毒症。

【用法用量】 口服，每日1剂，分2次煎服。

【制备方法】 水煎剂。

【资料来源】《中国中医急诊》1996，5(4)：169

木香分气丸

【药物组成】 香附子一斤　三棱　广茂四两　丁皮四两　甘松净四两　檀香四两　甘草一斤　豆粉(炒黄色)十两　姜黄(研)三两

【功能主治】 治酒食后，胸满气痞，宜常服之。

【用法用量】 每服三五丸细嚼，酒水任下，无时加服。

【制备方法】 上为细末，砂仁四两，杵碎取仁作母，水为丸，如鸡头大。

【资料来源】 德生堂

五豆汤

【药物组成】 黑豆　黄豆　绿豆　青豆　赤小豆各五升　干葛一斤　甘草一斤　贯众(俱不剉)

【功能主治】 专解酒毒，止烦渴，能发小儿豆疮不出，并解发渴之证，后成疮痍者。

【用法用量】 酒后渴随意饮，小儿痘疮不出，饮即发，见此药水浸服之。

【制备方法】 上用水五斗五升，腊八日用大锅，熬至豆熟为度，滤去豆汁顿冷，以大磁器盛之，用苦叶纸重封，春夏月开用。

【资料来源】 德生堂

沉檀聚香饼子

【药物组成】 香附子五两　丁香二两　檀香四两　三棱二两　白茯苓三两　甘松二两　沉香一两半　白蔻仁二两　砂仁二两　甘草五两　木香一两半　葛花三两　干葛四两　麝香三钱，另研入药　南硼砂一两

【功能主治】 专治消化宿酒，辟口气，助脾胃，和饮食。

【用法用量】 小饼儿含化。

【制备方法】 上药为末，熬甘草膏子，炒飞罗面，与药末和成剂，捏作小小饼儿。

【资料来源】 德生堂

沉檀快膈丸

【药物组成】 香附子一斤　丁皮半斤　甘草一斤　桂枝　甘松　莪术　益智仁　檀香　丁香各四两　藿香　姜黄各二钱　沉香一两　山果子四两

【功能主治】 专治酒食所伤，胸膈痞闷，气逆吐痰，口吐酸水。

【用法用量】 每次服五七丸，细嚼酒水任下无时，加数丸亦可。

【制备方法】 上为末，用砂仁杵碎，取仁作母，炒豆粉一斤四两。黄色，和匀加前药末为丸，如桐子大。

【资料来源】 德生堂

二、配制药酒常用52种药物简介

1. 灵芝

灵芝为多孔菌科真菌灵芝、紫芝等的子实体。味甘，性微温，入肺、心、肾经，有补益肺肾、止咳喘、安神、健脾、助消化等功效。灵芝的成分主要有糖类、有机酸、甘露醇、麦角甾醇、树脂、蛋白质等。现

代药理研究表明，灵芝可以调节自主神经功能和提高机体免疫能力，不但有抗氧化、延缓衰老、抗炎、抗肿瘤、抗放射的作用并有保肝、降血糖、降低胆固醇、升高白细胞等功效。常用于治疗慢性支气管炎、支气管哮喘、神经衰弱、冠心病、肝炎、高脂血症等。灵芝的服用方法主要有酒浸、水煮和研末吞服等。浸酒时，可将灵芝切成小块，取50 g放入白酒（或米酒）中浸泡，7日后可以饮用。每次一小杯，日服2次。可以治疗神经衰弱、失眠等。

2. 冬虫夏草

为冬虫夏草菌的子座及其宿主绿蝙蝠娥幼虫的尸体，即带菌座的干燥虫体。主要产于四川、青海、云南、甘肃、贵州、西藏等地，属名贵药材。

冬虫夏草味甘性温，入肺、肾经。其化学成分有蛋白质、脂肪、虫草酸、虫草素、维生素B等。现代药理研究表明冬虫夏草对人体免疫功能有增强或减弱的双向调节作用，主要功效为补肾益肺，补虚损，止咳喘。此外，尚有镇静安眠的作用，冬虫夏草常用于治疗肾虚所致的阳痿、遗精、腰膝酸痛等；肺气不足或肺肾两虚引起的咳喘气短、咯痰带血；以及各种劳损所致的虚症、病后体虚等。对于外感初期有发热恶寒、身体疼痛等表证者，不宜用。冬虫夏草的服法有水煎、炖食、泡酒，或研粉入丸散剂等。

3. 人参

为五加科多年生草本植物人参的根。人参是补益类中药的代表药，其人工培植者称园参，野生的称野山参。因以我国吉林省出产的质量最好，故又称吉林参；产于朝鲜的称朝鲜参，又叫别直参。采集后，经洗净，晒干者称生晒参；经沸水浸烫后，再浸糖汁中，取出晒干，称糖参；经蒸制后烘干，称红参。野山参为山中野生者，生长期长，补气功效强，货源少，价格贵，非病情严重者一般不用。生晒参（白参）为人工栽培，生长期较短，功同野生者，但效力较弱；红参为白参经蒸制而成，性甘温，温补作用较白参强，用于气虚和寒性体弱者；别直参指原产于朝鲜的红参。

人参味甘，微苦，性微温，归心、肺、脾经，其主要功效为大补元气，补益肺脾，生津止渴，安神益智。主治各种虚症，尤其是用于治疗元气虚衰、体虚欲脱、肺脾不足、自汗气短、乏力倦怠、食欲不振、失眠多梦、惊悸健忘等症状。人参含有30多种人参皂苷、人参多糖、人参黄酮苷、人参活素、生物碱以及多种氨基酸、维生素等。现代药理研究表明，人参对神经系统、内分泌系统、心血管系统、血液及造血系统等均有调节作用，能够增强免疫功能、延缓衰老、抗肿瘤、抗心律失常、升高白细胞、兴奋性功能等。

人参在临床上可以生用（切片含嚼）、炖服，或研粉吞服，也常用来浸泡药酒。单用一味人参浸制的，称独参酒；亦可配伍其他药物，如配伍当归、熟地，以益气养阴补血；配伍附子、肉桂，可益气回阳；配伍黄芪、山药，则健脾补肺之力更胜。

用人参时应注意，实证、热证，或正气不虚者，不宜服用人参。服人参时，不宜喝茶、吃萝卜，以免影响药效。

4. 西洋参

为五加科多年生草本植物西洋参的根。又称花旗参。主要产于美国和加拿大，近年来我国也移种，移种于我国的叫种洋参。西洋参味甘苦，性偏凉，入肺、胃经。主要成分有人参皂苷、有机酸、糖类、树脂、挥发油、氨基酸、微量元素等。西洋参的功效主要是益气生津，养阴清热，主要用于治疗阴虚火旺、烦热口渴、劳嗽痰血、倦怠失眠、口干舌燥、肠热便血等病症。现代药理研究发现，西洋参有兴奋生命中枢和镇静大脑的作用，同时有抗休克、抗缺氧、抗应激以及抗心律失常、增加心肌血流量、降低冠脉阻力、减少心肌耗氧等作用。

与人参比较，两者都含有人参皂苷，都有益气生津的功效，均可用于治疗气虚体弱的病症。但人参性温，补气生津作用较强，是大补元气的要药，久病体虚、老年虚弱、妇女失血、脾肺气虚均可使用。一般，如为气虚兼有津液不足时，多选用生晒参；如属气虚而兼有肢冷畏寒、阳虚症状时，多选用红参。而西洋参性寒，养阴清热作用胜于人参，如属气阴两虚、阴液不足者，更宜选用西洋参。选用西洋参时，对体质虚寒而阳气偏虚者，腹部冷痛喜热恶寒、遇冷则腹泻者，以及痰多口腻、脘腹胀满、舌苔较厚者，均属于禁忌范围。西洋参的常用服法有研末吞服、水煎或隔水炖服、入丸散中与其他药物配用，以及泡酒等。

5. 党参

为桔梗科植物党参的根，商品名有潞党参、上党参。党参现多为栽培，性味甘平，入肺、脾经。其成分大部分是糖类，其中有果糖、菊糖、多糖等还有微量生物碱、糖类、挥发油、树脂等，其功效有增强机体应激能力、提高免疫功能、延缓衰老、抗溃疡等作用。中医认为有补气健脾、益气生津等功效，主治脾胃虚弱，食少便溏，四肢乏力，肺虚喘咳，气短盗汗，气血两亏等证。临床上，党参常作为人参的代用品，但党参作用较人参弱，若治疗元气大虚的虚脱、休克等应用人参。用党参代替人参时，用量要加倍。

6. 黄芪

为豆科植物黄芪的根，主要产于内蒙古、山西、甘肃、黑龙江、河北等地。药用时分生用和炙用。黄芪味甘，性微温，归脾、肺经。其主要化学成分有糖类、氨基酸、亚油酸、亚麻酸、苦味素、胆碱、甜菜碱、叶酸等。黄芪是重要的补气药，补益作用广泛，全身之气都能补。现代药理表明，黄芪还有提高机体的免疫功能和强心、降压、保肝、抑菌等作用。

黄芪的主要功效有：健脾补中，用于脾胃气虚的消化不良、腹泻腹胀、乏力倦怠等症状；补益肺气，用于肺气虚弱所致气短、声音低微、呼吸微弱、喘息等；益气固表，用于气虚引起的自汗或汗多、容易感冒等症；补气消肿，用于因气虚而水湿停留引起的浮肿；补气养血，用于气血虚弱的贫血；补气通络，用于半身不遂、肢体疼痛等；补气升提，用于气虚下陷所致的脱肛、子宫下垂、胃下垂等。黄芪与人参、党参相比，人参补气作用强，且能生津安神；党参专补肺脾而益气；黄芪则补气作用不及人参，但能升阳固表利水。

黄芪用法也很多，既可入煎药汤剂，也可煨汤食疗，同时能入丸散剂和浸酒等。由于黄芪性偏温，故对高热、大渴、便秘、湿热内蕴等实热证者属忌用；阴虚火旺者宜慎用。黄芪因炮制方法不同，分生用和炙用。生黄芪走表，治表虚自汗、容易感冒、气虚浮肿等；炙黄芪健脾补肺、补益气血。

7. 白术

为菊科植物白术的根茎。主产于浙江、安徽。味苦、甘、性温。入脾、胃经。含有具免疫活性的甘露聚糖 AM－3 及天门冬氨基酸、丝氨酸、谷氨酸、丙氨酸等多种氨基酸 现代研究表明白术有保肝、利胆、抗氧化、抗肿瘤、降血糖、抗菌等作用。中医认为有健脾益气、燥湿利水、止汗、安胎等功能。主治脾气虚弱、神疲乏力、食少腹胀、大便溏薄；水饮内停、小便不利、水肿、痰饮眩晕；湿痹肢体酸痛；气虚自汗；胎动不安。

由于性温，阴虚内热、津液亏耗者慎服。

8. 龟板

俗称龟版，为龟科动物乌龟的腹甲壳，主产于江苏、浙江、安徽、湖北、湖南等地。味咸、甘、性微寒。入肝、肾、心经。龟板含天门冬氨基酸、苏氨酸、丝氨酸等 18 种氨基酸。另含铬、锰、铜、锌、磷、镁、铁、钾、钙、铝、钠、锶等 10 多种无机元素及骨胶原角蛋白等。中医认为有滋阴潜阳、补肾健骨、补心安神、固经止血的功能。主治阴虚火旺，骨蒸潮热、盗汗遗精；阴虚阳亢，头晕目眩、虚风内动、手足蠕动；肾阴不足，筋骨不健、腰膝痿弱、小儿囟门不合；心神失养，惊悸失眠、健忘；热伤冲任，月经过多、崩中漏中等。

由于性寒，脾胃虚寒及孕妇当禁服。

9. 鳖甲

也称上甲。为鳖科动物中华鳖及山端鳖的背甲。主产于广东、海南、广西、贵州、云南等地。味咸，性微寒。入肝、肾二经。含骨胶原、碳酸钙、磷酸钙、中华鳖多糖，并含天门冬氨酸、苏氨酸等 17 种氨基酸与钙、钠、铝、钾、锰、铜、锌、磷、镁等十多种微量元素。中医认为有滋阴清热、潜阳熄风、软坚散结的功能。并有补血和抗肿瘤作用。

临床用于治疗阴虚发热、劳热骨蒸、热病伤阴、虚风内动、小儿惊痫、肝脾肿大、闭经等。《品汇精要》有“合酒服疗石淋”的说法。

由于性寒，因此脾胃虚寒、食少便溏及孕妇当禁服。

10. 鹿茸

鹿茸属名贵中药材，主要产于东北及新疆、青海等地，为雄性梅花鹿或马鹿头上尚未骨化而带茸毛的幼角。鹿茸味甘、咸，性温，入肝、肾经。主要化学成分有雌酮、雌二醇、胆固醇、卵磷脂、脑磷脂、神经磷脂、糖脂以及多达15种以上的氨基酸，还含有多糖和多种微量元素，如钙、磷、镁等。鹿茸为血肉有情之品，既能温补肾阳，又能补益精血，温而不燥，具有壮元阳、补精血、益精髓、强筋骨等功效，主要用于治疗虚劳羸瘦、精神倦怠、乏力眩晕、耳聋目暗、腰膝酸软、阳痿滑精、子宫虚冷、崩漏带下、男子不育、女子不孕等多种病症。鹿茸在入药时，一般不入煎剂，宜研末吞服，或用酒浸，或入丸散剂。用鹿茸6 g、山药10 g，以绢布包裹，共浸于500 ml白酒中，浸泡10日后每次服一小盅，每日2次，可治疗肾阳虚引起的腰膝冷痛、阳痿、畏寒、小便频数、头昏等。因鹿茸性温，所以对盗汗、五心烦热、口燥咽干、目赤、牙龈肿痛、大便干燥等阴虚火旺者，以及咳嗽痰黄而黏、口渴胸闷之肺络有热的实证热证者忌用。对患肝炎肝功能不正常，或肝阳上亢的高血压患者也不宜服。

11. 海马

为海生动物克氏海马、刺海马、大海马、斑海马以及日本海马的干燥全体。主要产于广东、广西、福建、台湾等地，另外在辽宁、山东，以及马来半岛等地亦有出产。海马味甘、咸，性温，入肝、肾经。功效为壮阳活血。补肾阳用于治疗阳痿、遗尿、肾虚哮喘等；活血用于治疗难产、瘿瘤痞块、疔疮肿毒等。治疗肺肾两虚的动则气喘、咳嗽、少气等症，多与人参、五味子配伍。用于肾阳虚所致的阳痿，常与肉苁蓉、淫羊藿等同用。本品多用于浸酒，如用海马30 g，以米酒500 ml浸泡10日，能治肾阳虚亏，又可活血而治跌打损伤。也可研末吞服或煎服。孕妇与外感发热、阴虚火旺者忌服。

12. 蛤蚧

为脊椎动物壁虎科动物蛤蚧去内脏的干燥体，产于广西、广东、贵州、云南等地。味咸，性平，入肺、肾经，有补肺气、助肾阳、定喘咳、益精血等功效，主治虚劳、肺痿、喘咳、咯血、消渴、阳痿等病症。蛤蚧的主要成分为蛋白质、脂肪、动物淀粉以及微量元素，现代药理研究表明本品有抗应激和增强免疫功能作用、激素样作用，还能增加白细胞的移动力。增强肺、支气管和腹腔吞噬细胞的吞噬作用。蛤蚧是治疗虚喘劳嗽的要药，用于肺肾两虚、肾不纳气的虚喘久咳，常与人参、杏仁、贝母等配伍，如人参蛤蚧散。用于肾阳不足，精血亏虚的阳痿，则既可单独浸酒，也可与人参、鹿茸、淫羊藿等合用。需要注意的是风寒或实热喘咳者均忌服。

13. 海狗肾

海狗肾为雄性海狗的外生殖器。药用其阴茎及睾丸。本药产于我国的辽宁，以及加拿大及夏威夷群岛。海狗肾味咸，性热，入肾、肝经，药理研究证明含有雄性激素、蛋白质、脂肪等，能兴奋性神经，主要功效是补肾壮阳、益肾固精，用于治疗肾虚所致的阳痿，或举而不坚，坚而不久，以及滑精、精冷、腰膝冷痛或酸软等症。海狗肾使用时要烤炙，方法是将海狗肾用酒浸 1 日，取出用纸裹好，以微火炙香，锉捣后服用。也可将其浸于酒中煮熟后，再烹膳食用。也常用以浸酒，用海狗肾 1 具，人参 15 g，山药 30 g。先将海狗肾酒浸后，切片，以 1 000 g 米酒浸，10 日后可饮服。每服 1 汤匙，每日 2 次。此酒治疗肾虚所致的阳痿、体倦乏力、精神不振等症。对目赤咽干、咳嗽少痰、咳血、便秘、阳强易举、阴虚火旺者忌用。

14. 蕲蛇

又称白花蛇，产于广东、广西地区。蕲蛇味甘、咸，性温，有毒，归肝经，有祛风、活络、定惊的功效。临床用于治疗风湿痹痛、筋脉拘挛、口眼歪斜、肢体麻木、半身不遂、皮肤瘙痒、麻风、顽癣、破伤风、小儿惊风等病症。蕲蛇善于走窜，有“内走脏腑，外达皮肤，无处不到”之称，故祛风通络的作用较强。古人说它能“透骨搜风”，临床多应用于治疗较重的风病。自古就有用蕲蛇浸酒的方法，如蕲蛇酒、三蛇酒等。蕲蛇酒以蕲蛇为主药，加羌活、防风、天麻、当归、五加皮等，制成酒剂。本品有毒，使用时宜除去内脏及头尾，再切段浸泡。

附：乌梢蛇系乌风蛇去除内脏的干燥全体，功效与蕲蛇相似，但药力较缓和，且无毒，使用方法与蕲蛇相同。

15. 熟地

熟地是地黄的根经过加工蒸制而成，外形色黑、油润，质地柔软黏腻，以质重柔软肥大者为佳，河南怀庆地区所产者为最好。熟地味甘，性微温，入肝、肾、心经，是补血滋阴的代表药。它的主要化学成分有环烯醚萜苷类(如梓醇)、多糖类、维生素 A、多种氨基酸、地黄素以及脂肪酸、生物碱等。其功效除补血滋阴外，还有很好的强心、利尿、降血糖以及增强免疫功能等作用。主要用于治疗阴虚血少、腰膝痿软、劳嗽骨蒸、遗精崩漏、月经不调、消渴、小便频数、耳聋目昏等病症。使用时，可以入煎剂，也可以酒浸，或入丸散剂。酒浸时，多与首乌、枸杞、黄精等配伍，如用熟地 100 g、沉香 2 g、枸杞子 50 g，用米酒 1 000 g 浸泡 10 日，每次饮用 2～3 汤匙，每日 2 次，可治疗精血不足引起的脱发、健忘、不孕、腰膝酸软等症。由于熟地比较滋腻，故对于消化不良、食欲不振、腹泻以及胸腹胀满、舌苔厚腻的痰湿内盛者不宜服用。

熟地与生地同出一源，为同一品种、不同加工的两种药物。生地性偏寒，主要用来清热凉血、养阴生津；熟地性偏温，主要用以补血滋阴、填精补髓。两者在具体应用时应加以区别。

16. 当归

当归是伞形植物当归的根，主产于甘肃岷县，陕西、四川、云南等地也有栽培。当归味甘、辛，性温，归心、肝、脾经，主要成分有亚叶酸、烟酸、挥发油、β-谷甾醇、维生素 B_{12}、铁、铜、锌等，主要功能为补血和血、调经止痛、润燥滑肠，现代药理还表明当归有调节子宫收缩、保肝、镇静、抗维生素 B_{12} 缺乏等作用，临床用于治疗月经不调、经闭腹痛、癥瘕结聚、崩漏、血虚头痛、眩晕、痿痹、肠燥便秘、跌打损伤等病症。当归应用时可以煎服，也可以熬膏、入丸散剂，或用酒浸饮服。酒浸时，可以单独泡酒，也可以与其他药物配伍。对湿盛中满、大便溏泻者，以及孕妇不宜使用。此外，如果用做润燥滑肠使用时，应当生当归；用做调经补血通络使用时，宜用炒当归。

17. 川芎

为伞形科植物川芎的根茎，是四川省的特产药材，主产于四川省灌县等处。味辛，性温，归肝、胆、心包经。主要含有生物碱、酚类、有机酸类、挥发油类以及有机酸酯类、香草醛、β-谷甾醇和维生素 A 等化学成分。现代药理报道，川芎有明显抗血小板凝聚作用，抑制血栓形成，并能扩张冠状动脉，增加冠脉血流。此外，还对中枢神经起抑制作用。主要功能为活血行气，祛风止痛。用于治疗月经不调、痛经、闭经、难产、产后瘀阻、胸胁痛、跌打损伤、头痛、风湿痹痛等。本品辛香行散，温通血脉，既能活血祛瘀以调经，又能行气开郁而止痛，前人称之为“血中之气药”，具有通达气血的功能。与当归配伍，可增强活血散瘀、行气止痛的作用。以此为基础，常用于治疗血瘀气滞的病症。如用以调经，可配合赤芍、茺蔚子、香附等药；治产后瘀阻，常与益母草、桃仁同用；对肝郁气滞而致血行失畅的胁痛，可与柴胡、香附等药合用；对肢体麻木或伤痛，可与赤芍，红花等配伍。川芎秉性升散，能上行头目，祛风止痛，是治疗头痛的要药。治外感风寒头痛，常配白芷、防风、细辛等；外感风热头痛，可配菊花、石膏、僵蚕；风湿头痛，可配羌活、藁本、防风等品；血瘀头痛，可与赤芍、红花、丹参、白芷等药同用；血虚头痛，可与当归、地黄、白芍等同用。此外，还用于治疗风湿痹阻、肢节疼痛之症，可与羌活、独活、桑枝等配伍。近年来，临床常用本品治疗冠心病、心绞痛及缺血性脑血管病。本药可煎汤、研末、入丸散剂、浸酒等使用。对阴虚火旺者、孕妇、月经过多及出血性疾病者忌用。

18. 赤芍

为芍药科植物芍药、川芍药、草芍药、毛叶草芍药、美丽芍药、窄叶芍药和块根芍药的根，味苦，性微寒，入肝经。主要含有单萜类成分,如赤芍苷、芍药内酯苷等。现代药理研究表明其有抗血栓形成、抗血小板聚集、降血糖和抗动脉硬化、抗肿瘤和保肝作用等。因此多用于治疗冠心病、肺心病、急性黄疸性肝炎、紫癜、肿瘤等。主要功能为清热凉血,祛瘀止痛。常用来治疗温毒发斑、目赤肿痛、吐血衄血、肝郁胁痛、闭经痛经、癥瘕腹痛、跌打损伤、痈肿疮疡等。赤芍和白芍原植物相同,而白芍取自栽培,赤芍取自野生;加工方法也不相同,功能亦有区别:白芍以养血敛阴柔肝为主,赤芍以泻热凉血、化瘀止痛为主。

19. 红花

为菊科植物红花的筒状花冠,产于河南、湖北、四川、云南、浙江等地,均为栽培。夏季开花,当花色由黄转鲜红采摘。味辛,性温,入心、肝经。本药主要化学成分有红花苷、新红花苷、红花醌苷、红花黄色素等,尚有棕榈酸、硬脂酸、花生酸、油酸、亚油酸、亚麻酸等。现代药理作用有改善心肌和脑的微循环,兴奋子宫,增加子宫的自律性收缩,抗炎作用等。此外,红花有较强而持久的镇痛和降血脂作用。具辛散温通之性,能活血祛瘀,通调经脉。主要用于治疗妇女经闭、痛经、恶露不尽、癥瘕痞块、跌打损伤、斑疹色暗、疮疡肿痛行病症。临床上常与桃仁、当归、川芎、赤芍等配伍应用。据报道,红花可用于治疗缺血性脑血管病、冠心病、十二指肠球部溃疡、静脉炎、神经皮炎、产后腹痛、扁平疣等病症。本品使用时可煎服、研末、浸酒等,但孕妇忌用,溃疡病、出血性疾病者慎用。

20. 丹参

为唇形科多年生草本植物丹参的根。丹参味苦,性微寒,归心、肝经。丹参是目前应用最广泛的活血药物之一,其对冠状动脉的扩张作用已经得到肯定。此外,丹参还能明显降低血液黏度;抑制血小板功能及血栓形成;增加肝脏血流,改善微循环;抗炎、抗菌等。它的药理作用是活血祛瘀、凉血消痈、养血安神。主要用于月经不调、血瘀经闭、产后瘀阻、心腹疼痛、癥瘕积聚、跌打损伤、疮痈肿痛、心悸怔忡、失眠不寐等病症。凡有血瘀闭阻的表现时,都可以使用丹参。但丹参通行血脉，活血化瘀，而性偏凉，常用来治疗血热瘀滞者。如为血瘀而有寒象者，可配合温里祛寒的药物同用。丹参治疗月经不调可与红花、桃仁、益母草等配合；治疗心痛、脘腹疼痛，可与檀香、砂仁等配伍；治疗癥瘕积聚，可加三棱、莪术、鳖甲等。本药可煎服、入丸散剂，也可酒浸。用时应注意，对有出血倾向者、孕妇等禁用。

21. 何首乌

蓼科多年生缠绕草本植物何首乌的块根。何首乌是常用的滋补强壮药物，我国大部分地区都有出产。自古以来就有常服何首乌可以乌须黑发、轻身延年的说法。何首乌采集后，经洗净，切片，晾干呈黄白色者为生首乌；经黑豆煮汁拌蒸，晒干后呈黑褐色者为制首乌，生首乌有一定毒性，故临床都用制首乌。首乌味苦、甘、涩，性微温，入肝、肾经，含有卵磷脂、蒽醌类化合物、大黄苷、淀粉、粗脂肪及钙、铁、锌、锰、铜、锶、镍等微量元素。主要功效为补益精血、滋补肝肾、固肾乌发、润肠通便、解毒截疟等。现代药理研究证实，首乌有降血脂、降血压、镇静安神、抗心肌缺血、抗菌、保肝、抗衰老等作用。临床常用于治疗肝肾亏虚、须发早白、血虚头晕、腰膝酸软、筋骨酸痛、遗精、崩漏带下、久痢、久疟、慢性肝炎、痈肿、瘰疬、痔疮、肠燥便秘等病症。何首乌使用时，可以水煎服，也可以熬膏、入丸散剂、酒浸，或外用。酒浸时，常与熟地、枸杞、牛膝等配伍使用。本品生用有润肠通便作用，故大便溏泻者不宜用；制品补力较强，故痰湿重者不宜用。

22. 桑葚

桑葚是桑树成熟的果实，可入药，民间也常作为食品。桑葚味甘，性凉，入肝、肾经。果实中含有芦丁、胡萝卜素、维生素 A、B 族维生素 B、维生素 C、蛋白质、糖、脂类、亚油酸、苹果酸、醇类、鞣质等成分，功能上既补肝肾之阴，又补血，同时可以生津润肠。临床主要用于治疗肝肾阴虚、阴虚血亏、头昏视糊、耳鸣、失眠、须发早白、消渴、便秘等病症。作药使用时，可以与何首乌、女贞子、枸杞子、山药等配伍煎汤服用；也可以熬膏，如加蜂蜜制成桑葚膏，每服1～2汤匙，每日2次，可治头晕、早白头、视力减退等；亦常用来制成酒制，如将桑葚捣汁，略煮沸后与米、曲共酿酒，每服一小杯，每日2次，有补益肝肾、清头明目的作用。市场上也有桑葚酒出售。

23. 枸杞子

为茄科植物宁夏枸杞的成熟果实。枸杞子味甘，性平，入肝、肾经，含有丰富的维生素（如维生素B_1、维生素B_2、维生素C）、胡萝卜素、烟酸、亚油酸、β-谷甾醇以及钙、磷、铁等微量元素。主要功能是补肝肾，明目；还可以降血糖，有保肝作用，久服可强筋健骨，益寿延年。临床多用于治疗肝肾精血不足引起的头晕眼花、耳鸣、遗精、腰膝酸软以及两目昏花、视力减退、迎风流泪等，也用于治疗慢性肝炎、糖尿病等。选购枸杞子时，应注意品质优劣，市场中常见伪品。产于宁夏、甘肃、青海、河北等地的品质较为正宗，以粒大肉厚、子小、色红、质柔润、糖分多、味甜者为佳。枸杞的常见用法有水煮、酒浸、煮粥食疗、熬膏，以及入丸散剂等。酒浸时，可以单独浸酒，也可以配熟地、人参、灵芝等同浸，一般7日即可饮用。对脾胃虚弱的消化不良、便溏泻泄者宜慎用。

24. 山药

山药为薯蓣科植物薯蓣的块根，有野生和栽培两种。以产于河南新乡（怀庆）地区的为最好，故称怀山药。山药不但是一味中药，鲜山药还常作为家庭餐桌上的蔬菜食用。本品味甘，性平，入肺、肾、脾经。含淀粉、糖蛋白、黏液质、胆碱、自由氨基酸、多酚氧化酶、维生素C等。主要功效为益气养阴、补益脾肺肾、固精止带。主治脾气虚弱、食少便溏、泄泻久痢、肺虚咳嗽、肾虚遗精、尿频、带下、消渴等症。山药平补气阴，且兼涩性，所以凡脾虚食少、体倦便溏、小儿消化不良之泄泻，以及妇女带下等均可用山药，常与人参（或党参）、白术、茯苓等同用，如参苓白术散。还常用于肺肾虚弱症，治肺虚咳喘，或肺肾两虚之久咳久喘，可与麦冬、五味子等配伍；治肾虚不固之遗精、尿频等，与山萸肉等合用，如六味地黄丸。山药有降血糖的作用，可与黄芪、生地、葛根、知母、天花粉等为伍。山药用于食疗，可以煲汤、煮粥；用于治疗，可以煎汤、研末、酒浸。如以山药、山萸肉、五味子、灵芝各 15 g，浸于 1 000 g 米酒中，10 日后即可饮服。每次 2～3 汤匙，每日 2 次。长期服用，有益肝肾、补心脾作用，适用于体虚、神经衰弱失眠、肝脾肾亏虚者。对湿盛中满或有积滞者应忌用本品，以及养阴而助湿。一般来说，山药不热不燥，补而不滞，主要用于补益脾胃，是一味培补脾胃、性质平和的常用药，对于脾胃的阳虚、阴虚都可应用。居家可以作为药膳食疗用。

25. 桑寄生

为桑寄生科常绿小灌木槲寄生的枝茎。桑寄生味苦、甘，性平，入肝、肾经，具有祛风湿、补肝肾、强筋骨、安胎等功效。可以治疗风湿痹痛、腰膝酸痛、胎漏下血、胎动不安等病症。本药长于补肝肾，强筋骨，对于肝肾虚亏、腰膝酸痛者尤为适宜。桑寄生含有广寄生苷、槲皮素、芸香苷等化学成分，药理研究发现其有扩张心脏血管，增加冠状动脉血流及利尿等作用。治风湿痹痛多与杜仲、牛膝、独活等合用；治胎动不安，可配阿胶、艾叶、杜仲等。

26. 杜仲

为杜仲科植物杜仲的树皮，以产于四川、云南、贵州等地者为好。本药性温味甘，入肝、肾经。杜仲含有杜仲胶、果胶、绿原酸、有机酸、维生素 C、鞣质及微量生物碱等化学成分。现代药理研究发现其有降压、促进性腺发育、安胎、利尿、降血胆固醇、镇痛镇静等作用。有补益肝肾、强筋健骨、安胎等功效，主要用于腰膝酸痛、足膝痿弱、小便余沥不尽、胎漏欲堕、阴下湿痒等。本药是补肝肾、强筋骨的要药，老人久服，强身耐老。用时煎服或酒浸均可，如用杜仲 50 g，切碎，以米酒 500 g 浸泡，每日饮用 2～3 次，每次 2～3 汤匙，可治疗久坐或劳累则发作、卧则痛减的肝肾不足引起的腰背酸痛。

27. 独活

独活为伞形科植物毛当归、重齿毛当归、香大活等多种植物的根。其性温，味辛、苦，入肝、肾、膀胱经。主要化学成分有当归素、当归醇、佛手柑内酯、伞形花内酯、东莨菪素、当归酸、巴豆酸、棕榈酸、亚麻酸、植物甾醇、花椒毒素、挥发油等。功能祛风胜湿、散寒止痛，主要用于治疗风寒湿痹、腰膝酸痛、手脚拘挛疼痛、头痛牙痛，以及风寒感冒等病症。现代报道还用于治疗白癜风、银屑病等。本药善于祛风除湿，蠲痹止痛，其性下行，对腰以下之关节经络痹痛尤为适宜，对风寒湿邪阻痹肌肉关节，不论新久，均可应用。独活可煎汤服，也可浸酒服。常与防风、杜仲、桑寄生等配伍使用。因其性温，有化燥伤阴之弊，所以阴虚血燥者应慎用；虚风内动者忌用。

28. 牛膝

牛膝是苋科植物牛膝的根，主产于河南，河北、山西、山东、江苏等地也有生产，以河南怀牛膝质量最好。牛膝味苦、酸，性平。入肝、肾二经。牛膝(根)含三萜皂苷，又含多种多糖和生物碱类及香豆精类化合物。主要功能为补肝肾，强筋骨，活血通经，引血(火)下行，利尿通淋。主治腰膝酸痛、下肢痿软、血滞经闭、痛经、产后血瘀胶痛、癥瘕、胞衣不下、热淋、血淋、跌打损伤、痈肿恶疮、咽喉肿痛等，现代药理研究，表明其有镇痛、抗炎、短暂降压、利胆、促进子宫收缩、抗生育、降血糖、降脂、抗衰老等作用。故临床也有用于扩宫引产，治疗麻疹合并喉炎等。对中气下陷、脾虚泄泻，下元不固、梦遗滑精，月经过多患者及孕妇均禁服。

29. 淫羊藿

淫羊藿是小檗科植物淫羊藿、箭叶淫羊藿、巫山淫羊藿、朝鲜淫羊藿、柔毛淫羊藿等的茎叶。主产于陕西、山西、安徽、河南、广西。淫羊藿味辛、甘，性温，入肾、肝二经。淫羊藿含淫羊藿黄酮苷、淫羊藿黄酮次苷Ⅰ，并含钾、钙等无机元素。主要功能为补肾壮阳，强筋健骨，祛风除湿。主治阳痿遗精，虚冷不育，尿频失禁，肾虚喘咳，腰膝酸痛，风湿痹痛，半身不遂，四肢不仁等。现代药理表明淫羊藿生品使小鼠睾丸、肛提肌重量明显降低，提示不仅无促性功能作用，且有抑制作用。而炮制品使小鼠血浆睾酮含量明显提高，睾丸和肛提肌增重，提示炮制品有促性功能作用。此外淫羊藿有抗衰老及抗病毒[Ⅱ型单纯疱疹(SVⅡ)]作用。现代临床用于治疗神经衰弱、慢性气管炎、高血压、冠心病、白细胞减少症等，本品对阴虚而相火易动者禁服。

30. *五加皮*

为细柱五加、无梗五加、刺五加的根皮，处方名又称南五加皮，主产于湖北、河南等地。五加皮味辛、苦，性温，入肝、肾、脾经。现代药理研究表明，五加皮含有挥发油、鞣质、棕榈酸、亚麻仁油酸、维生素A、维生素 B_1 以及胡萝卜甾醇、强心苷、皂苷等，它还有抗炎、镇静、抗疲劳和抗菌等作用。主要功能是祛风湿、强筋骨、利小便，可以治疗风湿痹痛、四肢痉挛、腰膝酸软、小儿行动发育迟缓、水肿等病症。五加皮可煎汤服用，也可浸酒，或入丸散；外用则捣烂外敷。市售有五加皮酒，就是用五加皮为主要原料制作成的药酒。

选购五加皮作药用时，应注意品种。现时市售的“五加皮”有南五加皮和北五加皮之区别。南五加皮即上述五加科植物，而北五加皮则为萝摩科植物杠柳的根皮，习惯上又称为香五加。此两者功效上有所不同：南五加皮无毒，祛风湿、补肝肾、强筋骨的作用较强；北五加皮则有一定毒性，主要含强心苷，长于强心利尿，主要用于心衰所致的水肿、尿少等，不宜多服久服。

31. *威灵仙*

为毛茛科植物威灵仙的根，性温，味辛、咸，入膀胱经，有祛风湿、通经络、止痹痛、散癖积的功效，临床上主要用于治疗痛风、顽痹、腰膝酸痛、癥瘕积聚、跌打损伤等病症。本药辛温，走窜力较强，通行十二经，善于散寒止痛通络，所以凡风湿、寒湿客于筋骨肌肉关节，而致肢体关节酸痛、屈伸不利、手足麻痹者均可应用。常与独活、桑寄生等配伍。威灵仙含有白头翁素、白头翁内酯、甾醇、糖类、皂苷、酚类、氨基酸等，现代药理报道其有增强食管平滑肌蠕动、降压、抗菌、镇痛等作用。此外，民间用威灵仙单味浓煎(亦可加醋少许)，缓慢咽服，治疗鱼刺、鱼骨鲠卡喉咙，十分有效。本品煎服、酒浸均可。

32. 木瓜

为蔷薇科植物木瓜的成熟果实，主产于安徽、四川、浙江、湖北等地，其中以安徽宣城出产者质量较佳，故处方常写“宣木瓜”。木瓜味酸、性温，归肝、脾经，其化学成分有皂苷、黄酮类、鞣质、维生素C以及苹果酸、枸橼酸等有机酸。现代药理研究还认为，木瓜有保护肝脏、降酶、改善肝功能和抗菌等作用。木瓜有较好的舒筋活络作用，而且能化湿浊，是治疗风湿痹痛的常用药，对筋脉拘挛者尤为要药。临床多与牛膝、白芍、桑枝等配伍应用。本药味酸，对胃酸多者不宜用。

33. 鸡血藤

为豆科木质藤本密花豆、香花崖豆藤或常绿油麻藤等的茎藤。产于我国南方，以广西、福建、江西、云南、四川等地为多。因其植物的韧皮部有红褐色或黑棕色树脂状分泌物，故而得名。本药味苦、微甘，性温，主要功效为行血补血，舒筋活络。用于治疗月经不调、闭经、关节酸痛、手足麻木、风湿痹痛等。鸡血藤苦甘性温，既能活血，又能补血，且有舒筋活络之功。对上述诸证，无论血瘀、血虚，或血虚兼有瘀滞者，皆可适用。使用时，煎汤服或浸酒。

34. 陈皮

陈皮为橘的干皮，因药用以陈久者为佳，故称陈皮。陈皮味辛、苦，性温，归脾、肺经。本品含挥发油，其中主要为柠檬烯。此外，还含橙皮苷、新橙皮苷、柑橘素、黄酮化合物、枸橼酸、β-谷甾醇等。药理研究表明，其有抗胃溃疡、利胆、祛痰、平喘、增加心肌收缩力等作用。功能理气调中、燥湿化痰。主治脘腹胀满、不思饮食、恶心呕吐、咳嗽痰多，以及水气不化而头面肢体浮肿等症。常与半夏、茯苓、白术等配伍应用。本品性味辛苦温，能耗气助热，故气虚、阴虚内热、内有实热者，均须慎用。

35. 五味子

五味子分北五味子和南五味子，药用其成熟果实。北五味子主产于黑龙江、吉林、辽宁、内蒙古、河北、山西等省；南五味子主产于我国西南地区和长江以南地区。两者外形相似，但南五味子果实较北五味子小，外皮棕红色，干枯、肉薄，味较淡。临床应用以北五味子为佳。本品味酸、甘，性温，入肺、肾、肝经，富含柠檬酸、苹果酸、泛酸、糖类、挥发油、五味子素、维生素 A、维生素 C、树脂等化学成分，有敛肺滋肾、生津敛汗、涩精止泻、宁心安神等功效。主治久咳虚喘、梦遗滑精、遗尿、尿频、久泻不止、自汗、盗汗、伤津口渴、短气脉虚、内热消渴、心悸失眠等病症。本品酸涩，性温润，上能敛肺气，下可滋肾阴，故适用于肺虚久咳及肺肾不足之喘咳。也可用于肺寒咳嗽，但需配伍辛温宣散之品，如细辛、干姜等。酸能生津，又能敛汗，适用于口渴多汗之证，如生脉饮中即有五味子。本品还有保护肝脏的作用，常用于治疗病毒性肝炎。五味子浸酒常服对神经衰弱者有一定效果。如以北五味 100 g，浸泡于 1 000 g 米酒中，10 日后即可服用。每次一小杯，每日 1 次，可以治疗心悸、失眠、神经衰弱等。使用时注意，本品酸涩收敛，故外有表邪或内有热积滞者不宜服用。

36. 石菖蒲

石菖蒲是天南星科植物石菖蒲的根茎。味辛、苦，性微温。入心、肝、脾经。有化痰开窍、化湿行气、祛风利痹、消肿止痛的功能。主治热病神昏、痰厥、健忘、耳鸣、耳聋、脘腹胀痛、噤口、风湿痹痛等病症。现代药理研究表明，石菖蒲含挥发油，内有 α-、β-、γ-细辛脑，及榄香脂素、细辛醛、百里香酸、肉豆蔻酸等，有镇静、抗惊厥、增强记忆及解痉、抗心律失常等作用，因此有临床报道用于治疗癫痫大发作、肺性脑病等。使用时对阴虚阳气、汗多、精滑者当慎用。

37. 巴戟天

为茜草科植物巴戟天的根，主产于广东、广西、福建等地。味辛、甘，性微温。归肝、肾经。含蒽醌类成分，还含环烯醚萜、葡萄糖、甘露糖、β-谷甾醇、棕榈酸、维生素 C、十九烷等。根皮含锌、锰、铁、铬等 23 种元素。现代药理表明有强壮作用，有促进体重增加和增强抗疲劳能力的作用。另有升白细胞、抗炎作用。有补肾助阳、强筋壮骨、祛风除湿功能。主治肾虚阳痿、遗精早泄、少腹冷痛、小便不禁、宫冷不孕、风寒湿痹、腰膝酸软、风湿脚气。

38. 女贞子

为木犀科植物女贞的果实，主产于浙江、江苏、湖南等地，味甘，苦，性凉，归肝、肾经，含齐墩果酸、熊果酸、β-谷甾醇、槲皮素及鼠李糖、阿拉伯糖、葡萄糖、岩藻糖组成的多糖，以磷脂酰胆碱为主的7种磷脂类化合物等，并含有钾、钙、镁、钠、锌、铁、锰、铜、铬、银等11种微量元素。现代药理表明有抗炎、促进免疫功能的作用，对变态反应有抑制作用，另有降低血脂、预防动脉粥样硬化、降低血糖、保肝和抗诱变和抗HPD(血卟啉衍生物)光氧化作用。

女贞子有补益肝肾、清虚热、明目功能。主治头昏目眩、腰膝酸软、遗精、耳鸣、须发早白、骨蒸潮热、目暗不明等病症。《江苏省植物药材志》:"治颈淋巴腺结核，肺结核潮热，水肿腹水等。"《广西中药志》:"治老人大便虚秘。"《广西本草选编》:"主治慢性肝炎、神经衰弱、眩晕、月经不调。"《安徽中草药》:"治白细胞减少症。"《全国中草药汇编》:"主治慢性苯中毒。"

39. 茯苓

为多孔菌科真菌茯苓的菌核，主产于云南、安徽、湖北等省，味甘、淡，性平。归心、脾、肺、肾经。含三萜类、多糖、茯苓聚糖、麦角甾醇、辛酸、月桂酸、棕榈酸以及无机元素等。现代药理表明有利尿、抗癌、预防胃溃疡、防治肝损伤、免疫增强等作用。有利水渗湿、健脾和胃、宁心安神等功能，适用于小便不利、水肿胀满、痰饮咳逆、呕吐、脾虚食少、泄泻、心悸不安、失眠健忘、遗精白浊等病症。现代临床研究用于治疗水肿，婴幼儿秋季腹泻，精神分裂症等。

40. 覆盆子

为蔷薇科植物掌叶覆盆子的果实，主产于浙江、福建、四川、陕西、安徽等地。味甘，酸，性微温。归肝、肾经。现代药理表明有抑菌作用和雌激素样作用。中医认为有补肝益肾、固精缩尿、明目等功能。主治阳痿早泄、遗精滑精、宫冷不孕、带下清稀、尿频遗溺、目视昏暗、须发早白等。

41. 龙眼肉(桂圆肉)

为无患子科植物龙眼的假种皮,主产于福建、广西、广东、云南。味甘,性温,归心、脾经。干果内含 79.77%可溶性部分,主要为葡萄糖、蔗糖、酸类、腺嘌呤和胆碱,此外还有蛋白质和脂肪,维生素 B_1、B_2、D、C 等。中医认为有补心脾、益心气、安心神的功能。主治心脾两虚、气血不足所致的惊悸、怔忡、失眠、健忘、血虚萎黄、月经不调、崩漏等。《本经》:“主五脏邪气,安志,厌食。久服强魂魄,聪明,轻身不老,通神明。”《本草药性大全》:“养肌肉,美颜色,除健忘,却怔忡。”但素有痰火及湿滞中满者忌食。

42. 山茱萸

为山茱萸科植物山茱萸的果实,主产于山西、陕西、甘肃、河南一带。味酸,性微温。归肝、肾经。含鞣质成分,又含糖苷、葡萄糖、果糖、蔗糖、苹果酸及维生素 A、挥发油、苏氨酸、缬氨酸、亮氨酸等 14 种氨基酸。现代药理表明对非特异性免疫功能有增强作用。另外还有抗炎、抗菌、降血糖、抑制血小板聚集、增强心脏泵血、使血压升高等功能。中医认为有补益肝肾、收敛固脱功能。主治头晕目眩、耳聋耳鸣、腰膝酸软、遗精滑精、小便频数、虚汗不止、妇女崩漏等病症。

43. 羌活

为伞形科植物羌活或宽叶羌活的根茎和根。主产于四川、云南、甘肃、青海等地,味辛、苦,性温,归膀胱、肾经。含香豆精类化合物、酚性化合物、甾醇类化合物、挥发油、19 种氨基酸类、糖类等。现代药理表明有解热、镇痛、抗炎、抗过敏作用,还有抗心肌缺血、抗心律失常、抗血栓形成、抗癫痫、抗氧化作用等。中医认为有散表寒、祛风湿、利关节、止痛功效。主治外感风寒、头痛无汗、风寒湿痹、风水浮肿、疮疡肿毒。

44. 益智仁

为姜科植物益智的果实，主产于海南和广东。含挥发油的0.90%。油还含姜辣醇辛辣成分。还含益智仁酮A及B，又含维生素B_1、B_2、C、E以及锰、锌、钾、钠、钙、镁、磷、铁、铜和天冬氨酸、谷氨酸、亮氨酸、精氨酸等19种氨基酸和油酸、亚油酸等12种脂肪酸等。现代药理表明有强心、抗胃损伤作用，另有抑制前列腺素和升高小鼠外周血液白细胞作用。味辛，性温，归脾、肾经，有温脾止泻摄涎、暖胃缩尿固精的功能。主治脾胃虚寒、呕吐、泄泻、腹中冷痛、口多唾涎、肾虚遗尿、尿频、遗精、白浊等。

45. 麦门冬(麦冬)

为百合科植物麦冬或沿阶草的块根。主产于浙江、四川、广西、云南、贵州、安徽等地。味甘，微苦，性微寒，归肺、胃、心经。含多种糖苷，又含高异类黄酮成分，另含挥发油，另含钾、钠、钙、镁、铁、铜、钴、锰、铬、铝、镍、钒、锌等28种无机元素。现代药理表明麦冬有改善心脏血液动力学效应。对实验性心肌缺血有明显的保护作用。能提高小鼠常压及减压下的耐缺氧能力。有降低血糖，清除自由基及延缓衰老作用。此外，对白色葡萄球菌枯草杆菌、大肠杆菌及伤寒杆菌等有抑制作用。中医认为有滋阴润肺，益胃生津，清心除烦。主治肺燥干咳、肺痈、阴虚劳嗽、津伤口渴、消渴、心烦失眠、咽喉疼痛、肠燥便秘、血热吐衄。现代临床表明对冠心病、小儿夏季热等有较好疗效。

46. 黄精

为百合科植物黄精、多花黄精和滇黄精的根茎。主产于河北、内蒙古、陕西等地。味甘，性平，归脾、肺、肾经。含甾体皂苷，另含黄精多糖A、B、C，又含黄精低聚糖A、B、C。现代药理表明黄精有抗病原微生物作用，体外试验原液(不同浓度)可抑制伤寒杆菌、金黄色葡萄球菌、耐酸菌607、石膏样毛癣菌、柯氏型表皮癣菌及多种致菌性真菌菌株。有降血脂、增强冠脉流量作用。动物实验能提高小鼠缺氧能力，有延缓衰老的作用。中医认为可养阴润肺，补脾益气，滋肾填精。

主治阴虚劳嗽、肺燥咳嗽;脾虚乏力、食少口干、消渴;肾亏腰膝酸软、阳痿遗精、耳鸣目暗、须发早白、体虚羸瘦、风癞癣疾。现代临床报道,对治疗白细胞减少、药物中毒性耳聋、浅度近视眼、手足癣(外用)均有较好疗效。

47. 牡丹皮

为芍药科植物牡丹的根皮。主产于安徽、四川、湖南、湖北、陕西、山东、甘肃、贵州等地。味苦,辛,性微寒,归心、肝、肾经。含芍药苷、牡丹酚、牡丹酚原苷、没食子酸等。现代药理表明牡丹皮有催眠、镇静、抗炎抗菌作用,对大鼠应激性溃疡有显著抑制作用。中医认为有清热凉血、活血散瘀等功效。主治阴虚骨蒸潮热、血滞经闭、痛经、癥瘕、痈肿疮毒、跌扑伤痛、风湿热痹。现代临床报导用于治疗高血压病、过敏性鼻炎、湿疹类皮肤病、皮肤瘙痒症等有较好效果。

48. 白芍

为芍药科植物芍药(栽培品)及毛果芍药的根。主产于安徽亳州、浙江杭州和山东菏泽。味苦、酸,性微寒,归肝、脾经。含芍药苷、芍药苷元酮、β-谷甾醇、胡萝卜苷等。现代药理表明白芍有明显的解痉、镇痛、抗菌、抗炎、抗溃疡、保肝、解毒、抗诱变和抗肿瘤的作用。中医认为有养血和营、缓急止痛、敛阴平肝等功效。主治月经不调、行经腹痛、崩漏、自汗、盗汗、胁肋脘腹疼痛、四肢挛痛、头痛、眩晕等。

《本草纲目》:"同人参补气,同当归补血,以酒炒补阴,同甘草止腹痛,同黄连止泻痢,同防风发痘疹,同姜、枣温经散湿。""今人多生用,惟避中寒者以酒炒,入女人血药以醋炒耳。"平肝阳宜生用,养肝柔肝宜炒用。现代临床有用芍药甘草汤治疗腓肠肌痉挛、不安腿综合征、三叉神经痛、习惯性病变等病症。

49. 桂枝

为樟科植物肉桂的嫩枝,主产于广西、广东、福建、云南等地。味辛、甘,性温,归膀胱、心、肺经。含挥发油,油中主要成分为桂皮醛、苯甲酸苄酯、乙酸肉桂酯、菖蒲烯、香豆精等。现代药理表明有抗菌、抗病毒、抗炎、镇静、抗惊厥作用,有使心肌营养性血流增加作用。中医认为有散寒解表、温通经脉、通阳化气的功能。主治风寒表证、寒湿痹痛、四肢厥冷、经闭痛经、癥瘕结块、胸痹、心悸、痰饮、小便不利等。《药雅》说:“得芍药和营,得麻黄则发汗,佐附子而壮阳,佐人参而补虚,得麻黄则发汗,佐附子而壮阳,佐人参而补虚,桃仁、大黄配之破血,阿胶、地黄配之通脉,胶饴、甘草藉之调中,术与茯苓藉之逐湿。”《名医别录》曰:桂枝宜导百药,良有以也。

50. 菟丝子

为旋花科植物菟丝子、南方菟丝子、金灯等种子。主产于辽宁、吉林、河北、河南、山东、山西、江苏等地。味甘,性温,归肝、肾、脾经。含槲皮素,南方菟丝子果实含大量生物碱。现代药理表明有增加性腺功能,动物实验提示对下丘脑—垂体—性腺(卵巢)轴功能有兴奋作用。对受环磷酰胺抑制的粒系祖细胞(FU－D)的生长有促进作用。能改善缺血心脏血流动力学,增加心肌营养性血流量和冠脉流量作用。

中医认为有补肾益精、养肝明目、固胎止泄的功能。主治腰膝酸痛、遗精、阳痿、早泄、不育、消渴、淋浊、遗尿、目昏耳鸣、胎动不安、流产、泄泻等病症。

51. 菊花

为菊科植物的头状花序。味甘、苦,性微寒,归肺、肝经。含挥发油,成分主要为龙脑、樟脑、芹菜素等,以及糖类和氨基酸。现代药理表明有抗菌,增加冠脉流量和提高心肌耗氧量作用。

中医认为有疏风清热、平肝清目、解毒消肿功能。主治外感风热或风温初起、发热头痛、眩晕、目赤肿痛、疔疮肿毒等病症。现代临床用于治疗高血压、动脉硬化、冠心病等。

52. 续断(川断)

为川续断科植物川续断的根。味苦、辛,性微温,归肝、肾经。含环烯醚萜糖苷、三萜皂苷、挥发油、常春藤皂苷元、β-谷甾醇、胡萝卜苷、蔗糖及含量较多的微量元素钛。现代药理表明有抗氧化活性，并有抗炎作用，有抗维生素E缺乏症的作用，对肺炎链球菌有抑制作用。

中医认为有补肝肾、强筋骨、调血脉、止崩漏的功能。主治腰背酸痛、肢节痿痹、跌仆创伤、损筋折骨、胎动漏红、血崩、遗精、带下、痈疽疮肿等病症。

三、古今度量衡对照

我国历代医药书籍中，关于用药计量单位的名称，虽然大体相同，但其具体的轻重、多少，往往随着各个朝代的变迁和制度的改革而颇有出入，一般说来，古制小于今制。本书收载了不少古代方，实际应用时，对剂量的掌握，当以现代临床经验为主要依据。下面引录一些有关古今度量衡对照的研究资料，仅供参考。（见附表）

古方中几种特殊计量单位的说明

在古方中，除了附表所述计量单位外，还有方寸匕、钱匕、刀圭等，分别列举如下，以供参考。

1. *方寸匕*　是依古尺正方一寸所制的量器，形状如刀匕。一方寸匕的容量，约等于现代的 2.7 ml；其重量，金石药末约为 2 g，草木药末约为 1 g。

2. *钱匕*　用汉代的五铢钱币抄取药末以不落为度者称一钱匕，分量比一方寸匕稍小，合一方寸匕的十分之六七。半钱匕者，系用五铢钱的一半面积抄取药末，以不落为度，约为一钱匕的 1/2。钱五匕者，是指药末盖满五铢钱边的“五”字为度，约为一钱匕的 1/4。

3. *刀圭*　形状像刀头的圭角，端尖锐，中低洼。一刀圭约等于一方寸匕的 1/10。

4. *字*　古以铜钱抄取药末，钱面共有四字，将药末填去钱面一字之量，即称一字。

附表　古今度量衡对照表

年代	朝代		尺度		容量		衡量		
			一尺合市尺	一尺合厘米	一升合市升	一升合毫升	十斤*合市两	一两*合市两	一两*合克数
公元前11世纪～前221年	周		0.597 3	19.91	0.193 7	193.7	7.32	0.46	14.30
公元前221年～前207年	秦		0.829 5	27.65	0.342 5	342.5	8.26	0.52	16.13
公元前206年～公元25年	西汉								
公元25年～220年	东汉		0.691 2	23.04	0.198 1	198.1	7.13	0.45	13.92
公元220年～265年	魏		0.723 6	24.12	0.202 3	202.3			
公元265年～420年	晋	西晋	0.723 6	24.12					
		东晋	0.733 5	24.45					
公元420年～589年	南朝	南宋	0.735 3	24.51					
		南齐			0.297 2	297.2	10.69	0.67	20.88
		梁			0.198 1	198.1	7.13	0.45	13.92
		陈							

续 表

年代	朝代		尺度		容量		衡量		
			一尺合市尺	一尺合厘米	一升合市升	一升合毫升	十斤*合市两	一两*合市两	一两*合克数
公元386年～581年	北朝	北魏	0.885 3	29.51			7.13	0.45	13.92
		北齐	0.899 1	29.97	0.396 3	396.3	14.25	0.89	27.83
		北周	0.735 3	24.51	0.210 5	210.5	8.02	0.50	15.66
公元581年～618年	隋	（开皇）	0.885 3	29.51	0.594 4	594.4	21.38	1.34	41.76
		（大业）	0.706 5	23.55	0.198 1	198.1	7.13	0.45	13.92
公元618年～907年 公元907年～960年	唐 五代		0.933 0	31.10	0.591 4	594.4	19.1	1.19	37.30
公元960年～1279年 公元1279年～1368年	宋 元		0.921 6	30.72	0.664 1 0.948 8	664.1 948.8			
公元1368年～1644年	明		0.933 0	31.10	1.073 7	1 073.7			
公元1644年～1911年	清		0.960 0	32.00	1.035 5	1 035.5			

* 均为十六进位制

5. 铢　古代衡制中的重量单位。汉以二十四铢为一两，十六两为一斤。

公制与市制计量单位的折算

1. 基本折算

1 kg = 2 市斤 = 1 000 g

1 g = 1 000 mg

2. 十六进位市制与公制的折算

1 斤 = 16 两 = 500 g

1 两 = 10 钱 = 31. 25 g

1 钱 = 10 分 = 3. 125 g

1 分 = 10 厘 = 0. 312 5 g = 312. 5 mg

1 厘 = 10 毫 = 0. 031 25 g = 31. 25 mg

3. 十进位市制与公制的折算

1 斤 = 10 两 = 500 g

1 两 = 10 钱 = 50 g

1 钱 = 10 分 = 5 g

1 分 = 10 厘 = 0. 5 g = 500 mg

1 厘 = 10 毫 = 0. 05 g = 50 mg

索引

四画

五画

六画

七画

八画

九画

十画

十一画

十二画

十三画

十四画

十五画以上